全国中医药行业高等教育"十四五"规划教材
全国高等中医药院校规划教材（第十一版）

中医筋伤学

（供中医骨伤科学等专业用）

主　编　周红海　于　栋

中国中医药出版社

·北　京·

图书在版编目（CIP）数据

中医筋伤学 / 周红海，于栋主编 . —北京：
中国中医药出版社，2021.6（2025.4重印）
全国中医药行业高等教育"十四五"规划教材
ISBN 978-7-5132-6891-2

Ⅰ . ①中…　Ⅱ . ①周… ②于…　Ⅲ . ①筋膜疾病—
中医伤科学—中医学院—教材　Ⅳ . ① R274.3

中国版本图书馆 CIP 数据核字（2021）第 053470 号

融合出版数字化资源服务说明

全国中医药行业高等教育"十四五"规划教材为融合教材，各教材相关数字化资源（电子教材、PPT 课件、视频、复习思考题等）在全国中医药行业教育云平台"医开讲"发布。

资源访问说明

扫描右方二维码下载"医开讲 APP"或到"医开讲网站"（网址：www.e-lesson.cn）注册登录，输入封底"序列号"进行账号绑定后即可访问相关数字化资源（注意：序列号只可绑定一个账号，为避免不必要的损失，请您刮开序列号立即进行账号绑定激活）。

资源下载说明

本书有配套 PPT 课件，供教师下载使用，请到"医开讲网站"（网址：www.e-lesson.cn）认证教师身份后，搜索书名进入具体图书页面实现下载。

中国中医药出版社出版

北京经济技术开发区科创十三街 31 号院二区 8 号楼
邮政编码　100176
传真　010-64405721
唐山市润丰印务有限公司印刷
各地新华书店经销

开本 889×1194　1/16　印张 22.75　字数 607 千字
2021 年 6 月第 1 版　2025 年 4 月第 5 次印刷
书号　ISBN 978-7-5132-6891-2

定价　85.00 元
网址　www.cptcm.com

服 务 热 线　010-64405720　微信服务号　zgzyycbs
购 书 热 线　010-89535836　微商城网址　https://kdt.im/LIdUGr
维 权 打 假　010-64405753　天猫旗舰店网址　https://zgzyycbs.tmall.com

如有印装质量问题请与本社出版部联系（010-64405510）

全国中医药行业高等教育"十四五"规划教材
全国高等中医药院校规划教材（第十一版）

专家指导委员会

名誉主任委员

余艳红（国家卫生健康委员会党组成员，国家中医药管理局党组书记、局长）

王永炎（中国中医科学院名誉院长、中国工程院院士）

陈可冀（中国中医科学院研究员、中国科学院院士、国医大师）

主任委员

张伯礼（天津中医药大学教授、中国工程院院士、国医大师）

秦怀金（国家中医药管理局副局长、党组成员）

副主任委员

王　琦（北京中医药大学教授、中国工程院院士、国医大师）

黄璐琦（中国中医科学院院长、中国工程院院士）

严世芸（上海中医药大学教授、国医大师）

高　斌（教育部高等教育司副司长）

陆建伟（国家中医药管理局人事教育司司长）

委　员（以姓氏笔画为序）

丁中涛（云南中医药大学校长）

王　伟（广州中医药大学校长）

王东生（中南大学中西医结合研究所所长）

王维民（北京大学医学部副主任、教育部临床医学专业认证工作委员会主任委员）

王耀献（河南中医药大学校长）

牛　阳（宁夏医科大学党委副书记）

方祝元（江苏省中医院党委书记）

石学敏（天津中医药大学教授、中国工程院院士）

田金洲（北京中医药大学教授、中国工程院院士）

仝小林（中国中医科学院研究员、中国科学院院士）

宁　光（上海交通大学医学院附属瑞金医院院长、中国工程院院士）

匡海学（黑龙江中医药大学教授、教育部高等学校中药学类专业教学指导委员会主任委员）

吕志平（南方医科大学教授、全国名中医）

吕晓东（辽宁中医药大学党委书记）

朱卫丰（江西中医药大学校长）

朱兆云（云南中医药大学教授、中国工程院院士）

刘　良（广州中医药大学教授、中国工程院院士）

刘松林（湖北中医药大学校长）

刘叔文（南方医科大学副校长）

刘清泉（首都医科大学附属北京中医医院院长）

李可建（山东中医药大学校长）

李灿东（福建中医药大学校长）

杨　柱（贵州中医药大学党委书记）

杨晓航（陕西中医药大学校长）

肖　伟（南京中医药大学教授、中国工程院院士）

吴以岭（河北中医药大学名誉校长、中国工程院院士）

余曙光（成都中医药大学校长）

谷晓红（北京中医药大学教授、教育部高等学校中医学类专业教学指导委员会主任委员）

冷向阳（长春中医药大学校长）

张忠德（广东省中医院院长）

陆付耳（华中科技大学同济医学院教授）

阿吉艾克拜尔·艾萨（新疆医科大学校长）

陈　忠（浙江中医药大学校长）

陈凯先（中国科学院上海药物研究所研究员、中国科学院院士）

陈香美（解放军总医院教授、中国工程院院士）

易刚强（湖南中医药大学校长）

季　光（上海中医药大学校长）

周建军（重庆中医药学院院长）

赵继荣（甘肃中医药大学校长）

郝慧琴（山西中医药大学党委书记）

胡　刚（江苏省政协副主席、南京中医药大学教授）

侯卫伟（中国中医药出版社有限公司董事长）

姚　春（广西中医药大学校长）

徐安龙（北京中医药大学校长、教育部高等学校中西医结合类专业教学指导委员会主任委员）

高秀梅（天津中医药大学校长）

高维娟（河北中医药大学校长）

郭宏伟（黑龙江中医药大学校长）

唐志书（中国中医科学院副院长、研究生院院长）

彭代银（安徽中医药大学校长）

董竞成（复旦大学中西医结合研究院院长）

韩晶岩（北京大学医学部基础医学院中西医结合教研室主任）

程海波（南京中医药大学校长）

鲁海文（内蒙古医科大学副校长）

翟理祥（广东药科大学校长）

秘书长（兼）

陆建伟（国家中医药管理局人事教育司司长）

侯卫伟（中国中医药出版社有限公司董事长）

办公室主任

周景玉（国家中医药管理局人事教育司副司长）

李秀明（中国中医药出版社有限公司总编辑）

办公室成员

陈令轩（国家中医药管理局人事教育司综合协调处处长）

李占永（中国中医药出版社有限公司副总编辑）

张峘宇（中国中医药出版社有限公司副总经理）

芮立新（中国中医药出版社有限公司副总编辑）

沈承玲（中国中医药出版社有限公司教材中心主任）

前　言

　　为全面贯彻《中共中央 国务院关于促进中医药传承创新发展的意见》和全国中医药大会精神，落实《国务院办公厅关于加快医学教育创新发展的指导意见》《教育部 国家卫生健康委 国家中医药管理局关于深化医教协同进一步推动中医药教育改革与高质量发展的实施意见》，紧密对接新医科建设对中医药教育改革的新要求和中医药传承创新发展对人才培养的新需求，国家中医药管理局教材办公室（以下简称"教材办"）、中国中医药出版社在国家中医药管理局领导下，在教育部高等学校中医学类、中药学类、中西医结合类专业教学指导委员会及全国中医药行业高等教育规划教材专家指导委员会指导下，对全国中医药行业高等教育"十三五"规划教材进行综合评价，研究制定《全国中医药行业高等教育"十四五"规划教材建设方案》，并全面组织实施。鉴于全国中医药行业主管部门主持编写的全国高等中医药院校规划教材目前已出版十版，为体现其系统性和传承性，本套教材称为第十一版。

　　本套教材建设，坚持问题导向、目标导向、需求导向，结合"十三五"规划教材综合评价中发现的问题和收集的意见建议，对教材建设知识体系、结构安排等进行系统整体优化，进一步加强顶层设计和组织管理，坚持立德树人根本任务，力求构建适应中医药教育教学改革需求的教材体系，更好地服务院校人才培养和学科专业建设，促进中医药教育创新发展。

　　本套教材建设过程中，教材办聘请中医学、中药学、针灸推拿学三个专业的权威专家组成编审专家组，参与主编确定，提出指导意见，审查编写质量。特别是对核心示范教材建设加强了组织管理，成立了专门评价专家组，全程指导教材建设，确保教材质量。

　　本套教材具有以下特点：

1.坚持立德树人，融入课程思政内容

　　将党的二十大精神进教材，把立德树人贯穿教材建设全过程、各方面，体现课程思政建设新要求，发挥中医药文化育人优势，促进中医药人文教育与专业教育有机融合，指导学生树立正确世界观、人生观、价值观，帮助学生立大志、明大德、成大才、担大任，坚定信念信心，努力成为堪当民族复兴重任的时代新人。

2.优化知识结构，强化中医思维培养

　　在"十三五"规划教材知识架构基础上，进一步整合优化学科知识结构体系，减少不同学科教材间相同知识内容交叉重复，增强教材知识结构的系统性、完整性。强化中医思维培养，突出中医思维在教材编写中的主导作用，注重中医经典内容编写，在《内经》《伤寒论》等经典课程中更加突出重点，同时更加强化经典与临床的融合，增强中医经典的临床运用，帮助学生筑牢中医经典基础，逐步形成中医思维。

3.突出"三基五性"，注重内容严谨准确

坚持"以本为本"，更加突出教材的"三基五性"，即基本知识、基本理论、基本技能，思想性、科学性、先进性、启发性、适用性。注重名词术语统一，概念准确，表述科学严谨，知识点结合完备，内容精炼完整。教材编写综合考虑学科的分化、交叉，既充分体现不同学科自身特点，又注意各学科之间的有机衔接；注重理论与临床实践结合，与医师规范化培训、医师资格考试接轨。

4.强化精品意识，建设行业示范教材

遴选行业权威专家，吸纳一线优秀教师，组建经验丰富、专业精湛、治学严谨、作风扎实的高水平编写团队，将精品意识和质量意识贯穿教材建设始终，严格编审把关，确保教材编写质量。特别是对32门核心示范教材建设，更加强调知识体系架构建设，紧密结合国家精品课程、一流学科、一流专业建设，提高编写标准和要求，着力推出一批高质量的核心示范教材。

5.加强数字化建设，丰富拓展教材内容

为适应新型出版业态，充分借助现代信息技术，在纸质教材基础上，强化数字化教材开发建设，对全国中医药行业教育云平台"医开讲"进行了升级改造，融入了更多更实用的数字化教学素材，如精品视频、复习思考题、AR/VR等，对纸质教材内容进行拓展和延伸，更好地服务教师线上教学和学生线下自主学习，满足中医药教育教学需要。

本套教材的建设，凝聚了全国中医药行业高等教育工作者的集体智慧，体现了中医药行业齐心协力、求真务实、精益求精的工作作风，谨此向有关单位和个人致以衷心的感谢！

尽管所有组织者与编写者竭尽心智，精益求精，本套教材仍有进一步提升空间，敬请广大师生提出宝贵意见和建议，以便不断修订完善。

国家中医药管理局教材办公室
中国中医药出版社有限公司
2023 年 6 月

编写说明

　　中医骨伤科学是在中医理论指导下，研究人体运动系统损伤和疾病的预防、诊断、治疗及康复的一门学科，具有悠久历史和丰富的临床经验，对保障人民健康发挥着重要作用。2019年教育部恢复中医骨伤科学本科专业。中国中医药出版社于2019年4月启动全国中医药高等教育中医骨伤科学专业院校规划教材的编写，成立了以孙树椿教授为主任的全国中医药高等教育中医骨伤科学专业院校规划教材编审委员会，其中委员（以姓氏笔画为序）有王和鸣、韦贵康、朱立国、李盛华、肖鲁伟、宋春生、赵文海、郝胜利、施杞、郭艳幸、黄桂成，学术秘书为于栋，共同组织全国中医骨伤界专家编写本系列教材。本系列教材既要传承中医骨伤精粹，又要充分吸收现代科技新成果，以期培养出高层次中医骨伤专业人才。

　　全国中医药高等教育中医骨伤科学专业院校规划教材共15门。供五年制本科生使用的有《中医骨伤科学基础》《骨伤解剖学》《骨伤影像学》《中医正骨学》《中医筋伤学》《中医骨病学》《创伤急救学》《骨伤手术学》8门，以上8门同时也是全国中医药行业高等教育"十四五"规划教材。供"5+3"或"5+4"长学制或硕士研究生使用的有《中医骨伤学发展史》《骨伤科古医籍选》《骨伤方药学》《骨伤科生物力学》《实验骨伤科学》《骨伤运动医学》《中医骨伤康复学》7门。

　　《中医筋伤学》为全国中医药行业高等教育"十四五"规划教材、全国高等中医药院校规划教材，也是恢复招生后的第一版《中医筋伤学》规划教材。教材的编写责任重大，意义深远。作为中医骨伤专业的一门主干课程，为适应新时期中医骨伤科学的培养目标与要求，本教材在继承前版教材科学性、系统性及实用性的基础上，增加课程思政内容，将医德伦理与专业知识融为一体，体现"立德树人"的教育理念；调整了与本专业其他教材的重复交叉内容，积极吸纳近年来的科技成果，应用融媒体技术，适应学生学习习惯，内容以学生易学、易懂、易用为原则。本教材适用于全国高等中医药院校中医骨伤科学专业本科生、长学制学生或规培生等学习。

　　本教材在国家中医药管理局宏观指导下，按照系列教材编审委员会的要求，立足"中医思维"，"遵循中医药发展规律，传承精华，守正创新"，力图将本教材打造成精品教材。本教材图文并茂，且不拘泥于教材本身，同步有数字化内容（PPT、视频、习题、知识拓展等），让教材资源更丰富，学生学习更便捷。本教材内容力争做到系统、科学、紧凑，在"三基"（基本理论、基本知识、基本技能）的基础上，吸纳以往《中医筋伤学》教材公认的知识点，并根据最新临床成功经验与理论进展，创新性吸纳现代中医筋伤学的新观点和新方法，特别对解剖与病因的关系、临床表现与诊断进行了较详细的描述；基于中医骨伤科学的临床需要，对每一节具体筋伤疾病的辨证与治疗内容做了重新编排，对手法、练功、中药辨证运用进行了更加详细的描述，力求既突出中医特色和临床运用，又能调动教师与学生的中医思维，做到"师古而不泥古"，同时又契合"十四五"规划高质量发展主题，为"满足人民日益增长的美好生活需要的根本目标"作出中医骨伤科队伍的贡献。

为了提高教材编写质量，彰显特色，本教材汇集了全国中医药大学长期从事教学及临床一线的20余位骨伤科专家合作编写。第一章"总论"由周红海、于栋、时宗庭编写；第二章"躯干部筋伤"由李振华、莫文、赵晨光、刘晓岚、刘小敏、周红海编写；第三章"上肢筋伤"由张开伟、刘迅、陈文治、熊勇编写；第四章"下肢筋伤"由杜双庆、张快强、郭珈宜、宋志靖、郁金岗、郭杨编写；第五章"其他筋伤"由陈文治、田君明、宋志靖编写；全书由周红海、于栋统稿审阅，学术秘书陆延协助主编做了大量文字与插图等工作。全体编委共同完成了《中医筋伤学》配套数字化教材的编写。本教材的编写得到相关院校和中国中医药出版社有限公司的大力支持，部分绘制插图得到马来西亚中医师胡启旻的鼎力协助，韦贵康国医大师亲自演示部分手法操作视频，在此一并致谢。

编委会全体成员本着高度负责、质量为上的原则，通过多次编委会会议集思广益、齐心协力，历经十多次修改，功不唐捐，玉汝于成，终于完成了本教材的编写。因时间紧迫，疏漏之处祈请同道提出宝贵意见，以便今后进一步修订提高。

《中医筋伤学》编委会

2021 年 5 月

目 录

第一章 总论 ……………………… 1

第一节 筋伤学的概念与发展 1
一、筋伤学的概念 1
二、筋伤学的发展 1
第二节 筋伤的分类和病因病机 4
一、筋伤的分类 4
二、筋伤的病因病机 5
第三节 筋伤的临床表现与诊断 10
一、筋伤的临床表现 10
二、筋伤的辨证诊断方法 11
三、筋伤的检查方法 15
四、筋伤的并发症 26
第四节 筋伤的治疗 27
一、治疗原则 27
二、手法治疗 28
三、固定疗法 37
四、练功疗法 39
五、药物疗法 45
六、针灸疗法 49
七、针刀疗法 51
八、手术疗法 52
九、其他疗法 52

第二章 躯干部筋伤 ……………… 56

第一节 颈项部筋伤 56
一、颈部扭挫伤 57
二、落枕 59
三、先天性肌性斜颈 61
四、胸廓出口综合征 64

五、颈椎病 67
六、颈椎关节错缝 74
第二节 胸背部筋伤 77
一、胸壁扭挫伤 78
二、胸椎小关节错缝 80
三、胸锁关节错缝 83
四、肋软骨炎 85
第三节 腰部筋伤 87
一、急性腰扭伤 90
二、慢性腰肌劳损 99
三、腰椎间盘突出症 103
四、腰椎椎管狭窄症 110
五、腰椎滑脱症 113
六、第3腰椎横突综合征 117
第四节 骶尾部筋伤 120
一、骶髂关节错缝 121
二、尾骨挫伤 124
三、尾骨痛 126
四、耻骨联合错缝 127
五、坐骨结节滑囊炎 129

第三章 上肢筋伤 ………………… 132

第一节 肩与上臂部筋伤 132
一、肩部扭挫伤 134
二、冈上肌腱炎 137
三、肩袖损伤 140
四、肱二头肌长头腱损伤 144
五、肩峰下撞击综合征 146
六、肩峰下滑囊炎 149
七、肩关节周围炎 152

第二节 肘与前臂筋伤 157
　一、肘部扭挫伤 159
　二、肱骨外上髁炎 161
　三、肱骨内上髁炎 165
　四、尺骨鹰嘴滑囊炎 167
　五、旋前圆肌综合征 170
　六、旋后肌综合征 173
　七、桡侧腕伸肌肌腱周围炎 177
　八、肘关节骨化性肌炎 178
　九、肘管综合征 181
第三节 腕与手部筋伤 184
　一、腕部扭挫伤 186
　二、桡尺远侧关节损伤 188
　三、腕管综合征 190
　四、腕关节三角软骨复合体损伤 195
　五、手腕部腱鞘囊肿 198
　六、桡骨茎突狭窄性腱鞘炎 200
　七、指屈肌腱狭窄性腱鞘炎 202
　八、掌指与指间关节扭挫伤 205

第四章 下肢筋伤 208
第一节 髋与大腿部筋伤 208
　一、髋部软组织扭挫伤 210
　二、梨状肌综合征 212
　三、臀中肌综合征 214
　四、弹响髋 216
　五、髋部周围滑囊炎 219
　六、臀肌挛缩症 221
　七、儿童一过性滑膜炎 223
　八、大腿部肌肉群损伤 226
第二节 膝与小腿部筋伤 233
　一、膝关节侧副韧带损伤 235
　二、膝关节交叉韧带损伤 238
　三、膝关节半月板损伤 241

　四、膝周滑囊炎 246
　五、髌骨软骨软化症 249
　六、膝关节创伤性滑膜炎 252
　七、腘窝囊肿 256
　八、髌下脂肪垫炎 258
　九、腓肠肌损伤 260
第三节 踝与足部筋伤 263
　一、踝（足）关节扭伤 265
　二、跗跖关节扭伤 268
　三、跟腱损伤 271
　四、腓骨长、短肌腱滑脱 273
　五、跟腱周围炎 276
　六、踝管综合征 279
　七、跟痛症 283
　八、跖痛症 286
　九、蹈趾滑囊炎 289
　十、跗骨窦综合征 290

第五章 其他筋伤 295
第一节 皮神经卡压综合征 295
第二节 纤维肌痛综合征 297
第三节 周围神经损伤 300
　附一 上肢神经损伤 304
　附二 下肢神经损伤 307
第四节 周围血管损伤 309
第五节 颞下颌关节紊乱症 314
第六节 肌筋膜炎 317

附录一 常用针刺穴位位置与主治表
　　　　 320

附录二 方名录与索引 322

主要参考书目 344

扫一扫，看PPT

第一节　筋伤学的概念与发展

一、筋伤学的概念

1. 中医筋伤学　中医筋伤学是中医骨伤科学的重要组成部分，是研究人体筋伤疾病的病因、病机、诊断、鉴别诊断、辨证治疗和预防调摄的一门临床学科。

2. 筋　综合历代中医文献，结合现代解剖知识，中医的"筋"主要是对人体四肢和躯干软组织的统称，包括皮下浅深筋膜、肌肉、肌腱、腱鞘、韧带、关节囊、滑膜囊、椎间盘、关节软骨盘、周围神经及血管等软组织。筋的生理功能主要是维系骨骼、组成关节、维持关节稳定和运动关节。

3. 筋伤　因急性外伤或慢性劳损、六淫外邪特别是风寒湿邪侵袭等原因造成的筋肉组织病理性损害统称为"筋伤"，相当于现代医学的软组织损伤范畴。筋伤常是内外因素综合作用的结果。全身性的内在因素与局部筋伤的发生有密切的联系，局部筋伤也可引起全身性的病理变化。筋伤不一定伴有骨折、脱位，但是骨折、脱位一般都伴有不同程度的筋伤，骨折或脱位整复愈合后常遗留各种筋伤的症状。

4. 筋出槽，骨错缝　这两个概念是中医骨伤科学特别是筋伤学的特有概念。筋出槽是指筋的解剖位置发生异常变化，并引起肢体不适或功能障碍，可表现为筋歪、筋走、筋翻、筋卷、筋转等。正常生理情况下，手触摸筋的表面是顺滑的，病理情况下以手触摸筋伤之处常感觉到筋的柔顺性下降，张力增高，或触及凹槽、条索物并有酸痛感，表明筋偏离原来的位置，称为筋出槽。

骨错缝是指骨关节发生微小错位，并引起肢体功能障碍。中医学把人体诸多小关节、微动关节或联动关节的正常间隙称为骨缝，因外伤或劳损等原因造成这类关节的微小错位，并引起肢体功能障碍者，称为骨错缝，临床上也称某关节紊乱，如腰椎小关节紊乱等。骨错缝与关节脱位有明显区别。骨错缝外力较小，如长期负重，一般 X 线检查无明显改变；关节脱位外力相对较大，如车祸等，关节移位明显，X 线检查改变明显。

现代工农业生产、交通运输、体育运动、军事训练或日常生活中筋伤的发病率较高，系统掌握筋伤诊断与治疗的知识和技能，是骨伤科临床、教学和科研工作人员不可缺少的要求。

二、筋伤学的发展

中医学对筋伤的认识很早，出土于商代的甲骨文卜辞中就有"疾手""疾肘""疾胫""疾止"

等病名记载，并有使用按摩、外敷药物治病的记录。据考证，原始先民在劳动、生活及原始部落间的冲突、与虫蛇猛兽的搏斗中各种创伤性疾病在所难免，古人通过用手抚摸、按压肿痛之处以减轻疼痛，涂抹或内服某些树叶、草茎，用树叶包扎伤口，用木棍固定肢体以止血、消肿、止痛，这就是筋伤疗法的原始起源。《周礼·天官》中"以酸养骨，以辛养筋"是内服法治疗筋伤的理论记载。《吕氏春秋·古乐篇》中"昔陶唐之始，阴多滞伏而湛积……民气郁阏而滞着，筋骨瑟缩不达，故作为舞以宣导之"是运动疗法治疗筋伤的早期记录。

战国、秦汉时期，《内经》《难经》《神农本草经》等医籍相继问世，奠定了中医药学的理论基础，也奠定了筋伤诊治学的理论基础。《内经》中除有"筋"的概念外，还有"筋膜""经筋""宗筋"等名称，并提出了"宗筋主束骨而利关节也"（《素问·痿论》），说明已经认识到人的筋附着于骨上，主要功能是连接关节、络缀形体、主关节运动。因此，凡是肢体运动功能障碍或丧失的病变都责之于筋。"病在筋，筋挛节痛，不可以行，名曰筋痹"（《素问·长刺节论》），"经筋之病，寒则反折筋急，热则筋弛纵不收，阴痿不用"（《灵枢·经筋》）。《内经》对"筋"的论述内容是很丰富的，不但所提出的有关概念一直沿用到现代，而且以后中国历代医家对于"筋"的生理、病理的论述都是在《内经》的基础上加以阐发的。《神农本草经》则记载了60多种治疗筋绝、腰痛、痹痛的药物，这些药物至今仍在筋伤疾病治疗中使用。

《内经》《难经》等医籍对筋伤诊治更为重要的影响在于其阐述了人体是一个有机的整体，构成人体的各个组成部分之间在结构上是不可分割的，在功能上是相互协调、相互为用的，在病理上是相互影响的。这种以五脏为中心，通过经络系统，把六腑、五体、五官、九窍、四肢百骸等全身组织器官联系成有机整体，并通过精、气、血、津液来完成机体功能运动的认识，一直有效地指导着筋伤学的临床实践，奠定了筋伤诊断与辨证论治的理论基础。

汉代华佗创编了"五禽之戏"，以"引挽腰体，动诸关节"，达到"谷气得消，血脉流通，病不得生，譬犹户枢不朽"的目的，西汉帛画《导引图》则记载有44幅治痹证、厥证的术式，这是筋伤疾患通过运动疗法达到"血脉流通"而防病治病的重要记录。

晋代葛洪所著《肘后救卒方》，对筋伤肿胀、疼痛等症状以活血化瘀药物内服外用，并加入酒剂以加强活血力量，或以药物熨患处，药酒、药醋涂搽患处以缓解症状，这些方法一直沿用至今。

隋代巢元方等编著了《诸病源候论》，其中"金疮伤筋断骨候""金疮筋急相引痛不得屈伸候"记载了人体运动障碍、循环障碍、神经麻痹等临床症状，并介绍了筋的断裂伤、开放性伤口的正确缝合方法。

唐代孙思邈的《备急千金要方》不仅记载了筋伤的内外用药，还记载了"老子按摩法""天竺国按摩法"，归纳了擦、捻、抱、推、振、打、顿、捺、掘、筑共十种治疗筋伤的手法。蔺道人所著的《仙授理伤续断秘方》是我国现存的第一部中医骨伤科专著。该书强调的动静结合、筋骨并重、内外兼治和医患合作的治疗思想逐渐成为筋伤治疗中所遵循的基本原则。

宋元时期，中国骨伤学科迅速发展，涌现了诸多医学专著。如李仲南著有《永类钤方》、危亦林著有《世医得效方》等，对元代以前的骨伤科成就进行了总结和发挥，逐步确立了治疗创伤的活血化瘀、养血舒筋、培元固肾的三期用药原则。该原则在筋伤治疗中同样具有重要意义，配合以辛热芳香、温经散寒和活血定痛为主的洗药、淋洗药、熨药、贴药和敷药等外治方法，奠定了筋伤治疗内外用药的基本原则。

宋代张杲在《医说》中记载了采用脚踏转轴及竹管搓滚舒筋治愈骨折后膝、距小腿关节功能障碍的病例，反映了这一时期医家在筋伤治疗中已能有效地运用练功疗法。

明清两代医家在总结前人成就的基础上，使骨伤科理论得到了充实提高，尤其是手法和固定方法有了较大的发展，骨伤科的专著也逐渐增多。

明初，太医院制度分为十三科。骨伤科分为"接骨"和"金镞"两个专科，到隆庆五年（1571 年）改名外科和正骨科（又名正体科）。医事制度的逐步完善为临床诊治技术和理论的发展提高创造了有利条件。薛己在《正体类要》中介绍了大量的骨伤科医案。该书序文对此概括后指出："肢体损于外，则气血伤于内，营卫有所不贯，脏腑由之不和。"阐明和强调了骨伤科疾病局部和整体的辨证关系。朱橚等著的《普济方》、异远真人著的《跌损妙方》、李时珍的《本草纲目》和王肯堂著的《证治准绳》等著作都收集了大量有关筋伤治疗的方剂、药物和医案等资料，对筋伤学的发展起到了承前启后的作用。

清代吴谦等编著的《医宗金鉴·正骨心法要旨》，系统地总结了历代骨伤科经验，对筋伤的诊断和手法治疗有了明确的记载。该书把正骨手法归纳为摸、接、端、提、推、拿、按、摩八法，其中的"摸"法也是筋伤疾病诊断的主要手法，"推、拿、按、摩"等手法则主要用于治疗各种筋伤疾病。王清任编著的《医林改错》提倡的活血化瘀法对中医筋伤内治有重要意义。

中华人民共和国成立以后，党和政府十分重视发掘、继承和发展中医药学。1956 年以来，各省、市、自治区相继建立了高等中医院校和中医院，并设立了骨伤专业或骨伤系、骨伤科，培养了大批的专业人才。很多地区还建立了骨伤专科医院，骨伤科专业队伍有了很大发展。北京、天津、上海、洛阳、武汉等地先后成立了骨伤科研究所，在科学研究和人才培养方面发挥了重要作用。各地著名的中医骨伤科专家被聘到各级院校和医院从事教学和医疗工作。专家们不计名利，充分发挥为人民服务的精神，纷纷把自己的临床心得无私奉献，使过去靠"师授家传"的筋伤诊疗技术得以系统地整理、研究、提高，先后出版的专著有郭汉章的《实用正骨学》、郭春园的《平乐郭氏正骨法》、石筱山的《正骨疗法》、王子平等的《却病延年二十势》、朱兴恭的《临床正骨学》、李国衡的《伤骨诊疗》、杜自明的《中医正骨经验概述》，以及《刘寿山正骨经验》《陈氏祖传正骨疗法》《林如高正骨经验》《李墨林按摩疗法》等，可谓成果显著。20 世纪 70 年代始，筋伤学的现代研究逐步深入，由临床观察、总结发展到采用现代科学技术手段进行临床资料的研究分析和对筋伤的基础理论进行探讨，尤其是对手法疗效的机制探讨和外用药物的药理研究等取得了初步成果。全国各地的学术团体、专业学会相继成立，主要有中华中医药学会骨伤科分会、全国软组织疼痛研究会、中国传统医学手法研究会、全国颈肩腰腿痛研究会、世界手法医学联盟等。这些学术团体和研究会在国内外进行了广泛的学术交流和研讨，促进了筋伤学理论、临床诊断、治疗技术的提高和发展。

2019 年 10 月全国中医药大会在北京召开，会上传达了习近平总书记的重要指示。习近平总书记指出，中医药学是中华文明的瑰宝，要遵循中医药发展规律，传承精华，守正创新。同年，中医骨伤科学专业本科正式开始招生，中医筋伤学是其中一门主干课程。

60 多年来，筋伤学在临床研究、治疗技术创新、药物研发、基础研究方面成绩斐然，采用正骨推拿、牵引、中药和练功等方法综合保守治疗颈椎病、腰椎间盘突出症等，大幅度提高了临床疗效，使很多患者免除了手术之苦；清宫正骨流派历代手法、南少林理筋整脊手法、平乐正骨的"以筋为先，以衡为用"的治疗理念等历史悠久、特色显明的筋伤治疗经验得到传承和发展，是中医筋伤学的宝贵遗产；小针刀疗法、银质针疗法等治疗技术丰富了筋伤的治疗手段，提高了疗效；椎间盘退变机制的系列基础研究夯实了筋伤保守治疗的理论基础。随着现代检查技术 CT、磁共振、关节镜等在临床上的普遍应用，筋伤的诊疗水平有了更进一步的提高，腰椎牵引床、颈椎牵引器等医疗器械的大量研发，以及具有促使骨关节、颈肩腰背痛康复作用的药物颗粒、胶囊、止痛膏等药物的大量研制，使筋伤病的诊疗水平得到较大提升。

思考题

1. 你是如何认识"筋出槽，骨错缝"的？
2. "筋""筋伤""筋伤学"有何不同？

第二节　筋伤的分类和病因病机

一、筋伤的分类

中医对筋伤的分类相当精细，在古代文献中有筋断、筋转、筋歪、筋走、筋翻、筋强、筋粗、筋结、筋缩、筋痿、筋柔等的具体描述。清·吴谦的《医宗金鉴·正骨心法要旨·手法总论》记载："筋之弛、纵、卷、挛、翻、转、离、合，虽在肉里，以手扪之，自悉其情。"阐述了筋伤的表现与手法诊断的感觉。

筋断是指筋伤后全部或部分断裂。筋扭伤后常偏离原来正常的解剖位置，即所谓筋走、筋歪、筋翻、筋转等。筋强是指筋伤后僵硬强直，多见于陈伤瘀结不化。筋粗是指筋脉受伤后较正常为粗，多因瘀血阻滞、组织增生变性或痉挛所致。筋结是指筋伤后气血凝滞，出现囊肿状的局限性肿块。筋缩是指筋伤后出现短缩现象，多见于损伤后关节固定时间较长发生粘连，或因固定于外翻或内翻位置上出现外侧或内侧筋挛缩，造成关节活动受限、功能障碍。筋痿是指筋伤后筋腱功能减弱，痿软无力。筋柔是指筋伤后关节松弛乏力。

上述分类方法实际是古代中医对筋伤病因病机及临床症状的概括，但目前临床中像这样精细的分类已不常用。临床上常见的分类方式主要有以下几种。

（一）根据受伤的性质分类

1. 扭伤　任何关节（包括可动关节和微动关节）由于旋转、牵拉或肌肉猛烈而不协调的收缩等间接暴力，使其突然发生超出正常生理范围的活动时，会使肌肉、肌腱、韧带、筋膜或关节囊被过度扭曲、牵拉，或引起撕裂、断裂或移位。例如，踝关节因行走或奔跑于不平的道路上，或高处跌下，或踏入凹陷处，使足突然发生内翻或外翻，引起踝关节侧副韧带的损伤，即属于扭伤。

2. 挫伤　指因直接暴力、跌仆撞击、重物挤压等因素作用于人体而引起的闭合性损伤，以外力直接作用的局部皮下或深部组织损伤为主。轻则局部血肿、瘀血，重则肌肉、肌腱断裂。关节错缝或血管、神经严重损伤，可伤及气血、经脉，甚至内伤脏腑。如棍棒直接打击胸部，或胸部受重物挤压而造成的胸壁软组织损伤，即属于挫伤。

3. 碾压伤　由于钝性物体的推移挤压与旋转挤压直接作用于肢体，造成以皮下及深部组织为主的严重损伤，往往形成皮下组织的挫伤及肢体皮肤的撕脱伤。如上肢被绞入机器传动皮带内，或被慢行的汽车轮挤压等造成的损伤，即属于碾压伤，常伴有不同程度的皮肤撕脱或皮肤套式撕脱等严重损伤。

（二）根据受伤的时间分类

1. 急性筋伤　突然暴力造成的，伤后不超过两周的新鲜损伤。一般有明显的外伤史，局部疼痛、肿胀、血肿及瘀血斑、功能障碍等症状。

2. 慢性筋伤 急性损伤后因失治或治疗不当，超过两周以上未愈的筋伤。慢性劳损造成的筋伤也属此类。

（三）根据受伤的程度分类

1. 撕裂伤 因扭、挫、牵拉等强大外力造成的某一部位的筋撕裂损伤，一般腰部、腕部、踝部及指骨间关节的扭伤可致不同程度的撕裂伤。因致伤外力的大小、作用方向和致伤的部位不同，导致筋伤程度也各异。例如肌腱周围的筋膜被撕裂，使肌腱失去维系的组织，肌腱发生移位，即筋走、筋歪、筋离；又如肌肉、滑膜、关节囊撕裂，可因组织坏死、变性、瘢痕化而导致肌肉、筋膜的挛缩僵硬、痿软无力，即筋硬、筋缩、筋软、筋痿。

2. 断裂伤 其机制与撕裂伤相同，只是体质、部位及致伤外力大小有别而造成了某些筋的全部断裂损伤。造成断裂伤的外力一般要比撕裂伤所受的外力大，可导致严重的功能障碍和明显的局部疼痛、肿胀、瘀斑、畸形等。如从高处跳下足尖着地后身体协调失衡者，跟腱强力收缩，或起跑弹跳时腓肠肌收缩过猛均可造成跟腱断裂。

3. 骨错缝 指可动关节和微动关节在外力作用下发生的细微离位，也称关节骨缝错开，多因扭伤、挫伤而发生。骨错缝可引起关节功能活动的障碍和局部疼痛、肿胀等。

（四）根据受伤后皮肤有无伤口分类

1. 开放性损伤 因外力造成肢体软组织损伤，皮肤有伤口与外界相通，称为开放性损伤。此类损伤容易发生感染。切割、爆炸及枪击等多易造成开放性损伤，钝性物体的碾挫也可造成开放性损伤。

2. 闭合性损伤 外力作用于肢体造成筋伤，但皮肤尚保持完整者，称为闭合性损伤。如扭伤及挫伤多属于闭合性损伤。

以上分类在临床上常复合使用，如急性扭伤就是按筋伤的受伤性质和筋伤的受伤时间两种分类方法结合起来使用的。分类是为了便于阐述、理解、认识筋伤的病因、病情发展过程、程度和病理变化，因此在临床上要灵活运用。

二、筋伤的病因病机

（一）筋伤的病因

筋伤的病因指引起筋伤的发病因素，因其比较复杂，中医学对此论述颇多。如《内经》中分为坠落、击仆、举重用力、五劳所伤等。《金匮要略·脏腑经络先后病脉证第一》中提出："千般疢难，不越三条。"即"一者，经络受邪，入脏腑，为内所因也；二者，四肢九窍，血脉相传，壅塞不通，为外皮肤所中也；三者，房室、金刃、虫兽所伤。"虽然历代医家对筋伤病因的分类有所不同，但归纳起来有外因和内因两大类。

1. 外因 外因是指从外界作用于人体引起筋伤疾病的因素，主要是指外力伤害，但与外感六淫之邪也有密切关系。

（1）外力伤害 指外界暴力所致的损伤，如跌仆、坠落、撞击、闪挫、扭捩或压轧等。根据外力的性质不同，一般可分为直接暴力、间接暴力和持续劳损三种。

①直接暴力：指直接作用于人体而引起筋损伤的暴力，筋伤学中多指引起钝性挫伤的暴力，如棍棒打击、撞压碾轧等。

②间接暴力：是指远离作用部位，因传导而引起筋伤的暴力，筋伤学中多指引起撕裂性伤的暴力。如因肌肉急骤、强烈而不协调地收缩和牵拉，而造成肌肉、肌腱、韧带的撕裂或断裂，即属于此类。

③持续劳损：指反复、长期地作用于人体某一部位的较小的作用外力引起的慢性原发性筋伤。中医学对劳损筋伤有"久视伤血，久卧伤气，久坐伤肉，久立伤骨，久行伤筋"的描述，指出慢性劳损也可引起筋伤。长期以不正确姿势劳动、工作，或不良生活习惯而使人体某一部位长时间过度用力会产生筋伤。如长期弯腰工作而致的腰肌劳损，反复的伸腕用力而致的网球肘等疾病。

④肌肉强力收缩：如突然弹跳、高处跳下、猛烈奔跑等导致腓肠肌、比目鱼肌强烈收缩而致跟腱撕裂，甚至断裂。

（2）外感六淫　外感六淫邪气与筋伤疾患关系密切，外感六淫中以风、寒、湿邪最易伤筋。如损伤后受风、寒、湿邪侵袭，可使急性筋伤缠绵难愈，或使慢性筋伤症状加剧，所以避风寒是筋伤调护的重要注意要点。《诸病源候论·腰背痛诸候》指出："夫劳伤之人，肾气虚损。而肾主腰脚，其经贯肾络脊，风邪乘虚，卒入肾经，故卒然而患腰痛。"《仙授理伤续断秘方》曰："损后中风，手足痿痹，不能举动，筋骨乖张，挛缩不伸。"说明各种损伤可因风、寒、湿邪乘虚侵袭，经络阻塞，气机不得宣畅，引起肌肉挛缩或松弛无力，而致关节活动不利，肢体功能障碍。如《伤科补要》说："感冒风寒，以患失颈头不能转。"即是感受风、寒、湿邪所导致的落枕。火热之邪容易引起筋伤肉腐，燥邪伤津容易引起筋缩。暑邪有时令特征，暑易伤津耗气，导致筋软，也是需要考虑的外邪因素。

风、寒、湿邪侵袭是筋伤中比较常见的病因，在辨证论治中应特别注意这一特点。

（3）邪毒感染　外伤后再感受邪毒，或者邪毒从伤口乘虚而入，邪毒化热，热盛肉腐，脓毒形成，则可引起局部和全身感染，出现各种变证。如开放性筋伤、严重的软组织挫伤可导致化脓性骨髓炎、肢体组织的缺血性坏死。

2. 内因　内因是指受人体内部因素影响而致的筋伤。无论是急性损伤还是慢性劳损，都与外力因素有着密切关系，但是一般都有相应的各种内在因素和对应的发病规律。《素问·评热病论》指出："邪之所凑，其气必虚。"《灵枢·百病始生》说得更为透彻："风雨寒热，不得虚，邪不能独伤人……此必因虚邪之风，与其身形，两虚相得，乃客其形。"说明了外在因素和人体内在因素的密切关系。因此在研究病因时不能忽视机体内在因素对疾病的影响，必须注意内因在发病学上的重要作用。筋伤常与年龄、体质、局部解剖结构等内在因素有十分密切的关系，也与从事职业有直接联系。

（1）年龄　年龄不同，筋伤的好发部位和发生率也不一样。《灵枢·天年》说："人生十岁，五脏始定，血气已通，其气在下，故好走。二十岁，血气始盛，肌肉方长，故好趋。三十岁，五脏大定，肌肉坚固，血脉盛满，故好步……六十岁，心气始衰，苦忧悲，血气懈惰，故好卧。七十岁，脾气虚，皮肤枯。"由于年龄的差异，气血、脏腑的盛衰，动静各别，筋伤不一。例如，少儿气血未盛，筋骨发育不全，多易发生扭伤、错缝、桡骨小头半脱位或先天性髋关节脱位等。青壮年活动能力强，筋肉的撕裂、断裂伤较为常见。老年人气虚血衰，少动而好静，则劳损和关节、筋膜、肌肉粘连或活动功能障碍的疾病较为多见，故有"年过半百，筋骨自痛"之说，如肩周炎、退行性脊柱炎等就在老年人中发病率较高。

（2）体质　体质的强弱和筋伤的发生有密切关系。如《素问·经脉别论》在论病因中指出："当是之时，勇者气行则已，怯者则著而为病也。"体质因素每与先天因素和后天摄养、锻炼有关。《灵枢·寿天刚柔》曰："人之生也，有刚有柔，有弱有强。"说明先天禀赋不同，可以形成个体差异。先天禀赋不足或后天失养，气血虚弱，肝气虚损者，体质较弱，举动无力，稍过劳累，即感筋骨酸痛，易发劳损。先天充盛，又善摄养，经常参加体育锻炼者，气血充沛，体力健壮，则不易损伤。即使遇有损伤，一般恢复也较快。

（3）局部解剖结构 局部解剖结构对筋伤的影响表现在两方面：一是解剖结构的正常与否对筋伤的影响。解剖结构正常，承受外力的能力就强，不易造成筋伤；反之，解剖结构异常，承受外力的能力相应减弱，更容易发生筋伤。例如，腰骶部如有先天性畸形，这种局部解剖结构的先天异常就容易造成腰部扭伤。二是局部解剖结构本身的强弱对筋伤的影响。人体解剖结构有强弱之分，有些部位的解剖结构较强，不易造成损伤，有些部位的解剖结构较弱，就容易损伤。例如，髋关节其骨质结构和周围的韧带等组织都较强大，若不是较强大的暴力就不易造成髋关节部位的筋伤；而肩关节是全身活动范围最大的关节，其关节盂浅而窄，关节周围韧带也较薄弱，故损伤的概率比其他部位多。位于多动关节骨突或骨沟内的肌腱和腱鞘，常容易发生肌腱炎或腱鞘炎。

（4）职业 职业虽然不属于人体本身的内在因素，但它对机体的影响及与筋伤的关系也非常密切。职业不同，所处的工作环境和工作性质不同，常见的筋伤疾病也不同。例如，手部各种软组织的损伤多发生在手部劳动频繁或缺乏必要防护设备的机械工人、编织工人等，腰部慢性劳损多发生在建筑工人、煤矿工人等，长期伏案工作的人容易发生颈部肌肉劳损和颈椎病，运动员、舞蹈演员或杂技演员则易发生扭挫伤。

3. 内因与外因的关系 筋伤的病因归纳起来不外外因和内因两大类，其中外力伤害和慢性劳损为主要的致病因素。不同的外因可以引起不同的筋伤疾患，但由于内因的影响，在同一外因情况下，筋伤的种类、性质和程度可有所不同。所以筋伤疾病的发生，外因固然是重要的，但亦不能忽视内在因素。必须正确处理外因和内因的辩证关系，通过分析疾病的症状、体征来推理病因，提出治疗的根据，要做到"辨证求因""审因论治"。

（二）筋伤的病机

人体是由脏腑、经络、皮肉、筋骨、气血、津液等共同组成的一个整体。筋伤可导致脏腑、经络、气血的功能紊乱，除出现局部症状之外，常可引起一系列的全身反应。"肢体损于外，则气血伤于内，营卫有所不贯，脏腑由之不和。"明确指出了外伤与内损、局部与整体之间的相互关系，说明了损伤的病理机制和发展变化的规律。

1. 气血病机 "气血"是人体生命活动的动力源泉，是维持人体生命活动的最基本的物质。它一方面来源于与生俱来的肾之精气，另一方面来源于从肺吸入的自然界之清气和由脾胃所化生的水谷之精气。气血相辅相成，循行脉中，周流不息，运行全身，外而充养皮肉筋骨，内而灌溉五脏六腑。气血与人体一切生理活动和各种病理变化密切相关。

（1）急性筋伤与气血的关系 急骤的暴力作用可致气血运行失常。清代《杂病源流犀烛·跌仆闪挫源流》有关论述就阐明了损伤与气血的关系："跌仆闪挫，卒然身受，由外及内，气血俱伤病也""忽然闪挫，必气为之震，震则激，激则壅，壅则气之周流一身者，忽因所壅，而凝聚一处……是气失其所以为气矣。气运乎血，血本随气以周流，气凝则血亦凝矣，气凝在何处，则血亦凝在何处矣。夫至气滞血凝，则作肿作痛，诸变百出"。"跌仆闪挫""卒然身受"虽为皮肉筋骨损伤，但亦必损及气血，形成气滞、血瘀。气血瘀阻，为肿为痛，故《素问·阴阳应象大论》有："气伤痛，形伤肿。故先痛而后肿者，气伤形也；先肿而后痛者，形伤气也。"如瘀血逆于肌腠则局部肿胀，滞于肌表则皮肤青紫。

（2）慢性筋伤与气血的关系　《洞天奥旨》曰："气血旺则外邪不能感，气血衰则内正不能拒。"说明了气血的盛衰与筋伤的关系。筋的正常生理活动赖气以煦之，血以濡之。若气血虚弱之人，筋肉失养，失养则虚，虚则不耐疲劳，因而"内正"不能拒"外邪"。故而虽较小的外力，或单一姿势的长期操作，或风、寒、湿邪侵袭，皆可致筋的损伤。疲劳则筋伤，气血运行阻滞，不通则痛，故慢性筋伤常表现为局部酸痛，且常与气候变化关系密切。

2.津液病机　津液是人体内一切水液的总称。其清而稀者为津，浊而稠厚者为液。津液可相互转化，有充盈空窍、滑利关节、润泽肌肤、濡养脑髓的功能。津液的代谢正常与否和筋伤疾病的发生、发展有密切关系。

（1）急性筋伤与津液的关系　津液主要来源于水谷精气，为人体生命活动的重要物质基础。严重的软组织损伤除气血受损外，常有津液的损伤。如大面积皮肤撕脱损伤、严重的软组织挤压伤，常出现口渴、皮肤枯燥无华、尿少、便秘、苔黄燥等津液不足的证候。《灵枢·营卫生会》曰："夺血者无汗，夺汗者无血。"说明了血和津液的关系。外伤气血亏损，津液也必然亏耗，造成津液代谢失调。

（2）慢性筋伤与津液的关系　关节、筋膜、肌腱与津液的关系十分密切。关节频繁活动、疲劳受损，易导致津液代谢失调；反之，津液亏虚亦常为关节、肌腱劳损的发病内因。因津液虚少，不能濡润关节、充养筋肉，而致关节屈伸不利，如指屈肌腱鞘炎，或由于劳损引起津液代谢失调，积聚肿胀，如慢性滑膜囊炎等。

3.脏腑病机　脏腑是化生气血，通调经络，濡养皮肉筋骨，主持人体生命活动的主要器官。《杂病源流犀烛·跌仆闪挫源流》指出："虽受跌仆闪挫者，为一身之皮肉筋骨，而气既滞，血既瘀，其损伤之患，必由外侵内，而经络脏腑并与俱伤。……其治之之法，亦必于经络脏腑间求之。"说明了跌仆筋伤与脏腑的密切关系。

（1）筋伤与肝、肾的关系　《内经》指出五脏各有所主，如"肝主筋""肾主骨""肝肾同源"等。

肝主筋。《素问·五脏生成》说："肝之合筋也，其荣爪也。"《素问·六节藏象论》说："肝者……其华在爪，其充在筋。""肝主筋"即指全身筋的功能与肝有密切关系，"故人卧血归于肝……足受血而能步，掌受血而能握，指受血而能摄"（《素问·五脏生成》）。肝血充盈才能使筋得到充分濡养，以维持正常的生理功能。若肝肾虚衰，或先天不足，后天失养，肝肾不足，肝血亏损，则血不养筋。筋失荣养则常成为筋伤疾患的内因，故《素问·上古天真论》说："七八肝气衰，筋不能动，天癸竭，精少，肾脏衰，形体皆极。"临床症状常表现为老年人手足拘挛、肢体麻木、屈伸不利等。

肝的病变可导致筋的损伤，同样外伤筋脉亦可致内伤于肝，故《医宗金鉴·正骨心法要旨》指出："凡跌打损伤、坠堕之证，恶血留内，则不分何经，皆以肝为主。盖肝主血也，故败血凝滞，从其所属必归于肝。"

肾主骨生髓。由于筋附于骨，故筋伤疾病与肾有着密切关系，肾虚亦常为筋伤疾患的内因。《灵枢·五癃津液别》曰："阴阳不和，则使液溢而下流于阴，髓液皆减而下，下过度则虚，虚故腰背痛而胫酸。"阐明了房劳伤肾、肾虚筋伤、腰痛胫酸的病机。《素问·痹论》说："肾痹者，善胀，尻以代踵，脊以代头。"特别是慢性腰痛与肾虚的关系更为密切。前人认为腰为肾之府，肾虚则腰痛。如《诸病源候论·腰背病诸候》说："肾主腰脚""劳损于肾，动伤经络，又为风冷所侵，血气击搏，故腰痛也"。《医宗必读》认为腰痛的病因"有寒有湿，有风热，有挫伤，有瘀血，有滞气，有积痰，皆标也，肾虚其本也"。同样，筋伤疾病亦可导致肾虚，如强力举重、闪挫日久等。所以《素问·痹论》说："五脏皆有合，病久而不去者，内舍于其合也。"

（2）筋伤与脾、胃的关系 脾主肌肉、四肢，主运化；胃主受纳，腐熟水谷，为"水谷之海""六腑之大源"。脾胃受纳五谷，转输水谷精微，以养五脏之气，对气血的生成，提供维持人体正常生命活动所必需的营养起着重要作用，故有"后天之本""气血生化之源"之称。人体的筋肉等组织亦皆依赖脾胃的营养才能发达丰满，臻于健壮。如胃受纳失权，脾运化失司，则清阳不布，气血亏虚，常致筋肉失养，临床可表现为筋肉萎缩、四肢倦怠、举动无力，甚则可发为筋痿、肉痿等。如《素问·太阴阳明论》说："四肢皆禀气于胃，而不得至经，必因于脾，乃得禀也。今脾病不能为胃行其津液，四肢不得禀水谷气，气日以衰，脉道不利，筋骨肌肉皆无气以生，故不用焉。"《素问·痿论》说："阳明者，五脏六腑之海，主润宗筋，宗筋主束骨而利机关也……阳明虚，则宗筋纵，带脉不引，故足痿不用也。"故古人有"治痿独取阳明"之说，说明四肢功能的正常与否和脾胃关系甚为密切。临床上筋伤肉痿的治愈时间和功能恢复程度皆与脾胃功能相关。若脾胃功能正常，则肌肉壮实，四肢活动有力，受伤后易于恢复正常；反之，则肌肉消瘦，四肢痿软、懈怠、举动无力，伤后不易恢复。所以筋伤一证，要注意调理脾胃，以利损伤之恢复。

（3）筋伤与肺、心的关系 肺主气，心主血脉，心肺功能的正常与否直接影响人体气血循行和营养输布，它与筋伤病有密切联系。《素问·经脉别论》说："肺朝百脉，输精于皮毛。毛脉合精，行气于府……留于四脏。"肺有输布水谷精微的功能。心血与肺气相互依存，血的运行有赖气之推动，而气的输布也需要血的运载，故有"气为血帅""血为气母"之说。心肺功能协调，气血才能正常发挥温煦濡养全身的作用，筋骨受损伤后才能得到较快痊愈。在病理情况下，若肺气虚弱，宗气不足，则血运无力，循环瘀阻。反之，若心气不足，或心阳不振，血脉运行不畅，也会影响肺的输布、宣降功能。而心肺病变也会诱发筋伤疾患发生，如《素问·痿论》所论："肺热叶焦，则皮毛虚弱急薄，著则生痿躄也。心气热……枢折挈，胫纵而不任地也""大经空虚，发为脉痹，传为脉痿"。此外，严重的筋伤疾病也可导致心肺功能失常，而出现体倦无力、气短自汗、心悸、胸闷等气血虚损的症状。

心藏神，与人的神志、思维活动有密切相关。《素问·灵兰秘典论》说："心者，君主之官也，神明出焉。"如筋伤严重或开放型筋伤，邪毒感染，可出现热毒攻心，扰乱神明，临床上常表现为神昏、谵语、不省人事等症状。

4. 经络病机 经络是运行气血，联络脏腑，沟通表里上下及调节各部功能的通路。《灵枢·本藏》说："经脉者，所以行血气而营阴阳，濡筋骨，利关节者也。"指出了经络的作用。《灵枢·经别》又说："夫十二经脉者，人之所以生，病之所以成，人之所以治，病之所以起。"人体的生命活动、疾病的发生发展都是通过经络来实现的。临床跌仆闪挫所致筋伤常与经络有密切关系，如《圣济总录·伤折门》说："若因伤折，内动经络，血行之道不得宣通，瘀积不散，则为肿为痛，治宜除去恶瘀，使气血流通，则可以复完也。"指出了跌仆筋伤致经络受损而阻塞，气血之道不得宣通，导致气滞血瘀、为肿为痛的病机。同样，如经络为病，气血瘀阻不通，又可导致筋肉失养而发生筋伤疾患，其发病也常累及经络循行所过部位。如腰为肾之府，肾之经络入脊内，贯脊至腰，络膀胱。膀胱经挟脊，抵腰，络肾，并下行臀及股后外侧，沿小腿后行于足背外侧，止于足小趾至阴穴。故肾与膀胱经脉的病变常可引起腰、臀部向下肢放射性疼痛，并可在承扶、委中、承山、昆仑等穴找到压痛点。经络病机与筋伤病的辨证论治亦有着密切关系。如《伤科真传秘抄》中说："若为伤科而不知此十二经脉之系统，则虽有良药，安能见效，而用药、用手法，亦非遵循于此不可也。"所以，治疗的方法亦必于经络脏腑间求之。

5. 筋骨、关节关系　病机肢体的运动是依靠筋骨来完成的。筋附于骨上，大筋联络关节，小筋附于骨外。筋的主要功能是联属关节，络缀形体，主司关节运动。《素问·五脏生成》说："诸筋者，皆属于节。"《灵枢·经脉》说："筋为刚。"言筋应坚韧刚强，才能发挥其束骨而利关节的功能。《杂病源流犀烛·筋骨皮肉毛发病源流》书中详细指出："筋也者，所以束节络骨，绊肉绷皮，为一身之关纽，利全体之运动者也，其主则属于肝，故曰：筋者，肝之合。按人身之筋，到处皆有，纵横无算。"骨为奇恒之腑，为肾所主，《灵枢·经脉》说："骨为干。"《素问·脉要精微论》说："骨者，髓之腑，不能久立，行则振掉，骨将惫矣。"扼要地指出了骨的作用，不但为立身之骨，还内藏骨髓，与人的站立、行走等功能有着密切关系。筋骨的强劲有力离不开气血的温煦濡养、脏腑与经络功能的协调统一，筋伤也会损伤气血津液，甚至内伤脏腑。

在治疗骨折、脱位时必须考虑筋伤这个因素。如骨折时，由于筋附于骨的表面，筋亦往往受损伤；关节脱位时，关节四周筋膜多有破损。

骨错缝也会引起筋的移位。外力使关节运动超过正常的生理活动范围而产生骨错缝，因关节失去了正常解剖位置，关节周围的关节囊、韧带被拉紧，或错缝关节内产生负压，将滑膜吸入关节腔内，如腰椎关节突关节滑膜嵌顿症等。而筋的损伤可产生或加重骨错缝，如踝关节损伤使关节周围的肌腱、韧带撕裂或断裂，踝关节失去稳定性，就可能造成踝关节的骨错缝。总之，骨错缝与筋伤是相互影响的。治疗时纠正了骨错缝后一些筋就可自然恢复正常位置，临床症状迅速消失，而离位筋的复原也促进骨缝的回位。《伤科汇纂》中所言的"大抵脊筋离出位，至于骨缝裂开弸，将筋按捺归原处，筋若宽舒病体轻"就是这种情况。

思考题

1. 筋伤应如何分类？
2. 导致"筋伤"的病因有哪些？

第三节　筋伤的临床表现与诊断

筋伤的正确诊断是在望、闻、问、切四诊的基础上，通过对筋伤疾病的详细检查，必要时结合各种现代检查方法如影像学检查和实验室检查获得的。

一、筋伤的临床表现

（一）全身情况

轻微发生的筋伤或慢性筋伤患者可无全身症状。急性筋伤由于恶血在内，瘀积阻滞，积瘀化热，常有发热（体温为38.5℃以内），一般5～7天后体温逐渐恢复正常，可伴有口渴、口苦、心烦、尿赤、便秘、夜寐不安，舌质红、苔黄，脉浮数或弦紧等临床表现。严重的急性筋伤，可能会引起失血过多，血脉空虚则烦躁不安、失神，甚至发生血脱、气脱、亡阳等危急证候。

（二）局部症状

1. 疼痛　疼痛往往是筋伤首先出现的症状。当肢体遭受暴力撞击、强力扭转或牵拉压迫等时，可使筋脉受损，气血凝滞，或瘀血停留，经络阻塞不通，闭塞气机，使气血运行不畅，"不通则痛",疼痛多为局部疼痛,也可伴有牵涉痛或放射性疼痛。若有增生物压迫或刺激神经者,则可有神经支配区域内放射性疼痛或麻木感。疼痛性质各有不同,一般急性筋伤疼痛剧烈,呈锐痛、刺痛等。挫伤积血致气血壅聚者,其疼痛多呈钝痛、胀痛。慢性筋伤,多因陈伤或劳损致气血瘀阻或复感风、寒、湿邪痹阻经络而致痛,其疼痛多为酸胀痛、隐痛。疼痛常与损伤程度、牵拉程度、肿胀程度、压迫程度等有关,或与天气变化有关。

2. 肿胀 筋伤常常会引起局部肿胀或者肢体远端肿胀,肿胀程度多与外力大小、损伤的程度有关。导致筋伤的外力小,损伤程度轻,局部肿胀也就较轻;外力大,损伤程度重,局部肿胀就较严重。伤后血管破裂可导致出血,出血在局部淤积,一般 2 ～ 3 天内瘀血凝结,肿胀局部呈现瘀血斑,3 ～ 5 天后瘀血渐化,瘀斑转为青紫。2 周后,瘀肿大部分消退,瘀血斑转为黄褐色。出血量较多的局部可形成血肿,触诊有波动感。血管未破者,局部肿胀多为神经组织反射性地引起血管壁渗透性增加所致。较大面积的碾挫伤,因损伤面积较大,渗出液也较多,肿胀多发在浅表层,波动感较明显,临床上称为潜行剥脱伤。此外,临床上还常见一种慢性肿胀,当患肢远端处于低位时肿胀明显加重,称为体位性水肿。其主要原因是由于四肢筋伤后伤情较重,经络受损,气血运行不畅;或包扎固定过紧,影响气血流通;或下肢长时间处于下垂位,活动少,局部静脉回流不畅等。此多见于年老体弱患者。

3. 功能障碍 筋伤发生后,由于疼痛、肿胀,或者由于神经损伤后支配区的感觉运动异常,大多会出现不同程度的功能障碍。检查步态、肢体活动范围、关节的活动度及肌肉的抗阻试验,可帮助诊断损伤部位;检查有无超过正常运动范围的活动,对鉴别肌肉、肌腱、韧带等的撕裂伤或断裂伤有重要意义。因疼痛、肿胀而引起功能障碍的特点是主动活动受限,被动活动尚可。若是关节主动活动和被动活动都受限者,应是损伤后肌肉、肌腱、关节囊粘连挛缩而引起的关节活动障碍。神经系统的损伤可以引起支配区域感觉障碍或肢体功能丧失。

4. 畸形 筋伤畸形多由肌肉韧带撕裂、收缩所致。肌肉韧带撕裂,可出现收缩性隆凸或断裂缺损处凹陷畸形,如前锯肌损伤出现的翼状肩胛畸形。检查时要仔细辨别,并与健侧肢体做对比。

5. 肌肉萎缩 肌肉萎缩是慢性筋伤的常见症状。伤后由于气血瘀阻,疼痛及包扎固定使肢体活动减少,肌肉收缩能力减低,气血循环失常,日久致失用性肌萎缩,但可在功能训练后逐步恢复。营养不良性肌萎缩,特点是病变与肌萎缩的范围广泛,恢复慢,预后较差,实验室检查可见肌酸激酶异常。神经系统损伤后支配区失去支配则产生神经源性肌肉萎缩。

二、筋伤的辨证诊断方法

(一)望诊

望诊为四诊之首,其内容包括观察人体的神、色、形、神,以推断体内的变化。筋伤的望诊还应重视对局部损伤区的观察。所以总体包括望全身、望局部、望舌三个方面。

1. 望全身

(1)望神 主要是精神意识、面色眼神、呼吸语言、形态和对外界的反应。《素问·移精变气论》中指出:"得神者昌,失神者亡。"神的存亡关系着生死的根本。正常人神志清楚,面色滋润,语言清晰,反应灵敏,动作灵活,体态自然,这表明精力充沛,正气未伤。筋伤疾病,首先通过查看神色变化来判断筋伤的轻重缓急。

一般筋伤对神色的影响不大,但是筋伤较严重者,或筋伤日久、体质虚弱者,则可影响神气的变化,出现精神萎靡,面色无华、晦暗,表情痛苦,面容憔悴。如果出现神志不清,呼吸微促，面色苍白或紫绀则表明精气已衰，是危证的征象。

（2）望形态　主要是通过视觉观察患者体质的强弱，胖瘦，肢体的姿态、动作是自如还是艰难。例如急性腰扭伤患者身体多向患侧侧屈，腰椎间盘突出的患者脊柱多有侧弯，行走时臀部可向健侧或者患侧倾斜。落枕患者颈部僵直，转头时常连同身体一起转动等。

2. 望局部

（1）望肤色　主要是通过观察筋伤部位皮肤的色泽来辨别疾病。新伤发生出血者，肤色可呈现青紫等皮下瘀血表现；当出血开始吸收时，肤色变黄，范围扩大；肤色发红并且皮温增高要防止继发感染；肤色苍白，说明血液循环不好；肤色变黑则是组织坏死的表现。

（2）望畸形　筋伤可以引起肢体的畸形，例如膝关节筋伤可引起屈曲畸形、髋部筋伤时下肢可以出现假长；桡神经损伤时出现腕下垂畸形。但筋伤畸形需要与骨折、脱位的畸形相鉴别，往往筋伤畸形较轻。

（3）望肿胀　筋伤发生后因局部出血、瘀血、组织渗出等可引起肿胀。肿胀可随着筋伤的疾病进展发生变化，常常肿胀的程度和肢体疼痛具有一定的相关性。损伤早期的肿胀常是局限性的，陈旧性筋伤肿胀不明显。肿胀且有波动感，说明内有积血或积液。在观察肿胀时还应注意其肿胀的程度、色泽以及肿胀的范围，并做详细的记录。

3. 望舌　观察舌象，虽然不能直接判断筋伤的部位和性质，但是对于筋伤疾病的辨证论治具有重要作用。舌为心之苗，心主身之血脉，心气通于舌。人体气血的盛衰，可以从舌上得到反映。舌为脾胃之外候，脾胃等内脏的变化，也易从舌上反映出来。望舌主要是望舌体与舌苔两个部分。先看舌体，再看舌苔。

（1）望舌体

①望舌色：正常的舌体为淡红滋润、白中透红。淡白舌，提示气血不足或气血耗伤。舌质胖嫩，边有齿痕者，为阳虚寒湿滞留。红舌，可见于实热或阴虚内热，严重损伤早期血瘀化热亦常见红舌。舌色红绛，主热证及阴虚火旺。舌色红中带青紫色或蓝色，称为青紫舌，主瘀血；全舌紫者，表示全身血行不畅或血瘀程度较重。局部紫斑者，表示局部瘀血或血瘀程度较轻。也有热盛紫舌，但紫中带有绛色。

②望舌形：质在舌的形质包括荣枯、老嫩、肥瘦、点刺、裂纹等。荣枯：可以衡量人体正气盛衰。舌质红色鲜明为荣舌，舌质干枯晦暗为枯舌。老嫩：疾病虚实的标志。舌质纹理粗糙，坚敛苍老者为老，多属实证；舌质纹理细腻，浮胖而娇者为嫩，多属虚证。胖瘦：舌体大而厚，称为胖大舌，多为气虚、阳虚；舌体瘦小而薄，称为瘦薄舌，为津液不足或气血两虚。点刺：为脏腑阳热亢盛或血分热盛。舌蕈状乳头增多，乳头内脉络扩张，乳头红色加深，体积增大者为点；明显增大高起如刺，扪之棘手者称为芒刺。裂纹：为精血亏虚或者阴津耗损，舌失濡养，舌面呈明显裂沟，可伴红绛舌。

（2）望舌苔　舌苔可以分为苔质与苔色两个方面。

①望苔质：苔厚薄可反映邪气的盛衰。苔厚为邪盛，苔薄为邪衰。由薄增厚者为病情加重，由厚变薄者病情减退，这在创伤感染患者中常见。舌苔润泽者有津液，干燥者为津液不足。苔腻者体内有湿痰滞留或为食积。苔剥而光，为阴虚内热、津液不足或耗伤。

②望苔色：苔色有白苔、黄苔、灰黑苔三类，可单独出现，也可相兼出现。白苔主表证，主风寒湿邪。薄白净而润泽为正常舌苔，或疾病初起在表；苔白而滑，多为寒证；厚白而滑多为寒证中之寒痰或痰湿；薄白干燥为津液不足，厚白干燥为湿邪化热；白腻者为湿痰阻滞。黄苔主里证、热证。薄黄而干表示热邪伤津；黄腻多为湿热；老黄（深黄色）、焦黄（黑黄色）为里有湿

热积聚；黄白相间表示病邪由表入里，由寒化热。灰苔主里证，既可见于里热证，亦可见于里寒证。灰苔即浅黑色苔，可由白苔转化而来，也可与黄苔同时并见。苔灰白而润多为寒湿内阻或痰饮内停；苔灰白而干燥多属热炽伤筋或阴虚火旺。黑苔主里证，主热极又主寒盛。黑苔多由灰苔或焦黄苔发展而来，黑而燥裂，甚至有芒刺多为热极筋枯；黑而润滑多属阳虚寒盛。

（二）问诊

问诊是了解病情，获取辨证资料的重要过程。《景岳全书·传忠录》中记载，问诊是"诊病之要领，临证之首务"。筋伤疾病问诊主要了解患者筋伤的症状、部位、时间、经过、暴力性质、伴随症状、伤后处理和伤情变化，以及既往的健康状况，家族史等。通过分析，去伪存真，可对伤情有一个初步估计。如果是危急患者问诊应简明扼要，以便迅速抢救患者，待患者病情平稳后，再进行详细询问。问诊的内容主要包括如下几个方面：

1. 一般情况 包括姓名、性别、年龄、婚否、民族、籍贯、住址、工作单位、住址等，并记录就诊日期、病历陈述者等。其临床意义有两方面：一方面对于诊治疾病提供一定的资料，另一方面有利于医患合作及病例随访。

2. 主诉 主诉是促使患者就诊最主要症状及其持续时间。它往往是患者的主要痛苦和最需要解决的问题。筋伤疾病主诉的主要内容包括三个方面，即疼痛、肿胀、运动功能障碍及持续时间。通过主诉可以获取病变的部位、性质，甚至疾病缓急等情况。

3. 现病史 围绕筋伤的发生原因、发展过程、治疗经过等详细询问。

（1）问受伤的原因 受伤的原因包括主要原因和诱因。造成受伤的原因是多种多样的，因此在询问时要问清楚受伤的原因。包括受伤暴力的性质，是直接暴力还是间接暴力，以及暴力的方向、强度和当时患者所处的体位。如患者是慢性损伤则还要问患者的职业工种、生活场所的环境是否潮湿、寒冷等。

（2）问受伤时的姿势和部位 询问患者受伤时的姿势、受伤过程及受伤部位。对于筋伤部位的情况要仔细询问，如疼痛、肿胀情况、伤肢活动障碍程度等。

（3）问受伤时间 要问清楚日期和时间，以判断是急性筋伤还是慢性筋伤。将症状程度和受伤时间联合起来考虑，判断筋伤的程度。

（4）问疼痛 筋伤患者多有疼痛，要详细询问疼痛的起始时间、部位、性质、程度。要分清是剧痛、胀痛、刀割样痛还是钝痛；是否伴有麻木、酸胀以及放射样疼痛；还要问疼痛是否与行走、负重、咳嗽、打喷嚏等有关，是否与天气变化有关等；是否白天轻，夜间重。一般说剧痛者伤重，一般性疼痛者伤势较轻，隐痛者多属慢性损伤，胀痛多为气滞，刺痛多为血瘀，酸痛多属慢性伤筋，游走性疼痛多属风邪侵袭。

（5）问肢体功能情况 如有功能障碍，应问明功能障碍发生的日期、程度以及与损伤的关系。如功能障碍是受伤后立即发生，还是受伤后经过一段时间才发生的，是长期存在还是间歇出现。长期存在多为损伤后的粘连，间歇出现多提示有某种因素存在，例如关节内游离体常可引起关节的交锁，只有当游离体卡在关节内时才可出现交锁现象。

（6）问治疗和辅助检查情况 如患者就医前做了哪些检查，检查的结果如何，是否已进行了治疗，治疗经过及效果如何。

（7）问寒热 询问恶寒、发热的时间和程度，以及与损伤的关系。如损伤初期发热，多为血瘀化热，体温一般不超过38℃；而伤口化脓则为邪毒感染，热盛肉腐，出现高热，体温常在38℃以上。

（8）问昏迷情况　病情严重患者要询问受伤的过程中是否有昏迷或晕厥，昏迷或晕厥时间的长短，其间是否清醒过，醒后是否有再昏迷以及现场急救的措施等。

除以上所述的问诊内容以外，既要问既往史，包括手术史、输血史、过敏史等，也要询问个人生活史、家族成员或经常接触者有无各种传染性疾病或家族遗传性疾病。对于女性患者则应加问月经、怀孕等情况。

（三）闻诊

闻诊是通过听声音和闻气味观察患者病情的轻重、病变的所在，筋伤闻诊主要包括听患者受伤部位发出的声响和患者排出物的气味。筋伤可闻及的声响主要包括如下几方面。

1.关节弹响声　关节有游离体时在活动关节时可有弹响；膝关节半月板损伤时做膝关节旋转伸屈活动可发生弹响，弹响时往往伴有疼痛。

2.肌腱与腱鞘的摩擦音　肌腱周围炎在检查时常可听到捻发音的响声，一般常见于有渗出的腱鞘周围。好发于前臂的伸肌群、大腿的股四头肌和小腿的跟腱部。屈指肌腱狭窄性腱鞘炎在做伸屈时可听到弹响声。

3.关节摩擦音　退行性关节炎的患者在活动关节时常可听到关节摩擦音。髌骨软化的患者在做髌骨研磨时也常听到摩擦音。

（四）切诊

切诊分脉诊和摸诊两部分。脉诊是按脉搏，其主要是掌握人体内部气血、虚实、寒热等变化。摸诊是对患者的肌肤、四肢、胸腹及其他部位的触摸按压，其主要是鉴别筋伤病变部位、轻重、深浅的不同，这种诊法在筋伤的临床上应用是十分广泛和重要的。

1.脉诊　《救伤秘旨·总论》中说："六脉纲领曰：浮、沉、迟、数、滑、涩。浮沉以部位而言，……迟数以至数言，……滑涩以形象言。"筋伤中常见的病理脉象有浮、沉、迟、数、滑、涩、弦、脉、濡、洪、细、芤、结、代等。

筋伤疾病的脉法纲要可归纳成以下几点：

（1）瘀血停积者多系实证，故脉宜坚强而实，不宜虚细而涩；洪大者顺，沉细者恶。

（2）失血过多系虚证，故脉宜虚细而涩，不宜坚强而实；沉小者顺，洪大者恶。

（3）六脉模糊者，症虽轻，而预后恶。

（4）外症虽重，而脉来缓和有神者，预后良好。

（5）在重伤痛极时，脉多弦紧，偶然出现结代脉，系疼痛而引起的暂时脉象，并非恶候。

2.摸诊　《医宗金鉴·正骨心法要旨》说："以手摸之，自悉其情。""摸者，手细细摸其所伤之处，……筋强、筋柔、筋歪、筋正、筋断、筋走。"故摸诊可以对损伤部位的情况有较为明确的了解，尤其在缺少X线设备的情况下，更具有重要意义。

（1）主要内容

①摸压痛处：根据压痛的部位、范围、程度以及疼痛的性质、深浅来诊断筋伤疾病。如直接压痛可能是局部的筋伤，如压之疼痛并有放射性疼痛则病变可能与神经有关。筋伤压痛的程度视急慢、浅深、轻重和部位不同而异。急性筋伤压痛明显，多拒按；慢性筋伤压痛不重，不拒按，多在特定部位有一压痛点，有时可触及筋束或筋结，常伴有某些特殊的体征。无论是对急性或慢性筋伤患者，都要仔细确定主要的压痛点，压痛点往往是病灶所在，对慢性筋伤患者尤为重要。

②摸畸形：触摸病变部位，判断畸形的性质、位置。例如腰椎间盘突出症多有脊柱侧弯及腰

肌紧张等症。

③摸肤温：通过用手背来触摸筋伤患者局部皮温，以辨别寒证和热证。皮温高，表示新伤或局部瘀血化热；皮温低，表示寒性疾患，或血运障碍。

④摸异常活动：如在肢体关节处出现超出正常范围的活动，多见于韧带断裂、神经损伤，或合并骨折、脱位。

⑤摸肿块：通过触摸肿块的范围、质地、性质、大小、活动度、解剖层次，初步了解肿块来源、良性、恶性等。

（2）摸诊方法

①触摸法：用手指触摸筋伤局部，初步辨明病变情况。

②挤压法：用手挤压患处上下、左右、前后，根据力的传导作用来诊断骨骼是否折断。如胸廓挤压排除肋骨骨折。

③叩击法：利用对肢体远端的纵向叩击所产生的冲击力来检查筋伤疾病，可排除有无合并骨折、骨病。

④旋转法：用手握住伤肢下端，轻轻地做旋转动作，观察伤处有无疼痛、活动障碍、弹响等。

⑤屈伸法：屈伸活动检查关节受阻程度及关节活动度，将主动屈伸活动和被动屈伸活动进行对比，以此作为衡量关节活动的功能及筋伤的程度。

在做上述的摸诊检查时，必须注意与健侧比较，以作出正确的判定。否则，由于先天畸形等因素可影响诊断。同时，在治疗后检查时，还应当与治疗前对比。

掌握筋伤疾病的正确诊断与辨证诊断方法，将望、闻、问、切四诊所收集到的临床资料汇总分析，并结合现代辅助检查手段进行，才能对筋伤疾病做出正确的诊断。

三、筋伤的检查方法

（一）关节活动范围测量法及肢体测量法

肢体及关节的运动主要是依靠关节及周围附着肌肉相互协调来完成的。正确测量关节活动范围，肢体的长度、周径，对筋伤的诊断、治疗手段的选择、筋伤的程度及预后判断具有十分重要的作用。

1. 关节活动范围的测量 全身各关节都有其正常的生理活动范围。在肢体发生疾病或损伤时，其活动范围可发生变化，活动度减小或增大，也可出现超越生理活动范围的异常活动度。目前临床上较为常用的测量方法，是以中立位为0°计算的，简称中立位0°法。在测量时应注意除去关节周围的附加活动。如测量肱盂关节活动，应固定肩胛骨；测量髋关节活动时，应固定骨盆等。还应注意正常人关节活动的范围的差异，必要时要进行双侧关节活动的对比。

人体各关节活动的正常范围如下：

①颈部中立位为面向前，眼平视，下颌内收为0°。

前屈35°～45°，后伸35°～45°，侧屈左右各45°，旋转左右各60°～80°（图1-1）。

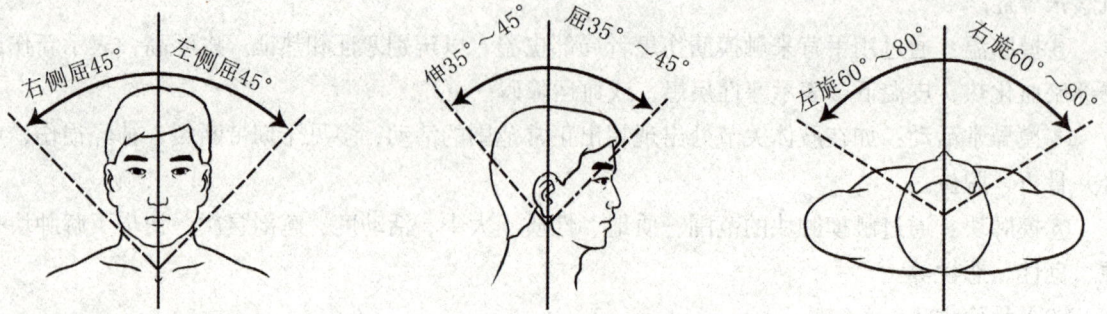

图1-1 颈部活动范围

②腰部中立位不易确定，一般挺直站立即可。前屈90°，后伸30°，侧屈左右各30°，旋转左右各30°（图1-2）。

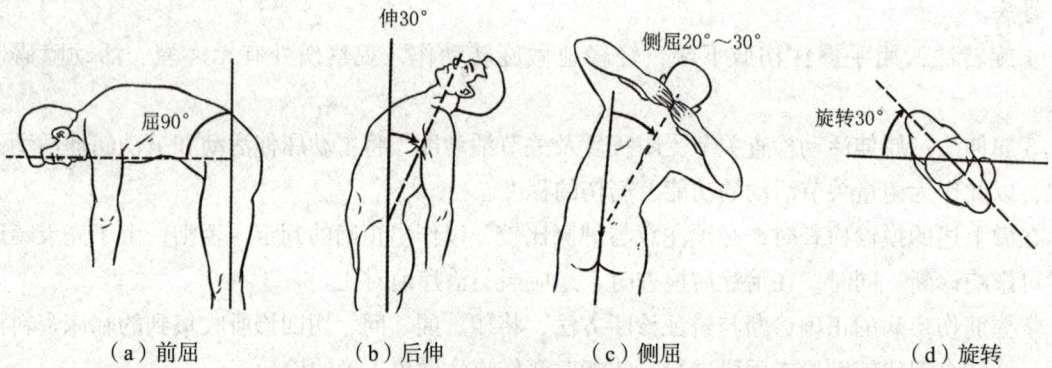

（a）前屈　　　　　（b）后伸　　　　　（c）侧屈　　　　　（d）旋转

图1-2 腰部活动范围

③肩关节中立位为上臂下垂，屈肘90°，前臂指向前方。前屈90°，后伸45°，外展90°，内收40°～45°，内旋80°，外旋30°，上举90°（图1-3）。

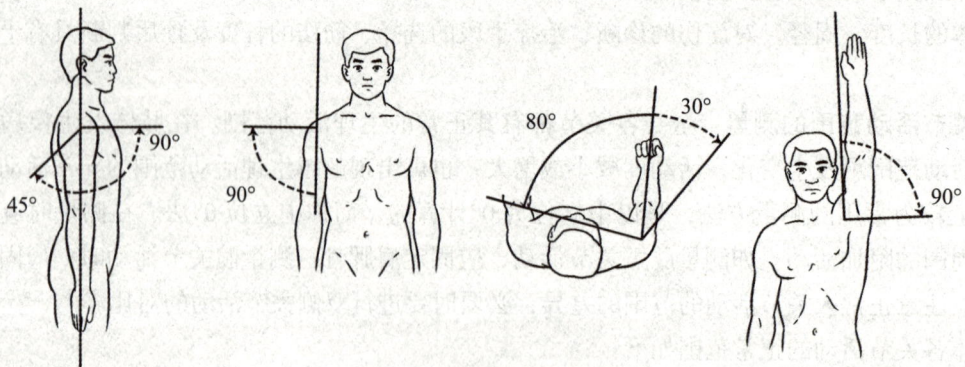

图1-3 肩关节活动范围

④肘关节中立位为前臂伸直。屈曲135°～150°，过伸10°，旋前80°～90°，旋后80°～90°（图1-4）。

⑤腕关节中立位为手与前臂成直线，手掌向下。掌屈50°～60°，背伸30°～60°，外展25°～30°，内收30°～40°（图1-5）。

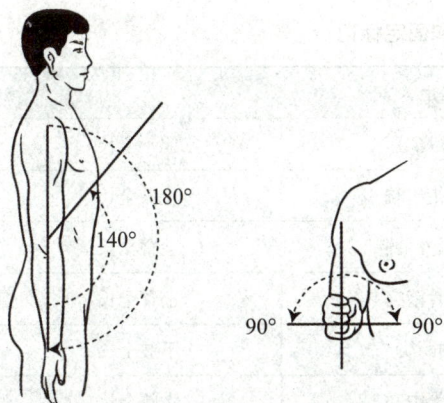

图 1-4 肘关节活动范围

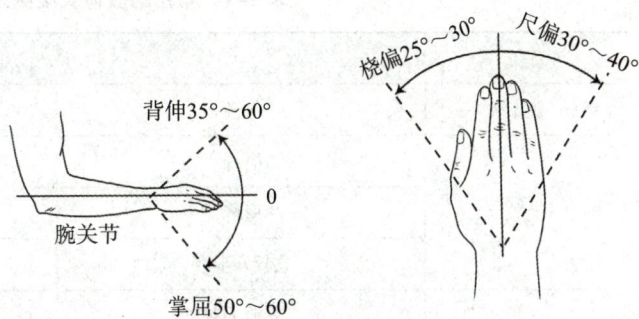

图 1-5 腕关节活动范围

⑥髋关节中立位为髋关节伸直，髌骨向上。前屈 90°，当膝关节屈曲时可达 100°，后伸 40°，内收 25°，外展 45°，内旋 40°，外旋 40°（图 1-6）。

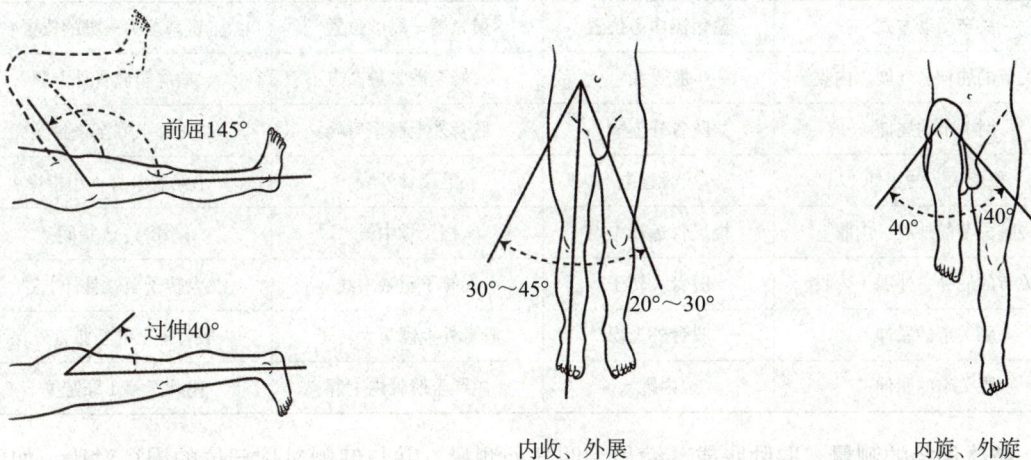

图 1-6 髋关节活动范围

⑦膝关节中立位为膝关节伸直。屈曲 145°，过伸 15°，当膝关节屈曲 90°，小腿可有轻度旋转活动（图 1-7）。

⑧踝关节中立位为足与小腿间呈 90°，而无足外翻或足内翻。背屈 35°，跖屈 45°（图 1-8）。

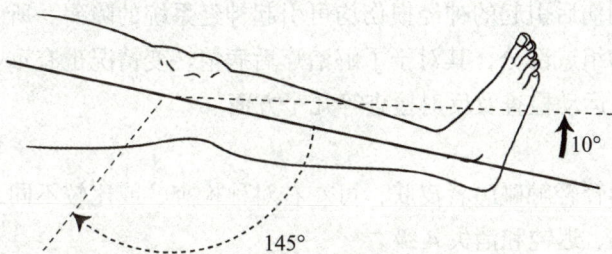

图 1-7 膝关节活动范围

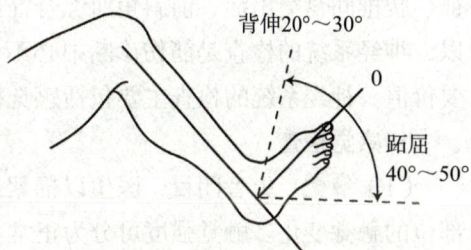

图 1-8 踝关节活动范围

2. 肢体长度的测量 肢体长度的测量可用于筋伤、骨折、脱位、先天或后天性畸形的鉴别诊断、筋伤手法治疗和后期康复的指导。见表 1-1、表 1-2。

表 1-1　常用的肢体长度测定部位和固定标记

部位	标记（起止）		
躯干	颅顶	骶尾端	躯干全长
上肢	肩峰	中指末端	上肢全长
	肩峰	肱骨外上髁	上臂全长
	肱骨外上髁	桡骨茎突	前臂全长
下肢	髂前上棘	内踝尖	下肢全长
	髂前上棘	髌骨中心	大腿全长
	髌骨中心	内踝尖	小腿全长

表 1-2　测量四肢关节角度时量角器放置部位表

关节活动方式	量角器中心位置	量角器一脚的位置	量角器另一脚的位置
肩关节的屈伸、外展、内收	肱骨头	肩峰至髂骨最高点	肩峰至肱骨外上髁
肘关节的屈伸	肱骨外上髁	肱骨外上髁至肩峰	肱骨外上髁至桡骨茎突
桡腕关节的屈伸	尺骨远端	沿尺骨外缘	沿第 5 掌骨（小指缘）
桡腕关节的外展、内收	桡尺骨远端中点	桡尺骨中线	第 4、5 指间
髋关节的屈伸、外展、内收	股骨大转子	大转子至腋中线	大转子至股骨外上髁
膝关节的屈伸	股骨外上髁	股骨外上髁至大转子	股骨外上髁至腓骨外踝
踝关节的屈伸	内踝	内踝至股骨内上髁	内踝至第 1 跖趾关节

3. 肢体周径的测量　取肿胀或萎缩最为明显处测量，并与健侧对称部位的周径对比。如下肢常在髌上 10 ～ 15cm 处测量大腿周径、在小腿最粗处测量小腿周径等。肿物测量时以其直径或体积记录。

（二）神经系统检查法

神经为筋的组成部分，神经本身的病变或者某些筋伤常可引起神经系统的改变，如腕管综合征、腰椎间盘突出症、前斜角肌综合征以及创伤后引起的神经损伤均可引起神经系统的障碍。所以，神经系统的检查是筋伤诊断中必不可少的组成部分，其对于了解治疗后病情转变情况也有重要价值。神经系统的检查主要包括感觉检查、运动检查及反射检查等几个方面。

1. 感觉检查

（1）触觉　患者闭目，医生以棉絮或毛刷轻轻触碰患者皮肤，可左右对称检查，或比较不同部位的触觉变化。触觉强度可分为正常、敏感、迟钝和消失 4 级。

（2）痛觉　用针刺皮肤检查痛觉，应掌握刺激强度，可从无感觉区向正常区检查。检查要有系统，自上而下，注意两侧对比。分为正常、敏感、迟钝和消失 4 级。

（3）温度觉　用玻璃试管盛 5 ～ 10℃冷水或 40 ～ 50℃的温水检查皮肤温度觉。

（4）位置觉　患者闭目，被动活动患者末节指（趾）关节，并询问其所处位置。

（5）震动觉　患者闭目，将音叉柄端放在骨突或骨面上，如踝部、髌骨、髂嵴、棘突、胸骨或锁骨，检查震动感觉。

2. 运动检查

（1）肌容积 注意肌肉的外形，有无萎缩及肿胀，应采用测周径的方法记录。

（2）肌力 肌力就是肌肉的收缩力量。检查肌力时，一般以关节为中心，检查肌肉的屈曲、伸展、内外旋、内外展等，必须将神经损害水平以下的主要肌肉一一检查，且与健侧或正常人做对比，以估计其肌力。肌力分为六级，其标准如下：

0级：肌肉完全麻痹，肌肉无收缩。

Ⅰ级：肌肉有轻微收缩，不能带动关节活动者。

Ⅱ级：肌肉动力可带动水平方向关节活动，但不能对抗地心引力（不能抬起）。

Ⅲ级：能抗地心引力移动关节，但不能对抗阻力。

Ⅳ级：能对抗较大阻力，但比正常者为弱。

Ⅴ级：正常肌力。

（3）肌张力 肌肉受到外力牵拉伸长时，能引起受牵拉肌肉的收缩，其收缩带来的阻力，就是指肌张力。肌张力增强的肌肉，静止时肌肉紧张，触诊时有坚实感，被动活动关节时阻力增加，见于上运动神经元损害；张力减低，肌肉松弛，肌力减退或消失，见于下运动神经元损害。

3. 反射检查 反射是由反射弧完成的。反射弧中任何一个部分发生病变，均可引起反射的异常。检查时，应使被检查者体位适当，肌肉放松，避免紧张。检查者叩击要位置准确，用力均匀，并注意两侧的对比。根据检查的部位，可将反射分为浅反射和深反射两部分。正常人可引出的反射称为生理反射，而当某些神经系统疾病时才能引出的称为病理反射。

（1）浅反射 刺激体表感受器如皮肤、黏膜所引起的反射。反射消失，则表明体表感受器至中枢的反射弧中断。临床上常用的浅反射及相应的神经节段为：

①腹壁反射：用钝器或手指轻划腹壁两侧上、中、下部皮肤，可见该部腹肌有收缩反应。上腹壁反射消失提示胸髓 7～8 损害，中腹壁反射消失提示胸髓 9～10 损害，下腹壁反射消失提示胸髓 11～12 损害。

②提睾反射：用钝器轻划大腿上部内侧皮肤，引起提睾肌收缩，睾丸上升。反射消失提示腰髓 1～2 损害。

③肛门反射：用钝器轻划肛门一侧皮肤，引起肛门外括约肌收缩。反射消失提示骶髓 4～5 神经损害。

（2）深反射 是刺激肌肉、肌腱、骨膜、关节内的本体感受器所产生的反射。临床上深反射有其相应的神经节段。

①肱二头肌反射：由颈髓 5～6 支配。患者前臂置于旋前半屈位。医者将拇指放在肱二头肌腱上，用叩诊锤叩击拇指，引起肱二头肌收缩。

②肱三头肌反射：由颈髓 7～8 支配。患者前臂置于旋前半屈位。医者以手握住前臂，用叩诊锤叩击肘后的肱三头肌腱部，引起肱三头肌收缩。

③桡骨膜反射：由颈髓 5～6 支配。患者肘关节半屈，前臂旋前，叩击桡骨茎突部，引起前臂的屈曲及外旋动作。

④膝腱反射：由腰髓 2～4 支配。检查时应使患者放松肌肉，用叩诊锤叩击股四头肌肌腱，引起伸膝动作。

⑤跟腱反射：由骶髓 1～2 支配。检查时患者仰卧，髋及膝关节轻度屈曲，下肢外旋外展位，医生一手持足掌，另一只手叩击跟腱，用叩诊锤叩击跟腱，正常会引起足的跖屈。

（3）病理反射

①霍夫曼征（Hoffmann征）：医生左手托住患者手部，右手的食指和中指夹住患者的中指，再用拇指轻弹患者中指指甲，如引起拇指及其余各指出现屈曲动作，为阳性反应，提示上运动神经元损害。

②巴彬斯基征（Babinski征）：以钝器划足底外侧，引起踇趾伸直背屈，其他四趾扇形分开，为阳性反应。这是椎体束病变的典型反射。

③髌阵挛：患者仰卧，下肢伸直，医生以手指按在髌骨上缘，骤然向下推动髌骨，并将推下的髌骨继续保持于这个位置，这时股四头肌腱有节律的收缩，而使髌骨急速上下跳动称为阳性。

④踝阵挛：患者仰卧，用右手握住足掌部，使膝和髋关节处于半屈曲位，猛力推足使踝关节背屈，若引起踝关节有节律的出现屈伸动作，称为阳性。

4. 特殊检查法

（1）脊柱检查

①头顶叩击试验：患者端坐，医生一手平置患者头顶，另一只手握拳叩击头顶，患者若感颈部疼痛不适或向上肢窜痛、麻木，即为阳性。用于诊查颈椎病或脊柱损伤（图1-9）。

②椎间孔挤压试验：患者端坐，头部略向患侧的侧后方偏歪，医生双手交叉，按住头顶向下施加压力。患者若感到颈痛并向上肢放射，即为阳性。用于颈椎病的检查（图1-10）。

③臂丛神经牵拉试验：患者端坐，医生一手握住患者病侧手腕，另一只手放在患者病侧头部，双手向相反方向推拉。若患者感到疼痛并向上肢放射，即为阳性。用于颈椎病的检查（图1-11）。

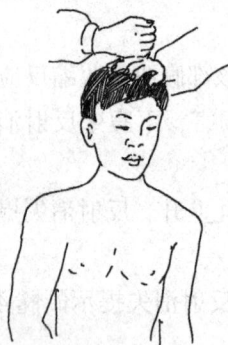

图1-9　头顶叩击试验　　　　图1-10　椎间孔挤压试验　　　　图1-11　臂丛神经牵拉试验

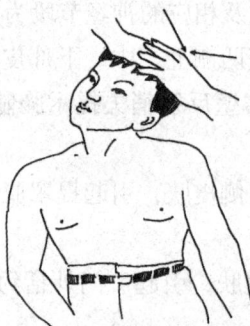

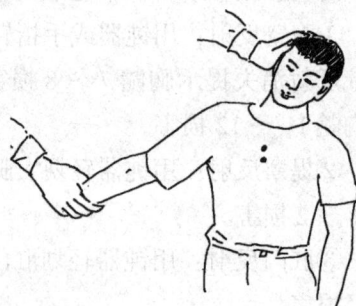

④直腿抬高试验：患者取仰卧位，两腿伸直，分别做直腿抬高动作，然后再被动抬高，正常时两侧下肢抬高幅度相等且无疼痛，若一侧下肢抬高幅度降低，不能继续抬高，又同时有下肢放射性疼痛即为阳性。表示神经根有压迫现象。要记录两腿抬高的度数，正常可抬高至70°以上。用于腰椎间盘突出症、坐骨神经痛的检查（图1-12）。

⑤直腿抬高加强试验：体位同直腿抬高试验，当患者抬高下肢发生疼痛后，略放低患侧下肢使其不感疼痛，医生一手拿住患者足部突然背屈，若患者突然疼痛加剧，或引起患肢后侧放射性疼痛即为阳性。用于腰椎间盘突出症及坐骨神经痛的检查（图1-13）。

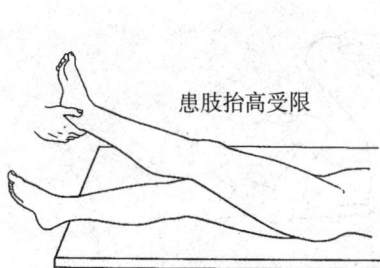

图 1-12 直腿抬高试验　　　　　　图 1-13 直腿抬高加强试验

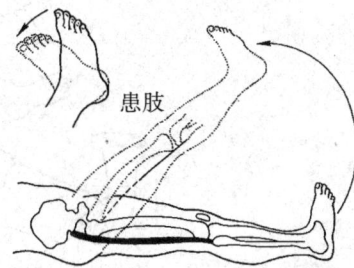

⑥屈髋伸膝试验：患者取仰卧位，医生使患者下肢尽量屈髋屈膝，然后逐渐伸直膝关节。若在伸膝时出现下肢放射痛，即为阳性。多用于坐骨神经痛的检查（图 1-14）。

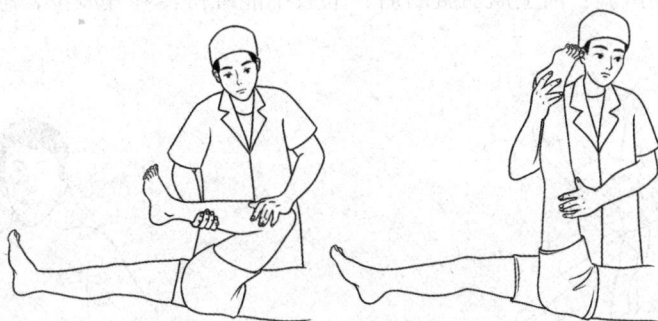

图 1-14 屈髋伸膝试验

⑦髋膝屈曲试验：患者取仰卧位，医生用双手抓住患者双膝部使其髋、膝关节尽量屈曲，并向头部推压，使臀部离开床面。若腰骶部发生疼痛，即为阳性。如果腰部筋伤、劳损或腰椎椎间关节、腰骶关节、骶髂关节有病变，或腰椎结核等均为阳性。但腰椎间盘突出症此试验常为阴性（图 1-15）。

⑧骶髂关节分离试验：又称"4"字试验。患者仰卧，医生将患者伤肢屈膝后若盘腿状放于对侧膝上，然后一手扶住对侧髂嵴部固定骨盆，另一只手将患膝向下按压，若骶髂关节发生疼痛，即为阳性。用于骶髂关节病变的检查，但事先应排除髋关节本身病变（图 1-16）。

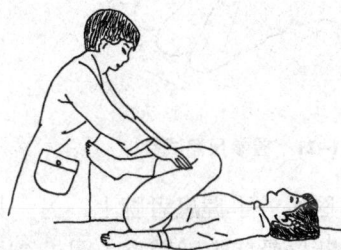

图 1-15 髋膝屈曲试验　　　　　　图 1-16 骶髂关节分离试验

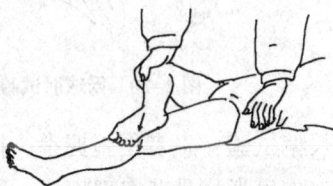

⑨骶髂关节扭转试验：又称床边试验。患者仰卧于床边，健侧在床上，患侧垂于床边，医生一手握住健侧膝部使其屈膝屈髋，另一只手扶住患侧大腿用力下压垂于床边的大腿，使髋关节尽量后伸，若骶髂关节发生疼痛，即为阳性，说明骶髂关节有疾患（图 1-17）。

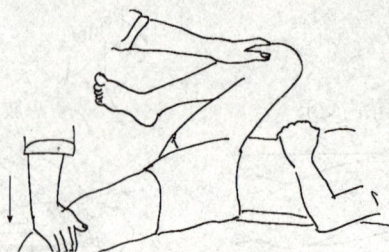

图 1-17　骶髂关节扭转试验

（2）上肢检查

①肩关节外展上举试验（疼痛弧试验）：患者上肢外展 0°～ 60°没有疼痛，外展至 60°～ 120°时出现疼痛，再外展至 120°～ 180°反而疼痛消失，即为阳性。提示冈上肌肌腱炎（图 1-18）。

②冈上肌肌腱断裂试验：冈上肌肌腱断后，上肢不能维持良好外展位，患侧越用力外展，肩越高耸（图 1-19）。

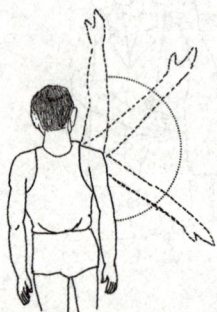

图 1-18　肩关节外展上举试验

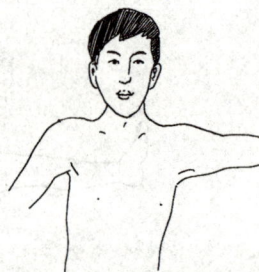

图 1-19　冈上肌肌腱断裂试验

③网球肘试验（mill 征）：患者前臂旋后位时伸直肘关节，患者不痛，如前臂在旋前位并将腕关节屈曲再伸肘时，由于桡侧伸腕肌张力增大，如引起肱骨外上髁处疼痛，即为阳性。提示肱骨外上髁炎，又称"网球肘"（图 1-20）。

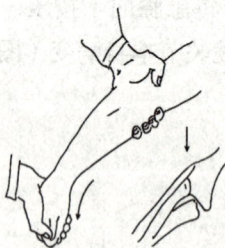

图 1-20　网球肘试验

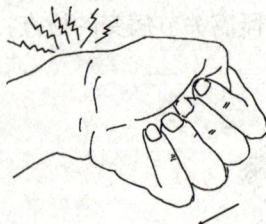

图 1-21　握拳尺偏试验

④握拳尺偏试验：患者伤腕握拳，拇指握于掌心内，医生一手握患者腕上，另一只手将患腕向尺侧倾斜，如患者桡骨茎突部疼痛，即为阳性。用于诊断桡骨茎突腱鞘炎（图 1-21）。

⑤屈腕试验：医生将患者伤侧手腕屈曲，同时压迫正中神经 1～2 分钟，手掌侧麻木感加重，疼痛可放射至食指、中指，即为阳性。常用于诊断腕管综合征。

（3）下肢检查

①髋关节屈曲挛缩试验：又称托马斯征。患者仰卧位，尽量屈曲健侧髋膝关节，使大腿贴近

躯干，腰部紧贴于床面。如果患髋不能伸直平放于床面或虽能伸直但腰部出现前突即为阳性。用于髋关节僵硬、强直或髂腰肌痉挛的检查（图1-22）。

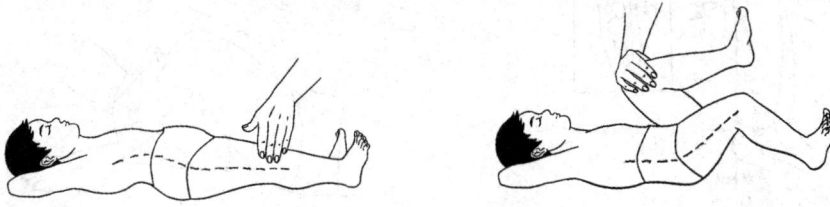

图1-22 髋关节屈曲挛缩试验

②单腿独立试验（trendelenburg试验）：患者健肢单足站立，抬起患肢，患侧骨盆及该侧臀皱褶上升，即为阴性。再令患者以患肢单足站立，健肢抬起，则健侧骨盆及臀皱褶下降，即为阳性。此试验检查髋关节脱位或臀中、小肌麻痹，任何使臀中、小肌无力的疾病，这一体征均可出现阳性（图1-23）。

③浮髌试验：患者膝关节伸直，股四头肌松弛，医生一手在髌上方压挤，将髌上囊区的液体压挤到髌骨下方，另一只手食指向下压髌骨，若髌骨有浮动感即为阳性。说明膝关节内有积液（图1-24）。

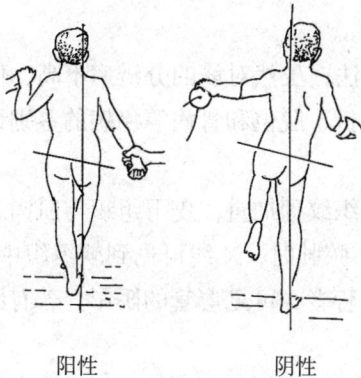

阳性　　　　　　阴性

图1-23 单腿独立试验

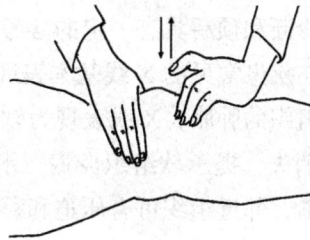

图1-24 浮髌试验

④膝关节内、外侧应力试验：又称膝关节分离试验。患者膝关节伸直，医生一手握住小腿下端，将小腿外展，另一只手握住膝上外侧向内推，如膝内侧发生疼痛和异常活动即为阳性，说明内侧副韧带损伤或断裂。检查外侧副韧带时，方法与此相反（图1-25）。

⑤抽屉试验：患者取仰卧位，伤肢屈曲，医生双手握住膝部下方，向前后推拉，若小腿有过度前移，表示前交叉韧带断裂或松弛，反之表示后交叉韧带松弛或断裂（图1-26）。

⑥回旋挤压试验：又称麦氏征。患者取仰卧位，医生一手握膝，另一只手握足，先使患肢尽量屈膝屈髋，然后使小腿充分外展外旋或内收内旋，并逐渐伸直，在伸直过程中患者膝部出现疼痛和弹响者，即为阳性。在临床检查时，小腿外展内旋出现疼痛和弹响多提示外侧半月板损伤，小腿内收外旋出现疼痛和弹响多提示内侧半月板损伤（图1-27）。

⑦研磨试验：又称膝关节旋转提拉或旋转挤压试验。患者取俯卧位，医生双手握住患者伤肢的足部并屈膝90°，然后医生双手用力沿小腿纵轴向下挤压，并做外展、外旋或内收、内旋活动。如患者膝关节有疼痛，即为阳性，说明半月板损伤。另外，如将小腿向上牵拉，做旋转活动引起疼痛，则说明内、外侧副韧带有损伤（图1-28）。

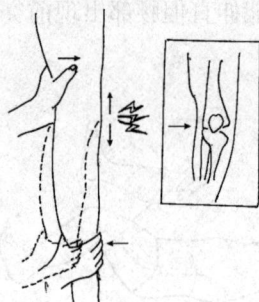

图 1-25　膝关节内、外侧应力试验

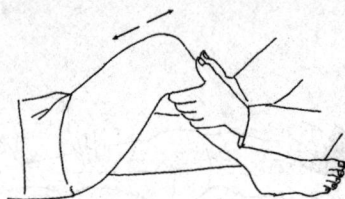

图 1-26　抽屉试验

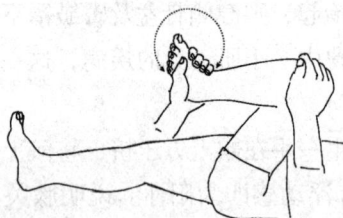

图 1-27　回旋挤压试验

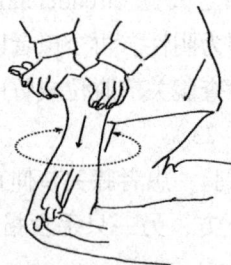

图 1-28　研磨试验

5. 现代诊断辅助检查方法

（1）X 线平片　X 线平片是筋伤疾病的常规检查方法，虽然对筋的分辨率不高，但是对于筋伤疾病的诊断和预后具有一定的参考价值，特别对于骨折、脱位和骨病等疾病的鉴别诊断有重要意义。筋伤疾患常见的 X 线基本表现如下：

①软组织的肿胀：X 线表现为软组织增厚，结缔组织纹理加重，皮下组织与肌肉之间结构模糊，甚至消失，提示软组织炎症、水肿。当形成血肿、脓肿时，X 线可见到软组织中肿物阴影，其边界清晰，邻近组织可有压迫和移位像。破溃形成瘘管者，可见瘘管的阴影。若有肿胀扩展到皮下脂肪层，可产生局限性皮肤隆起影像。

②软组织内积气：当外伤等原因造成软组织内积气时，X 线可显示软组织透亮密度减低的阴影，弥散或聚积于软组织中。若 X 线显示多数小泡状透亮区，且逐渐增多，气泡增大，表示该处有细菌感染。

③软组织钙化：软组织钙化多见于外伤出血的钙化、肌腱末端的钙化、细菌性炎症的钙化等。X 线检查对钙化的分辨率高。所以，当组织发生钙化时，X 线可以确定钙化的大小、范围、位置、形状。

④间隙异常或者稳定性异常：关节面为透明软骨不显影，故 X 线片上可看到关节间隙的宽度，过宽可能有积液，变窄表示关节软骨有退变或破坏。椎体间隙的变窄，对腰椎滑脱症、颈椎病、腰椎间盘突出症、腰椎管狭窄症等筋伤疾患具有诊断和辅助诊断价值。X 线还可以评价组织的稳定情况，如颈椎功能位可以发现颈椎的不稳定，腰椎功能位可以判断腰椎滑脱的分度等。

⑤软组织异物：可见到密度增高的异物阴影。

⑥软组织肿瘤：常见的软组织肿瘤包括脂肪瘤、脂肪肉瘤、血管瘤、血管球瘤、纤维瘤、纤维肉瘤等。各种肿瘤在 X 线片上的成像有一定的特征。

除常规平片外，临床还采用应力下 X 线摄片和造影摄片来辅助筋伤疾病的诊断。

①应力下摄片：主要用于检查平片所不能显示的关节松弛、关节脱位和韧带损伤。检查方法

是将被检查肢体放在正位，强迫在内翻或外翻、外展或内收位摄片，从中观察关节解剖关系有无异常改变。

②造影检查：造影检查是将造影剂注入检查部位增加对比度，借以显示病变的一种 X 线检查技术。造影种类常分为椎管造影、关节腔造影、窦道造影、血管造影等。造影检查有助于某些筋伤的诊断，如椎管造影可以确定椎管内病变，关节造影可确定关节软骨、关节内软骨和关节囊的病变。

（2）磁共振成像（MRI） MRI 对于筋伤疾病的诊断价值高，能很好地显示肌肉和脂肪组织结构，对肌肉肌腱、韧带的断裂、血肿、肿胀，以及血管吻合术后的情况均能清晰地显示；对软组织占位病变，在增强技术辅助下，可较清楚地显示出病变的部位、形态、性质和范围。MRI 对四肢关节软组织损伤性疾患，如膝关节交叉韧带、半月板、冈上肌损伤的诊断有重要意义。

MRI 在脊柱病变的诊断方面具有明显的优势。可以同时以矢状面、冠状面及横断面观察椎管内外的解剖状态有无变异，可发现椎间盘的突出、黄韧带及后纵韧带病变、脊髓变性、硬膜囊的变形、脊柱感染、脊柱肿瘤、脊柱结核等。

磁共振血管造影检查（MRA），可以较清晰的显示相应的颈部、颅脑等部位的血管病变。

MRI 检查有不同的禁忌要求，请参考《骨伤科影像学》等专著。

（3）电子计算机 X 线横断体层扫描（CT） CT 对骨性病变显影有优势，对筋伤疾病中增生、钙化程度的诊断有重要参考价值，并可推测软组织病变的范围，可作为 MRI 检查的补充，如显示小关节增生、椎间盘突出物钙化等。CT 的三维重建可以从三维角度显示骨关节结构的破坏程度，展示骨性结构的三维关系。

（4）实验室检查 实验室检查是采用现代科学提供的实验室检测手段，对患者血液、体液、分泌物及排泄物进行检查。主要用于严重筋伤患者的诊断与鉴别诊断，并作为病情变化、发展的判断和指导治疗的重要指标。最常用的实验检查有：血常规、凝血功能检查、生化检查、抗溶血性链球菌素 "O"、类风湿因子等。

（5）肌电图检查 肌电图检查法是诊断周围神经和肌肉疾病的一项重要检查方法，是用电极把肌肉所产生的生物电位引导出来，应用肌电图仪记录神经、肌肉的电活动，可以反映神经、肌肉的功能状态。所以，肌电图对筋伤疾病的检查与治疗均有一定的参考价值，特别在诊断与鉴别诊断神经源性损害、肌源性损害和神经肌肉病变等方面具有重要的价值。

（6）关节镜检查 关节镜检查是对关节内部使用关节内窥镜进行检查的一种诊疗方法。目前主要用于膝、肩、髋、踝的关节检查，其中膝关节镜应用最为广泛。其诊断价值主要有以下几点：

①明确诊断：可直视关节腔内部结构的损伤和病变，对不能明确诊断的关节疾病，可行关节镜检查以确诊，如滑膜皱襞、色素沉着绒毛结节样滑膜炎等，还可以在关节镜直视下获取病变组织进行病理检查，明确诊断。对临床已做出诊断并决定手术治疗的部分关节疾病，可在手术前行关节镜检查，以进一步明确临床诊断，从而避免不必要的手术。

②确定病变部位和程度：通过关节镜检查可了解关节内损伤的具体部位和损伤的程度，以制定正确的治疗方法。

关节镜检查已被公认为是一种有价值的辅助诊疗方法，准确率高，并发症少，在临床应用越来越广泛。但是，关节镜检查不能排除或代替其他诊断方法，临床上应有选择的使用。

X线片

MRI片

CT片

四、筋伤的并发症

筋伤发生之后，要全面仔细地检查，注意并发症的发生，筋伤早期并发症要及时诊断治疗，晚期并发症重在预防。筋伤常见的并发症有以下几种。

（一）早期并发症

1. 骨折 筋伤时在肌腱附着点可有撕脱骨折发生。多见于关节附近的骨突部位。如踝关节扭伤易并发第五跖骨基底部撕脱骨折；肩关节外伤易并发大结节撕脱骨折。此外，轻微、反复或持续的肌肉收缩，如长跑、长途行军等，应力集中作用于骨骼某一处，而引起的骨折，称疲劳性骨折，如第 2 跖骨疲劳性骨折。

2. 关节失稳或脱位 筋的主要功能是联属关节、络缀形体，主司关节运动。因此筋的损伤而发生肌筋松弛，可致关节失稳。筋的撕裂伤或断裂，可直接影响关节的稳定性，甚至发生半脱位或脱位。如膝关节交叉韧带损伤可并发膝关节半脱位。

3. 神经损伤 较严重的碾压伤及机器绞轧伤可在筋伤同时合并神经挫伤或牵拉伤；锐器切割所造成的开放性筋伤可合并神经断裂伤。

4. 血管损伤 锐器切割所造成的开放性筋伤可同时合并血管断裂损伤。出血较多者，可发生出血性休克。

5. 感染 开放性筋伤，创口污染严重，若不及时清创或清创不彻底，很容易发生感染。筋伤有较大血肿也易发生感染。

（二）晚期并发症

1. 肌肉萎缩 筋伤后由于气血瘀阻、疼痛和包扎固定而使肢体活动减少，肌肉收缩能力减弱，造成血液循环障碍，日久导致肢体肌肉萎缩，称之为失用性肌萎缩。某些慢性筋伤累及神经，亦可发生肌肉萎缩。如脊髓型颈椎病。

2. 关节僵硬 筋伤后由于失治、误治，常常引起筋的挛缩和粘连，使关节主动活动和被动活动受限而出现关节僵硬。特别是手部筋伤治疗要注意早期功能锻炼，以预防指骨间关节僵硬的发生。

3. 骨质疏松 筋伤患者长期卧床，肢体固定或失用后，亦可发生失用性骨质疏松。表现为骨骼脆弱、两下肢痿软乏力、腰酸背痛、活动受限等。

4. 组织粘连 筋伤后血溢脉外，修复时纤维机化易致修复部位与周围组织粘连而影响关节活动，如膝关节侧副韧带的损伤、手部肌腱的损伤等。在治疗时，由于需要长时间固定制动，也可造成筋的粘连。因此，治疗时要根据筋伤情况，注意早期功能活动锻炼，预防粘连。

5. 肥厚增生与管腔狭窄 在慢性筋伤中，筋的损伤与修复同时并存，时间长久后筋会发生增生肥厚变性，如指屈肌腱、椎管内黄韧带，这些筋又在腱鞘或者支持带之中，若增生肥厚变性，势必造成腱鞘或者支持带管腔狭窄，产生临床症状。

6. 钙化、骨化和骨质增生 急性筋伤后局部出血，日久血肿机化，使受伤组织增生和钙化。此外，由于积累性劳损，亦可导致劳损的韧带产生钙化，劳损的关节边缘骨质增生。如颈部项韧带的钙化，腰椎和膝关节骨质增生等。严重筋伤后，局部反复出血，渗入被破坏的肌纤维之间，血肿机化后，通过附近骨膜化骨的诱导，逐渐变为软骨，然后再钙化，最终可造成损伤性骨化（骨化性肌炎）。

7. 关节游离体 筋伤时有软骨损伤，在后期可演变为小软骨块，脱落而成关节游离体。

思考题

1. 诊断"筋伤病"应从哪几方面入手？
2. 筋伤的并发症包括哪些方面？

第四节 筋伤的治疗

一、治疗原则

筋伤的治疗，应从"整体观念"出发，运用辩证的观点，正确贯彻软组织与骨并重（筋骨并重）、固定与活动统一（动静结合）、局部与整体兼顾（内外兼顾）、辨病治疗与辨证治疗密切配合（病证合治）、筋伤治疗应与预防保健结合 (防治结合)、治疗康复过程中医生与患者密切配合（医患配合）的治疗原则。在临床实践中，根据病情的需要，综合考虑治则，正确地选用中医手法、固定、练功、用药、针灸、针刀以及手术等多项治疗方法。

（一）筋骨并重

筋骨并重是指在治疗过程中，要把对筋伤、骨伤的治疗放在同等重要的位置，不可偏废。

肝主筋、肾主骨，"肝肾同源"，筋骨不仅在生理功能上有密切的联系，在病理上亦会相互受到影响。筋附于骨的表面，外力作用人体，筋往往首当其冲，所以无论是骨折或脱位，皆会造成筋的损伤。因此在治疗骨折和脱位时一定要筋骨同治，特别是骨折和脱位的后期，筋伤治疗显得尤为重要。筋骨相连，筋是关节联络的纽带，筋的损伤亦可改变关节连接的正常解剖关系，可使骨缝处于交锁的位置，使骨缝不能复位。采用手法正骨顺筋，才可骨正筋柔。

肢体的运动，有赖于筋骨的强劲，骨病亦可损伤筋。如骨的先天性变异、骨关节的畸形、骨的增生等疾病，虽属骨疾病，但均可导致筋的正常生理位置发生变异，容易导致劳损。临床治疗时需注意筋骨并重，注意调养肝肾，以调整筋骨平衡的同时，强筋以健骨。

（二）动静结合

动静结合是指筋伤的治疗中，要正确地处理固定与功能锻炼、休息与肢体活动的辩证关系，对加速伤筋的修复，减少后遗症的发生，促进肢体功能的恢复有着重要的意义。

固定是治疗筋伤的一种重要手段，理想合理的固定可以使受伤的筋处于良好的位置，从而达到减轻疼痛、消除肿胀、进而促进伤筋修复的目的。功能锻炼是提高筋伤疾患疗效的另一重要方法，可防止筋肉萎缩、关节僵硬、骨质疏松等，进而促进肢体功能的恢复。伤筋的固定应注意把固定的时间和范围减小到最低的限度，做到既能有效控制不利于伤筋修复的活动，又能让机体和其他未受伤肢体在正确的时间、合理的范围进行必要的功能锻炼。

（三）内外兼顾

内外兼顾的治疗原则主要是指内损与外伤要兼顾，局部与整体要兼顾。

《正体类要》云："肢体损于外，则气血伤于内，营卫有所不贯，脏腑由之不和。"说明损伤作用于肢体，可引起局部气血失调，由外涉及于内，导致脏腑经络功能的失调，以致病变由局部影响到全身。就筋伤而言，同样会引起气血脏腑功能失调，因而，在筋伤的辨证施治过程中，要考虑到损伤虽然是在外部的筋，但是因气血不和还可以引起内部脏腑经络功能失调。因此要做到既重视局部的外治法，又重视整体的内治法，达到局部与整体兼顾的目的。

（四）病证合治

筋伤的治疗多采用辨病与辨证配合的方法，做到局部与整体的统一。病反映了筋损伤的解剖部位和损伤的类型，辨病对选用富有针对性的治疗措施，特别是手法、手术等针对性强的疗法时就显得特别重要。证是疾病发展过程中某一阶段出现的证候概括表现，它能不同程度地反映筋伤的病因、病机、病位和病性等本质性的特征，可为辨证治疗提供依据，特别是在使用中药或针刺治疗时，只有辨识疾病证型，抓住患者当前病机的关键，才能对症施治。

在诊治筋伤疾患的过程中，要辩证地看待病与证的关系，既要看到一种病可以包括几种不同的证，又要看到不同的病在其发展过程中可出现同一证候。因此可以采用"同病异治"或"异病同治"的方法进行治疗。

（五）防治结合

防治结合治疗原则主要是指对筋伤的治疗应与预防保健密切结合。

部分筋伤为人们缺乏足够自我预防保健知识所引起，如体虚筋骨不坚、过度疲劳、外感风寒湿邪等，日常注意调摄对预防筋伤意义重大。对于慢性筋伤，治疗中常因体虚或外感病邪出现功能恢复缓慢或留下后遗症，因此要积极预防，避免以上情况的出现。另一方面，在筋伤治疗期间，配合持之以恒、合理的肢体功能锻炼和药物调补，可加强气血运行，促进化瘀生新，使筋骨关节得到滋养，有利于筋伤的修复。

（六）医患配合

筋伤病的康复，医生要及时准确地进行治疗，但是患者的积极配合是促进疾病尽快恢复的重要保障。治疗过程应保持医患之间的沟通顺畅，患者及时反映病情，医生及时正确了解病情变化，并根据病患证候调整治疗方案，细心指导患者正确的日常调护和功能锻炼；患者信任医生，严格按照医嘱配合治疗及日常调护，积极练功，可加快疾病痊愈速度。

二、手法治疗

手法是指医者双手在患者体表特定的部位或穴位上施以各种不同动作，以调节人体的生理、病理状态，从而达到治疗疾病的一种方法；这种在骨伤科疾病治疗中的有效方法，临床应用广泛，施术得当，常可手到病除。

手法的应用经历代医家的不断发展，积累了丰富的内容，虽然临床流派不同，手法也不尽相同，但其原理和目的是一致的。手法治疗筋伤往往是把几种手法组合起来运用，各种手法的相辅相成对于提高疗效有很大作用。在应用手法时，还应根据患者疾病损伤的类型、部位，以及患者身体的强弱来选择，并要严格掌握手法的适应证及禁忌证。

（一）手法治疗的原理和作用

1.舒筋活络、消肿止痛　筋伤后无论急性期或慢性期，肿胀、疼痛往往是其主要症状。源于伤后血离经脉，经气受阻，气血流通不畅，而出现局部肿胀，"不通则痛"而产生疼痛。手法则可以促进局部血液和淋巴的循环，加速局部瘀血的吸收，改善局部组织代谢，理顺筋络，并可以提高局部组织的痛阈，使气血通畅，从而起到舒筋活络，"通则不痛"的消肿止痛作用。正如《医宗金鉴·正骨心法要旨》所说："为肿为痛，宜用按摩法，按其经络，以通郁闭之气，摩其塞聚，以散瘀结之肿，其患可愈。"

2. 整复错位、调正骨缝　肌肉、肌腱、韧带受外界暴力的作用，可以造成纤维撕裂或引起肌腱的滑脱，使所伤之筋离开正常的位置。关节在外界暴力的作用下也可以产生错缝。这时手法正如《医宗金鉴·正骨心法要旨》释义所说："其中或有筋急而转摇不甚便利，或有筋纵而运动不甚自如，又或有骨节间微有错落不合缝者""以手推之，使还旧处也。"即采用手法推之整复归位。手法可以使损伤的软组织纤维抚顺理直，错缝的关节和筋回纳到正常位置，关节的功能活动正常，疼痛缓解或消失。例如腰椎后关节错缝，并使关节囊及邻近的韧带因受牵拉而损伤，用斜扳法或旋转复位法纠正错缝后，疼痛即可以减轻或消失，腰椎功能亦可恢复正常。

3. 解除痉挛、放松肌肉　筋伤后所产生的疼痛，可以反射性地引起局部软组织痉挛，这虽然是机体对损伤的一种保护性反应，但如果不及时治疗，或治疗不当，痉挛的组织就有可能刺激神经，加重痉挛。痉挛日久形成不同程度的粘连、纤维化或疤痕化而加重原有损伤，形成恶性循环。通过手法可以直接作用于痉挛的软组织，使之放松，从而打破和终止疼痛与肌肉、筋脉痉挛的恶性循环，消除肌肉的紧张痉挛。

4. 修复筋伤、松解粘连　筋伤的后期，损伤的软组织常形成不同程度的粘连、纤维化或疤痕化，使肢体关节功能活动障碍。手法可以通过两方面对此进行改善：一是舒筋手法，即运用手法直接作用于损伤部位，加强损伤组织的血液循环，促进新陈代谢，促进损伤或者变性组织的修复；二是通过被动运动手法，对关节因粘连而僵硬者，起到松解粘连、滑利关节的作用。

5. 散寒除痹、调和气血　风寒湿邪是筋伤的病因之一，《素问·痹论》曰："风寒湿三气杂至，合而为痹也。其风气胜者为行痹，寒气胜者为痛痹，湿气胜者为著痹也……痹在于骨则重，在于脉则血凝而不流，在于筋则屈不伸，在于肉则不仁，在于皮则寒。"手法具有舒筋通络，利关节，活血脉而除痹痛的作用。临床上对风、寒、湿所致的腰痛及关节痛，应用手法结合其他治疗方法往往能较迅速的获效。

6. 防治痿废，促进修复　由于长期外固定、卧床或神经损伤等原因，可导致气血循行迟滞，血不荣筋，造成筋骨痿软无力，受损组织恢复缓慢。手法可以循经取穴，并施以补泻手法，能够直接加速气血循行，促进新陈代谢，改善肌肉、筋腱的营养，并可起到调和脏腑、经络、气血的作用，从而达到防治痿废、促进组织修复的目的。

（二）手法治疗的原则

使用手法治疗筋伤疾病必须根据辨证施治与整体观念的原则来运用。筋伤有轻重之别，又有皮肉、筋骨、关节之分，解剖位置也各有所异，所以要求按不同的病情运用相适应的手法。手法之轻重、巧拙，直接关系到损伤的恢复，使用正确，就能及时治愈，否则就得不到良好的效果，甚至适得其反。正如《医宗金鉴·正骨心法要旨》中指出："夫手法者，谓以两手安置所伤之筋骨，使仍复于旧也。但伤有重轻，而手法各有所宜。其痊可之迟速，及遗留残疾与否，皆关乎手法之所施得宜，或失其宜，或未尽其法也。"因此在使用时要掌握手法的治疗原则。

1. 充分了解病情　使用手法前，必须有明确的诊断，对扭挫伤要了解损伤程度，有无断裂、粘连等情况，这对于手法轻重的选择是很重要的。如有筋的完全断裂伤时则不能使用手法；如有粘连时则手法使用要得当，不能生拉硬搬。

2. 对手法的步骤做出计划　使用手法前，对某一种疾病先使用什么手法，后使用什么手法，要做出适当的安排；患者应采用何种适当体位，医生选择何种适当的位置，是否要助手配合，如何配合，要做出统筹的安排。

3. 用力要轻重适当　使用手法时，避免用力过猛、过重而加重原有的损伤。用力通常要由轻到重。对于急性损伤，局部肿胀严重的患者手法要轻；对于慢性劳损的患者手法可相对重一些。在施法过程中要注意观察患者的表情，询问其自我感觉，随时调整手法强度。

4. 手法练习要认真严格　手法操作时，动作要做到熟练、灵活、敏捷、准确，尽量使患者不受痛苦或少受痛苦。因此要求医生必须刻苦练习手法，提高手法质量，以提高治疗效果。

5. 思想要集中　使用手法时必须聚精会神，从容沉着，以取得患者的信赖和配合，做到让患者放心，减少患者的紧张心情。

6. 重视解剖关系　使用手法时要注意局部的解剖关系，如关节的正常活动范围，避免手法操作过度而加重损伤。注意操作部位有无重要血管、神经等，以避免损伤。还要注意保护皮肤，避免损伤。

7. 掌握其适应证和禁忌证　使用手法，要正确选择手法的适应证，规避手法禁忌证。

（三）手法的适应证与禁忌证

伤筋的手法其应用范围虽然广泛，但要安全有效，关键在于掌握手法的使用原则；还要在理解的基础上灵活掌握这些原则。只要采取谨慎态度，掌握正确的操作方法，根据病情择其所宜，手法就会发挥良好效果。

1. 适应证

（1）肢体各部位的扭伤。如腰扭伤、指关节扭伤等。

（2）微动关节错缝、关节半脱位及滑膜嵌顿。如骶髂关节错缝、腰椎小关节紊乱等。

（3）各种损伤后遗症。如骨折、脱位、筋伤后期出现的筋僵、筋挛、筋结、筋痿，以及关节活动不利、关节僵硬等。

（4）慢性劳损性筋伤。如腰肌劳损等。

（5）脊柱四肢关节退行性病变所致的肢体关节疼痛、功能活动受限等。

（6）内伤气滞血瘀、胸腹疼痛肿满者，以及因风、寒、湿邪凝结于筋骨之间导致肢节疼痛、关节不利者。

（7）伤后合并痹证、痿证者。

2. 禁忌证

（1）诊断尚不明确的急性脊柱损伤伴有脊髓症状的患者。

（2）有严重心、肝、脾、肺、肾等器质性病变和脑部疾患者。

（3）凝血机制障碍，常出现皮下组织及消化道、呼吸道、泌尿系统出血者。

（4）可疑或已确诊的骨与软组织恶性肿瘤、关节结核、骨髓炎、软组织化脓性感染，以及严重脆骨病、严重的骨质疏松症患者。

（5）施术部位有严重的皮肤破损，或皮肤有传染性疾病及感染者。

（6）急性筋伤初期局部疼痛剧烈，或肿胀严重并仍有出血者。

（7）肌腱、韧带等大部分或完全断裂者。

（8）妇女妊娠期，尤其有习惯性流产者。

（四）常用手法

手法是人类古老的医疗方法之一，早在《黄帝内经》里就有推拿、按摩的记载。其中《素问》有9篇，《灵枢》有5篇论及，并指出："通则不痛，痛则不通。""按之则热气至，热气至则痛止矣。"这些重要的论述至今指导着临床。

目前国内有文字记载的手法有上百种，这些手法多是各家流派不同经验的总结，但往往有些名称相同操作方法不同，或操作方法相同名称不同，根据施术机制，可将其归纳为20种基本手法。临床上这些手法可以单独使用，亦可作为套路手法的基本组成部分。

手法技术要求具备持久、有力、均匀、柔和、深透的特性，运用时才能柔中有刚，刚中有柔，刚柔相济，运用自如。正如《医宗金鉴·正骨心法要旨·手法总论》所要求的"一旦临证，机触于外，巧生于内，手随心转，法从手出"。

1. 推法 推法是用指、掌，或其他部位着力于人体一定部位或穴位上，做前后、上下、左右的直线或弧线推进，称为推法（图1-29）。具有疏经通络、消瘀散结、活血止痛、缓解痉挛的作用。

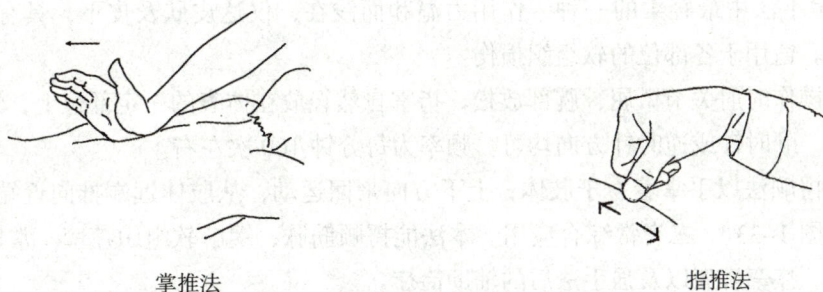

掌推法　　　　　　　　　　　　　　　　　指推法

图1-29 推法

应用较广泛，如风湿痹痛、筋肉拘急疼痛等。

操作要领：用力要稳，推进速度要缓慢，并要保持一定压力作用于深部组织，一般操作5～10遍即可。

2. 拿法 拿法是指拇指与其他四指相对，捏住某一部位或穴位提拿揉捏的一种手法（图1-30）。具有疏通经络、解痉止痛、松解软组织粘连、解除疲劳的作用。

常用于颈肩、四肢等部位，治疗颈肩痛、四肢关节酸痛等症。

操作要领：腕部要放松，以指腹面着力，提拿方向应与肌腹垂直，在拿起肌肉组织后应稍待片刻再松手复原，力量要轻重适宜，以局部酸胀、微痛或放松后感觉舒适为度，提拿揉捏动作应连绵不断，可来回进退，5～10次为宜。

根据治疗部位的大小，可分别使用三指拿、四指拿、五指拿。

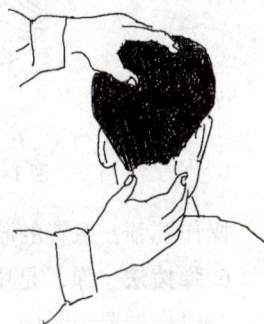

图1-30 拿法（五指拿）

3. 按法 按法是用手掌、肘尖或足部着力在体表某一部位，逐渐用力向下压按的一种手法（图1-31）。具有疏通筋脉、解除筋脉拘紧、调整小关节紊乱的作用。临床应用较为广泛。

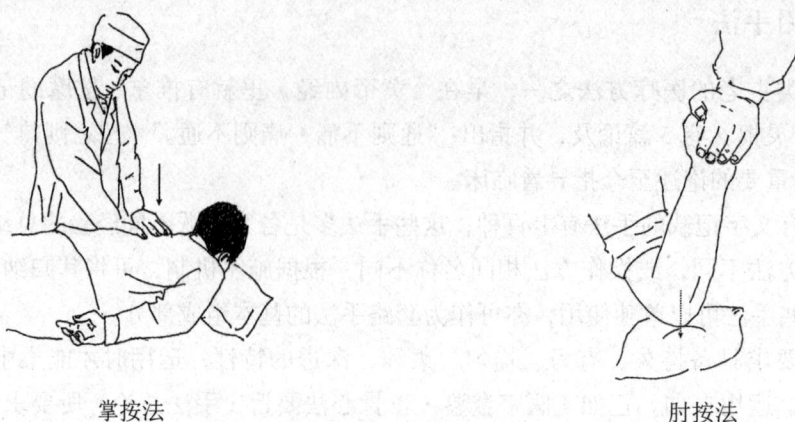

掌按法　　　　　　　　　　　　　　　肘按法

图 1-31　按法

操作要领：要求按压方向要垂直，用力由轻到重，稳而持续，使刺激充分透达到组织深部。按压到一定程度时可做小幅度的缓缓揉动，从而达到刚中有柔，柔中寓刚。

4. 摩法　摩法是用手指或手掌附在体表的一定部位，做环形而有节奏抚摩的一种手法（图 1-32）。这是推拿手法中最轻柔的一种，作用力温和而浅在，仅达皮肤及皮下，具有活血散瘀，消肿止痛的作用。适用于各部位的软组织损伤。

操作要领：操作时肘关节微屈，腕部放松，指掌自然轻放在体表的一定部位上，然后做缓和协调的环旋抚摩，顺时针或逆时针方向均可。频率为每分钟 100 次左右。

5. 捋顺法　捋顺法以手掌着力于肢体，上下方向来回运动，从肢体远端推向近端称为捋法，反之称为顺法（图 1-33）。二者常综合应用。本法能捋顺筋脉，缓解软组织痉挛。常用于治疗四肢的软组织损伤、痉挛痹痛以及强手法后的辅助治疗。

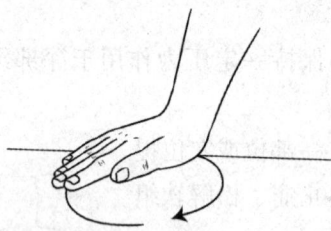
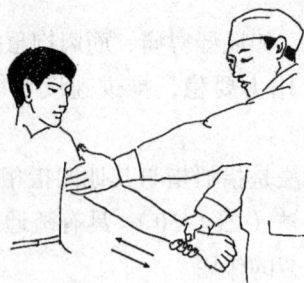

图 1-32　摩法　　　　　　　　　　　　**图 1-33　捋顺法**

操作要领：患者的肢体保持在适当放松的姿势下牵引，捋顺的手要求有一定的捏合力。

6. 弹拨法　弹，是用拇指和食指指腹相对提捏肌肉或肌腱再迅速放开使其弹回的一种方法；拨，是以指端置于肌肉、肌腱等组织一侧，做与其走行垂直方向的滑动。二者可单独使用，也可结合应用（图 1-34）。具有舒筋活络、畅通气血、解除软组织粘连等作用。常用于浅表部位的肌肉、肌腱损伤、粘连和肥厚增粗等症。

操作要领：力量应由轻渐重，动作要有柔和感和弹性感，操作数次即可。

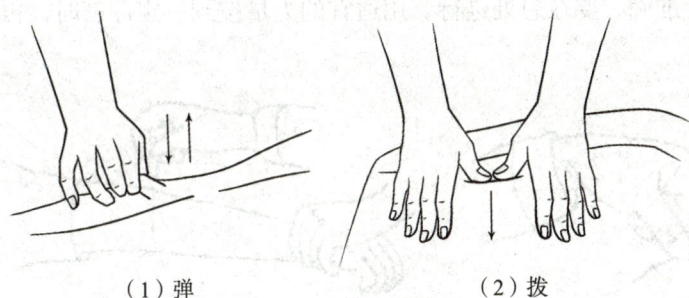

（1）弹 （2）拨

图 1-34 弹拨法

7. 归挤法 归挤即归合相挤之意，是以双手掌或双侧拇食指施力于患处，对称用力向中间挤合的一种手法（图 1-35）。具有消散筋结，舒筋止痛，调节掌、跖间诸关节紊乱的作用。

操作要领：要尽量摆正骨骼之间的空间相对位置后再顺着复位的方向归挤。

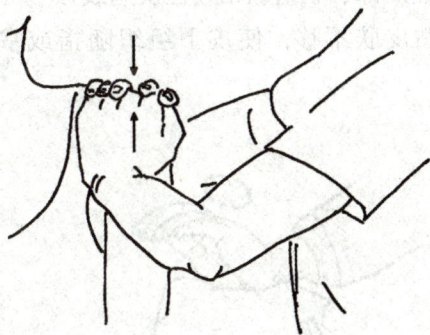

图 1-35 归挤法

8. 㨰法 㨰法是用手背部在体表一定部位连续往返推旋滚动的一种手法（图 1-36）。具有促进血液循环、舒筋通络、解痉止痛、消除肌肉疲劳的作用。本手法临床应用十分广泛，肌肉组织丰厚的部位尤为适宜。

操作要领：要以腕的灵活摆动带动掌指关节部的运动，滚动时腕关节要放松，滚动速度一般以每分钟 60 ～ 100 次为宜，并要有轻重均匀交替、持续不断的压力作用于治疗部位上，着力点必须紧贴皮肤，切忌来回摩擦而造成皮肤损伤。

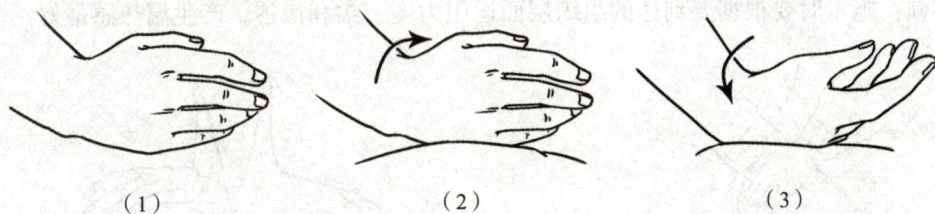

（1） （2） （3）

图 1-36 㨰法

9. 戳法 戳即戳按之意，是用手指或手掌在损伤部位快速按压伴轻微滑动的一种手法（图 1-37）。它与按法不同，按法是固定不动向下按压，戳法是在向下按压的同时有轻微的滑动。具有疏通经络、调整小关节错位的作用。常用于治疗各关节的紊乱症以及关节周围肌肉起止点的损伤。

操作要领：部位要准确，要在患处进行。用适宜的力量按到一定深度时，再做小幅度滑动。

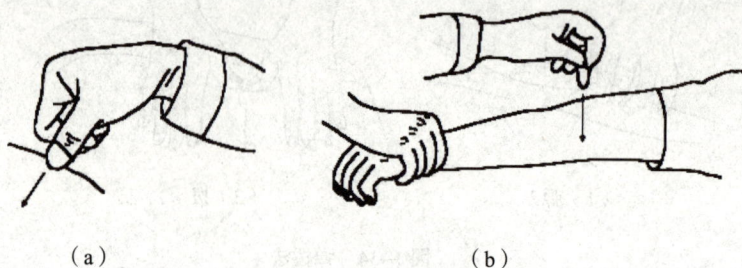

（a）　　　　　　　　　　　　（b）

图1-37　戳法

10. 揉捻法　揉捻法是用大鱼际、掌根或指面于一定部位或某一穴位，做轻柔和缓的环旋运动伴捻动，称为揉捻法（图1-38）。其作用力可达皮下组织，也可深达肌层，具有解痉镇痛、松解软组织粘连的作用。多在疼痛局部、软组织粘连性疾病或强手法后应用。

操作要领：指或掌应紧贴皮肤不移，使皮下组织随指或掌的揉动而滑动，频率每分钟50～100次。

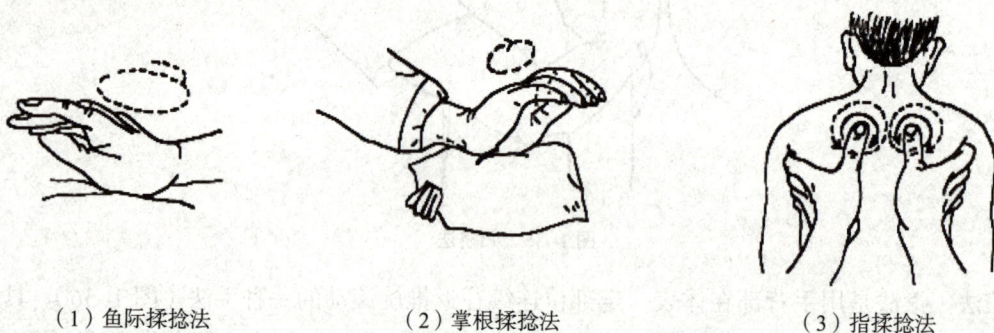

（1）鱼际揉捻法　　　　　（2）掌根揉捻法　　　　　（3）指揉捻法

图1-38　揉捻法

11. 搓法　搓法以双手掌置于肢体两侧面，相对用力做方向相反的来回快速搓揉，或以拇指尺侧面及食指桡侧面在患部搓动，称为搓法（图1-39）。具有疏通经络、行气活血的作用。多在治疗软组织损伤、肌肉拘紧痹痛或在强手法之后应用。

操作要领：施术时要根据要到达的组织层面运用力度，柔和渗透，产生温热感最好。

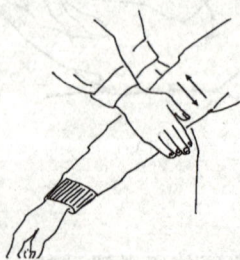
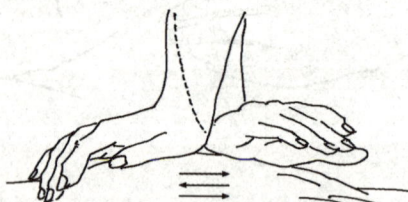

图1-39　搓法　　　　　　　　　　**图1-40　散法**

12. 散法　散法以掌根部着力于体表，腕部做快速的左右摆动推进动作，称为散法（图1-40）。具有舒筋活血、散瘀消肿、解痉止痛的作用。常用于腰背、下肢的风湿痹痛，肌肉拘紧疼痛及作为强手法的善后治疗。

操作要领：注意掌根部紧贴治疗部位，并施加一定压力于皮下组织，避免在表皮上搓擦。速度由慢渐快向前推进，反复数遍。

13. 点穴法　点穴法是以手指着力于某一穴位逐渐用力下压的一种以指代针的手法（图1-41）。具有方便易行，刺激既有力又柔和，力量强弱易控制，全身各经络的穴位都可应用的特点。

操作要领：要求指端在穴位处放稳后缓慢加力，由轻到重，稳而持续，使刺激充分达到机体组织的深部。临床上常与揉捻法配合应用，使之刚中兼柔。选穴方法一般是选取阿是穴或循经取穴。

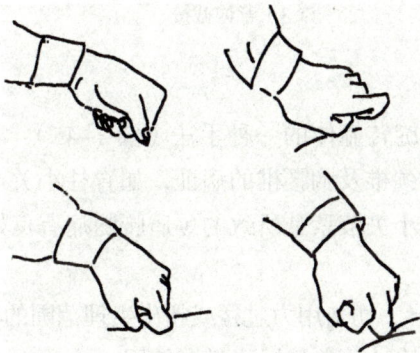

图1-41　点穴法

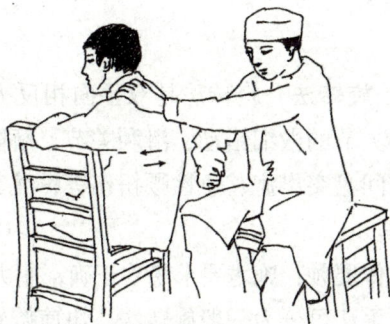

图1-42　击打法

14. 击打法　击打法是指以拳、指或掌背击打患处而治疗疾病的一种手法（图1-42）。具有舒散筋骨、解痉镇痛、消除疲劳的作用。多用于治疗筋肉酸痛、痉挛拘紧或用于强手法的后续治疗。

操作要领：本手法属"刚劲"手法，刺激性较大，在应用时一定要注意技巧。可单手进行，也可双手交替进行，随起随落，轻松自然，使手法刚中有柔，避免生敲硬打。根据治疗部位的不同可分别选用空拳击法、掌击法、拍打法、扇打法、劈法等。

15. 振法　振法是指以振动力作用于损伤部位，使该部位产生震颤感而治疗疾病的一种手法（图1-43）。具有行气活血、祛瘀镇痛的作用。常用于治疗胸胁部轻度扭挫伤。

操作要领：医者以一手掌平放于治疗部位上，另一只手握空拳叩击该掌背侧，使患者局部有被振动的感觉。叩击节奏要轻快自然。

16. 伸屈法　伸则拔伸牵拉，屈则屈曲折返，是对活动受限制的关节帮助其伸展或屈曲的一种被动运动手法（图1-44）。具有松解关节粘连、解除软组织的痉挛或关节

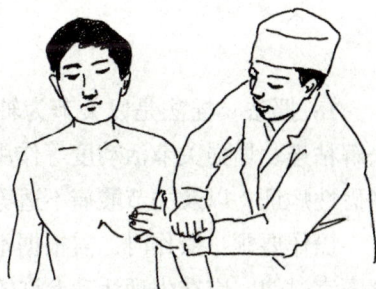

图1-43　振法

内组织的嵌顿及滑利关节的作用。适用于各部位关节功能受限、僵直、疼痛等症。

操作要领：运用前，应首先了解关节的正常功能活动度，要在关节正常活动范围内运用伸屈法。对于功能受限的关节，要充分估计其可能增大的幅度，然后用缓慢、均衡、持续的力量，徐徐加大其可能的活动范围，绝不可使用暴力或蛮劲，以避免加重组织损伤，甚至导致骨折、脱位的发生。

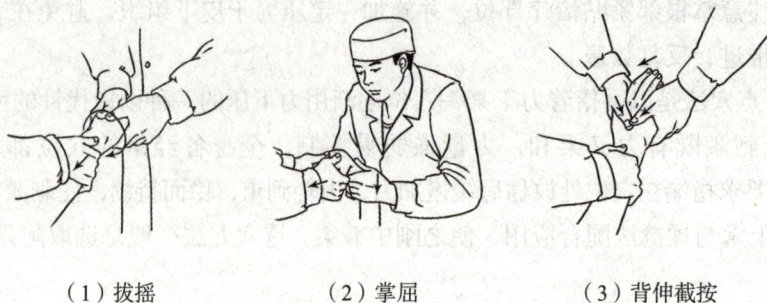

（1）拔摇　　　　（2）掌屈　　　　（3）背伸截按

图 1-44　伸屈法

17. 旋转法　旋转法是双手向相反方向用力，被动旋转躯体的一种手法（图 1-45）。本法可纠正小关节的微细错动，滑利关节，解除粘连。多用于颈椎及胸腰椎的病证，如脊柱小关节紊乱症、椎间盘突出症、急性腰扭伤等，尤其对于因颈腰椎小关节紊乱所致的颈肩腰腿痛有良好的治疗效果。

操作要领：施术要求稳妥正确，用力巧妙，因势利导，切勿用力过猛或超出生理范围的活动。本手法可分为一般旋转法、快速旋转法和定位旋转法。并常与扳法联合使用。

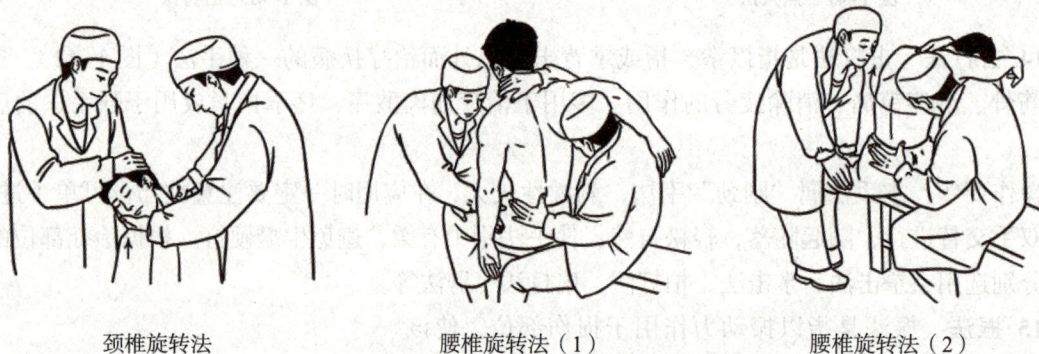

颈椎旋转法　　　　　腰椎旋转法（1）　　　　腰椎旋转法（2）

图 1-45　旋转法

18. 摇法　摇法是以关节为轴，使肢体做环转运动的一种手法。具有舒筋活血、滑利关节、松解粘连、增强关节活动度等作用。通过本法以预防和治疗关节部位的痉挛、粘连、僵直等活动障碍性病证，以及关节酸痛不适等功能性疾病。

操作要领：操作时，需根据不同关节选择恰当的体位。摇的动作要稳妥，幅度由小到大，速度不宜过快，应在生理活动允许的范围内进行，适可而止，不可过度。

摇法有单手摇和双手摇之分（图 1-46），并常与拔伸法联合使用。

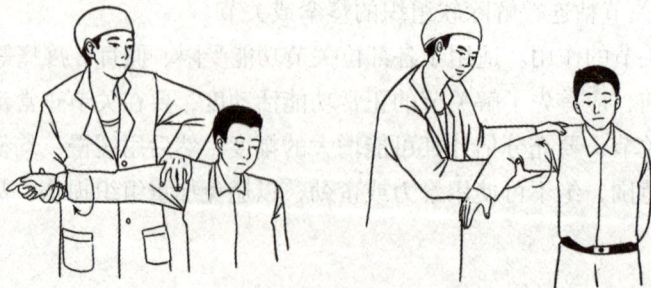

图 1-46　摇法

19. 扳法　扳法是用双手向同一方向或相反方向用力，使关节得以伸展的一种被动活动关节的手法（图1-47）。具有解除粘连、纠正关节错位、滑利关节的作用。常用以治疗关节功能活动受限、颈肩腰腿痛等病，对脊柱侧弯、生理弧度改变等也有整复作用。

操作要领：应用本手法要求稳妥准确，决不可进行超出关节生理活动度的强拉硬扳，以防造成不应有的损伤。

20. 抖法　抖法是用双手或单手握住患肢远端，在牵引力作用下做小幅度的上下连续颤动，使关节有舒松感，称为抖法（图1-48）。具有疏通经络、滑利关节的作用。常用于四肢肌肉和关节的损伤、粘连或功能障碍性疾病。

操作要领：操作时医者握住患肢末端，用腕力使患肢随着抖动似波浪样起伏，用力均匀有力而持续，节奏由慢至快，抖动幅度要小，并配合拔伸的力量，使抖动的力量能达到近处关节。

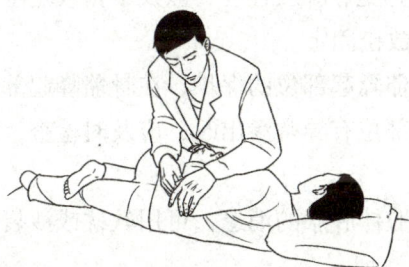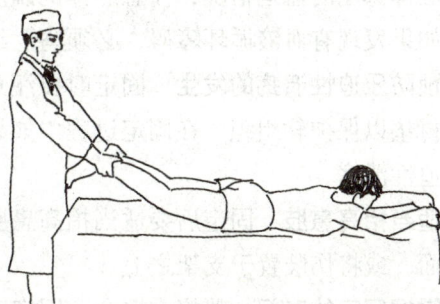

图1-47　扳法　　　　　　　　　　　　　图1-48　抖法

三、固定疗法

为了维持损伤治疗后的良好位置，减轻疼痛，加速肿胀吸收，防止骨错缝的再移位，让损伤的组织有一个静止舒适的休息位置，对有些筋伤患者采取适当的外固定方法，称为固定疗法。固定疗法是治疗筋伤的方法之一。

固定用具有绷带、胶布、纸板、石膏、器具等。固定方法很多，使用时要根据损伤的部位、严重程度及类型，选择适当的方法及用具。例如踝关节内翻扭伤，如仅造成踝关节外侧副韧带的扭伤，多采用绷带或胶布固定；韧带发生的撕裂伤，多采用石膏或支具固定。

固定能起到制动作用，使损伤的肢体处于被动的休息状态，伤筋得到修复。

适当的固定有利于损伤的恢复，固定不当则可能造成粘连、关节僵硬，因此是否选择固定，固定的方法、范围、时间都必须根据损伤的实际情况合理选择。一般筋伤通过手法及药物的治疗和适当的休息，不用固定即可痊愈；严重的韧带、肌腱撕裂伤或断裂需要固定。筋伤后不能马上休息需要继续活动的患者，应给予暂时的适当固定以防止病情加重，如运动员赛中受伤需要坚持等。

（一）固定的作用

1. 维持手法治疗后的效果　错缝关节不稳定的患者在手法治疗复位后，固定可维持治疗后的效果，防止骨错缝的再度发生。例如踝关节错缝，在手法治疗后多采用外固定。

2. 利于消肿止痛、解除痉挛　筋伤后局部出血形成血肿，或伤筋后由于神经反射引起血管壁渗透功能增加，血管内外组织渗透压平衡失调，产生大量的液体积存于组织间而肿胀，必要的固定可使肢体处于功能休息位，加速血肿及渗出液的吸收，解除组织痉挛疼痛。

3. 为筋伤的修复创造有利条件   固定是一种制动，可使受伤的肢体减少活动或不再活动，给筋伤的修复创造一个有利的修复环境，从而可以保障筋伤的正常自行修复能力，使筋伤早日痊愈。

（二）固定的注意事项

1. 选择适当的固定方法和用具   固定的方法和用具应根据筋伤的部位、受伤的机制、筋伤后的情况及治疗后的效果而选择。其原则是：能起到良好的固定作用，保持损伤处正常的血运，不影响筋伤的愈合过程，对损伤周围的软组织无损伤，能将合理的固定和有效的运动结合起来。

2. 注意观察固定后肢体的血运情况   固定是对肢体的一种制动，对肢体的血运会有一定的影响，这种影响在固定时要减少到最低限度，决不能发生血液循环的障碍，因此在固定后要密切注意观察肢体远端的血运情况，注意肢体的温度、颜色、感觉、肿胀程度，以及手指或足趾的活动情况，如果发现有血液循环障碍，必须马上纠正，及时放松固定。

3. 预防压迫性溃疡的发生   固定时要注意对肢体骨骼隆起部位的保护，在骨骼隆起部位要事先放置衬垫以保护软组织。在固定过程中如果发现固定部位有异常渗出时，应及时检查，以防止发生压迫性溃疡。

4. 适当抬高患肢   固定后要适当抬高患肢，以利于肢体肿胀的消退，可用软枕或沙袋垫在伤肢的下面，或将伤肢置于支架之上。

5. 掌握固定的时间   严格掌握合适固定时间是保证固定疗效的重要措施，时间太短达不到治疗目的，时间过长则伤肢可能发生粘连、僵直。一般伤筋的固定需要 2～6 周。

6. 指导患者积极练功   固定后指导患者进行积极的功能锻炼，可加快肿胀的消退，防止关节的粘连、僵直和肌肉萎缩。

（三）固定方法

1. 绷带固定法   绷带固定法是治疗筋伤的常用固定方法。用绷带在损伤部位缠绕包扎固定时，要根据损伤部位、性质及损伤机制的不同，选择合适的缠绕方法。如踝关节外翻扭伤，易造成内侧韧带损伤，应在内翻位固定；内翻扭伤，则易造成外侧韧带损伤，应在外翻位固定。内侧韧带损伤用绷带从内向外先在踝上缠绕几圈作为固定支点，然后通过足背外侧从足底绕过，再从内踝向上缠绕到踝上，全部过程如缠绕 "8" 字，一般缠绕 6～10 圈；外侧韧带损伤的缠绕固定方法则相反。

2. 弹力绷带固定法   本法除具有一般绷带的特点外，还有维持患肢时间长，利于某些分离组织的靠拢或压迫止血的优点。如桡尺远侧关节损伤分离时，可在复位后用弹力绷带在桡尺远侧关节部位缠绕 6～10 圈固定。筋伤后出现局部或关节囊血肿，早期用弹力绷带加压包扎固定可以止血，之后再在无菌操作下抽出瘀血或渗出液后加压包扎，可防止血肿再次形成，并可使组织紧密贴近，利于修复。在关节或有主要动脉通过的部位固定时，注意不要缠得过紧，以免影响血液循环。

3. 胶布固定法   是用胶布在损伤部位进行粘贴的一种固定方法。具有材料简单、应用方便的特点，多用于韧带、肌腱撕裂等损伤。胶布固定法是用数条胶布沿损伤组织纤维的纵轴方向交叉固定，这样可以给损伤组织以支持。也可以在胶布固定基础上缠绕绷带，加强固定效果。

4. 纸板固定法   纸板固定法主要用于小关节扭伤治疗或错缝复位后。具体方法：将纸折叠成一定厚度，再根据损伤部位裁成一定的形状，置于损伤部位，外边用绷带捆绑；或用硬纸板裁成一定形状，内用棉衬包裹，放在损伤部位包扎。纸板固定的优点是制作简单、经济、轻便，不影响气血的流通，不易发生压迫性溃疡。

5. 石膏固定法　传统石膏绷带，是选取合适型号的石膏绷带并将它放入40°温水中，待其在水中停止冒泡后取出，挤去多余水分，缠绕在损伤的肢体上即形成管型石膏；或做成多层石膏托固定。

高分子石膏绷带，由多层经聚氨酯、聚酯浸透的高分子纤维构成，有固化快、强度高、透气性好、X线透视性好、不怕水等特点。使用时选择合适型号绑带。施术者戴上乳胶手套，将绷带放入常温水中，然后取出挤去多余水分，按需要方式缠绕即可。注意操作应在2～3分钟内完成。

石膏绷带固定的优点是能够根据肢体的形状而塑形，干后十分坚固，不易变形，固定效果可靠。石膏固定法主要用于严重的软组织损伤需要制动的患者，如某些韧带、肌腱的断裂伤等。

6. 器具固定法　器具固定法是指用具有一定硬度和支撑作用的托板、支架等器具，用于四肢及躯干等部位外的一种固定方法，具有制动、固定、保护支撑及矫形等作用。早在我国古代就发明了通木、腰柱、竹帘等器具固定，近现代随着器具材料的逐渐发展，以其稳定、拆装简便等优势为临床所广泛应用。

四、练功疗法

练功疗法又称功能锻炼，我国古代称为"导引术"，是筋伤治疗不可缺少的重要组成部分，是患者在康复过程中自我功能锻炼的一种方法。练功疗法有利于调动患者治疗的主动性，加速损伤愈合，缩短疗程，防止粘连，帮助肢体恢复正常功能活动。

根据损伤部位及其性质的不同，所采取的练功形式也不同。练功必须在医生的正确指导下进行，切忌粗暴、强硬的被动活动，避免不宜修复损伤的练功形式。

（一）练功疗法的作用及注意事项

1. 练功疗法的全身作用　练功疗法可以对机体组织器官起到调节和强壮作用，可使气血流通，益气养精，强壮筋骨，加速损伤的愈合。现代研究证实，练功疗法能提高内分泌功能，有效地减少钙质的流失，推迟和延缓骨质疏松症的发生。

2. 练功疗法的局部作用　针对机体某一部分损伤的情况，采用的对应练功疗法所获得的局部治疗作用，对于局部组织的修复和功能的恢复有显著效果。练功疗法所产生的局部作用可归纳为以下几个方面。

（1）活血化瘀，消肿止痛　筋伤后瘀血停滞，经脉受阻不通而产生肿胀疼痛。局部的功能锻炼可推动局部气血的运行，促进血液循环，起到活血化瘀、消肿止痛的作用。

（2）濡养关节经络　急性筋伤后期或慢性筋伤，局部气血不充，筋失所养，而致关节不利，肢体酸痛麻木，局部的练功疗法可以通畅气血，濡养肌肉、筋脉，滑利关节。

（3）防止肌肉萎缩　因伤后肢体活动受限，后期多数患者会产生不同程度的肌肉萎缩，局部的练功可以通过自主的活动加强肌肉的收缩能力，从而治疗和防止肌肉萎缩。

（4）避免关节粘连和骨质疏松　关节粘连和骨质疏松的原因是多方面的，但其中最主要的原因之一就是患肢长期的固定和缺乏活动锻炼所造成的。练功疗法可通畅气血，舒筋活络，避免关节粘连，同时有利于增加骨骼系统的血液循环，防止骨质疏松的发生。

3.练功疗法的注意事项

（1）选择适宜的功法　适宜的练功能强健机体，祛病延年；不当的练功方法轻则对身体无益，重则可损伤身体，加重病情。合适的运动量和练功方式的选择是保证练功疗效的关键。因此要根据患者的年龄、体质以及疾病的不同，选择相适应的练功方法和运动量，要因人、因病、因时而异，在医生的指导下，合理安排练功内容，才能使练功取得满意的疗效。

（2）注意动作的准确　正确的练功姿势是强身健体的保证，不正确的动作姿势，不但起不到防病祛病的目的，而且有可能加重病情。因此，在指导患者练功时首先要正确详细地了解病情，根据中医辨证理论和整体观念以及解剖、生物力学原理选择合适的功法，详细讲解练功的每一个动作要领，解释练功的目的、意义及主要目标，使患者乐意接受，积极配合。

（3）掌握循序渐进的原则　练功的运动量应由小到大，选择的练功动作要由简单到复杂，练功的时间要由短到长，掌握循序渐进的原则，不可急于求成。

（4）避风寒，保温暖　练功过程中要适应四时气候的变化，随天气的变化加减衣服，注意保暖，避开风邪、寒邪。虽有"夏练三伏，冬练三九"之说，但必须根据每个人的体质和疾病的不同情况区别对待。

（5）持之以恒，贵在坚持　练功谚语说"练功容易守功难"，指学会练功的方法并不难，难在持之以恒。只有按要求在时间、强度上坚持不懈，才能逐渐达到治疗效果。

（二）各部位练功术式

1.颈部功能锻炼　可采用站立位或正坐位。站立时两足分开与肩等宽，两手叉腰，正坐位时两手叉腰即可。

（1）颈部前屈后伸法（又称"与项争力势"）

动作：练习前先进行深呼吸，在呼气时头后伸看天，使前额尽量保持最高位置，然后吸气使颈部还原，再呼气时头前屈看地尽量紧贴前胸，然后还原（图1-49）。

作用：增强颈项部肌肉力量，辅助治疗颈部扭伤、颈部劳损和颈椎病等，防治颈椎伸屈功能障碍。

（2）颈部前下伸展法（又称"哪吒探海势"）

动作：在深吸气时头颈伸向左前下方，双目注视左前下方，呼气时头颈还原，然后深吸气，头颈伸向右前下方，双目注视右前下方。伸颈时应使颈部尽量保持伸长位置（图1-50）。

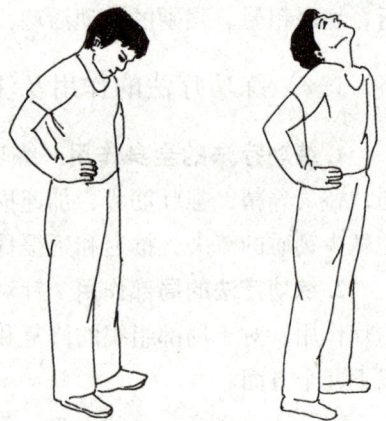

图1-49　颈部前屈后伸法

作用：同上。本法可与上势配合锻炼，是颈部常用的练功疗法，可防治颈椎旋转功能障碍。

（3）颈部后上伸展法（又称"犀牛望月势"）

动作：深吸气时头颅向左后上方尽量旋转，双目视左后上方天空，呼气时头颅还原，然后深吸气再使头颅转向右后上空，呼气时头颅还原（图1-51）。

作用：同上。动作要慢，特别是年龄较大者和头晕患者。

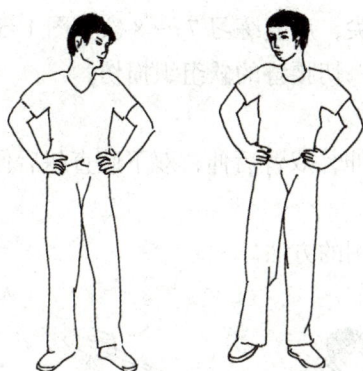

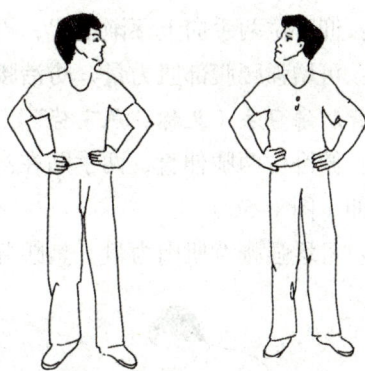

（1）左前伸　　　　（2）右前伸　　　　　　　　（1）左后伸　　　　（2）右后伸

图 1-50　颈部前下伸展法　　　　　　　　　　图 1-51　颈部后上伸展法

2. 腰、髋部功能锻炼　适应腰、髋部软组织损伤以及腰椎骨折恢复期的锻炼，应按不同的病证选择不同的方法。

（1）**腰部前屈后伸法**

动作：两足微开站立，两手叉腰使躯干前屈后伸活动，幅度由小到大，活动时腰肌要放松（图 1-52）。

作用：可辅助治疗腰部软组织损伤，防止各种原因引起的腰部功能活动受限。

（2）**腰部侧屈法**

动作：两足微开站立，两手叉腰使躯干做左右侧屈活动。活动幅度由小到大，至最大限度为止。活动时腰肌也要放松（图 1-53）。

作用：同上。如以上两势合在一起做即称为风摆荷叶势。

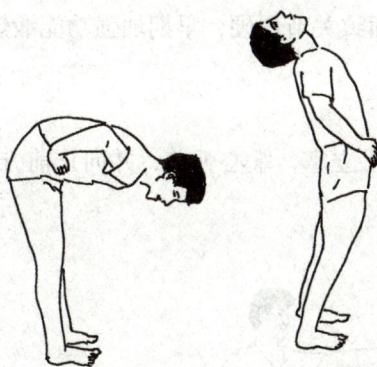

（1）腰前屈　　　　（2）腰后伸

图 1-52　腰部前屈后伸法　　　　　　图 1-53　腰部侧屈法　　　　图 1-54　腰部回旋法

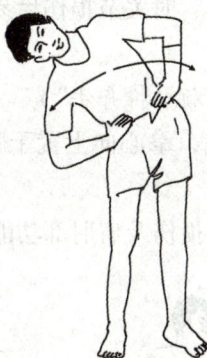

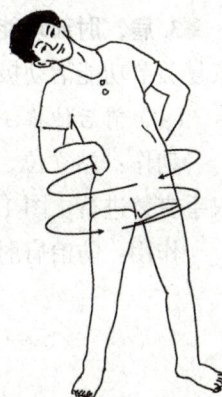

（3）**腰部回旋法**（又称"浪里荡舟势"）

动作：两足分开比肩稍宽，两手叉腰。做腰部环转运动，先向左环转一周，再向右环转一周。范围由小到大，速度由慢到快，左右各环转 5～10 次（图 1-54）。

作用：促使腰骶关节和骶髂关节动作自如，疏通周围经络气血。凡下腰部或腰骶关节筋伤疾病与骶髂关节损伤均可使用。

（4）仰卧起坐法（又称"两手攀足势"）

动作：仰卧位两手向上逐渐坐起，再两手向前抚摸足尖，反复练习 7～8 次（图 1-55）。

作用：可增强腰腹部肌力量，防治腰背酸痛。适用于一切腰背的软组织损伤。

（5）背肌练习法（又称"燕飞势"）

动作：俯卧位两腿伸直，两手贴在身侧，同时抬头后伸，双臂后伸，双下肢直腿后伸，使腰部尽量后伸（图 1-56）。

作用：可增强腰背肌肉力量。是腰背肌功能锻炼最常用的方法。

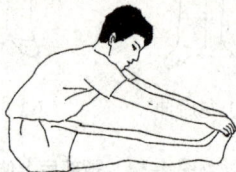

图 1-55　仰卧起坐法　　　　图 1-56　背肌练习法

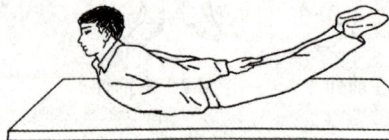

（6）摇椅式活动法（又称"摇椅势"）

动作：仰卧位，两侧髋膝关节屈曲两臂环抱双腿，先练髋部屈曲活动，屈的限度以双侧大腿前侧完全贴胸壁为宜，最后抱住双腿使背部做摇椅式活动（图 1-57）。

作用：防治腰背部劳损及腰骶关节的软组织损伤。具有舒筋活血、消除疲劳之功效。

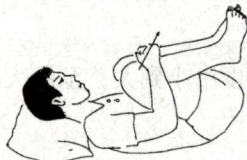

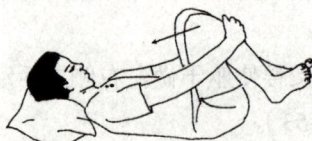

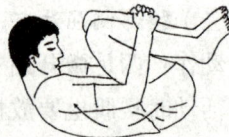

图 1-57　摇椅式活动法

3. 肩、肘部功能锻炼　肩、肘关节损伤后易发生粘连而致关节僵硬，早期加强功能锻炼，对恢复关节功能活动极为重要。

（1）前后伸推法（又称"顺水推舟法"）

动作：站立位，双手握拳，拳心向上置于胁下，然后手立掌，掌心朝前，并向正前方推出，双手交替进行（图 1-58）。

作用：防治肩肘部软组织损伤及肩肘部功能活动障碍。

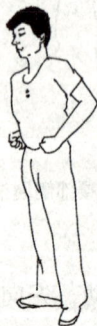

（1）握拳置于胁下　　　　　　（2）向前推出

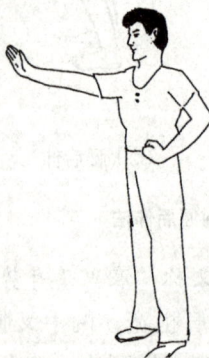

图 1-58　前后伸推法

（2）肩臂旋转法（又称"车轮环转势"）

动作：两足分开比肩稍宽站立，一手叉腰，另一只手握拳做肩部环转运动。先向前环转数次，再向后环转数次（图1-59）。

作用：主要作用于肩关节以及肩关节周围的软组织。对于肩关节周围炎及骨折、脱位后的肩关节粘连有松解舒展的功能。

（3）双臂云旋法（又称"云手"）

动作：取半蹲位，两上肢及手做旋转云手活动，旋转范围由小到大，至最大限度为止。旋转时两膝随着前臂的旋转做左右摇摆和由屈变伸或由伸变屈活动（图1-60）。

作用：可增强肩肘部肌力，防治肩肘部软组织损伤。对于颈椎病引起的肩臂疼痛，沉重无力有一定的治疗和预防作用。

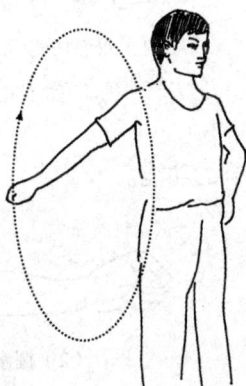

图1-59 肩臂旋转法

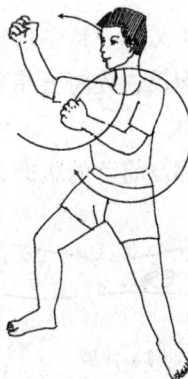

图1-60 双臂云旋法

（4）双臂旋转法

动作：半蹲位，双手握拳，肘关节屈曲，前臂旋后，由腋下向前伸出，然后外展外旋，再将前臂置旋前位，从背后放回到腋下。即前臂做划圈活动的同时使上臂和肩关节做内旋和外旋的活动。两侧交替进行（图1-61）。

作用：同上。

（5）双肩外展法（又称"大鹏展翅势"）

动作：站立位，两手各指交叉，放于枕后，使两肩尽量内收，然后再尽量外展（图1-62）。

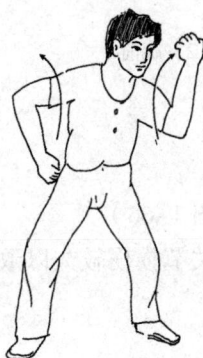

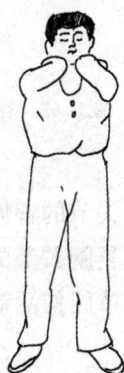

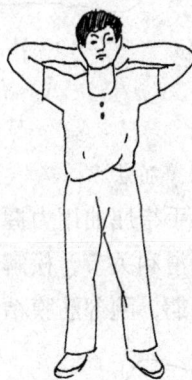

（1）内收 （2）外展

图1-61 双臂旋转法

图1-62 双肩外展法

作用：锻炼肩关节的外展外旋运动，防治肩关节粘连，如肩关节周围炎及肩部骨折和脱位引起的粘连。

（6）手指爬墙法（又称"蝎子爬墙势"）

动作：两足分开，面对墙壁站立，双手五指分开扶在墙上，五指用力缓缓向上爬行，使上肢逐渐高举，然后五指再用力缓缓向下爬行回归到原处（图1-63）。

作用：锻炼肩关节高举运动。防治因肩周炎及肩骨折和脱位引起的粘连。

4.腕部功能锻炼 可用于腕部筋损伤、骨折的锻炼，但肩、肘关节筋损疾病，也应配合做腕部的功能锻炼。

（1）抓空练习法（又称"抓空增力势"）

动作：五指屈伸运动，先将五指伸展张开，然后用力屈曲握拳（图1-64）。

作用：可增强腕部及前臂的肌肉力量，锻炼手指关节的功能。

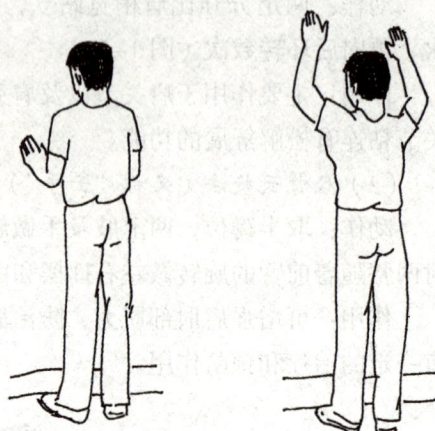

（1）双手扶墙　　（2）向上爬墙

图1-63　手指爬墙法

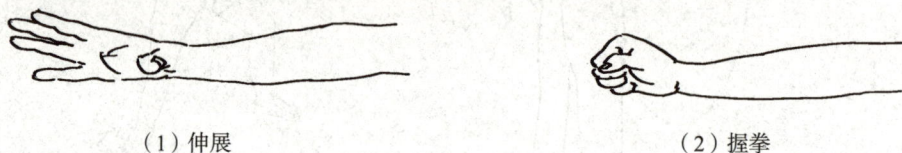

（1）伸展　　　　　　　　　　　　　　（2）握拳

图1-64　抓空练习法

（2）旋前旋后法（又称"仙人摇扇势"）

动作：屈肘，上臂贴于胸侧，双手握拳。前臂反复做旋前旋后活动，如同摇扇子动作一样（图1-65）。

作用：可舒筋活络，松解粘连。治疗脱位、骨错缝及因筋伤骨折而引起的粘连，恢复前臂旋前旋后的功能。

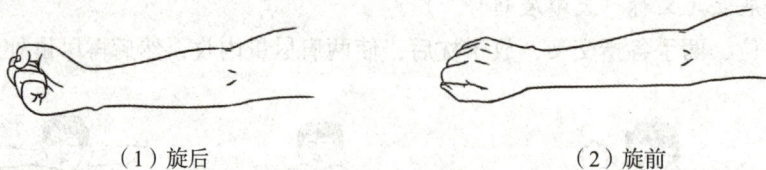

（1）旋后　　　　　　　　　　　　　　（2）旋前

图1-65　旋前旋后法

（3）背伸掌屈法

动作：各手指屈曲用力握拳，做腕关节的背伸、掌屈活动（图1-66）。

作用：可滑利关节，松解粘连，恢复腕关节的功能。治疗腕关节损伤较久以致局部出现肿胀者，或骨折后期，腕部筋膜粘连，腕关节屈伸活动障碍等。

图1-66　背伸掌屈法

5.膝、踝部功能锻炼

（1）蹬空练习法（又称"蹬空增力势"）

动作：仰卧位，先做踝关节屈伸活动，然后屈膝屈髋用力向斜上方进行蹬足动作（图1-67）。

作用：可舒筋活血，润滑与松弛筋膜，灵活膝关节，增强膝关节周围筋肌力量，锻炼膝关节及踝关节的功能活动，并有松解坐骨神经粘连的作用。

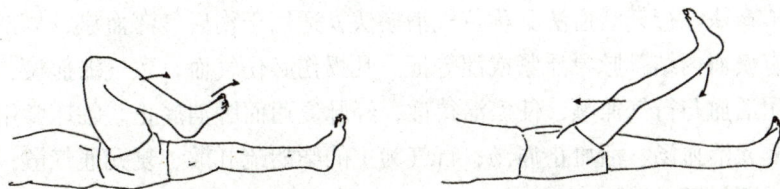

图1-67　蹬空练习法

（2）直腿抬高法（又称"坠举千斤势"）

动作：仰卧位，两腿伸直，伤肢做直腿抬高动作，然后放下，反复活动。也可在踝部加500～1000g的重量后练习（图1-68）。

作用：可增强股四头肌的肌肉力量，防治肌肉萎缩。

（3）旋转摇膝法（又称"白鹤摇膝势"）

动作：站立位，两膝并拢半屈曲，双手扶在双膝上，做膝部环转动作（图1-69）。

作用：锻炼膝关节的功能活动，调节膝关节的筋络，使膝关节灵活平衡。适应膝关节各种扭伤的后期，及膝关节劳损、增生，关节酸痛活动滞涩或上、下楼梯不便者。

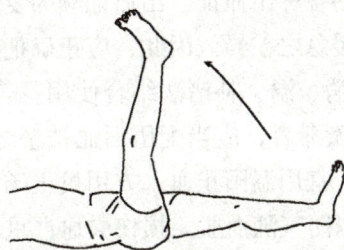

图1-68　直腿抬高法

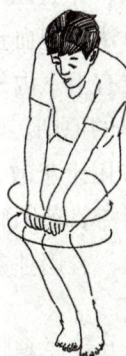

图1-69　旋转摇膝法

五、药物疗法

药物疗法是治疗筋伤的主要方法之一。人体是一个统一的整体，正如《正体类要》序中所述："肢体损于外，则气血伤于内，营卫有所不贯，脏腑由之不和。"因此，药物的应用应根据局部与整体兼顾，外伤与内损并重的原则而使用。药物治疗以中医的各种辨证方法为依据，根据辨证的情况选择不同的治则和相应的治法方药进行。药物治疗的种类可以分为内治法与外治法两大类。

（一）内治法

内治法是通过内服药使局部与整体得以兼治的一种方法。筋伤疾患的内治法是以四诊八纲作为治疗的依据，根据筋伤疾患的轻重、缓急、久暂、虚实等情况，通过辨证求因、审因论治，然后采用不同的具体治疗方法。常用的有理血法、清热法、通络法和补益法等。

1.理血法　理血法是运用理血方药对血瘀证和出血证进行调血理血的一种治法。其根据《素问·阴阳应象大论》的"血实宜决之"及《素问·至真要大论》的"留者攻之"的治则立法。理血法的功效，一是活血化瘀，一是理血止血。适应于筋伤早期而致的蓄血、瘀血和出血等病症。常用的治法有行气活血法、攻下逐瘀法、和营止痛法、理血续筋法和理血止血法等。

（1）行气活血法　行气活血法又称行气消瘀法，适用于伤后气滞血瘀，局部肿痛，无里热实证；或宿伤而有瘀血内结，脉象浮紧或涩等证。凡损伤必伤气血，致气滞血瘀，壅阻经脉，局部肿痛并见，采用活血与行气兼顾，使瘀滞得散，经脉复通而肿消痛止。临床常用的方剂有：以活血化瘀为主的复元活血汤、活血止痛汤；行气为主的柴胡疏肝散、复元通气散；行气与活血并重的膈下逐瘀汤、顺气活血汤等。

（2）攻下逐瘀法　攻下逐瘀法适用于筋骨损伤早期血瘀热结证。症见胸腹胀满，大便不通，内热燥实，舌红苔黄厚，脉数的体实患者。凡暴力致伤，必使血脉受损、恶血留滞，壅塞于经道，以致瘀血停积者可选用。常用方剂有桃仁承气汤、鸡鸣散、大成汤、黎洞丸等。

攻下逐瘀法属于下法，常用苦寒通下以攻逐瘀血，药性峻猛，不可滥用，对年老体弱、气血虚衰、失血过多、妇女妊娠、产后及月经期间应当禁用或慎用。

（3）和营止痛法　和营止痛法适应于筋伤中期，伤处肿痛尚未完全尽除，仍有瘀凝气滞，如继用攻下之法又恐伤正气者。常用的方剂有和营止痛汤、定痛活血汤、七厘散等。

（4）理伤续筋法　理伤续筋法适用于损伤中期筋已理顺连接而未坚实者。针对局部有瘀血未去、新血不生而筋不能续、骨不坚之证而用。本法主要是由活血药与续筋坚骨的药物组成。常用方剂有新伤续断汤、补筋丸、补肾壮筋汤等。

（5）理血止血法　理血止血法适应于血溢于外的各种出血证。出血证颇为复杂，病因有寒热虚实之不同，部位有上下内外之区别，病情有轻重缓急之差异。因此，应正确把握标本兼顾，急则治标，缓则治本的原则。临床上止血法常与清、消、温、补诸法结合使用。若因血热妄行者，治宜凉血止血，方用十灰散、四生丸等；出血兼有瘀滞者，应当配伍活血祛瘀之品，可用三七、蒲黄等，以防止留滞；若因脾阳不足所致的出血证，宜用温阳止血，方用黄土汤等；若突然大出血者，宜补气摄血，方用独参汤、当归补血汤等，以防气随血脱。损伤失血严重者，还应当结合输液、输血等疗法。

2.清热法　清热法是根据《素问·至真要大论》所说；"治热以寒""热者寒之""温者清之"的治法。是用寒凉的药物，清解内蕴之热毒的治法，适用于筋伤血瘀化热，或创伤感染发热等证。常用的治法有清热解毒法、清营凉血法、清热除湿法等。

（1）清热解毒法　筋伤血瘀化热，筋骨热毒蕴结，证见发热，口渴引饮，舌红苔黄，脉数，损伤局部红肿热痛，均宜用清热解毒法。常用的方剂有五味消毒饮、黄连解毒汤、仙方活命饮、普济消毒饮等。

（2）清营凉血法　筋伤后热邪蕴结、壅聚成毒，毒邪内陷营血者，宜用清营凉血法，方用清营汤加减。若内伤血热，症见吐衄发斑，舌红绛，苔黄，脉弦紧数者，宜用清营凉血止血法，方用犀角地黄汤合十灰散；热入血分，症见吐衄发斑，舌绛，脉数者，宜用清热解毒，凉血止血法，方用黄连解毒汤合犀角地黄汤；若兼高热，气血两燔者，用犀角地黄汤合白虎汤加减。

（3）清热除湿法　本法适用于湿热之邪侵袭筋肉、关节。症见局部红、肿、热、痛，肢体重着，功能障碍者。方用二妙汤、加味二妙散等。

3. 通络法 通络法是运用祛风除湿、温经散寒、活血通络的方药，以治疗关节筋肉疼痛的治法。它是根据《素问·至真要大论》所说的"客者除之""劳者温之"的治则而立法的。适用于筋伤后，气血运行不畅；或因阳气不足，腠理空虚，风、寒、湿邪乘虚侵袭经络；或筋伤日久，气血凝滞，风寒湿邪留滞筋肉，发生筋肉关节疼痛，甚至筋络挛缩，关节屈伸不利，乃至强直。运用通络法，必先辨明陈瘀之有无，寒热之差异，风湿之偏胜而辨证用药。常用的治法有祛风通络、温经通络、除湿通络、活血通络法等。

（1）祛风通络法 本法适用于筋伤后体虚，阳气不足，腠理空虚，卫阳不固，外邪侵入筋肉、关节，症见全身多关节疼痛，游走不定，关节屈伸不利；或兼有寒热表证，苔薄白，脉浮等。治宜祛风通络，佐以散寒除湿之法。方用防风根汤、蠲痹汤等。

（2）温经通络法 本法适用于筋伤后风寒之邪侵袭肌肤、关节，以致寒邪凝滞经络，症见腰胯冷痛，四肢拘急，得温痛减，遇寒痛甚，舌淡苔白，脉沉迟。使用温性或热性药物驱除寒邪，并佐以祛风除湿药物，使血活筋舒，经络通畅，关节滑利。治宜温经通络，佐以祛风除湿法。方用当归四逆汤、麻桂温经汤、乌头汤等。

（3）除湿通络法 本法适用于筋伤后风湿之邪侵入肌肉关节、经络筋骨，而致筋骨酸、痹、麻、肿胀。症见肌肉关节疼痛，痛处固定不移，肢体有沉重感；或手足麻木，遇阴雨天加重，舌苔腻，脉濡缓。治宜除湿通络，佐以祛风法。方用羌活胜湿汤、薏苡仁汤等。

（4）活血通络法 本法适用于有陈伤瘀血，筋膜粘连，或兼有风湿者。症见筋络挛缩，关节屈伸不利，甚至强直者。可用活血药与理气药再佐以祛风通络药，以达到宣通气血，消除凝滞，舒筋活络的作用。常用方剂有大红丸、舒筋活血汤、活血舒筋汤、舒筋汤等。

4. 补益法 本法是运用补虚扶正的方药补益人体阴阳气血、脏腑筋骨的衰弱，以治疗筋伤疾患的各种虚证的治法。它是根据《灵枢·大惑论》所载的"虚者补之"及《素问·至真要大论》所载的"损者温之"的治则而立法的。临床常用的补法有补气法、补血法、补阴法和补阳法等。

（1）补气法 本法适用于筋伤及久病多虚或体质虚弱的患者。症见肢体倦怠乏力，少气懒言，苔白，脉虚弱。常用方剂有四君子汤、生脉散、参苓白术散、补中益气汤等。又因"血为气之母"，故在气虚时又常加补血药。

（2）补血法 本法适用于筋伤后机体血不足，或素来血虚不能濡养筋肉所引起的病证。损伤失血过多或血液生化不足，可致血虚之证；而筋的柔顺与关节的灵活，全赖血的濡养，血虚可引起筋伤和慢性劳损，这些都需要补血法方药治疗。血虚可症见面色苍白，唇舌爪甲色淡无华，头目眩晕，心悸怔忡，气微而短，疲倦乏力；或肢体疲软，手足发麻，脉细。临床常用方剂有四物汤、当归补血汤、归脾汤等。

根据气旺可生血的医理，在补血方中常加补气药以助生血。如因久病兼有气虚，出现气血俱虚等症，临床可用气血双补法。方用八珍汤加减。

（3）补阴法 本法适应于阴虚的病证。筋伤主要以肝肾阴虚为主。症见形体消瘦，头晕耳鸣，潮热颧红，五心烦热，盗汗失眠，腰酸遗精，咳嗽咯血，口燥咽干，舌红少苔，脉细数者。临床常用六味地黄丸、左归丸、大补阴丸、炙甘草汤等加减。

（4）补阳法 本法适用于阳气虚的病证。筋伤主要以肾阳虚为主，可症见面色苍白，形寒肢冷，腰膝疼痛，下肢软弱无力，小便不利，或小便频数，尿后余沥，少腹拘急，男子阳痿早泄，女子宫寒不孕，舌淡苔白，脉沉细等。临床常用肾气丸、右归丸等加减。

（二）外治法

外治法是将药物制成一定的剂型，放置于体表或损伤部位，使药物通过皮肤渗透发挥作用而达到治疗目的的一种方法。筋伤外治法可分为消肿祛瘀、舒筋活血、温经通络、散寒祛湿等多种治则，有外敷、外贴、腾洗、擦剂等不同使用方式。临证运用时，要根据不同剂型的功用和使用方法，对应不同的病情需要灵活选择。

1. 贴药　贴药又称膏药，是将药物溶解或混合于黏性基质中，摊涂于裱褙材料上，供贴敷于皮肤使用的外用剂型。此类药物多数为市售成药，也可自行配制，因其使用方法简便，携带贮存方便，因而为广大患者所乐用，是临床最常用的外用药。按其功用可分为治损伤、祛风湿、化坚及提腐拔毒四类药物。临床常用的膏药有狗皮膏、太乙膏、陀僧膏等。

2. 敷药　敷药可分为药膏和药粉两种。药膏是指由药物和基质混合制成的软膏剂型，药粉是指将药物碾成细末的一种剂型。根据所选的药物不同其功用也各有差异，主要具有消肿化瘀、舒筋活血、生肌长肉、温经通络等功能。临床上常用的药物有丁桂散、活血散、定痛膏、生肌玉红膏、生肌象皮膏等。

3. 擦剂　擦剂是指直接涂擦于患处的一种药物剂型。有用药物与白酒、醋浸制而成的，酒醋的比例一般为 8 : 2，也可单用白酒或乙醇溶液加工制成。还有用药物与香油或其他基质调配而成的油剂，其功用大多同其他剂型一样，只是在应用上有所不同。擦剂一般要求患者在应用时先将药物涂于患处，再用手在患处搓擦 3 ~ 5 分钟，使局部皮肤发红发热，以利于药物渗透而发挥效用。临床上常用的药物有正骨水、云香精、消肿止痛酊、红花油、松节油等。

4. 腾洗药　腾洗药是指用药物煎汤或将药物置于布袋内，放在蒸锅中蒸汽加热后，趁热腾洗患处的一种方法。洗药的用法是，将药物放在盘中加水后放在火上加热 20 分钟左右，先用热气熏蒸患处，待水温稍减后用药水在患处浸洗。腾药的用法是，将一剂药物分成两份，分别装在两个布口袋中，扎紧袋口用白酒将药物浸湿，放在蒸锅中加热 10 分钟左右，然后从锅中拿出一袋药放在患处。为防止烫伤皮肤，可在皮肤上先放一条毛巾。腾敷药物凉后，与锅内另一袋药交换，这样反复交替腾敷 20 ~ 30 分钟。这类药物无一定的成方，大都是各医院根据临床经验自行制定的方剂。

5. 中药电离子导入法　本法是通过直流电将药物离子引入人体的一种治疗方法。此法由于兼有直流电的电疗和药物的双重作用，对关节炎等慢性筋伤疗效较明显，成为临床常用的方法之一。

作为中医骨伤科治疗要发扬中医传统，用药以中药为主，但也不排斥现代药物（西药）。由于筋伤疾病多涉及软组织与关节软骨的无菌性炎症，骨关节的关节炎疼痛，因此在急性期最常用的药物就是非甾体类消炎镇痛药 (NSAIDs)，该药有良好的消炎止痛作用，目前常用的有同时抑制环氧合酶 –1 及环氧合酶 –2 的非选择性 NSAIDs，如布洛芬、吲哚美辛、依托度酸、氟吡洛芬、瑞力芬、萘普生、甲氧萘丙酸钠等；还有环氧化酶 –2 选择性抑制 NSAIDs 如尼美舒利、塞来昔布、罗非考昔，双氯芬酸等等；而常用的配合药物有肌松药如氯羟苯恶唑（氯唑沙宗片），对消除软组织肿胀有一定作用的药如地奥司明片、神经营养药如甲钴胺片、软骨保护类药物如盐酸氨基葡萄糖；外用有非甾体类消炎镇痛药软膏如扶他林（双氯芬酸二乙胺乳胶剂）。

但是，由于所有非甾体抗炎药可能都具有相似的风险，即可能使严重心血管血栓事件、心肌梗塞和中风的风险增加，使严重胃肠道不良事件的风险增加，包括胃或肠道的出血、溃疡和穿孔等，两种风险可能随药物使用时间的延长而增加。有心血管疾病或心血管疾病危险因素的患者，其血栓发生风险更大，老年患者发生严重胃肠道事件的风险更大。因此要严格控制用药药量和时间。对于尼美舒利等禁止 12 岁以下儿童使用的药物，要注意用药年龄，而含量在 50mg 以上的双氯芬酸肠溶制剂，大大超过儿童用量，因此儿童是不能用该成药的，也应该注意。

六、针灸疗法

针灸疗法早在《内经》中就有记载，它是治疗中医骨伤科各种疾病的一种方法，在筋伤学中运用广泛，分为针法和灸法，其内容和方法很多。

（一）针刺疗法

是以中医理论为指导，使用针具刺激人体特定的穴位，调整经络、气血、脏腑的功能，从而达到防病治病目的的方法，是筋伤疾病常用的治疗方法之一，具有通经活络、宣通气血、调整脏腑阴阳等功效，有止痛、消肿、解痉的作用，对筋伤疾病的疼痛、肿胀、功能障碍等症状有较好的疗效。筋伤临床常用的行针手法、选穴和注意事项等简要介绍如下：

1. 行针手法

（1）提插法 此法是将针刺入腧穴的一定深度后，使针在穴内进行上下进退的操作方法。至于提插幅度的大小、层次的有无、频率的快慢以及操作时间的长短等，应根据患者的体质、病情灵活掌握。

（2）捻转法 此法是将针刺入腧穴的一定深度后，以右手拇指和中、食二指持住针柄，进行一前一后来回旋转捻动的操作方法。捻转角度的大小、频率的快慢、操作时间的长短等，也应根据患者的体质、病情等灵活掌握。

（3）循法 此法是以左手或右手所刺腧穴的四周或沿经脉的循行部位，进行缓和循按或循摄的方法。此法在未得气时用之可以通气活血，有行气、催气之功。

（4）刮柄法 此法是将针刺入腧穴一定深度后，使拇指或食指的指腹抵住针尾，用拇指、食指或中指的指甲部，由下而上频频刮动针柄的方法。此法在不得气时用之可激发经气，促使得气。

（5）弹柄法 将针刺入一定深度后，以手指轻轻叩弹针柄，使针产生轻微的震动，使得气速行。

（6）搓柄法 将针刺入一定深度后，以右手拇指、食指、中指三指持针柄向单方向捻转，此法有行气、催气和补虚泻实的作用。

（7）摇柄法 将针刺入一定深度后，手持针柄进行摇动，此法若直立针身而摇，多自深而浅的随摇随提，用以出针泻邪；若卧针斜刺或平刺而摇，一左一右，不进不退，如青龙摆尾，可使针感单向传导，用以行气。

还有一些特殊的针刺方法如齐刺、扬刺、傍针刺、鸡足刺等，请参照相关书籍。

2. 针刺补泻的作用 针刺手法是产生补泻作用的主要手段。补法是指能鼓舞人体正气，使低下的功能恢复旺盛的方法。泻法是指能疏泻病邪，使亢进的功能恢复正常的方法。采用适当的针刺手法激发经气以补益正气，疏泄病邪以调节人体脏腑经络功能，使阴阳平衡而恢复健康。

（1）捻转补泻 针下得气后，捻转角度小、用力轻、频率慢、操作时间短者为补法，反之为泻法。也有以左转时角度大、用力重为补法；右转时角度大、用力重者为泻法。

（2）提插补泻 针下得气后，先浅后深，重插轻提，幅度小、频率慢、操作时间短者为补法，反之为泻法。

（3）疾徐补泻　进针时徐徐刺入，少捻转，疾速出针为补法，反之为泻法。

（4）迎随补泻　进针时针尖随着经脉循行去的方向刺入为补法，针尖迎着经脉循行来的方向刺入为泻法。

（5）开阖补泻　出针后迅速揉按针孔为补法，出针时摇大针孔而不立即揉按为泻法。

（6）呼吸补泻　患者呼气时进针，吸气时出针为补法，反之为泻法。

（7）平补平泻　进针后得气，均匀地提插，捻转后即可出针。

以上各种手法，在临床上可以相互配合使用。

3. 筋伤针刺取穴　在损伤初期用痛点针刺，常可收到良好的止痛效果。损伤初期一般"以痛为腧"取穴与循经取穴相结合，在痛点最剧烈点进针，可收到止痛、消肿、舒筋等功效。损伤中、后期主要是循经取穴，对症施治，可收到消肿止痛，通经活络，使血脉通畅，肌肉、关节的功能恢复正常。损伤后期而有风、寒、湿邪时，亦可在针刺后加用艾灸，其疗效更佳。

人体穴位很多，在筋伤治疗中常用穴位达 60 余个，穴位列表见附录一。临床可根据不同情况选择应用，也可根据具体情况酌加一些阿是穴。

4. 针刺疗法的注意事项

（1）患者在过于饥饿、疲劳、精神过度紧张时，不宜立即进行针刺。

（2）妇女孕期不宜针刺，特别是一些通经活血的穴位。

（3）有继发性出血倾向的患者和损伤后出血不止的患者，不宜针刺。

（4）有皮肤感染、溃疡、瘢痕或肿痛的部位，不宜针刺。

（5）对胸、胁、背、腰等脏腑所居之处的腧穴，不宜直刺、深刺，以防损伤脏器。

（6）针刺操作过程要注意严格无菌操作。

（二）灸法

指运用艾绒等各种药物作为施术材料，然后点燃施用的方法。特别适用于风寒痹阻、气血经络不通、阳虚湿蕴等引起的各类筋伤病证。

1. 艾灸分类与适应证

（1）艾炷灸　把艾绒制作成艾炷后，置于施灸部位点燃而治病的方法。分为直接灸和间接灸两种。

①直接灸：将艾炷直接放置于施灸部位皮肤上烧灼的方法，包括瘢痕灸和非瘢痕灸两种灸法。瘢痕灸适应于全身各系统的顽固病证，且适合用灸法者，如骨髓炎、关节病等。非瘢痕灸则适用于气血虚弱、发育不良及虚寒轻症者。

②间接灸：将艾炷与皮肤之间衬隔某些物品而施灸的一种方法。包括隔姜灸、隔盐灸、隔蒜灸、隔附子饼灸等。隔姜灸、隔盐灸适用于风痹、寒痹、湿痹等症；隔蒜灸适用于关节积液、手术瘢痕等；隔附子饼灸适用于阳虚所致的痹证。

（2）艾条灸　将艾绒制作成艾条进行施灸，可分为悬起灸及实按灸两种。

①悬起灸：将点燃的艾条悬于施灸部位之上的一种灸法。包括温和灸、雀啄灸、回旋灸等。温和灸适用于一切灸法主治病证；雀啄灸适用于关节扭伤等症；回旋灸适用于风痹、寒痹、湿痹的筋萎、筋断后遗症，肩周炎、腰痛、膝骨关节炎等病证。

②实按灸：将艾条实按在穴位上的一种灸法，包括太乙针灸、雷火针灸等。适用于风痹、寒痹、湿痹、肢体顽麻、痿弱无力、活动不利等筋伤病证。

（3）温针灸　温灸器灸、温针灸适用于寒湿结于体内而导致的肢体关节病，其通过艾绒的燃烧将热量由针身传入体内，而达到祛寒除湿的效果。温灸器灸因其受热面积广泛，适用于腰、背、臀、腹等处的筋伤疾患。

2. 非艾类灸法 非艾类灸法包括灯火灸、黄蜡灸、药锭灸、药捻灸、药线灸、药笔灸等，其中药捻灸、药线灸、药笔灸等常应用于风痹、寒痹、湿痹、肩周炎、网球肘等顽固性疾病。

3. 灸法的禁忌证

（1）对实热证、阴虚发热者，一般不宜灸治。

（2）对颜面、五官和有大血管的部位以及关节活动部位，不宜采用瘢痕灸。

（3）孕妇的腹部和腰骶部不宜施灸。

（4）空腹、过饱、极度疲劳和对灸法恐惧者，应慎施灸。

（5）对于体弱患者，灸法时不宜过大，刺激不可过强，以防晕灸。

七、针刀疗法

针刀疗法是以中医针刺疗法和西医学的局部解剖、病理生理学知识为基础，与现代外科有限手术和软组织外科松解理论相结合而形成的一种新的治疗方法。这种治疗方法用针刀刺入病所，以治疗肌肉、筋膜、腱鞘、韧带、关节滑膜等筋伤方面的病证。

针刀形体像针，但末端有一个0.3～1.0mm宽的刃（图1-70），刺入病变部位后，可以切开或剥离病变组织。它具有松解筋肉、剥离粘连、解痉止痛、疏通气血的作用，使针刺和微创手术疗法融为一体，把两种器械的治疗作用有机地结合到一起，具有操作方法简便、疗效确切、患者痛苦少、花费少和适应证广等特点，因此已成为筋伤治疗的一种常用方法。

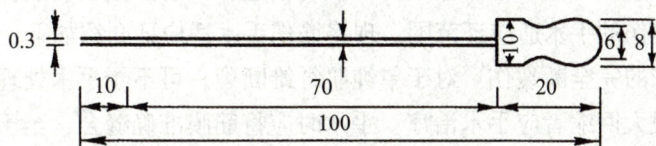

图 1-70 小针刀（常用规格）

（一）适应证

主要适用于肌肉、筋膜、韧带等软组织损伤后因粘连引起的固定性疼痛，韧带积累性劳损造成的疼痛，局部软组织张力增高、骨刺刺激、卡压浅表神经造成的疼痛或麻胀，各种腱鞘炎、滑囊炎以及跟骨痛等。

（二）禁忌证

禁用或慎用针刀治疗的有以下几种。

1. 有发热症状的患者。

2. 有严重心脏病的患者。

3. 施术部位有感染以及患有疖肿者。

4. 施术部位有重要的神经血管或重要的器官而无法避开者。

5. 患有血液病的患者以及年老体弱，或有较严重的心脏病、高血压病等内科疾病患者。

（三）进针方法

1. 定点 先确定病变部位和辨清楚局部的解剖结构，在进针部位用标记笔做好标记，局部碘酊消毒，再用酒精脱碘，覆盖消毒小孔巾。

2. 定向 使针刀的刀口线与大血管、神经及肌纤维走向平行，若肌纤维方向不与神经、血管平行，以神经、血管方向为准。

3. 刺入 以右手拇食指捏住针柄，其余三指托住针体，稍加压即可刺透皮肤，刺到需要深度，再施行各种手术。

4. 加压分离 使刀口下的神经，血管分离到刀口两侧。继续加压，感到坚韧感时，说明刀口下组织已接近骨质。

（四）注意事项

1. 严格掌握适应证、禁忌证。
2. 严格施行无菌操作，防止感染。
3. 防止晕针，尤其对精神紧张和体弱患者。
4. 严防血管、神经及内脏损伤。

八、手术疗法

手术治疗筋伤，主要用于肌腱、韧带的断裂伤，软骨盘的损伤，椎间盘的巨大突出以及神经血管的损伤等。大多数筋伤经过非手术治疗都可获得治愈，只有少数筋伤病证需手术治疗。因此在临床上要严格掌握筋伤的手术适应证范围，现将筋伤手术适应证介绍如下：

1. 肌肉、肌腱韧带的完全断裂伤。对于单纯肌纤维断裂，可不予手术处理；对于筋膜和肌肉均断者，其断端又有很大回缩者应手术治疗。手术时应将筋膜准确缝合，至于断裂的肌肉，由于脆弱易碎，不易缝合，只需稍加修齐，可不做缝合处理。肌腱韧带的断裂则需手术缝合。

2. 非手术治疗无效者。反复发作的腱鞘疾病。如狭窄性腱鞘炎、腕管综合征、跗管综合征等疾病，通过非手术治疗无效者。

3. 某些滑囊病经非手术治疗无效，可以手术切除滑囊。

4. 大部分神经、血管的损伤需手术治疗。

5. 腰椎间盘突出症、颈椎间盘突出症，经非手术治疗无效，影响工作和学习者可手术治疗。

6. 髌骨软骨软化症，经非手术治疗无效的严重晚期患者可考虑做髌骨成形术或髌骨切除术。

7. 关节内游离体，影响肢体活动者，应手术取出游离体。

8. 膝关节半月板损伤，经非手术治疗无效者，可考虑做半月板的部分或全部切除。

9. 某些因先天变异和后天劳累加重的疾病，经非手术治疗无效影响工作和生活者，可考虑手术治疗。如腰椎峡部不连、严重腰椎滑脱、脊椎裂、腰椎管狭窄等疾病。

以上所列病证仅供参考，具体手术操作方法、术前准备、术后处理等，详见《骨伤科手术学》等书籍。

九、其他疗法

手法、固定、药物、练功、针灸、针刀以及手术是目前筋伤的主要治疗方法，除此之外还有一些其他的治疗方法，例如封闭、物理疗法及牵引治疗等。这些方法在治疗筋伤中都有一定的应用范围，也是筋伤治疗中不可缺少的部分，因此在熟练掌握主要治疗方法的同时，也应掌握这些疗法。

（一）封闭疗法

封闭疗法也是临床上较常用的一种治疗方法，它是通过局部注射药物，以达到抑制炎症的渗出，改善局部营养状况，消肿止痛等作用的一种疗法。

1. 封闭方法

（1）压痛点封闭　是临床上最常用的方法，一般是在肢体压痛最明显的地方注射，常能收到很好的局部止痛效果。

（2）腱鞘内封闭　此法是将药物注入腱鞘内，有消除、松解粘连，缓解疼痛的作用。常用于手指屈肌腱鞘炎、腱鞘囊肿等病证。

（3）椎管内硬膜外封闭　此法是将药物注入椎管内硬膜外，可消肿、减轻炎症反应、解除由于脊神经根受压引起的腰腿痛。

（4）神经根封闭　由于神经根受压产生的疼痛，可在神经根部注射药物以缓解疼痛。

2. 封闭常用药物

（1）曲安奈德 10～40mg，配合 0.5%～1% 盐酸利多卡因 5～20mL，间隔及疗程视治疗情况而定。

（2）倍他米松 2.5～10mg，配合 0.5%～1% 盐酸利多卡因 5～20mL，间隔及疗程视治疗情况而定。

这些是常用的局麻药配伍合成皮质类固醇局部封闭配方，根据病情还可以有不同的配方。

3. 封闭的注意事项

（1）严格无菌操作，防止感染的发生。

（2）注射部位要求准确，特别是胸背部要防止损伤内脏。

（3）选择好适当的药物及剂量，对于有高血压、溃疡病、活动性肺结核的患者禁用类固醇激素，以防加重病情。

（4）次数不宜过多，以每周 1 次，共 2～3 次为宜，避免类固醇药物结晶在局部的沉积。

（二）物理疗法

物理疗法是利用各种物理因子作用于机体，引起所需的各种反应，以调节、加强或恢复各种生理机能，影响病理过程，从而达到康复目的的一种疗法。

1. 物理疗法的治疗作用

（1）加速创伤的愈合　物理疗法可以改善局部的血液循环，降低局部小血管的渗透性，提高白细胞和巨噬细胞的吞噬能力，从而促使局部病变组织从被动充血及瘀血状态中逆转过来，变为血流通畅的主动充血，以消除组织水肿，促进血肿吸收，改善组织缺氧和营养状态，消除炎症反应。

（2）促进疤痕软化与粘连吸收　疤痕组织是一种循环不良、结构不正常、神经分布错乱的假性组织，粘连是因炎症渗出后，组织纤维机化而形成的结缔组织。理疗可减少胶原纤维的形成和玻璃样变性过程，也可消退疤痕组织水肿，改善局部组织营养，从而减少疤痕和粘连的形成，同时也可缓解或消除疤痕瘙痒、疤痕疼痛等症状。

（3）镇痛作用　疼痛是筋伤中常见的症状，产生疼痛的因素也是多样的，如炎症、缺血、代谢产物、致痛介质及精神因素等。理疗可以提高痛阈，祛除致痛原因，从而能获得良好的镇痛作用。

（4）避免或减轻伤后并发症与后遗症　急性筋伤后期所发生的关节粘连僵硬。其主要原因是由于肌肉不活动，循环缓慢，组织水肿而产生的。如果早期开展理疗，则可使肌肉得到较充分的活动，血运通畅，加速组织水肿吸收，避免关节粘连僵硬。

2. 物理疗法种类

（1）电疗法　电疗法的种类很多，在临床上应根据不同的病证选择应用。

①直流电疗法：是应用直流电作用于人体而达到治疗目的一种疗法。适用于周围神经损伤、脊髓损伤、疤痕增生及粘连等。心力衰竭、有出血倾向及对直流电过敏、局部有广泛或严重皮损伤者禁用。

②感应电疗法：是应用感应电流来治疗疾病的方法。适用于失用性肌萎缩、扭挫伤及下运动神经元部分损伤后的弛缓性麻痹等。禁忌证同直流电疗法相同。

③间动电疗法：间动电是在直流电的基础上叠加经过半波或全波整流后的 50Hz 正弦电流而成，可以起到止痛、促进周围血液循环、调节神经肌肉组织的紧张度等作用。适用于扭挫伤、失用性关节强直、肌萎缩、腰肌劳损、肩周炎等。禁忌证同直流电疗法。

④电体操疗法：电体操疗法是以各种不同形式的电流作用于神经或肌肉，使肌肉产生收缩的治疗方法，又称电刺激疗法。适用于周围神经损伤、失用性肌萎缩等。禁忌证同直流电疗法。

⑤刺激电疗法：主要作用是止痛，可应用于各种疼痛的病证。有出血倾向、化脓性疾患及带有心脏起搏器的患者禁用。

⑥音频电疗法：是应用频率在音频范围内的中频正弦交流电来治疗疾病的一种电疗法。有止痛、促进血液循环、软化疤痕、松解粘连的作用。禁忌证同直流电疗法。

⑦干扰电疗法：干扰电流又称交叉电流，干扰电疗法就是利用这种电流来治疗疾病的一种电疗法。具有止痛、促进局部血液循环、兴奋骨骼肌及平滑肌等的作用。适用于扭挫伤、神经痛及创伤后期积液或瘀血吸收不良等。禁忌证同直流电疗法。

⑧短波电疗法：用波长在 100 ～ 10m 范围内的高频电磁波对人体进行治疗的一种方法。短波电疗的主要作用是热效应。适用于扭挫伤、神经损伤、关节及软组织损伤后遗症等。内脏出血、心血管系统代偿机能不全、带心脏起搏器者禁用。

⑨超短波电疗法：超短波电疗法的治疗作用与短波电疗法基本相同，但热效应比短波更好，更均匀。其适用范围与禁忌证同短波电疗法。

⑩微波电疗法：微波电疗法的作用基础主要也是热效应，其特点是作用局部均匀。其适用范围和禁忌证可参照短波电疗法。

（2）超声疗法　指将超声作用于人体，以达到治疗目的一种理疗方法。适用于扭挫伤、神经痛、疤痕增生、血肿机化、关节炎、肌炎等。血栓性静脉炎、出血倾向的患者禁用。

（3）光疗法　指用光照射人体，以达到治疗目的理疗方法。可分为红外线、可见光、紫外线等疗法。在临床应用上应根据疾病的不同选择使用。

（4）激光疗法　激光疗法是 20 世纪 60 年代发展起来的一门新技术。是通过热效应、机械效应、光化学效应和电磁效应四个方面治疗疾病。其适用范围包括伤口及其感染、溃疡、扭挫伤等。

（5）磁疗法　磁疗法是应用磁场作用于身体来治疗疾病的方法。磁场对身体的影响是比较复杂的，主要作用是镇痛、消肿、消炎、镇静。使用的方法也较多，临床应随症选用。

（6）蜡疗法 蜡疗法是利用加温后的石蜡作为导热体，涂敷于伤部以达到治疗目的的一种方法。蜡疗法的主要作用是温热和机械压迫，一般无化学性刺激作用，适应证为扭挫伤、疤痕挛缩、粘连等软组织损伤。有出血倾向的患者禁用。

除以上所介绍的理疗方法之外，还有水疗、冷疗等理疗方法。总之，理疗方法很多，在临床应用时，主要应根据患者的病情以及所具备的条件灵活选择应用。

（三）牵引疗法

牵引疗法是通过器械的力量牵引治疗肢体关节，以舒筋活血、通利关节的一种治疗方法。

1. 颈椎牵引 又称枕颌带牵引、枕颌牵引。可分为坐位和卧位牵引两种。以坐位为例：患者取坐位，头部略向前倾，医生把枕颌带兜住患者下颌并调节两侧平衡，注意舒适度，不要卡住患者甲状软骨，然后调解牵引绳长度。牵引悬重从小重量 2 ~ 3kg 开始，患者适应后可逐渐增至 8kg，每次 10 ~ 20 分钟，根据耐受力不同部分患者可以增加到 40 分钟；每日或隔日 1 次，持续牵引 3 周，以无不适为度。注意有少数患者会出现不良反应（图 1-71）。

2. 腰椎牵引 目前多采用骨盆牵引法。患者仰卧牵引床上，先用特制皮带固定胸部，并将其固定在床头，在骨盆处绑一较宽的骨盆带，在骨盆带的两侧稍偏后各系绳索，通过床尾的滑轮，连接牵引锤，一般每次牵引重量为 10 ~ 20kg，牵引时间 10 ~ 20 分钟，隔日 1 次，10 次为 1 个疗程。

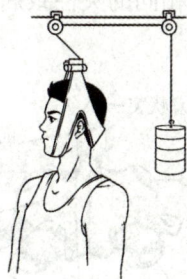 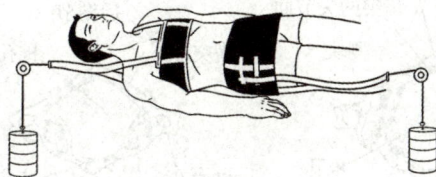

枕颌牵引　　　　　　　　　　腰椎牵引

图 1-71 牵引法

筋伤学治疗方法有多种，但应根据病情需要选择最佳治疗方案。

思考题

1. 筋伤的治疗原则有哪些？
2. 筋伤手法的作用与禁忌证是什么？
3. 筋伤治疗固定的方法有几种？
4. 筋伤药物外治法定义，包含哪些常用剂型。
5. 针刀疗法有哪些适应证与禁忌证？

第一节 颈项部筋伤

颈项部位于头与胸部之间。颈段脊柱有7个颈椎，其中第1颈椎为寰椎、第2颈椎为枢椎（图2-1）、第7颈椎为隆椎。颈椎由椎体、椎弓、横突、关节突、棘突等结构组成，有寰枕关节、寰枢关节、关节突关节（小关节）、钩椎关节（Luschka's关节）等，通过前纵韧带、后纵韧带、黄韧带、项韧带、棘上韧带、横突间韧带、棘间韧带以及椎体间的椎间盘等相连接，以保持颈椎的稳定性。小关节和钩椎关节间是滑膜连接，同其他滑膜关节有相同的炎性致痛病理过程。

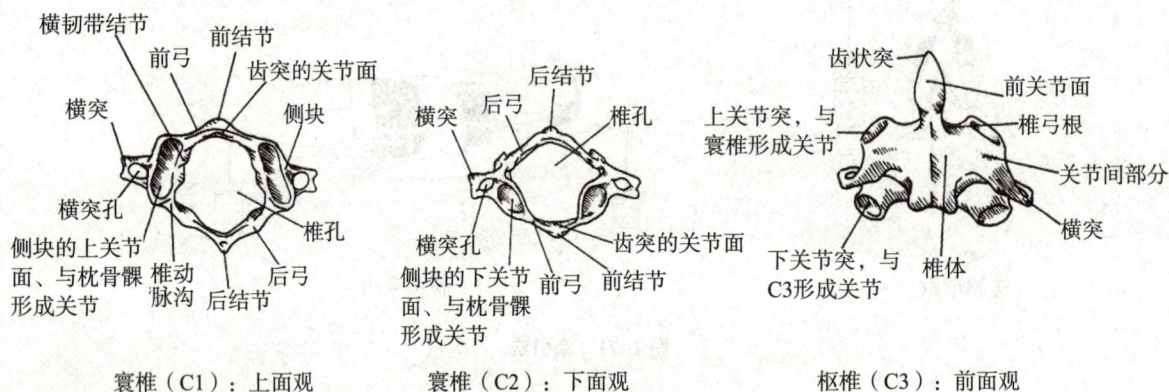

图 2-1 寰枢椎解剖图

颈椎部主要有椎孔、椎间孔和横突孔3个骨性通道，分别有颈脊髓、颈脊神经和椎动脉通过。

颈项部的肌群主要有颈阔肌、胸锁乳突肌、斜角肌、菱形肌、斜方肌、头夹肌、半棘肌、头大直肌、肩胛提肌及舌下肌群等组成，起运动头和颈部的作用。在斜方肌上1/3的协同下，颈后肌群的收缩和舒张使颈部做屈伸运动。胸锁乳突肌对颈部的旋转运动有重要作用。颈项部的肌肉既是运动的动力，又有保护和稳定颈部的作用，如遭受强大外力或超越颈部肌筋应力的外力持久地作用，可引起筋伤，甚至骨折、脱位等损伤。颈椎有一个前凸的生理弯曲，筋骨动静力平衡是颈椎生理状态，筋骨失衡是颈项部筋伤发生的重要病机，理筋、整骨是恢复平衡的重要方法。

颈神经有8对，颈1～4前支合成颈丛，颈5～8和第1胸神经前支合成臂丛。与颈丛浅支相关的神经有枕小神经、耳大神经、颈横神经、锁骨上神经，支配枕部及耳郭背面上部、颈部、胸壁上部和肩部的皮肤；颈丛深支主要支配颈部深肌、肩胛提肌、舌骨下肌群和膈肌。臂丛锁骨上部分分支发出的神经主要有胸长神经、肩胛背神经、肩胛上神经，分布于颈深肌、背浅肌（斜方肌除外）、部分胸上肢肌及上肢带肌；臂丛锁骨下部分分支发出的神经主要有肩胛下神经、胸内侧神经、胸外侧神经、胸背神经、腋神经、肌皮神经、正中神经、尺神经、桡神经、臂内侧皮神经、前臂内侧皮神经，分布于肩、胸、臂、前臂和手的肌肉、韧带与皮肤。

颈部的动脉起源于主动脉，在颈部的主干即颈总动脉和锁骨下动脉，右侧发自头臂动脉，左侧直接发自主动脉弓。颈部静脉与动脉伴行。椎动脉为锁骨下动脉的最大分支，左右各有一支，它穿过颈椎两侧的横突孔上行，经枕骨大孔入颅，两支血管在脑内合为基底动脉。椎动脉和基底动脉以及它们的分支统称为椎基底动脉系统，营养人脑的枕叶、小脑、脑干、丘脑及内耳等部位（图 2-2 ）。

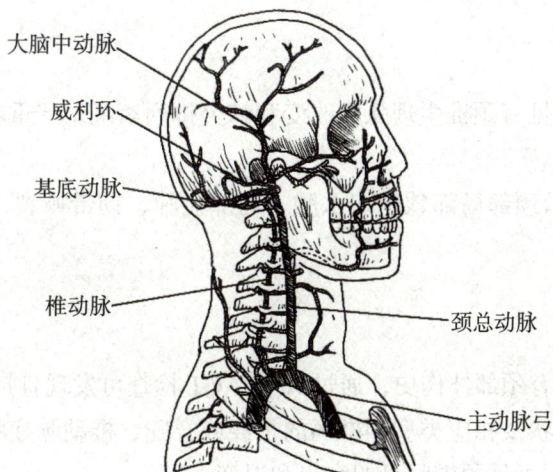

图 2-2　颈部动脉解剖图

神经与血管受到卡压与刺激，是颈椎疾病的重要病因。

颈项部连接头、胸和上肢，是脊柱中运动最灵活的区域，活动范围大，能做前屈、后伸、左右侧屈、左右旋转等方向活动，活动次数频繁，故发生损伤的机会也较多。对于颈椎来说，颈部运动的 50% 由寰枕关节和寰枢关节完成，其余的 50% 则由颈 3 ~ 7 椎体均匀完成。屈伸运动大部分由寰枕关节参与，旋转运动主要由寰枢关节完成。

一、颈部扭挫伤

颈部扭挫伤是指颈部受到打击或碰撞、过度牵拉或扭曲等因素导致颈部的韧带、肌肉、筋膜等组织受到损伤。颈部扭挫伤是常见的颈部急性筋伤，可能造成骨折和脱位，严重者可伤及颈椎脊髓，出现脊髓损伤症状，甚而危及生命，临床必须仔细加以鉴别，以免误诊。

【病因病机】

颈部可因突然扭转或前屈、后伸等外力而受伤。如在高速车上突然减速或突然刹车时头部猛烈前冲，打篮球投篮时头部突然后仰，搬重物及攀高等用力过猛，嬉闹扭斗时颈部过度扭转或头部受到暴力冲击等，均可引起颈部扭伤。钝器直接打击可导致颈部软组织挫伤。

颈部扭挫伤轻者可造成肌肉、筋膜、韧带等组织牵拉伤，导致纤维组织撕裂，局部出现出血、炎性物渗出、水肿等病理改变。严重者可出现颈椎骨折脱位或半脱位，引起颈部韧带断裂、颈椎间盘突出等而造成脊髓受压。

【临床表现】

1. 病史 患者有明确的急性外伤史。

2. 主要症状 扭伤者可呈现颈部一侧疼痛，头多偏向患侧，颈项部活动受限，肌肉痉挛，在痛处可触及肿块或条索状硬结。挫伤者局部有轻度肿胀、偶有瘀斑，疼痛明显；伤及脊髓者，可表现为肢体的瘫痪症状、手功能障碍、出现感觉分离等。挥鞭样损伤除有颈后韧带、棘上韧带等损伤外，疼痛往往持久，颈后软组织增厚，肌肉痉挛，头颈转动不便，并常固定在一定位置，活动时可出现一侧上肢闪电样疼痛或颈后剧痛。

3. 体征 体格检查可触及颈前肌、颈后肌或斜方肌痉挛，伤处局部轻度肿胀、压痛，颈部各方向活动均受限。

【影像学检查】

1. X 线检查 轻度可见有颈椎生理弧度改变和棘突排列紊乱，严重者可见椎体撕脱骨折、棘突骨折等。

2. MRI 检查 可显示颈部局部软组织水肿、局部血肿、韧带撕裂，并可排除颈椎骨折脱位和颈椎间盘突出等损伤。

【鉴别诊断】

1. 颈椎骨折、脱位 有颈部外伤史，通过 X 线、CT 检查可发现骨折与脱位。

2. 颈椎病 有颈部症状及相应类型颈椎病的神经或脊髓、椎动脉症状。X 线片显示颈椎多有退行性变，CT 及核磁共振可见颈椎间盘的突出和退变。

【辨证与治疗】

（一）手法治疗

1. 手指点穴法 患者正坐，术者站立于患者背后。术者一手扶住患者头部，另一只手以中指点按风池、天柱、风府、肩井等穴。点穴后以中指或拇指在所点之穴由上而下推揉，反复数次。

2. 捏拿颈项法 以拇指与食指、中指相对，轻轻捏拿颈项部筋肉数次。如果筋伤后颈部偏歪者，可做手法牵引或整复（图 2-3）。

（二）固定疗法

如果损伤较严重，疼痛剧烈，并伴有神经症状，可佩戴颈椎围领固定，卧床休息 1～2 周，也可进行适当的枕颌带牵引，以减轻肌肉痉挛。

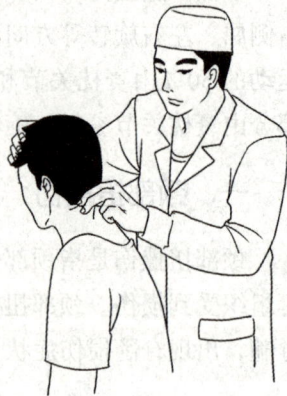

图 2-3 捏拿颈项法

（三）练功疗法

嘱患者有意识地松弛颈部肌肉，待急性疼痛缓解后，可进行头颈部前屈后伸和左右旋转活动锻炼。

（四）药物疗法

1. 中药辨证治疗

（1）内服药物

气滞血瘀证：扭伤初期，舌红偏暗，苔薄白而润，脉弦紧。以活血祛瘀为主，方用羌活威灵仙汤加减。兼有头痛胀者，可加用疏风散邪的药物。

瘀络脉阻证：扭伤中期，舌红，舌边尖有瘀斑，脉弦涩。以舒筋活络止痛为主，方用舒筋活血汤加减。

寒凝经络证：扭伤后期，舌质淡，舌体有明显青色脉络，脉沉迟而涩，患者颈部、手脚偏凉。以温经通络为主，可服大活络丹、小活络丸等。

（2）外用药物　以活血化瘀、消肿止痛为原则。对局部肿胀明显者，可外敷消瘀止痛药膏等；肿胀不明显，可用正红花油等外搽，或用伤湿止痛膏等外贴。

2. 西药治疗　非甾体类消炎镇痛药配合肌松药内服、外用，可有效缓解肌肉疼痛与痉挛。

（五）针灸疗法

可取阿是穴、风池、大椎、天柱、悬钟、合谷、太溪、照海、解溪等穴位，常用泻法。

（六）针刀疗法

针刀松解以肌肉起止点，或以可触及的紧张肌纤维及明显压痛点为主，先行纵向疏通再做横行剥离，针下有松动感为度。

（七）其他疗法

1. 封闭疗法　以局部痛点、损伤肌肉起止点封闭注射为主。

2. 物理疗法　可选用电疗、磁疗、超声波等方法治疗，局部透热以缓解肌肉痉挛。也可行坐位或卧位枕颌带牵引。

【预防与调护】

要避免颈部受到风寒外袭。疼痛缓解后可以做颈项部练功锻炼，平时多做颈部锻炼，增强颈部力量；在激烈运动或乘车时要注意自我保护，以防颈部扭伤。伤后应尽量保持头部于正常位置，以松弛颈部肌肉，及时就医。

二、落枕

落枕又称"失枕"。清·胡廷光《伤科汇纂·旋台骨》记载："有因挫闪及失枕而项强痛者。"落枕是常见筋伤，好发于青壮年，男多于女，春冬两季发病较高。

【病因病机】

中医学认为，落枕是颈部气血不足，循行不畅，舒缩活动失调，复遭风寒侵袭致经络不舒，气血凝滞而痹阻不通，颈部肌肉僵硬疼痛而发此病。《诸病源候论·失枕候》记载："头项有风，在于筋之间，因卧而气血虚者，值风发动，故失枕。"

现代医学研究认为，落枕多因睡眠时枕头过高、过低或过硬；或睡姿不良，头颈过度偏转，使颈部肌肉长时间受到牵拉，处于过度紧张状态而发生静力性损伤而致。常见受累的肌肉有胸锁乳突肌、前斜角肌、颈长肌或肩胛提肌、斜方肌等，可出现颈肩部或一侧上肢的反射性疼痛。

【临床表现与诊断】

（一）临床表现

1. 病史　本病起病较快，病程短，常在 1 周内自愈，但易复发。

2. 主要症状　睡醒后出现颈部疼痛，以一侧疼痛为主，活动时加重，疼痛可向肩背部放射。头常歪向患侧，仰头、点头及转头等颈部活动受限，颈项不能自由旋转后顾，转头时常与上身同时转动，以腰部代偿颈部的旋转活动，向患侧活动受限尤为明显。如由风寒外袭引起，除颈项僵硬、疼痛活动不利外，可伴有恶寒头痛等表证。

3. 体征　查体可见颈部肌肉痉挛压痛，触之如条状或块状，斜方肌、大小菱形肌等处有压痛。

（二）影像学检查

X 线检查　一般无明显改变。由于颈部肌肉痉挛，头颈部可歪斜，可见颈椎侧弯、颈椎生理弧度变浅。

（三）鉴别诊断

1. 颈椎病　有明显的颈部症状及神经根或脊髓症状。X 线片显示颈椎多有退行性变，CT 及 MRI 可见颈椎间盘的突出和退变。

2. 寰枢关节半脱位　如儿童发现有头颈部突然歪斜，应排除是否有寰枢关节半脱位，X 线与 CT 检查可显示寰齿关节，或寰枢关节间隙左右不对称。

3. 脑膜性疾病　各类脑膜炎、蛛网膜下腔出血、某些脑肿瘤等病变，也有颈部僵硬和活动受限的表现，但是还存在凯尔尼格征和布鲁津斯基征，血液检查和 CT、MRI 可资鉴别。

【辨证与治疗】

手法可快速缓解肌肉痉挛，消除疼痛。如配合药物治疗、理疗疗效更佳。

（一）手法治疗

1. 揉摩法　患者端坐，术者站于患者背后。在颈项部触到患者痛点后，用拇指或小鱼际于患部揉摩使痉挛的肌肉得到缓解。

2. 点穴法　用拇指或中指点按天柱、天宗、风池、曲池、合谷等穴以疏通气血、解痉止痛，每穴可按压半分钟。

3. 捏拿弹筋法　用拇指与食指、中指对捏颈部、肩上和肩胛部的肌肉，用捏拿弹筋手法。

4. 牵颈法　术者一手托住患者下颌，另一只手托住枕部，两手同时用力向上提，利用患者的躯干部重量进行反牵引。术者边做牵引，边做颈前屈、后伸动作数次。

5. 端项旋转法　患者坐在低凳上，嘱其尽量放松颈项部肌肉，医者一手托住患者下颌，另一只手托住枕部，两手同时用力向上端提，此时患者的躯干部重量起了反牵引的作用，在向上端提的同时，边提边摇晃头部，并将头部缓缓向左右、前后摆动、旋转 2 ~ 3 次，以活动颈椎小关节。最后用力将下颌向一侧做稳妥斜扳，即可听到清脆之响声，患者立感颈项部舒适。运用斜扳手法时，动作要轻柔，用力要适当，以免加重疼痛或加重损伤（图2-4）。

6.拍打叩击法 轻轻地拍打叩击肩背颈项四周10余次。

（二）固定疗法

一般不需要固定，疼痛剧烈者予以头颈部制动休息，必要时佩戴颈椎围领1～2周。

图2-4 端项旋转法

（三）练功疗法

嘱患者有意识地放松颈部肌肉，疼痛缓解后，应积极地进行颈部的功能锻炼，可作颈部前屈、后伸、左右侧屈、左右旋转等活动，各做3～5次，以舒筋活络，增强颈部肌肉力量。

（四）药物疗法

1.中药辨证治疗

（1）内服药物

风寒阻络证：颈项背部僵硬，拘紧，可兼有表证舌脉表现。治宜疏风散寒、除湿止痛。无汗者，方用葛根汤加减；有汗者，方用瓜蒌桂枝汤加减；湿邪偏甚者，方用羌活胜湿汤加减。

气滞血瘀证：颈项疼痛，活动不利，活动时疼痛加剧，局部有明显的压痛点，舌暗，脉弦紧。治宜活血舒筋、行气止痛，方用和营止痛汤或活血舒筋汤加减。

（2）外用药物 风寒阻络为主的，以散寒止痛为主，外贴伤湿止痛膏、风湿跌打膏等；气滞血瘀为主的，以活血止痛为主，外搽正红花油；风邪阻络为主的，可用祛风活血通络的酊剂、油剂或膏药，如云香精、红花油外搽或天和追风膏外贴。

2.西药治疗 根据不同类型可用非甾体消炎药、肌肉松弛剂等药物内服外用。

（五）针灸疗法

可选取外关、后溪、阿是穴配绝骨、昆仑、风池、大椎等穴，用泻法，留针20分钟。

（六）其他疗法

1.封闭疗法 后期可选用封闭药物做痛点或疼痛部位的局部封闭。

2.物理疗法 可选用电疗、磁疗、超声波等方法治疗，以局部透热，缓解肌肉痉挛。

【预防与调护】

平时避免不良的睡眠姿势，用高度适当与柔软的枕头；避免受风寒侵袭；久坐伏案，要经常起身抬头活动颈部，防止颈部慢性劳损，也可定时进行颈部练功活动。落枕后尽量保持头部于正常位置，以松弛颈部的肌肉。

三、先天性肌性斜颈

先天性肌性斜颈是指一侧胸锁乳突肌发生纤维性挛缩，导致头面部和颈部的不对称畸形。临床以头斜向患侧、前倾、旋向健侧和面部变形为特点。本病是婴幼儿常见的一种先天性畸形疾

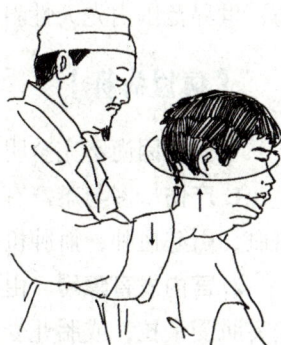

病，世界范围内先天性斜颈的发病率在 0.3%～1.9%。

【病因病机】

本病病因尚不完全明了，目前多认为与以下因素相关。

1.产伤 多与难产有关。是由于分娩时胎儿一侧胸锁乳突肌受产道、产钳挤压，或牵拉撕裂出血，引起血肿，血肿机化后导致肌纤维挛缩而引发斜颈。

2.宫内发育障碍 由于胎位不正，胎儿在子宫内头部位置不良，头颈倾向一侧，致一侧胸锁乳突肌受牵拉；或胎儿受到置于颈部肢体的挤压等，使颈部的血液循环发生改变，致胸锁乳突肌缺血而发育不良，发生挛缩引起斜颈。

3.缺血性肌挛缩 由于产程过长，胸锁乳突肌营养动脉闭塞或静脉回流受阻而缺血，肌纤维变性挛缩造成斜颈。

【临床表现与诊断】

（一）临床表现

1.病史 本病发病较早，畸形可在出生时存在，也可在出生后 2～3 周出现，部分可自愈。

2.主要症状 多在出生两周左右，发现头颈部歪斜，在颈部一侧胸锁乳突肌可触及一梭形肿块，触按时患儿因疼痛而啼哭，头颈转动不灵活，向同侧倾斜，下颌旋向对侧，多单侧发病。肿块在出生后 3～4 个月内逐渐消失，而胸锁乳突肌因挛缩逐渐成条索状，患儿出现斜颈。斜颈常随婴儿发育而发展，1 岁左右，斜颈更为明显。部分患者伴有智力发育障碍。此外先天性斜颈可能伴有先天性髋关节发育不良，发生率高达 20%，诊治时要避免漏诊。

3.体征 早期一侧胸锁乳突肌可触及梭形肿块，逐渐发展至当头颈部主动或被动转向健侧或仰头时，可见胸锁乳突肌紧张而突起于皮下，同时逐渐继发头和面部的不对称发育，头颅的前后径变小，枕部歪斜，面部两侧不对称。患儿面部患侧窄小，眉眼与口角之间距离较健侧缩小，五官倾斜。若不及时矫正可随年龄增长而加重，不仅患侧面部相对萎缩，颈部软组织紧缩，而且颅骨会发生不对称畸形，严重者颈椎和上胸椎发生固定性脊柱侧弯畸形。

（二）影像学检查

X 线检查 早期无异常，后期可见颈椎侧弯和旋转畸形，而骨质无异常。

（三）鉴别诊断

1.骨性斜颈 系颈椎先天性发育异常所致。X 线摄片示，颈椎骨先天性畸形。

2.颈椎结核 因结核病变致颈部疼痛和肌肉痉挛，但无胸锁乳突肌挛缩，颈项活动使疼痛加剧。X 线摄片示，椎体骨性破坏和椎前脓肿。

3.颈椎自发性半脱位 有咽部或颈部软组织感染病史，其后发生斜颈，儿童、成人均可发病。颈部活动受限，疼痛。X 线正位张口摄片可显示寰枢关节半脱位。

4.眼肌异常斜视 患儿视物时必须采取斜颈姿势以避免复视，胸锁乳突肌无挛缩，斜颈可自动或被动矫正。

【辨证与治疗】

治疗越早效果越好。婴儿期以手法为主，配合固定治疗。年龄大，或面部、颈椎等继发性畸形改变者，则斜颈和面部畸形难以完全矫正，若保守治疗无效，可采用手术治疗。

（一）手法治疗

适用于 1 岁以内的婴儿，可采用局部按摩、牵引、扳动矫正等手法，目的是使肿块早期消散，防止肌肉发生挛缩。出生 2 周后即可进行。

1. 按摩法　医者运用拇指或中指、食指在患侧胸锁乳突肌肿块部位做自上而下的轻柔按摩，舒展理顺挛缩的胸锁乳突肌，改善局部的血液循环，使局部肌纤维硬结逐渐软化。

2. 牵引矫正法　出生 2 周后即可开始。患儿母亲取坐位，髋与膝各屈曲 90°，两腿并齐，将患儿置于股部，颈部稍后伸。其母一手轻轻扶住患儿锁骨部，另一只手拇指及其他四指各置于颞部，一边牵引，一边将面部转向患侧，枕部转向健侧肩峰。每日 4～5 次，持续数月至 1 年左右。如其母不能独立进行，可由别人适当协助下完成。

3. 扳动矫正法　先按摩患侧胸锁乳突肌，然后医者以一手托住患者枕部，另一只手把住下颌，将患儿头部转向与畸形姿势相反方向，轻柔地进行扳动牵引矫正。每日 4～5 次。扳动时，颌部要尽量旋向患侧，枕部旋向健侧。

（二）固定疗法

患儿睡眠时或每次手法矫正后进行固定疗法。患儿仰卧，面部转向患侧，枕部转向健侧肩峰，其周围用小沙袋固定。

为便于长期的康复治疗，可将矫正、固定方法教于患儿父母，嘱其耐心施治，并注意在怀抱、喂奶或睡眠时均将患儿头部侧向健侧。

（三）练功疗法

患儿稍大后，除每日给予手法纠正外，可面部对镜子训练其认识何为正常位置，教其自行纠正的动作，即下颌向患侧，头颈向健侧屈曲，以纠正畸形。

（四）手术疗法

手法治疗无效或就诊较晚的患儿，有较重斜颈畸形者，应尽早手术治疗。较大患儿虽然面部畸形难以矫正，但手术仍可使颈部畸形和活动有所改善。手术多采用胸锁乳突肌部分切断术或胸锁乳突肌全切断术，具体请参照有关手术书籍。注意术后头颈位置的摆放和固定。

（五）其他疗法

物理疗法　婴儿期可局部热敷；幼儿期可采用超声波、药物热熨、低频电疗等方法。

【预防与调护】

早期诊断及时治疗是本病的防治关键。手法治疗时，家长需要配合学习并掌握肌肉按摩手法，手法按摩后予以热敷，每日 3～4 次，坚持 3～6 个月。平时可采用与头面畸形相反方向的动作以矫正，如怀抱、喂奶、睡眠的垫枕，均应使患儿头部倾向健侧。较大的患儿，可教会其自行纠正的动作，每天对着镜子训练：下颌向患侧，头颈向健侧屈曲，以纠正畸形。手术治疗的患儿，术后应配合手法及外固定康复治疗，同时注意预防外固定装置引起的压疮。

四、胸廓出口综合征

胸廓出口综合征指臂丛神经与锁骨下动、静脉在胸廓出口处受压而引起的系列证候群。

引起本病的解剖组织主要与颈肋、第一肋骨和锁骨以及前斜角肌、中斜角肌、胸小肌有关。根据发病原因的不同，又可分为颈肋综合征、肋锁综合征、前斜角肌综合征、过度外展综合征、胸小肌综合征等。

【病因病机】

臂丛神经和锁骨下动、静脉行走在前、中斜角肌之间，经前、中斜角肌与第1肋骨形成的三角形间隙进入锁骨下，再穿过锁骨与第1、2肋骨间隙后，经胸小肌深面进入腋窝。正常情况下，臂丛神经和锁骨下动、静脉行走路径有一定的容纳空间，神经、血管不至于受压。如该路径的空间变窄，血管和神经在变窄的肋锁间隙中受到挤压，就会出现臂丛神经受压和上肢供血不足的症状（图2-5）。

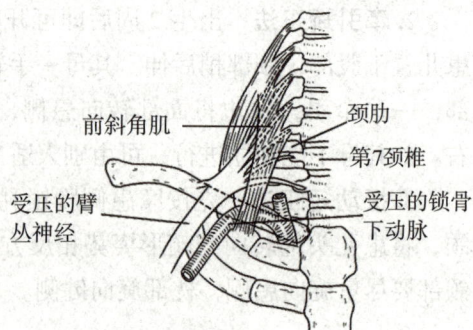

图2-5 臂丛神经及锁骨下动脉受压示意图

引起胸廓出口处狭窄的常见因素有先天性因素、外伤、肩部下垂、前斜角肌痉挛。

1. 先天性因素 因先天性发育异常，造成先天性胸廓出口狭窄。常见的先天因素是局部解剖的变异，如颈肋第一肋骨畸形、前斜角肌异常等引起肋锁间隙变小，锁骨下动脉和臂丛神经活动受到限制，产生卡压而出现症状。

2. 外伤 外伤导致锁骨骨折后，骨折处形成大量骨痂，或骨折畸形愈合而使肋锁间隙变窄，造成胸廓出口狭窄。

3. 肩部下垂 常见于成年的女性和年龄较大者。长期从事打字工作的人，臂部多下垂并向下牵拉，诱发本病。

由于疲劳或年老体弱，肩胛部肌肉萎软无力而松弛，使肩部下垂；或因上肢常提重物，将肩向下拉。因肩部的下垂，臂丛神经受到牵拉，在肋锁间隙受到挤压，如合并有颈肋存在（图2-6），则受压更易发生本病。

4. 前斜角肌痉挛 前斜角肌痉挛、肥厚和纤维变时，牵拉第一肋骨使其抬高，并在第一肋骨的前斜角肌结节处形成锐角，使肋锁间隙变窄，臂丛神经和锁骨下动脉受压；因胸小肌的紧张和痉挛，臂丛神经和动、静脉在喙突胸小肌下拉紧，当上肢过度外展时，产生神经血管的压迫症状。

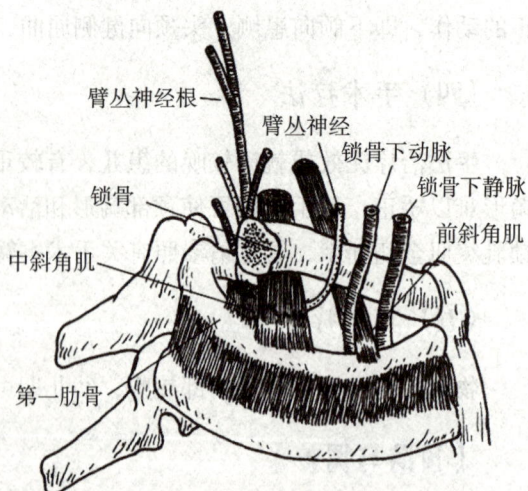

图2-6 颈肋示意图

颈肋第一肋骨畸形X线片

【临床表现与诊断】

（一）临床表现

1. 病史 大多数患者既往有较长时间颈肩痛病史。

2. 主要症状 本病可分为臂丛神经受压和锁骨下动、静脉受压两种表现。

（1）臂丛神经受压表现 主要表现为颈肩痛向上肢放射至前臂及手部，患肢麻木，痛觉减退，肌力减弱，肌肉萎缩等。

（2）锁骨下动、静脉受压表现 主要表现为以手部为主的缺血性疼痛，可见肿胀、皮温下降、干燥、皮肤苍白或发绀、浅静脉怒张等。

3. 体征 患侧锁骨上窝常有压痛和向患肢放射性痛，局部饱满，有颈肋者可触及骨性隆起，大部分患者可触及前斜角肌紧张肥厚。下列检查有助于诊断：

（1）挺胸试验 检查者摸患肢桡动脉时，嘱患者尽量将肩部移向后下方，锁骨随之也向下移动，动静脉则被挤压于肋锁之间，使桡动脉搏减弱或消失者为阳性。

（2）肩外展试验（wright test） 患者取坐位，检查者扪及患者腕部桡动脉搏动后，慢慢使前臂旋后，外展 90°～ 100°，屈肘 90°，桡动脉搏动消失或减弱为阳性。此项检查阳性率很高，但存在一定的假阳性。

（3）头后仰试验 也称斜角肌挤压试验 (Adson test)。患者取坐位，检查者扪及患者腕部桡动脉搏动后，使其肩外展 30°，略后伸，并令患者头颈后伸，逐渐转向患侧，桡动脉搏动减弱或消失为阳性。

（4）上肢牵拉试验 使患肢手提重物约 10kg，或向下牵拉上臂，使肩带垂向后下方，患者多感觉疼痛。

肩外展试验视频

头后仰试验视频

（二）影像学检查

X 线检查 部分患者显示有颈肋或锁骨与第 1 肋骨间隙狭窄。

（三）鉴别诊断

1. 颈椎病 有明显的颈部症状及神经根或脊髓症状。X 线片、CT、MRI 可助诊断。

2. 腕管综合征 是正中神经在腕管中受压，疼痛以夜间为甚，感觉减退区在拇指、食指、中指的外侧，在腕掌侧正中部有压痛，叩击此处时可引起症状加重。

3. 冈上肌腱疾病 有上肢反射性疼痛，以肩部疼痛、压痛及活动受限为主。

4. 雷诺病 本病虽有阵发性上肢疼痛、麻木及皮肤苍白、发绀、潮红等改变，但发作与体位无关，且双侧对称性肢端表现异常，桡动脉搏动正常。

【辨证与治疗】

（一）手法治疗

1. 按摩点穴法 医者一手托患者头部，另一只手以小鱼际揉摩颈椎两侧肌肉 3 ～ 5 分钟，再点按风府、风池、天鼎、缺盆、肩井等穴，然后弹拨斜角肌、胸锁乳突肌、斜方肌、冈上肌和上臂，搓揉上臂 10 分钟。

2. 端提松解法 按摩点穴后，端提摇转头部和摇转肩关节，并牵抖上臂。

（二）固定疗法

急性期可将患肢悬吊胸前，以减少患肢下垂或过度外展外旋，睡眠时可将上肢高举置于过头位。

（三）练功疗法

慢性期应加强颈肩部的练功，以增强肌力，避免肩下垂，减轻对胸廓出口处的牵拉和对神经血管的压迫。

（四）药物疗法

1. 中药辨证治疗

（1）内服药物

风寒湿痹证：患肢疼痛有沉重感，手指麻木、关节活动不利，恶寒畏风，舌质淡，苔薄白，脉弦紧。治宜祛风除湿、温通经络，方用蠲痹汤加减。

血瘀气滞证：患肢刺痛伴感觉异常，痛处固定，日轻夜重，痛无休止，舌质紫暗，脉弦涩。治宜活血祛瘀、疏通经络，方用和营止痛汤加减。

肝肾亏虚证：患肢酸软，疼痛绵绵，动则痛甚，肌肉痿软无力，舌质淡，苔薄，脉细弱。治宜补益肝肾、温通经络，方用补肾壮筋汤加减。

（2）外用药物 外贴舒筋通络、活血化瘀、消肿止痛的膏药、药水、药酒。如三色敷药、麝香止痛膏、骨通贴膏、正骨水、云香精、跌打万花油等。

2. 西药治疗 根据不同类型可选择内服非甾体消炎药、肌肉松弛剂、神经营养药等药物。

（五）针刀疗法

针刀治疗部位，主要选择患侧小斜角肌、前中斜角肌、胸小肌。治疗时可选取上述肌肉起止点、可触及的紧张的肌纤维及明显压痛点。刀口线与肌纤维方向平行，抵达骨面并进行小幅度纵行疏通和横行的切割，针下有松动感为度。

（六）手术疗法

保守治疗无效，或症状较重、体征明显、影响生活和工作者，可行手术治疗。可选用颈肋切除术、前中斜角肌止点切断术、经腋路第1肋骨切除术、胸小肌止点切断术等。

（七）其他疗法

1. 封闭疗法 可选用封闭药物做前、中斜角肌间隙等部位封闭治疗。

2. 物理疗法 可选用红外线、超声波、中药离子导入等方法配合治疗。

【预防与调护】

平时饮食以清淡为主，注意避寒保暖。平时避免提重物和上肢长时间下垂。积极进行手部和上肢的功能锻炼，以促进血液循环，防止肌肉萎缩。发病时应适当休息，悬吊患肢制动。

五、颈椎病

颈椎病是指因颈椎结构发生病理改变，刺激或压迫邻近的组织并引起相应临床症状和体征的病证。受累的组织结构为脊神经根、脊髓、椎动脉、交感神经、肌肉等，临床表现复杂。

颈椎病的人群患病率为3.8%～17.6%，随着学习、工作和生活方式的变化，颈椎病患病率逐渐上升，患病年龄也有所提前。

中医学文献记载的项臂痛、麻木、眩晕、头痛、痹证等病证，与颈椎病相似或相关。

【病因病机】

1.病因 颈椎病是一种多因素交互作用的结果，主要相关病因有以下5个方面。

（1）颈椎退行性变

①椎间盘变性：随着年龄增长椎间盘细胞修复能力下降，软骨终板钙化、渗透性下降，髓核脱水、失去凝胶样特性，纤维环板层粗糙、持续纤维化，甚至出现裂隙。

②韧带变性：表现为韧带的柔韧性降低，逐步钙化、增厚。

③椎体边缘骨刺形成：椎间盘膨出或凸出，韧带变性，平衡失调，周围组织撕裂或受压，血肿形成并逐渐机化、钙化和骨化，在椎体边缘部位形成骨赘，即骨质增生或骨刺。

④关节失稳：椎间盘、韧带变性，骨骼退变，在内、外力的作用下引起颈椎关节失稳，反射性地引起周围结构痉挛或交锁，产生疼痛，颈椎的整体活动范围受限。

（2）颈椎生理曲度改变 颈椎向前的生理弯曲是维持颈部组织关系平衡的力学基础，但长期伏案，或先天因素引起颈椎生理弯曲变直、消失，甚至反张，会引起颈部维持动静力平衡组织的整体变化，易引起周围结构痉挛或交锁，产生疼痛，颈椎的活动范围受限。

（3）慢性劳损 颈项肩背部受到持续性地外力或寒冷刺激作用，肌张力增高，肌肉的柔顺性下降，肌纤维失去正常的弹性，发生拘急挛缩，甚或断裂。

（4）头颈部外伤 头颈部有暴力性外伤史，可以直接造成颈部软组织、骨骼的损伤，诱发或加剧颈椎病。

（5）咽喉部炎症 咽喉及颈部的急、慢性炎症，可以诱发或加剧颈椎病。

中医学认为，外伤或劳损导致筋出槽而骨错缝，或素体肝肾不足，又外感风寒，导致气滞血瘀、痰浊凝滞、经脉不通，是颈椎病的主要病因。

2.分型及发病机制 以上病因导致颈椎动、静力平衡失调、退变、突出或增生组织刺激压迫颈部肌肉、筋膜、关节滑囊，特别是神经根、脊髓、椎动脉、交感神经，或者引起局部血液循环障碍等，引起相应的症状，形成不同类型的颈椎病（图2-7）。

（1）颈型 由于长期低头伏案引起颈椎局部组织充血、水肿、无菌性炎症，或因神经后支受刺激发生颈部肌肉痉挛而出现。如有局部受寒病史则更易发生。

（2）神经根型病 因刺激或压迫颈脊神经根而逐渐出现各种症状。以第5、6颈椎椎间病变最多见，该处神经根受压，会出现为与脊神经根分布区相一致的

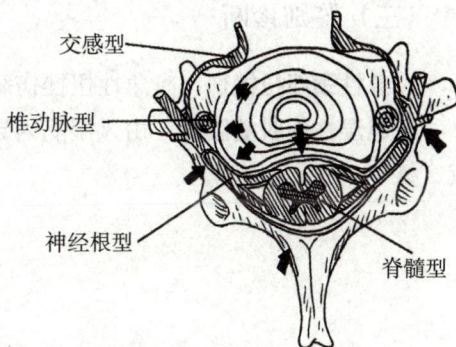

图2-7 椎间盘突出引起的颈椎病类型

项韧带钙化X线片 / 后纵韧带钙化CT片 / 黄韧带增厚MRI片 / 骨质增生X线片 / 颈椎失稳X线片 / 颈椎骨性畸形X线片

感觉、运动障碍及反射变化。此型是颈椎病发病率较高、临床多见的一种类型。

（3）脊髓型　主要是骨赘或椎间盘突出造成颈段脊髓直接受压或缺血而发病。若合并椎节不稳，更增加了对脊髓的刺激或压迫。表现为损害平面以下的感觉减退及上运动神经元损害严重，一旦延误诊治，常发展为不可逆性神经损害。脊髓型颈椎病依据锥体束受累之部位不同可分为中央型、周围型和前中央血管型 3 类。

（4）交感神经型　因刺激颈部交感神经而引起一系列交感神经兴奋或抑制的症状。此型很多情况下与神经根型颈椎病合并发生，不同节段受刺激有不同的症状表现。

（5）椎动脉型　钩椎关节增生可挤压或刺激椎动脉造成痉挛，引起椎－基底动脉供血不足产生症状。当颈椎退变、失稳时，横突孔之间的相对位移加大，其间的椎动脉受刺激机会增多，椎动脉本身可以发生扭曲，引起椎－基底动脉不同程度供血障碍。此型也比较多见。

（6）混合型　是指神经根型、脊髓型、椎动脉型、交感神经型颈椎病等两个以上类型混合发病者。由于现代颈椎病的多发，该型也经常遇到，需要注意。

（7）食管压迫型　颈椎病是由于椎体前缘的巨大骨赘，压迫刺激食管引起吞咽不适或吞咽困难的症状。临床较少见。

【临床表现与诊断】

颈　　型

（一）临床表现

1.病史　有长期低头伏案史，或合并颈部受寒史。

2.主要症状　颈项强直、疼痛，伴肩背部僵痛，颈部活动不利。个别患者可出现肩臂及手部牵涉痛、胀麻，咳嗽或打喷嚏时症状不加重。

3.体征　颈椎活动受限；颈椎旁肌、胸 1～胸 7 椎旁或斜方肌、胸锁乳突肌、冈上肌、冈下肌压痛。如前斜角肌痉挛，可诱发或加剧肩、臂、手部放射痛。

（二）影像学检查

X 线检查　一般无异常表现，或仅有生理曲度改变，或轻度椎间隙狭窄。

（三）鉴别诊断

1.急性颈部扭挫伤　有急性扭挫伤病史，颈部疼痛，有明显压痛点。

2.风湿性颈肌筋膜炎　由风湿病因导致的颈部筋膜肌肉、滑膜等组织的系列炎症反应，其血沉、抗"O"明显增高。

神经根型

（一）临床表现

1.病史　有长期低头伏案史，或颈部外伤史，或"挥鞭样损伤"史。

2.主要症状 颈项部僵痛，常牵涉至肩部及肩胛骨内侧缘，伴上肢、手部发作性或持续性放射痛或麻木。有时症状的出现或缓解与患者颈部的位置和姿势相关。颈部活动、咳嗽、深呼吸等可造成症状加重，患侧上肢感觉沉重、握力减退，有时出现持物坠落，可有血管运动神经的症状，如手部肿胀等，晚期可以出现肌肉萎缩。

3.体征 颈椎活动受限。患侧颈部肌肉紧张，棘突、棘突旁、肩胛骨内侧缘以及受累神经根所支配的肌肉压痛。椎间孔挤压试验、臂丛神经牵拉试验阳性。

（二）影像学检查

1. X 线检查 可见颈椎生理弧度改变、椎体后缘骨赘形成、椎间隙狭窄或相应水平面项韧带钙化、钩椎关节、椎间孔狭窄等。

2. CT 或 MRI 检查 可显示椎间盘向侧后方突出的方向与程度。颈椎间盘突出压迫神经根示意图（图 2-8）。

（三）其他辅助检查

肌电图检查有助于受压迫神经的定位诊断。

（四）鉴别诊断

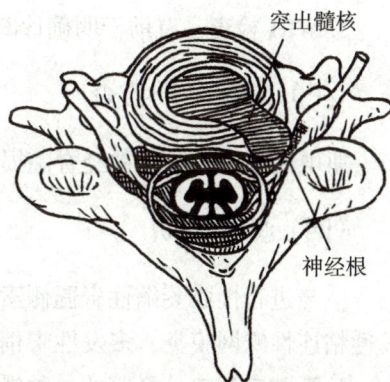

图 2-8 椎间盘突出压迫神经根示意图

应与胸廓出口综合征、网球肘、腕管综合征、肘管综合征、肩周炎、肱二头肌长头腱鞘炎、椎管内髓外硬脊膜下肿瘤、椎间孔及其外周的神经纤维瘤、肺尖附近的肿瘤等所致的肩臂上肢疼痛以及神经痛性肌萎缩、心绞痛、风湿性多肌痛等颈臂疼痛相鉴别。

1.腕管综合征 手麻与颈部体征无关，主要为正中神经支配区感觉异常，腕管区域叩击Tinel 征阳性，神经传导检查、腕部肌骨超声、MRI 检查有助于诊断。

2.心绞痛 多为闷痛、压榨性痛或合并胸骨后疼痛，心电图、心脏彩超等可协助诊断。

脊髓型

（一）临床表现

1.病史 多数患者有长期低头伏案史，或者颈部外伤特别是头顶部冲击损伤史，或者"挥鞭样损伤"史。

2.主要症状 多数患者首先出现一侧或双侧下肢麻木、沉重感，逐渐出现行走困难，下肢各组肌肉发紧，步态失常，甚至出现双下肢痉挛性瘫痪。患者双脚有踩棉感，也可出现上肢麻木、疼痛，双手无力、精细动作难以完成，持物易落。躯干部感觉异常，在胸、腹部或双下肢有"束带感"，下肢可有烧灼感、冰凉感。部分患者出现膀胱和直肠功能障碍，如排尿无力、尿频、尿急、尿失禁或尿潴留等排尿障碍、大便秘结、性功能减退等。

3.体征 颈部可无明显体征或仅有活动度受限。上肢或躯干部出现节段性分布的浅感觉障碍区，深感觉多正常，肌力下降，双手握力下降。四肢肌张力可增高，有折刀感，包括肱二头肌、肱三头肌、桡骨膜、膝腱、跟腱反射在内的腱反射活跃或亢进；髌阵挛和踝阵挛阳性；上肢

Hoffmann 征、Rossolimo 征和下肢 Babinski 征、Chaddock 征等病理反射阳性。腹壁反射、提睾反射等浅反射减弱或消失。

（二）影像学检查

1. X 线检查 可显示颈椎退行性改变、颈椎管狭窄，某一节段的椎间隙狭窄并出现向椎管内的骨质增生。

2. CT 检查 可见椎间盘向椎管内突出，有助于分辨局部椎体与小关节的增生程度以及增生对脊髓的压迫情况。

3. MRI 检查 有助于明确诊断椎间盘突出的大小，鉴别颈部占位性病变。

（三）其他辅助检查

肌电图检查有助于神经脊髓损伤与病变的诊断。

（四）鉴别诊断

应与进行性肌萎缩性脊髓侧索硬化症、多发性硬化、脊髓空洞症、脊髓肿瘤、脊髓损伤、继发性粘连性蛛网膜炎、多发性末梢神经炎等相鉴别。

1. 脊髓空洞症 脊髓的一种慢性、进行性的病变。其病变特点是脊髓（主要是灰质）内形成管状空腔以及胶质（非神经细胞）增生。MRI 对本病诊断有重要意义。

2. 多发性末梢神经炎 多种原因如中毒、营养代谢障碍、感染、过敏、变态反应等引起的多发性末梢神经损害的总称。主要表现为肢体远端对称性感觉、运动和自主神经功能障碍。

交感神经型

（一）临床表现

1. 病史 一般与神经根型颈椎病病史相同，或者患者无法叙述出特殊病史。

2. 主要症状 症状复杂，往往与颈部活动或体位有关，劳累时明显，休息后好转。

头部症状：头晕或眩晕、头痛或偏头痛、头沉、枕部痛、睡眠欠佳、记忆力减退、注意力不易集中等。眼耳鼻喉部症状：眼胀、干涩或多泪、视力变化、视物不清；耳鸣、耳堵、听力下降；鼻塞、"过敏性鼻炎"，咽部异物感、口干、声带疲劳、味觉改变等；胃肠道症状：恶心甚至呕吐、腹胀、腹泻、消化不良、嗳气等。心血管症状：心悸胸闷、心率变化、心律失常、血压变化等。其他症状：如面部或某一肢体多汗、无汗、畏寒或发热，有时感觉疼痛、麻木但是又不按神经节段或走行分布。

3. 体征 颈部某一方向活动受限，颈椎棘突间或椎旁小关节周围软组织可有压痛。有时还可伴有心率、心律、血压等的变化。部分病例可见霍纳氏综合征。

对于出现交感神经功能紊乱的临床表现，可行星状神经节封闭等诊断性治疗以帮助诊断。

（二）影像学检查

1. X 线检查 可有颈椎生理曲度改变、增生、失稳的表现。

2. CT 或 MRI 检查 可发现椎间盘不同程度的突出

颈椎间盘的中央型
巨大突出MRI片

颈部神经脊膜瘤
MRI片

（三）鉴别诊断

主要与耳源性、眼源性、脑源性、血管源性眩晕进行鉴别，同时注意鉴别糖尿病、过度劳累、长期睡眠不足、神经官能症、更年期综合征等引起的头晕。

1. 耳源性眩晕 指前庭迷路感受异常引起的眩晕，主要表现为发作性眩晕、听力减退及耳鸣，重症常伴有恶心、呕吐、面色苍白、出汗等迷走神经刺激现象，可发生水平性或水平兼旋转性眼球震颤。常见者有梅尼埃病、迷路炎、前庭神经元炎、耳石症等。

2. 更年期综合征 妇女从生育期向老年期过渡的时期，卵巢功能逐渐衰退，因性激素分泌量减少，会出现以自主神经功能失调为主的证候群。

椎动脉型

（一）临床表现

1. 病史 一般与神经根型颈椎病病史相同，有的患者无法叙述出特殊病史。

2. 主要症状 可有颈部不适或活动受限，发作性眩晕，可伴有复视、眼震、恶心、呕吐、耳鸣、听力下降，症状与颈部位置改变有关。可有下肢突然无力猝倒，但是意识清醒，与头颈位置有关。偶有肢体麻木、感觉异常。

3. 体征 位置性眩晕试验阳性；头部后仰或突然旋转时，眩晕等症状发作或加重，部分患者颈部棘突、横突部可触及压痛点、条索状筋结。

（二）影像学检查

1. X线检查 显示颈椎生理曲度改变、失稳或增生，特别是某些钩椎关节增生，寰枢关节位置关系异常。

2. CT 动脉成像（CTA）或椎动脉 MRA 可显示椎动脉被增生骨赘压迫迂曲（图 2-9）。

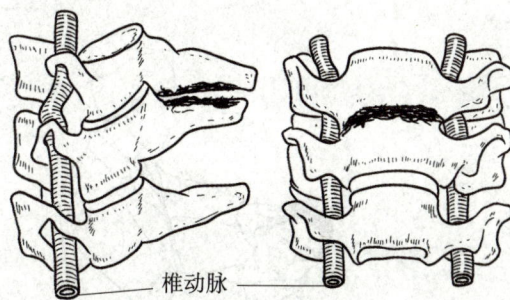

椎动脉

图 2-9 椎动脉受压迂曲

（三）其他辅助检查

脑多普勒（TCD）检查有助于探明椎-基底动脉供血平衡情况。

（四）鉴别诊断

主要应与其他原因如高血压、耳源性眩晕、发育异常引起的椎-基底动脉供血不足导致的眩晕、脑梗死、癫痫小发作等相鉴别。

1. 脑梗死 脑梗死早期，或轻度脑梗死患者常感到头部不清醒，有眩晕感，CT 或 MRI 可及早鉴别诊断。

2. 高血压病 常见头晕、头痛、颈项板紧、疲劳、心悸等症状，及时的专科检查可鉴别。

【辨证与治疗】

（一）手法治疗

脊髓压迫严重或伴有明显脊髓损伤者、老年严重骨质疏松症患者，应慎用或禁用手法。

1.松解理筋法 在颈肩部的压痛点部位施以一指禅推法、揉法、拨法、拿法等手法，可配合叩击、点按、摩、擦等手法。

2.正骨整复 可选择拔伸法、旋转扳法和侧向推扳法其中一种。

（1）颈部拔伸法 患者取仰卧位，术者立或坐其头端两手重叠，自第3、第4颈椎下将颈部稍微托起，与水平方向呈15°～20°角持续拔伸，着力点位于棘突之间（图2-10）。

（2）旋转扳法 患者取坐位，术者立其侧后方，一手扶持患者枕项部，另一只手以手掌或前臂托于下颌部位，嘱患者主动屈颈并侧向转动颈椎，当其转动到最大角度时，术者顺势两手协同做一个有限的小幅度提转。如需定位，可以扶持之手的拇指指腹抵住需要调整节段的横突或棘突侧方。（图2-11）。

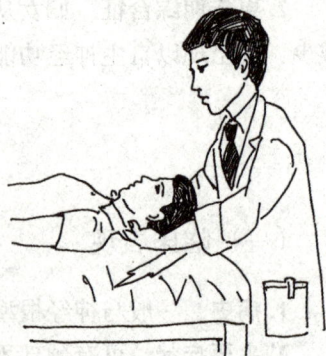

图2-10 仰卧位颈部拔伸法

（3）侧向推扳法 患者取坐位，术者立其侧后方，一手拇指按于准备调整节段横突或棘突侧方，另一只手手掌或前臂托住患者下颌，嘱患者侧向旋转微屈颈部，当主动侧旋到最大角度时，术者顺势两手协同用力，做一个有限的小幅度推扳动作。（图2-12）。

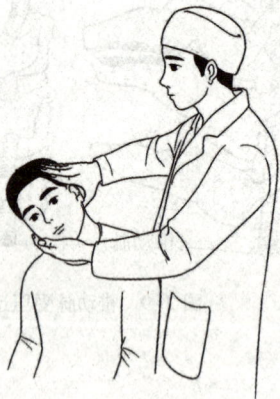

图2-11 压颞旋转复位法

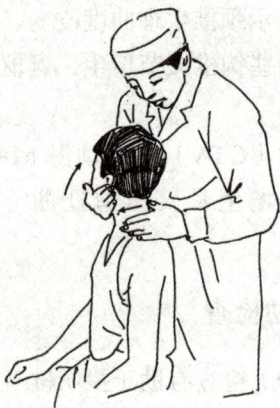

图2-12 颈部侧旋提推法

（二）固定疗法

一般不需固定，如处于缓解期的颈椎病患者有颈椎节段性不稳定现象，可在采用质地柔软而富有一定弹性的颈围固定。

（三）练功疗法

练功疗法可巩固疗效，预防复发。

1. 动肩舒背　两肩自然下沉放松，收缩背部肌肉带动肩胛骨和肩关节向后拉伸至最大极限位置后提肩，再向前、向下转动肩关节。往返运动各 10 次。

2. 运项活颈　颈椎缓慢地做前屈、后伸、左右侧屈、左右旋转 6 个角度的活动，每个角度单向活动到极限位，并停留 3 秒，每个角度各做 3～6 次。

3. 米字功　用自己的头缓慢地按笔顺书写"米"字，一笔一画尽量书写到最大，每日可多次重复。急性期不宜做此动作。

4. 犀牛望月势　见总论。

（四）药物疗法

1. 中药辨证治疗

（1）内服药物

风寒湿阻证：有颈椎病症状，兼颈项部组织触之发凉，遇寒加甚，舌淡，苔薄白，脉濡缓。治宜祛风除湿，温经通络。方用羌活胜湿汤加减。

气滞血瘀证：有颈椎病症状，舌暗有瘀、青紫脉络，脉弦涩，治宜行气活血、化瘀通络，方用活血舒筋汤加减。

痰湿阻络证：有颈椎病症状，颈项、肢体困重，舌体胖大，苔白腻润滑，脉濡而滑。治宜除湿化痰，蠲痹通络。可用天麻钩藤饮加减。本方多用于椎动脉型颈椎病。

肝肾不足证：有颈椎病症状，兼头晕耳鸣，肢节酸软，骨蒸潮热，盗汗遗精，舌体小，舌质红，苔少，脉细数。治宜补益肝肾，活血通络。方用六味地黄丸加减。

气血亏虚证：有颈椎病症状，兼面色无华，心悸气短，神疲，舌淡，脉沉缓。治宜益气养血，活血通络。方用黄芪桂枝五物汤加减。

（2）外用药物　用具有温经通络、祛风散寒除湿、活血化瘀等功效的中药水煎外敷患处。

2. 西药治疗　根据不同类型可内服非甾体消炎药、肌肉松弛剂及镇静剂、神经营养药、扩张血管药等，部分患者可用静脉注射方式运用神经营养药、扩张血管药。

（五）针灸疗法

以风池、颈夹脊、阿是穴为主穴，循经取穴为主。上肢麻木者，可选加内关、神门、少海、大陵、曲泽、外关、阳池、小海、曲池、手三里、合谷；眩晕者，可加百会、中冲、四神聪、三阴交、印堂、太阳等；下肢功能障碍者，可加委中、承山、环跳、足三里、太溪。寒证宜加灸法。

（六）针刀疗法

选压痛点和条索状病变处为治疗点，注意松解结节部分、各肌肉张力点。针刀疗法主要对颈型、神经根型的颈椎病疗效比较明显。由于颈部血管神经密集，施术时要谨慎。

（七）牵引疗法

1. 自身体重牵引法　患者仰卧位，项下放一圆枕，枕的高度既要把颈椎的弧度垫出来，又要使后枕部贴床。每日 1 次，每次 0.5～1 小时。该法有助于恢复颈椎的生理弧度。

2. 枕颌带牵引法　操作方法见总论。重症者采用卧位牵引，根据患者性别、年龄、体质强弱、颈部肌肉情况和临床症状酌情调整重量。本法尤适用于神经根型颈椎病；椎动脉型或交感神经型颈椎病宜从 2kg 开始，逐渐增加；脊髓型颈椎病慎用。若有不良反应立刻停止。见图 2-13。

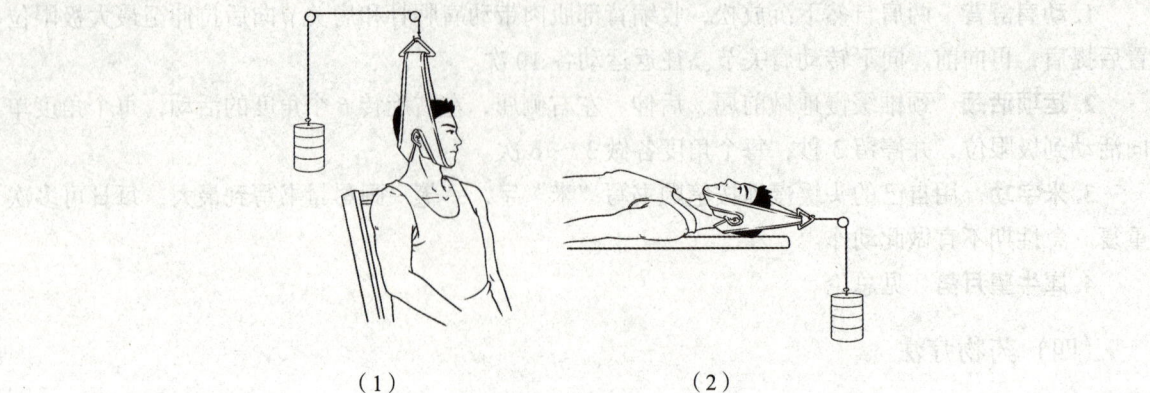

（1）　　　　　　　　　　（2）

图 2-13　枕颌带牵引示意图

（八）手术疗法

颈椎病经严格非手术治疗无效，特别是神经根与脊髓压迫症状逐渐加重或反复发作者，可采用手术治疗。详见《骨科手术学》。

（九）其他疗法

1. 封闭疗法　对于疼痛剧烈、痛点集中的患者，可以选用神经阻滞封闭治疗。

2. 物理疗法　红外线、低频脉冲磁场、干扰电等治疗均有一定效果，可根据情况选用。

【预防与调护】

纠正不良姿势，避免脊柱长时间保持一个固定不变的姿势；颈部练功；使用合适高度的枕头保持正确睡姿；工作时保持正确的坐姿；保暖避寒，忌食肥甘油腻、生冷冰冻之品。

六、颈椎关节错缝

颈椎关节错缝，指颈椎关节在扭转外力的作用下，发生超正常范围的侧向微小移动，不能自行复位而产生的颈椎功能障碍，亦称颈椎关节紊乱。《医宗金鉴·正骨心法要旨》有相关论述："旋台骨，又名玉柱骨，即头后颈骨三节也，一名天柱骨……一曰打伤，头低不起，用端法治之；一曰坠伤，左右歪斜，用整法治之；一曰仆伤，面仰不能垂，或筋长骨错，或筋聚，或筋强骨随头低，用推、端、续、整四法治之。"基本描述了颈椎关节错缝的病因、症状和治疗方法。

【病因病机】

颈椎的关节突较短，上关节面朝上偏于后方，下关节面朝下偏于前方，关节囊较松弛，可以滑动，横突之间往往缺乏横突韧带。因此，颈椎的稳定性较差。若颈部肌肉扭伤、撞伤或受风寒侵袭发生痉挛或乘车时头颈部前后摆动，汽车急刹车时，颈部犹如"挥鞭"而致伤；或睡眠时枕头过高，或在肌肉放松的情况下于梦中突然翻身；或工作中姿势不良，颈部慢性劳损；或舞台表演或游泳时头部做快速转动等特技动作时，均可使颈椎关节突关节超出正常活动范围而发生侧向滑移。一侧椎间关节的滑膜嵌顿在关节突前后，左右略微移位，使关节突关节面的排列失去正常的关系。棘间和棘上韧带紧张，周围有关肌肉失去平衡协调，将移位的错缝关节交锁在移位后的不正常位置上。上述的各种病理改变难在普通的 X 线摄片中被发现，临床上易误诊为颈部扭伤。

【临床表现与诊断】

（一）临床表现

1. 病史 起病较急，有急性外伤史或突然扭伤史。

2. 主要症状 伤后颈部疼痛，活动障碍，颈部酸痛或疼痛无力，可出现"斜颈样"外观；严重病例因颈椎病变局部的自主神经末梢受刺激后，产生头昏、视物模糊、复视等症状。

3. 体征 颈部肌肉稍痉挛、僵硬，活动时疼痛加剧，活动度受限，头歪向健侧或略前倾。病变颈椎的有关棘突或棘突旁可有压痛。有的病例医生用双手拇指在棘突旁相对触摸时，能在指下感到病变颈椎棘突有轻度偏移。

（二）影像学检查

X 线检查 颈椎正位片可有侧弯畸形，有时有局部棘突偏歪。侧位片可见关节突与椎体后缘有双影现象，颈椎生理性前凸变小或消失。斜位片可见椎间关节间隙相对增宽或变窄。

（三）鉴别诊断

应与原发性高血压、冠心病等心血管疾患，神经官能症或自主神经功能紊乱，美尼尔综合征，落枕，颈椎过伸伤，颈椎骨折脱位等疾病鉴别。

1. 颈椎过伸伤 有明确的挥鞭样损伤史，多有上下肢的麻木，肌力改变，严重者可出现瘫痪，CT、MRI 检查可明确诊断。

2. 颈椎骨折脱位 因强大暴力受伤，多有神经系统症状，X 线、CT、MRI 检查可明确诊断。

【辨证与治疗】

（一）手法治疗

手法复位是主要的治疗方法，主要有对抗复位法和旋转复位法两种。

1. 对抗复位法 患者俯卧位，头伸出床沿。术者立于患者头前，一只手托住下颌角，另一只手握枕部，做缓慢的对抗牵引，在牵引下使患者颈部伸直即可复位。或在对抗牵引下，医者用两手拇指分别放在偏歪棘突左右两侧，向中间推顶使其复位。

2. 旋转复位法

（1）旋转复位法（二人法） 患者取坐位（以患椎棘突向右偏歪为例），头部前屈 35°，再向左偏 45°。医者左手拇指顶住偏歪棘突的右侧，右手掌托住患者左面颊及颌部。助手站在患者左侧，左手掌压住患者右颞顶部，据复位的需要按头部。然后，医者右手掌向上用力使患者头颈沿矢状轴旋转 45°，同时左手拇指向左侧水平方向推顶偏歪棘突，可听到一响声，并感到指下棘突向左移动。让患者头部处中立位，顺压棘突和项韧带，松动两侧颈肌，手法结束（图 2-14）。

（2）旋转复位法（一人法） 患者取坐位，颈部自然放松，向旋转活动受限制方向主动旋至最大角度。医者一手拇指顶住患椎高起的棘突，其余四指夹持颈部。另一只手掌心对准下颌，握住下颌骨（或用前臂侧紧贴下颌体，手掌抱住后枕部）。然后，医者抱住患者头部的手向上牵提并向受限侧旋转头部，同时另一只手拇指向颈前方轻顶棘突高隆处，可听到一响声，指下感棘突轻轻移位，让患者头处中立位，用拇指触摸检查无异常，手法结束。

颈椎关节错缝旋转复位法（一人法）视频

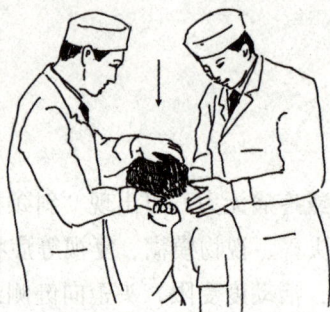

旋转复位法（二人法）　　　　　　　　　　旋转复位法（一人法）

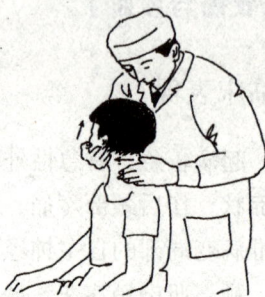

图 2-14　旋转复位法

（二）固定疗法

颈椎关节错缝复位后，可颈托固定制动，症状严重者以颈部支具固定 2～3 周。

（三）练功疗法

去掉固定后应积极锻炼颈部肌肉，使颈部保持在中立伸直位。

（四）药物疗法

1. 中药辨证治疗

（1）内服药物

本病辨证以气血为主。伤气为主者治宜理气止痛，用柴胡疏肝散、金铃子散等加减；伤血为主者治宜活血化瘀、理气止痛，用复元活血汤加减；气血两伤者宜活血化瘀、理气止痛并重，用顺气活血汤加减。

（2）外用药物　中药可用敷贴法、搽擦法、熏洗湿敷法、热熨法等以行气活血、舒筋通络，可用桂枝、红花、羌活、艾叶、生姜、络石藤等组方外洗，或骨科外洗二方外洗。

2. 西药治疗　可内服非甾体抗炎药、肌肉松弛类药等；外用消炎止痛类软膏。

（五）其他疗法

1. 封闭疗法　疼痛剧烈患者可选用封闭药物做局部痛点、损伤肌肉起止点注射封闭。

2. 物理疗法　可配合超短波、磁疗、中药离子导入等理疗方法治疗。

【预防与调护】

颈部外伤后要及早治疗。平常应多做颈项部练功活动，避免长时间处于某一低头姿势而发生慢性劳损。要注意预防颈部扭伤。急性发作期注意休息，尽量保持颈部肌肉松弛位置，必要时佩戴颈托固定。本病易反复发作，患者往往有悲观和急躁情绪，因此要注意心理调护。睡眠时颈下或肩下垫枕头，使颈处于轻度伸直位。

思考题

1. 颈部急性扭挫伤的临床表现与诊断要点是什么？
2. 落枕的病因病机是什么？

3. 先天性肌性斜颈有哪些主要临床表现?

4. 如何早期发现先天性肌性斜颈?

5. 胸廓出口综合征有哪些主要临床表现?

6. 胸廓出口综合征需与哪些疾病鉴别?

7. 颈椎病的分型与主要临床表现有哪些?

8. 简述颈椎病手法治疗的主要操作方法。

9. 列举三种颈椎病的练功疗法。

10. 颈椎关节错缝的病因病机有什么特点?

11. 颈椎关节错缝主要与哪些疾病要鉴别?

第二节　胸背部筋伤

胸背部位于颈项部以下，第 12 胸椎及第 12 肋的下缘以上的躯干部位。清代吴谦《医宗金鉴·正骨心法要旨》中述："背者，自后身大椎骨以下，腰以上之通称也。"

胸背部筋伤，是指胸背部关节、肌肉、筋膜和韧带的错位与损伤。

胸廓由 12 对肋骨、12 个胸椎和胸骨借关节、韧带连结构成。上 7 对肋骨通过肋软骨直接附着于胸骨，第 8～10 肋借助第 7 肋软骨形成肋弓后再连接于胸骨，第 11、12 肋骨前缘游离，为浮肋。胸骨可分为柄部、体部和剑突部。胸廓的关节主要有肋椎关节、肋横关节、胸肋关节（图2-15）。关节突关节的关节面结构通常朝向额状面，它们与矢状面之间的夹角较小（15°～25°）。这些骨突关节的运动会受到邻近肋椎关节和肋横突关节的限制，这两个关节将胸椎连接到胸骨上。大多数肋椎关节可以将肋骨头与胸椎骨体上的一对肋骨关节面和中间椎间盘的边缘部分紧密地连接起来（图 2-16）。胸椎棘突形态细长斜向后下方，各棘突、邻近的椎板呈叠瓦状排列。椎体与胸椎间盘的前后面有前纵韧带及后纵韧带附着。胸椎的椎孔及椎间连接构成椎管胸段，容纳胸髓。除了骶髂关节之外，胸段作为一个整体是脊柱最稳定的部分，坚硬的胸廓可以为控制头颈部运动的肌肉提供稳定的结构基础，保护胸廓内脏，为呼吸运动提供机械动力。

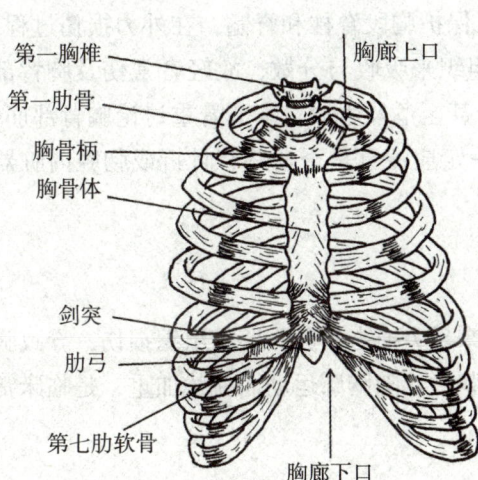

图 2-15　胸廓骨性解剖结构

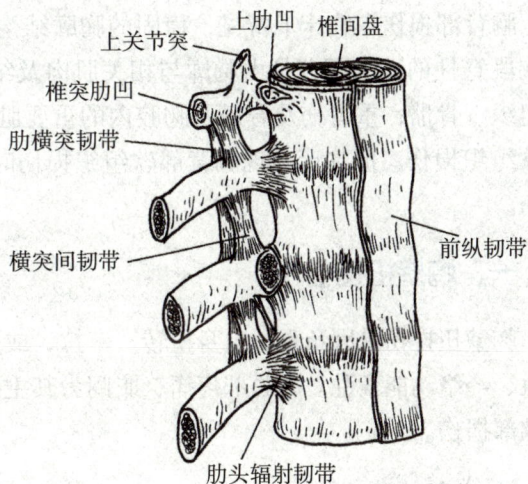

图 2-16　肋椎关节

成年人站立时胸段呈 40°～45°生理后凸。在中立位，运动在三个平面中发生，虽然每个胸椎间关节的运动范围较小，但整个胸段脊柱的累加运动幅度相当大，屈曲幅度可达 30°～40°，伸展幅度可达 20°～25°，在水平面上可向两侧进行 30°～35°的轴向旋转运动，胸部椎体侧弯时，与此运动耦合的肋横关节横突有一个很小幅度的相对继续运动（图 2-17～图 2-19）。

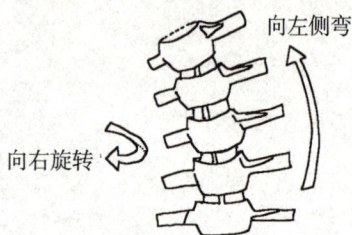

图 2-17　胸椎的运动耦合　　图 2-18　肋横关节的运动　　图 2-19　肋横关节与胸肋关节

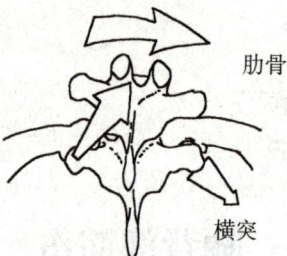

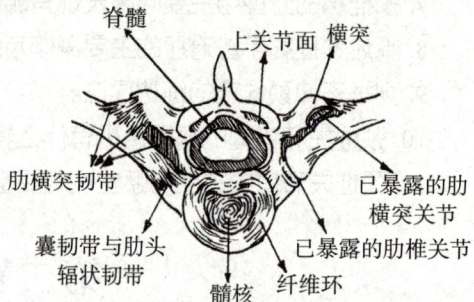

屈曲的极限程度受椎体后方的软组织即筋的拉力的影响，包括关节突关节的囊、棘上韧带与后纵韧带。伸展的极限程度受前纵韧带的拉力及椎板或相邻的棘突之间潜在碰撞的限制，超过极限的运动都会引起筋的损伤和骨的错缝。在判断胸背部筋伤与运动损伤方式的关系时要注意查询该病史。

背部肌肉分三层：浅层上部为斜方肌，下部为背阔肌；中层为大、小菱形肌及肩胛提肌，上、下后锯肌；深层为竖脊肌。

胸神经分别由第 1～12 胸脊神经的前根和后根组成，共 12 对，出椎间孔后即分出后支和前支。胸神经后支的肌支支配胸半棘肌、多裂肌、回旋肌、胸棘肌、横突间肌、棘间肌、胸髂肋肌和胸最长肌，皮支管理肩、背、臀部（外侧）的皮肤感觉。除胸神经前支第 1 对的部分参加臂丛、第 12 对的小部分参加腰丛之外，其余的第 1～11 对胸神经，各自位于相应的肋间隙内，称肋间神经；第 12 对位于第 12 肋下方，称肋下神经。肋间神经在肋间内、外肌之间，在肋间血管的下方，沿各肋沟前行，于胸腹壁侧面发出外侧皮支，分布于胸腹侧壁的皮肤。肋间神经受到卡压引起的疼痛麻木也是胸背部筋伤常见的表现。

胸背部损伤在临床上常见，稳固的胸廓结构可以保护胸段脊柱和脊髓，在外力损伤过程中，对胸段脊柱的冲击部分是由胸廓与相关肌肉及结缔组织来吸收与分散，故轻者常伤及胸背部的软组织、骨骼；重者伤及脊髓及胸腔内的重要脏器，甚至危及生命。本节着重讨论胸背部筋伤，即软组织损伤。但临床出现胸背部软组织损伤时，一定应注意是否合并有骨折或胸腔内脏器的损伤。

一、胸壁扭挫伤

胸壁扭挫伤是因负重、自身扭转、牵拉，或受外来暴力撞击引起胸壁软组织损伤，导致胸部气血、经络功能紊乱。胸胁部疼痛、胀闷为其主要症状，伴随胸廓运动而症状加重，是临床常见的胸部损伤。

【病因病机】

胸壁扭挫伤多因屏气用力举重、扛抬重物时用力不当或姿势不良，提拉扭转，筋肉过度牵拉而产生损伤，导致气机阻滞，运化循行失职，经络受阻，不通则痛，多以伤气为主。损伤严重者,则由气及血,产生气血两伤。亦可因外力直接撞击胸部,如胸部被打、踢、碰撞、挤压及跌仆等而致胸部皮肤、筋肉、经脉受损,血溢于脉外,瘀血停滞,产生伤血的证候。但气与血是相辅相成、相互联系与影响的,血瘀亦可导致气滞,血伤及气可成气血两伤。

若新伤失治,气滞不通,血瘀未化,可以反复发作而转为陈伤。

【临床表现与诊断】

(一)临床表现

1.病史 有明显胸部外伤史。

2.主要症状 有时受伤后数小时或一两日后才出现症状,胸胁部疼痛或肩背部疼痛、闷胀,抬肩、举臂、咳嗽、打喷嚏时疼痛加重。伤气为主者,皮色不变,疼痛走窜不固定,局部无明显压痛,呼吸、说话时有牵掣痛,呼吸咳嗽可使疼痛加重。由气及血,则疼痛固定不移,但局部也无明显的压痛,痰中带血或咯血;若伤血为主,则痛有定处,刺痛,压痛明显,局部微肿,甚至有皮下瘀斑。由血及气者,则有窜痛,胸闷。

胸部陈伤者,胸胁隐痛缠绵,时轻时重,劳累或阴雨天加重,局部无肿胀,压痛不明显。

3.体征 活动受限,动则疼痛加剧,甚至不能平卧,不敢俯仰转侧。

(二)影像学检查

X线检查 无异常,但可以排除肋骨骨折和气胸、血胸等疾病。

(三)鉴别诊断

本病须与肋骨骨折和气胸、血胸等相鉴别。

1.肋骨骨折 疼痛较重,不敢咳嗽,呼吸受限明显,可出现胸廓畸形。胸廓挤压试验阳性,有异常活动及骨擦音,X线或CT检查可见肋骨骨折征象。

2.血气胸 可出现胸闷气短,甚至呼吸困难,X线或CT检查可见血气胸影像。

【辨证与治疗】

胸壁扭挫伤导致气滞血瘀,其治则应按新伤、陈伤和伤气、伤血或气血两伤论治。一般以中药内治为主,可配合手法按摩、外用药物、练功和针灸治疗。

(一)手法治疗

1.以伤气为主者,手法以摇拍为主。患者正坐,医者先用手指点按内关、缺盆、肺俞、肝俞、至阳等穴。医者再以右手握、拉住伤侧手指,使该手臂位于外展位,由前向后或由后向前做圆圈状摇动数次,并以同法施于对侧。若有胸闷、呼吸不畅者,医者空掌适度拍击患者背部数下,同时令患者深呼气,反复数次。

2.以伤血为主者,以揉摩手法为主。患者取卧位,医者用手掌沿肋间隙由前向后施行揉摩2~3分钟,捋揉舒筋,随后集中于疼痛部位施行揉摩。

(二)固定疗法

早期疼痛明显,施理筋手法,嘱患者深呼气后,用胸带围绕伤处胸廓紧密固定,胸痛症状可明显缓解。固定时间 2～3 周。

（三）练功疗法

急性期应适当半卧位休息。两周后进行功能锻炼，嘱患者尽量下地活动，并鼓励患者咳嗽、深呼吸。肩胸的练功活动，可做扩胸、肢体伸展运动，如大小云手、大鹏展翅等。

（四）药物疗法

1. 中药辨证治疗

（1）内服药物

伤气证：伤后胸胁胀闷，疼痛走窜而不固定，压痛点不明显，深呼吸、咳嗽时疼痛明显，口干苦，纳呆，便秘，舌苔薄白或薄黄，脉弦紧。治宜调理气机，疏肝止痛。方用柴胡疏肝散、金铃子散加减。气闷咳嗽不顺者，加瓜蒌、杏仁、桔梗等。

伤血证：伤后胸胁胀痛或刺痛，入夜尤甚，痛有定处，局部微肿或见瘀斑，咳呛可使疼痛加剧，甚则痛苦呻吟，呼吸不畅，转侧困难，或有咯血，或痰中带血，舌质暗红，脉弦紧。治宜活血化瘀，止痛。方可选用复元活血汤或血府逐瘀汤加减。痛甚者加延胡索、郁金等，咯血者加仙鹤草、蒲黄、丹皮等。

气血两伤证：具有上述两型的症状。治宜活血化瘀，理气止痛并重。方可用柴胡疏肝散、复元活血汤加减。胸胁陈伤证有明显的胸部外伤史，胸胁隐痛，经久不愈，时轻时重，稍一劳累即可诱发，但局部无肿胀及固定压痛点。舌质紫暗或有瘀斑，脉细涩。治宜行气破瘀，佐以调补气血。方用活血止痛汤加减。

（2）外用药物　胸部挫伤而局部瘀肿疼痛者，宜用活血消瘀、行气止痛类药膏外敷，可选用消瘀止痛药膏、双柏散等。陈伤隐痛或有风寒湿痹痛者，宜用温经散寒、祛风止痛类膏药外贴等；也可用温经散寒、祛风通络中药如艾叶、生姜、络石藤、桂枝等熏洗。

2. 西药治疗　疼痛明显，可佐以内服非甾体类消炎镇痛药物，外用消炎镇痛类软膏。

（五）针灸疗法

针灸治疗取阿是穴、内关、公孙、期门等穴，配以支沟、阳陵泉、悬钟、绝骨、太冲等穴，用强刺激手法，每日1次，7～10天为1个疗程。注意针刺的深度，可加用灸法。

【预防与调护】

坚持锻炼身体，增强骨骼和肌肉强度，提高抵御外伤的能力。治疗期间注意防风寒，损伤处要保暖。适当休息，停止从事重体力工作。

二、胸椎小关节错缝

胸椎位于背部中央，胸椎关节突关节是由上一胸椎的下关节突与下位胸椎的上关节突构成的椎间关节，在身体扭转或外力的作用下使其发生错位，导致背部疼痛与功能障碍，称之为胸椎小关节错缝，也称之为胸椎后关节紊乱症，或胸椎后关节滑膜嵌顿。

《医宗金鉴·正骨心法要旨》说："若脊筋陇起，骨缝必错，则成伛偻之形。"外伤性的胸椎小关节错缝，多发生于胸椎2～7椎。青壮年多见，学龄前儿童次之，老年人罕见。男多于女，新鲜错缝易于复位而痊愈，陈旧性错缝复位较困难，时间越久，恢复越慢。

【病因病机】

胸椎的活动度较小，在一般的情况下不易引起损伤。但由于胸椎周围的软组织比较薄弱，当遇到强大的暴力时，则可发生胸椎小关节的损伤错位，并可导致关节滑膜嵌入错缝的小关节腔内，阻碍关节的复位。在高处坠落臀部着地，或在胸椎前屈位外力打击背部，可使患椎的上关节突关节面向前旋转错移，下关节突关节面向后旋转错移。如胸椎过度后伸或在后伸位胸前突然遭到外力打击时，患椎上关节面向后旋转错移，下关节突关节面向前旋转错移。如胸椎遭到强大的旋转外力时，椎间小关节可发生侧向错移。如学生或运动员做前滚翻或后滚翻时，用力不慎或过猛，或姿势不对，一侧肩部先着地，身体发生侧向歪斜等均可发生胸椎小关节的错缝。若暴力巨大，可造成胸椎骨折或脱位，并发脊髓损伤甚至截瘫。

【临床表现与诊断】

（一）临床表现

1. 病史　有过度前屈或后伸胸背运动及受伤史。

2. 主要症状　伤后症状开始较轻，次日加重。胸背部疼痛，后背如负重物，痛引前胸，坐则需经常变换体位，走路震动、咳嗽、打喷嚏等均可加剧疼痛。

3. 体征　患椎及其相邻胸椎有深压痛，压痛在棘突上或棘突旁，并且可摸到患椎处有筋结或条索状物等软组织异常改变，仔细触摸可发现某些患椎棘突略隆突或偏歪。

（二）影像学检查

X 线检查　部分患者可见患椎棘突有歪斜改变。X 线检查不能作为本病的诊断依据，但可排除胸椎的其他骨病，有助于鉴别诊断。

（三）鉴别诊断

本病需与肋间神经痛、胸椎结核、强直性脊柱炎、肋骨骨折等疾病相鉴别。

1. 肋间神经痛　肋间神经痛的胸背痛症状是沿肋间神经走行至胸腹部呈半圆形放射性疼痛、灼疼，疼痛剧烈，常伴有皮肤感觉过敏，多局限于一侧。也可伴有上呼吸道感染、带状疱疹等症状。

2. 胸椎结核　本病一般既往有结核病史，可出现潮热、盗汗、周身乏力等症状；病变椎体 X 线或 CT 检查可见椎体变形，骨质破坏。故可鉴别。

3. 肋骨骨折　有运动外伤史，胸廓挤压试验阳性，X 线检查特别是 CT 检查可明确诊断。

【辨证与治疗】

本病的治疗是以手法治疗为主，辅以药物及其他疗法。

（一）手法治疗

先在胸椎两侧软组织用轻手法搓擦按揉，以缓解肌肉痉挛，疏通经脉，减轻疼痛。再根据不同的损伤形式，采用与外力相反的作用力的复位手法，使小关节错缝复位。复位方法有旋转复位法和掌推复位法两种：

1. 旋转复位法 主要适用于有胸椎棘突偏歪者。患者坐于方凳上,两脚分开与肩等宽。以棘突向右侧偏歪为例。助手面对患者站立,两腿夹住患者左大腿,双手压住左大腿根部。术者正坐于患者身后,以右手从患者胸前握患者左肩向左扳伸,右肘部卡住患者右肩。左手拇指用力顶推偏歪向右侧之棘突,然后让患者做前屈、右侧屈及旋转动作,待脊柱旋转力传到术者左手拇指时,术者拇指顺势用力将棘突向左上方顶推,可感到指下椎体棘突有轻微移动,并伴有响声。检查偏斜棘突已纠正,上下棘突间隙已等宽,示关节错缝已复位。再用拇指从上至下做理筋动作,将棘上韧带理顺(图2-20)。

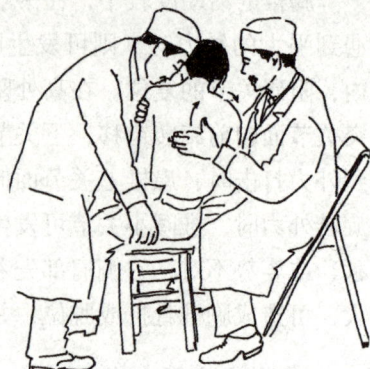

如果胸椎小关节错缝后,棘突向左偏歪时,复位方法同上,位置和操作方向相反。

图2-20 旋转复位法示意图

2. 掌推复位法 根据胸椎小关节错缝发生的原因不同,复位的手法也不同。患者取俯卧位,胸部垫一薄枕,双手抓住床头,助手握住患者两踝进行对抗性牵引。如果患者是因前屈位受伤引起的胸椎小关节错缝,术者站立于床旁,双掌相叠,掌根部按压患椎略后突的棘突,另一只手手掌重叠其上。在助手牵引的同时,术者双手施力向下按压。可感棘突移动,示已复位。如果胸椎小关节错缝是过伸位受伤引起者,患者体位同前,术者将两手掌分别置于患椎上下的棘突处。在助手牵引的同时,术者两手分别向头臀方向推动,闻及弹响,示已复位。如果胸椎小关节错缝是因旋转外力引起者,术者两手拇指找到患椎棘突偏歪部位,确定好用力方向,在助手牵引的同时,用力将偏歪的棘突向中线推送,即可复位。在复位的过程中,大部分患者可听到"咯哒"的复位声。复位后,即可起床活动。如复位后,患椎处仍有筋结或者有条索状物等异常改变,可进行局部按摩,以理顺筋络,疏通气血,缓解肌肉痉挛而止痛(图2-21、图2-22)。

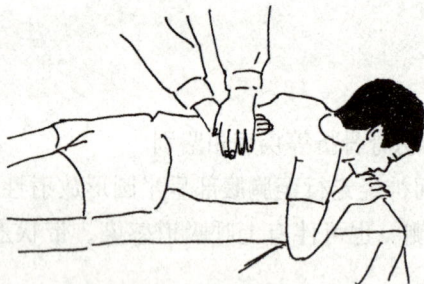

图2-21 掌推复位法

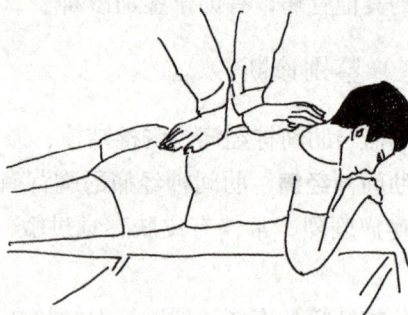

图2-22 掌推复位法

(二)固定疗法

新的胸椎小关节错缝复位后不需要固定,适当轻度活动。陈旧者复位后应仰卧于硬板床上,休息2~3周。

(三)练功疗法

患者可自主进行扩胸、牵张肩胛胸背的动作,恢复胸部小关节至正常位置。

胸椎小关节错缝
旋转复位法视频

（四）药物疗法

1. 中药辨证治疗

（1）内服药物 以舒筋活血行气止痛为主，可选和营止痛汤加减，或复元活血汤加减。

（2）外用药物 可用行气活血，消瘀止痛类药膏外贴。如由木瓜、栀子、大黄、蒲公英、地鳖虫、乳香、没药组成的消瘀止痛药膏，或天和骨通贴膏、云南白药膏、万应珍宝膏等外贴。

2. 西药治疗 可对症应用非甾体类消炎镇痛药物口服。

（五）针灸疗法

主要选夹脊穴上的阿是穴为主针刺治疗，后期可以加灸法，注意进针角度与深度。

（六）其他疗法

1. 封闭疗法 可在局部疼痛、压痛明显处封闭治疗。注意解剖层次，勿进入过深，防止损伤内脏。

2. 物理疗法 可选用热敷、红外线、超短波或中药离子导入等物理疗法。

【预防与调护】

平常锻炼身体要循序渐进，注意防寒，保暖，休息。

三、胸锁关节错缝

胸锁关节由锁骨的胸骨端与胸骨柄的锁骨切迹构成，关节盘把关节腔分为上下两部分，胸锁前后韧带维持其稳定性。在身体扭转或外力的作用下使其发生错位，导致胸部、颈肩部疼痛与功能障碍，称之为胸锁关节错缝。

本病患者多见于长期从事扛抬、搬运等重体力劳动者。或身体素弱、偶尔参加体育活动或体力劳动者。

【病因病机】

肩扛重物或者上肢提拿物品，致使肩部向后方和下方牵拉；或屏气用力推顶重物，以及运动时姿势不正确、动作不协调，均可发生胸锁关节错缝。有的无明显致病因素。

当肩部做向前或向后运动，胸锁关节的锁骨端与关节盘一起向前方或后方运动。如果在活动结束时，关节盘停留，而没有回到正常位置，发生关节盘与胸骨之间相对位置错移，就造成胸锁关节错缝。

由于耸肩或上肢下垂时，锁骨内端的上缘及与其相连的关节盘被压入胸骨的锁骨切迹内而处于异常位置，即可发生关节错缝。反复发生、损伤刺激，锁骨的胸骨端会增生膨大。

中医学认为，本病由胸锁部扭挫、外力损伤或慢性劳损，局部筋脉受损，气血瘀滞所致。

【临床表现与诊断】

（一）临床表现

1. 病史 有从事扛抬、搬运等重体力劳动，或运动损伤史。

2. 主要症状 病变部位有轻微的胀痛和不适感，在深呼吸、挺胸扩胸活动后暂时缓解。

3. 体征 病程日久者或反复发作，局部可触及轻微压痛及少许肿胀。做耸肩及肩部环转活动时，局部疼痛常常伴有滞涩摩擦声，或者只能有患者本人感觉到的关节不吻合的错动感。病久锁骨的胸骨端可见膨大。

（二）影像学检查

X 线检查 摄片多无异常。部分患者可显示锁骨的胸骨端略向前或向后突出，偶见膨大。

（三）鉴别诊断

1. 前斜角肌综合征 在锁骨上窝可触及明显压痛，患侧上肢有放射性疼痛或者肢体缺血性改变；或在锁骨上窝可触到肥大坚韧的前斜角肌肌腹；X 线片可见颈肋。

2. 类风湿关节炎 可同时累及其他关节，手部小关节为多。关节活动障碍逐渐加重，病变活动期血沉增快，类风湿因子阳性。X 线片显示关节间隙变窄，骨质疏松等特点。

【辨证与治疗】

本病的治疗以手法、药物治疗为主。

（一）手法治疗

1. 仰卧位复位法 患者仰卧，背部正中圆枕垫起，双肩悬空。术者立于患侧，双手按住患者双肩，适当用力下压放松，连续反复，力量渐增，适当顿挫一下。

2. 坐位复位法 以右侧为例。患者端坐，助手在其背后膝顶其背部，双手固定其双肩稍向后拉外展。术者立患侧稍前方，将患者前臂放置在术者左肩背上，屈肘以前臂抵顶患者腋下，拇指、食指捏住患侧锁骨的胸骨端，右手掌按在患者胸锁关节上。先轻轻地前后活动患肩，活动范围由小到大。待患者放松，突然适度按压顿挫一下。接着上下活动患肩，并适度向上顿挫一下。最后，顺时针及逆时针方向旋动患肩数次，术毕。术后，局部疼痛胀闷等不适症状顿减或消失，则表示复位成功。如未成功，则隔 2 ～ 3 天后，待局部肌肉松弛平缓后，再予整复为宜。

（二）固定疗法

不需要特殊固定，患肩适当轻松地活动，禁止大范围剧烈活动、从事重体力劳作。

（三）药物疗法

1. 中药辨证治疗

（1）内服药物 外力损伤气滞血瘀者，治宜活血行气、舒筋止痛为主，可用复元活血汤加减内服。慢性劳损气机郁结者，治宜理气通络散结，可用顺气活血汤加减。

（2）外用药物 可用活血消瘀、行气止痛类药膏，如活血止痛膏、云南白药膏等外贴。也可应用中药如桂枝、制川乌、生姜等粉末加热外敷患处，每次 20 ～ 25 分钟，每日 2 次；或中药如骨科外洗二方熏蒸治疗，每日 1 ～ 2 次。

2. 西药治疗 可应用非甾体类消炎镇痛口服辅助。

（四）其他疗法

1. 封闭疗法 局部疼痛、压痛明显处，可行胸锁关节周围封闭治疗。要准确选择压痛点，注意解剖层次，勿进入过深，防止损伤内脏。

2. 物理疗法 可用红外线、超声波、TDP 照射、中药离子导入等方法治疗。

【预防与调护】

发病时应适当休息，避免过度劳累加重病情。注意抬重物的姿势，加强锻炼增强体质。

四、肋软骨炎

肋软骨炎又称胸肋综合征、肋软骨增生病，是指发生在肋软骨与肋骨交界部位的慢性无菌性炎症。本病属于中医学"骨痹"范畴。

【病因病机】

本病原因不明，一般认为与外伤、劳损或者病毒感染有关。胸部受到挤压等使胸肋关节软骨发生急性损伤；或上臂长期持重物等慢性劳损，导致肋软骨充血、水肿、渗出、增生等无菌性炎症而发病。劳累是本病的诱因，发病后临床症状的轻重、缓解程度与劳累有着密切关系。

肋软骨炎的病理改变可见肋软骨向前呈弓形弯曲，梭形肿胀，软骨增生，肋软骨增宽，软骨内钙质沉积，肋软骨钙化呈环状；显微镜下见肋软骨骨膜增厚，有炎性浸润，纤维组织增生，软骨内有钙质沉积。

中医学认为，本病多因情志不畅，或胸肋部扭挫，或慢性劳损，局部筋脉损伤，气血凝滞而发病。

【临床表现与诊断】

（一）临床表现

1. 病史 患者常有搬运重物、急性扭转、胸部挤压等造成肋软骨急性损伤，或有慢性劳损病史。

2. 主要症状 常见第 2～5 肋软骨，特别第 2、3 肋软骨压痛。急性发病者可突感胸部刺痛、跳痛或酸痛，有时疼痛可放射至肩背部、腋部，有胸部憋闷感。慢性发病者，以局部酸胀为主，皮温皮色正常。劳累后疼痛加重，休息或侧卧位时缓解。

3. 体征 按压局部可有轻度隆起，质地坚硬，或有疼痛或酸胀感；深呼吸、咳嗽、挺胸、患侧上肢活动疼痛加重。

本病多发于 20～35 岁青壮年人，女性多见，一般历时 2～3 月，可自行缓解或者消失。部分患者反复发作，迁延数月甚至数年。

（二）影像学检查

X 线检查 多无异常，部分患者显示肋软骨钙化。

（三）鉴别诊断

1.肋间神经痛　肋间神经痛的疼痛是沿相应的肋间隙由后向前呈半环形放射，疼痛呈刺痛或烧灼样痛，疼痛剧烈，常伴有皮肤感觉过敏，多局限于一侧。体检时胸椎棘突旁和肋间隙有明显压痛。

2.冠心病　冠心病可有持续性胸痛，心电图或冠脉造影可发现异常，服用硝酸甘油后多有效；局部用药或神经阻滞治疗，疼痛无缓解。

【辨证与治疗】

（一）手法治疗

以轻手法按摩为主，以痛为腧，在病变部位轻揉搓擦，局部皮肤以微感发热即可。

（二）固定疗法

肋软骨炎不需要特殊固定。

（三）药物疗法

1.中药辨证治疗
（1）内服药物　气滞血瘀证，治宜舒筋活血行气止痛，可用复元活血汤加减内服。肝气郁结证，治宜疏肝理气、宽胸散结，可用柴胡疏肝散加减。
（2）外用药物　用活血消瘀行气止痛类药膏；如骨通贴膏、云南白药膏等外敷，也可用止痛散敷患处，或中药熏蒸。舌红苔薄黄、脉偏数者用骨伤外洗一方；舌红苔白、脉涩者用骨伤外洗二方。

2.西药治疗　可佐以非甾体类消炎镇痛药物及抗病毒药物等口服。

（四）针灸疗法

慢性反复发作者，可在局部用隔物灸温通气血。

（五）其他疗法

1.封闭疗法　选取胸肋部软组织压痛点，做局部封闭治疗。
2.物理疗法　可用红外线、超声波、TDP 理疗仪、中药离子导入等方法配合治疗。

【预防与调护】

避免过度劳累。可局部热敷以减轻症状。避风寒防感冒咳嗽，以免加重疼痛。平时应加强锻炼，增强体质。

思考题

1.简述胸壁扭挫伤的病因病机及临床表现。
2.胸壁扭挫伤的手法治疗和中药治疗如何配合？
3.胸椎小关节错缝的临床表现是什么？

4. 胸椎小关节错缝的手法治疗要点是什么？

5. 简述胸锁关节错缝临床表现。

6. 简述胸锁关节错缝的主要治疗方法。

7. 简述肋软骨炎的临床表现。

8. 简述肋软骨炎的中药治疗方法。

第三节　腰部筋伤

腰部位于躯干后侧胸椎、肋骨与骶骨之间。腰段是人体脊柱中负重最大的节段，其生理性前凸对人体适应站、坐、卧 3 种姿势有重要作用。

正常的腰段脊柱共有 5 个腰椎，每个腰椎由 1 个椎体、2 个椎弓根、2 个椎板、2 个横突、4 个关节突、1 个棘突、椎间盘和韧带等相连接（图 2-23）。

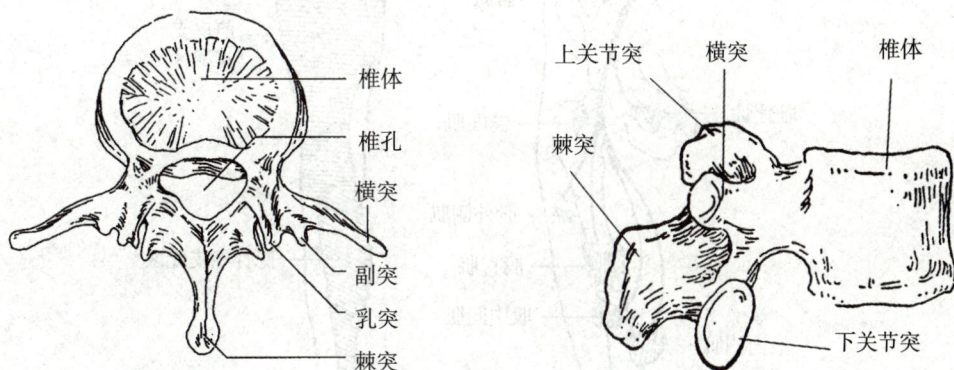

图 2-23　椎体结构示意图

椎间盘的周围部分为纤维环，腰部纤维环前厚后薄。椎间盘中央是含水 70%、富有弹性的髓核，其上下缘为软骨终板。椎间盘可承受压力，起缓冲作用，在略弯腰伸手搬抬重物的姿势中，椎间盘内负荷值可达站立时的 4.5 倍，因此容易向后破裂，引起椎间盘突出（图 2-24）。

连接腰椎的韧带主要有前纵韧带、后纵韧带、黄韧带、棘间韧带、棘上韧带等（图 2-25）。

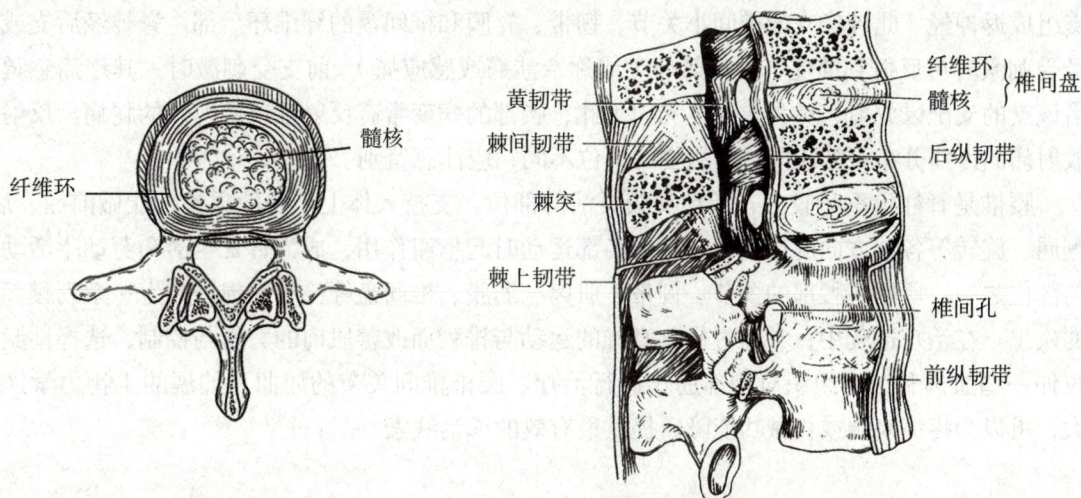

图 2-24　椎间盘示意图

图 2-25　椎体韧带示意图

　　腰部的肌肉主要有骶棘肌、多裂肌、回旋肌、腰大肌、腰方肌、腹直肌和腹内、外斜肌等。腰椎的机械稳定性的维持与腹内压力、躯干肌群的协同收缩有关，因此腹部肌群、下背肌和竖脊肌以及骨盆底肌群这些核心肌群的锻炼对腰部筋伤的预防和康复有重要作用。

　　腰椎主要有椎管、椎间孔两个通道，分别有脊髓圆锥、马尾神经和腰脊神经通过。成年人脊髓末端的圆锥，仅达到第1腰椎的下缘，第2腰椎以下称马尾神经。

　　脊神经由两侧的椎间孔穿出分为前、后两支。后支又分为内、外侧支，腰1～腰3外侧支感觉神经组成臀上皮神经，分布于臀部皮肤。内侧支大部分为感觉纤维，分布于椎间关节突关节、椎板、棘突及其邻近的肌肉、筋膜和皮肤。腰2～腰4前支构成股神经和闭孔神经，支配该神经控制的肌肉和皮肤感觉区域（大腿前内侧、小腿和足内侧皮肤）（图2-26）。

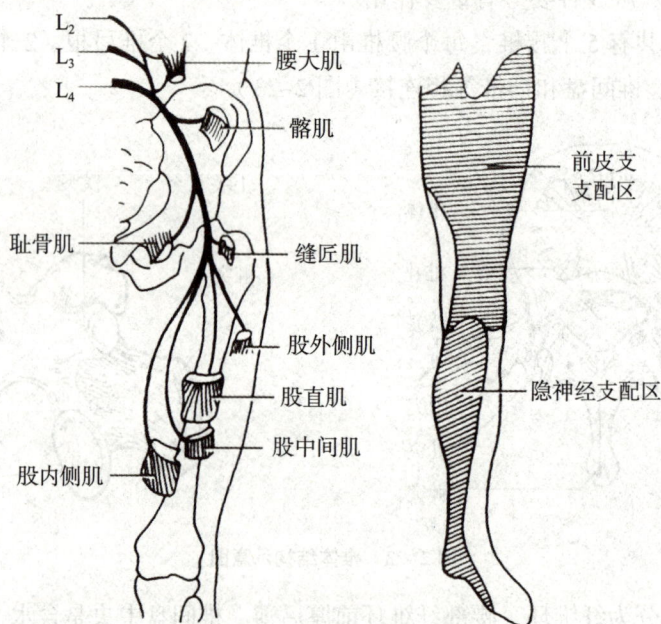

图2-26　脊神经支配区域示意图

　　腰4、腰5和骶1～骶3脊神经前支构成坐骨神经（图2-27），控制该神经支配的肌肉运动和皮肤感觉区域（大腿后侧、小腿和足外侧皮肤）。前后支分出前，分出一小支，与交感神经分支组成返神经。此神经支配椎间小关节、韧带、脊膜和椎间盘的纤维环后部。脊神经后支或返神经受刺激时可反射到前支，为反射痛（或称牵涉痛或感应痛）。前支受刺激时，其疼痛感觉直接沿该支的支配区放射，称为放射性痛。因此，腰部的病变常有反射性或放射性的腿痛。反射痛和放射痛的疼痛分布可能相同，但病变的部位不同，应注意鉴别。

　　腰椎是脊柱负重量较大，活动又较灵活的部位，支持人体上半身的重量，能做前屈、后伸、侧屈、旋转等各个方向的运动，在身体各部运动时起枢纽作用，成为日常生活和劳动中活动最多的部位之一，所以，腰部的关节、韧带、肌肉、筋膜、椎间盘等易于受损，产生一系列腰部筋伤的疾患。在治疗过程中，常通过优化脊椎的运动与排列而改善肌肉的力量与控制，选择性激活及拉伸一些肌肉和结缔组织对腰部筋伤进行治疗。腰椎椎间关节的屈曲与伸展的生物力学区别较大，可以为疼痛来源或机械功能障碍提供最有效的诊治线索。

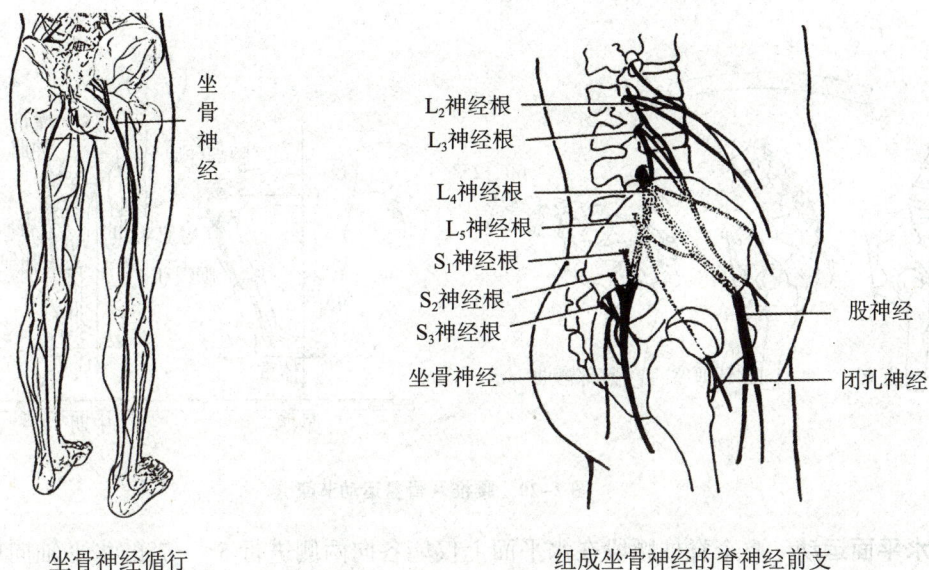

坐骨神经循行   组成坐骨神经的脊神经前支

图 2-27 坐骨神经示意图

第 1 ～ 4 腰椎节段大部分腰椎关节突关节的关节面接近垂直，其矢状面倾斜角从缓至陡，陡峭程度不等。这种关节面倾斜有利于矢状面运动，不利于水平面运动。与其他腰椎相比 L_5 ～ S_1 关节突关节的关节面最接近于额状面。当人体保持站立姿势时，形成一个约为 40° 的骶骨水平角（图 2-28），因此在重力作用下会产生向前的剪切力，易出现 L_5 椎体前移甚至滑脱，严重的脊椎前移可能会导致马尾结构被压迫。较宽且强壮的前纵韧带穿过 L_5 ～ S_1 关节的前方，一对髂腰韧带将下部腰椎与髂骨和骶骨紧密地结合起来，L_5 ～ S_1 宽阔而坚硬的关节突关节面可维护骨骼的稳定性，它们与额面平行的关节面能够抵抗部分向前的剪切应力。

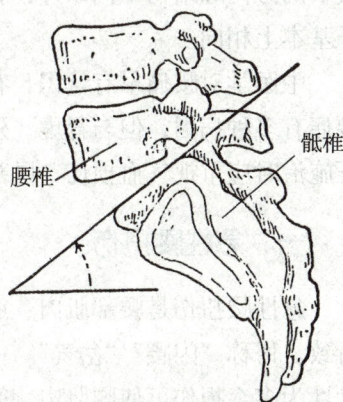

图 2-28 腰骶角

健康的成年人站立时，腰段脊柱通常表现出 40° ～ 50° 的前凸弧度。在中立位，腰段脊柱可以在三个自由度内活动。

1. 矢状面运动 屈曲与伸展，为脊柱腰段主要运动形式。腰椎完全屈曲时，椎间孔的直径约增加 19%，因此屈曲可以暂时减轻腰椎间孔对神经根的压力。但过度或过久的屈曲运动使腰椎间盘前部承受的压力增大，易导致髓核向后变形、突出，压迫脊髓或神经根。过度伸展会加大腰椎关节突关节与邻近部位间的压力，挤压棘间韧带，造成腰背痛。腰段完全伸展时椎间孔直径缩小 11%，因此有椎间孔狭窄刺激神经根的患者应该避免过度伸展。但持续的腰段完全伸展可以减轻椎间盘内的压力，减轻移位的髓核与神经组织之间的接触力。该原理常用于腰部的功能锻炼。

躯干从前屈体位伸展为直立体位时，经历连续的运动学关系即腰椎–骨盆运动节律。由髋关节伸展启动运动，腰椎随之发生伸展，腰段伸展过程中为了克服外屈曲扭矩，要求伸髋肌群延伸产生伸展扭矩，直至直立，以保护腰背肌肉与关节（图 2-29）。腰背痛或脊柱退变患者会有意延迟腰段伸肌的激活直至躯干接近垂直位置。该关系对手法治疗与练功疗法有指导意义。

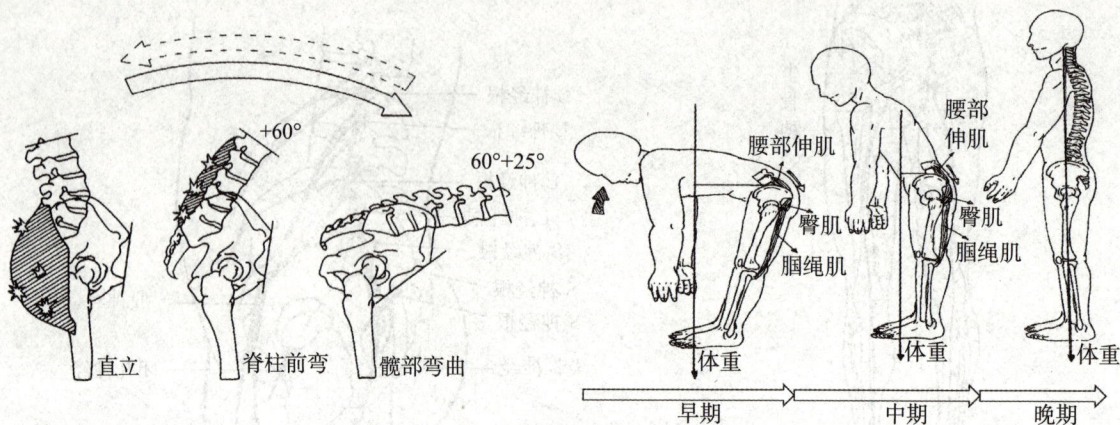

图 2-29　腰椎 – 骨盆运动节律

2. 水平面运动　整个脊柱腰段在水平面上仅能各向两侧进行 5°～ 7° 的水平轴向旋转。临床测量会超过这个角度，是因为髋关节（骨盆在股骨上旋转）与胸段下部的连带活动导致的。腰段内轴向旋转运动的自然骨阻力可以提供整个脊柱下端的垂直稳定，发育良好的腰椎多裂肌和相对坚固的骶髂关节可以进一步加强这种稳定性。

3. 额状面运动　侧向屈曲。脊柱腰段大约可以向左右两侧各进行 20° 的侧屈运动。除了骨突关节的方向和结构不同以外，脊柱腰段侧屈运动的关节运动学特征实质上与胸段的关节运动学特征基本上相同。

中医学对腰痛早有认识，有"肾主腰脚""腰为肾之府""凡腰痛病有五"等论点。认为引起腰痛有多种病因，但与肾虚、外伤劳损、外感风寒湿邪、脏腑经络等关系最为密切。因此，在辨证施治时应重视气血损伤、风寒湿邪和肾气内虚等病因。

一、急性腰扭伤

急性腰扭伤是腰部肌肉、筋膜、韧带、椎间小关节、腰骶关节的急性损伤，多突然遭受外力所致。俗称"闪腰""岔气"。中医古代文献称为瘀血腰痛。多发于青壮年和体力劳动者，男性较女性为多。损伤可使腰肌肉、筋膜、韧带、关节囊等组织受到过度牵拉、扭转，甚至撕裂。若处理不当，或治疗不及时，亦可使症状长期延续，变成慢性。

腰部范围广，包括的关节多，腰部肌肉、筋膜、韧带和关节的急性损伤可单独发生，亦常合并存在，但不同组织的急性损伤其临床表现又不尽完全相同。急性腰扭伤临床常见急性腰肌筋膜损伤、急性腰部韧带损伤和急性腰椎小关节错缝。

急性腰肌筋膜损伤

急性腰肌筋膜损伤属中医学"闪腰""岔气"范畴。多由于弯腰提取重物用力过猛，或弯腰转身突然闪扭，使腰部肌肉强烈收缩，引起腰部肌肉和筋膜的过度牵拉、扭曲，甚至撕裂。多见于搬运、建筑、机械工人等，平素缺乏锻炼的人参加劳动时不慎亦可发生。男性占绝大多数，约有半数为 21 ～ 30 岁的青年体力劳动者。损伤多发生在骶棘肌和腰背筋膜的附着部。急性损伤如治疗得当，可使损伤的腰肌筋膜修复，腰痛痊愈。若治疗不及时或不当，易转为慢性，或兼感风、寒、湿之邪而形成腰部慢性痹痛。

【病因病机】

本病是在某种状态下，腰部肌肉强烈收缩，使肌肉和筋膜受到过度牵拉、扭曲，甚至撕裂，而致剧烈腰痛。损伤因受力的大小不同，组织损伤的程度也不一样。局部组织损伤，血脉离经，血瘀于内，气机受阻，不通则痛。致病原因很多，最常见的有以下几种。

（一）动作失调

数人抬物动作不协调，或其中一人突然失足。患者瞬间处于失稳姿势且毫无思想准备的状态下，身体为了保持平衡，反射性引起腰肌强烈收缩，导致腰肌及胸腰筋膜损伤。

（二）姿势不良

猛然搬提过重物体，或搬重物时所提物体的重心离躯干的中轴线过远，使腰部肌肉负荷过大，或腰肌收缩运动不协调，常可使腰骶部肌肉、筋膜受到过度的牵拉或撕裂。

（三）重心失衡

不慎摔倒时，身体重心突然失去平衡，腰肌骤然收缩；或跌倒时腰部屈曲，下肢伸展，造成腰骶部肌肉及筋膜损伤。

（四）腰部活动准备不足

日常生活中，如泼水、弯腰、起立，甚至挂手巾、打喷嚏、打哈欠等，由于准备不足，可造成腰肌及筋膜扭伤，即"闪腰"。

【临床表现与诊断】

（一）临床表现

1.病史 多有腰部扭伤史。

2.主要症状 腰部一侧或两侧疼痛剧烈，腰部活动、咳嗽、打喷嚏，甚至深呼吸时疼痛加剧。轻者伤时疼痛不明显，数小时后或次日症状加重。严重者腰部当即呈撕裂样疼痛，不能坐立、行走，疼痛有时可牵涉至一侧或两侧臀部及大腿后侧。

3.体征 腰肌呈紧张状态，常见患侧肌肉高于另一侧。有时可见脊柱腰段生理性前曲消失，甚至出现侧曲。

（1）压痛点 损伤早期，绝大多数患者有明显的局限性压痛，多位于腰骶关节、髂嵴后部或第3腰椎横突处，同时可扪及腰部肌肉明显紧张。

（2）腰部活动功能受限 观察腰部活动，特别是前屈受限，行走时常用手支撑腰部，卧位时难以翻身等。

（3）特殊检查 直腿抬高试验、拾物试验可呈阳性，但加强试验为阴性。

（二）影像学检查

X线检查 一般无异常改变，有时可有腰椎生理曲度变小或有轻度侧屈。

（三）鉴别诊断

1. 急性腰部韧带损伤 两者发病原因有时相同，二者常合并存在。腰肌筋膜损伤时，腰部各方向活动均受限制，并引起疼痛加剧，在棘突旁骶棘肌处或髂嵴后部有压痛。腰部韧带损伤时脊柱弯曲受牵拉时疼痛才加剧，且压痛点多在棘突上或棘突间。

2. 腰椎压缩性骨折 受伤后腰部疼痛剧烈，功能受限。局部叩击痛明显，X 线检查可鉴别。

【辨证与治疗】

（一）手法治疗

1. 揉按法 患者俯卧于治疗床上，肢体放松，术者先用两手大拇指或手掌，自大杼穴开始由上而下，从下肢环跳、委中、承山、昆仑等穴施行揉按。再用手掌或大鱼际部揉按脊椎两旁肌肉，使气血流畅，筋络舒展（图2-30）。

2. 推理腰肌 术者立于患者腰部健侧，以双手拇指在压痛点上方自棘突旁把骶棘肌向外下方推开，由上而下，直到髂骨后上棘，如此反复操作3～4次（图2-31）。

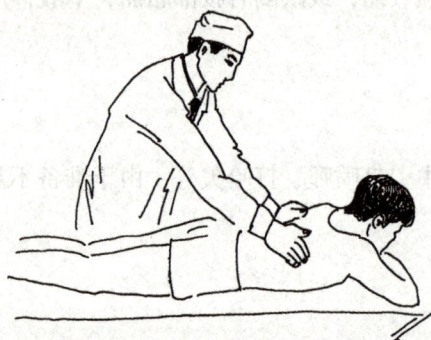

图 2-30 揉按法

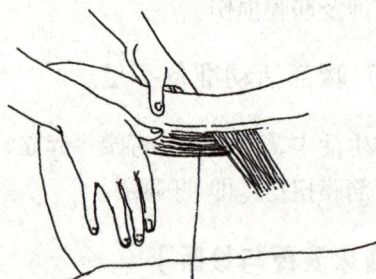

图 2-31 调理腰肌

3. 捏拿腰肌 术者用两手拇指和其余四指指腹对合用力，捏拿腰部肌肉，捏拿方向与肌腹垂直，从腰1起至腰骶部臀大肌，由上而下，先轻后重，先患侧后健侧，重点捏拿腰椎棘突两侧骶棘肌和压痛点最明显处，反复捏拿2～5分钟（图2-32）。

4. 扳腿按腰 术者一手按其腰部，另一只手肘关节屈曲，用前臂抱住患者一侧大腿中下1/3处，用力将下肢向后上抱起，两手配合，一手向下按压腰骶部，另一只手托其大腿向上提拔扳腿，有节奏地使下肢一起一落，随后摇晃拔伸，有时可听到响声，每侧做3～5次（图2-33）。

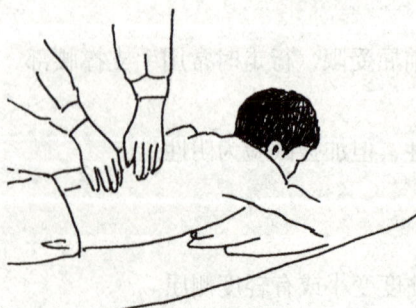

图 2-32 捏拿腰肌

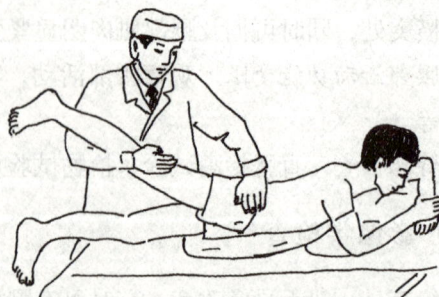

图 2-33 扳腿按腰

5. 揉摸舒筋　术者以掌根或小鱼际肌着力，在患者腰骶部进行揉摸手法。从上至下，先健侧后患侧，边揉摸边移动，反复进行 3 ～ 5 次，使腰骶部感到微热为宜（图 2-34）。

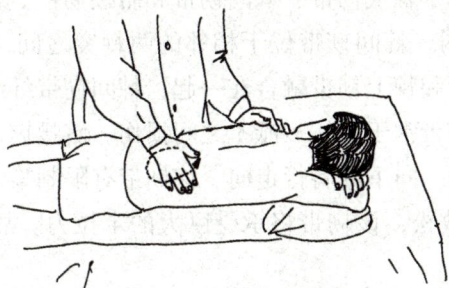

图 2-34　揉摸舒筋

（二）固定疗法

伤后宜卧硬板床休息，或佩戴腰围，以减轻疼痛，缓解腰肌痉挛，防止继续损伤。

（三）练功疗法

腰部疼痛缓解后，宜做腰部背伸锻炼，后期宜加强腰部的各种功能锻炼。

（四）药物疗法

1. 中药辨证治疗

（1）内服药物

气滞络阻证：腰痛时轻时重，痛无定处，重者腰部运动受限，行走困难，咳嗽阵痛，舌苔薄，脉弦数。治宜理气通络，和营止痛。方用泽兰汤加羌活、乳香、没药。

血瘀气阻证：腰痛局限一侧，局部瘀肿，压痛明显，腰部活动受限，或有腹胀，大便秘结，舌质略有瘀点，脉弦紧。治宜行气消瘀。方用地龙散、复元活血汤、大成汤等。

（2）外用药物　局部瘀肿热痛者，可用双柏散、消炎散外敷。如无瘀肿仅有疼痛者则用狗皮膏、伤科膏药、伤湿止痛膏外贴。

2. 西药治疗　可使用非甾体类消炎止痛药或肌肉松弛类药内服外搽。

（五）针灸疗法

可采用局部取穴、循经取穴。常用的针刺穴位有阿是穴、肾俞、命门、志室、大肠俞、腰阳关、委中、承山等穴，多采用强刺激，留针 3 ～ 5 分钟。或点刺龈交穴，每日 1 次。

（六）其他疗法

1. 封闭疗法　用药物做局部痛点封闭，每周 1 次，一般 1 ～ 3 次即有明显疗效。
2. 物理疗法　急性症状稍缓解后，可配合超短波、磁疗、中药离子导入等理疗方法。

急性腰部韧带损伤

腰部韧带具有限制腰椎过度活动，维持腰部稳定的作用。正常情况下腰部韧带有肌肉的保护，可免遭外力过度牵拉。当韧带处于紧张状态而肌肉收缩力不足时，韧带因受强大外力牵拉，易造成损伤，甚至断裂。

临床上腰部韧带损伤多见于棘上韧带、棘间韧带和髂腰韧带。棘上韧带为索状纤维组织，比较坚韧，但在腰骶部较为薄弱。棘间韧带位于相邻的两棘突之间，呈长方形，其腹侧与横韧带相连，背侧与背部长肌的筋膜和棘上韧带融合在一起，棘间韧带纤维较短。下腰部活动度大，韧带所受压力也最大，故棘间韧带常于腰4～骶1之间损伤。髂腰韧带比较坚韧，自髂嵴后部的内侧面至第5腰椎横突，呈向内、向下的斜行走向。该韧带有限制第5腰椎前屈功能的作用，当腰部完全屈曲时，竖脊肌完全放松，该韧带将承受巨大的牵拉力。故弯腰工作时，易致髂腰韧带损伤。

腰部韧带损伤，常见于青壮年体力劳动者，若失治或误治，可转为慢性病。

【病因病机】

（一）弯腰搬取重物

棘上韧带、棘间韧带、黄韧带以及髂腰韧带都有限制脊柱过度前屈的作用。这些韧带在正常的情况下皆能受骶棘肌的保护而免受损伤，但在人体充分弯腰搬移重物时，骶棘肌处于松弛状态，臀部肌肉和大腿后部肌肉收缩，以腰椎为杠杆将重物提起，支点常位于腰骶部，此刻韧带无骶棘肌保护，所以人体上半身的重量及重物全落在韧带上，因而当所搬的物体过重，重物距躯干支点过远时，极易造成棘上韧带、棘间韧带的损伤，尤以腰骶部最多见。

（二）滑倒

骨盆与下腰椎之间为固定与活动的交界处。当患者自楼梯上不慎滑下或在平地上滑倒，两腿多伸直，臀部着地，躯干多屈曲。此时由于股后肌紧张，两髂骨及骶骨相对固定，容易在腰骶部发生牵拉性损伤，腰下部棘上、棘间韧带可首先部分或全部撕裂，如损伤暴力较大时，在骶骨固定的情况下，髂骨亦可同时向前屈曲或移位，引起骶髂关节韧带撕裂。

（三）直接外力的撞击

直接外力加于背部使腰部前屈，或腰部受外力直接挫伤，均可造成腰部韧带的损伤。此种损伤往往较重，多合并骨折、脱位或神经受伤。腰部韧带限制椎骨间的过度活动，当韧带处于紧张状态而肌肉收缩力量不足时，韧带则易被外力拉伤，甚至断裂。屈曲外力可造成棘上、棘间韧带损伤，一般以腰骶间棘间韧带损伤为最多，棘上韧带损伤的以胸椎段为多见。旋转外力可造成横突间或髂腰韧带损伤。

【临床表现与诊断】

（一）临床表现

1. 病史　常有弯腰工作时外力突然迫使腰部前屈，或负重时腰肌突然失力损伤病史，伤时患者自觉腰部有一清脆响声或撕裂样感觉，随即局部突然疼痛。

2. 主要症状　疼痛常呈现断裂样、针刺样或刀割样，局部可出现瘀斑肿胀，坐卧困难，伴有下肢反射性疼痛。

3.体征 腰部肌肉痉挛，活动明显受限，前屈时局部疼痛加重。在棘突和棘突间有明显压痛，仰卧屈髋试验阳性。局部封闭后疼痛可减轻或消失。有棘上、棘间韧带断裂者，则棘突间的距离加宽。如髂腰韧带扭伤，其压痛点在髂嵴后部与第5腰椎间三角区，其压痛深，屈曲旋转脊柱时疼痛加剧。

（二）影像学检查

X线检查 一般韧带损伤者无异常表现，如有棘上、棘间韧带断裂者，过屈位片可见其棘突间距离增大。

（三）鉴别诊断

1.急性腰肌筋膜损伤 发病原因有时相同，二者常合并存在。腰肌筋膜损伤时，腰部各方向活动均受限制，并疼痛加剧，在棘突旁骶棘肌处或髂嵴后部有压痛。腰部韧带损伤时脊柱弯曲受牵拉时疼痛才加剧，且压痛点多在棘突上或棘突间。

2.腰椎压缩性骨折 受伤后腰部疼痛剧烈，功能受限。局部叩击痛明显，X线片可鉴别。

【辨证与治疗】

（一）手法治疗

1.理筋复位 如属棘上韧带撕裂或从棘突上剥离者，可用手法理顺复位。患者站立或端坐方凳上，术者坐在患者身后，以双手拇指触摸棘突，找到棘上韧带剥离处，嘱患者自然稍向前弯腰，术者一手拇指按于剥离的棘上韧带上端，向上推按牵引；另一只手拇指左右拨动已剥离的韧带，找到剥离面，然后顺脊柱纵轴方向由上而下顺滑按压使其贴妥。术后患者卧硬板床休息，避免腰部旋转活动，暂不做身体屈曲动作。

2.理筋通络 如属韧带扭伤未发生断裂者，可用按摩手法理筋通络。患者取俯卧位，术者先在脊柱两侧用按、揉手法治疗，用一手拇指在患部棘上韧带做与其呈垂直方向的弹拨治疗，并沿棘上韧带方向做上下揉捻，然后在腰背部督脉上直擦，以透热为度。

（二）固定疗法

对一般急性腰部韧带损伤患者，均需卧硬板床休息，一般为1～3周。如属棘上、棘间韧带断裂者，在施行理筋复位手法后应予以腰托固定。

（三）练功疗法

如属韧带扭伤者，应早期进行腰背肌锻炼，但应防止做过度的前屈活动。如属韧带断裂者，应在韧带愈合后，再行腰背肌锻炼。

（四）药物疗法

1.中药辨证治疗

（1）内服药物

气滞血瘀证：腰部急性韧带损伤早期以肿胀疼痛并见，治宜活血化瘀、消肿止痛，方用活血止痛汤、复元活血汤、大成汤。

肝肾亏虚证：后期肿胀消退，治宜补益肝肾、强壮筋骨，可选用补肾活血汤、补肾壮筋汤、壮筋养血汤等。

（2）外用药物　可选用行气活血、消肿止痛类外用药。如局部瘀肿疼痛，可外敷双柏散、消炎散、祛瘀消肿膏、云南白药膏等。如为一般扭伤，可外贴跌打膏、天和追风膏、伤科膏药等。

2. 西药治疗　可内服非甾体类消炎镇痛药配合治疗。

（五）针灸疗法

可针刺闪腰穴，或阿是穴、后溪穴、委中穴等，用强刺激手法，留针 10 分钟。亦可行手针治疗，在手背腕横纹远侧 1.5 寸、第 2 伸指肌腱桡侧、第 4 伸指肌腱尺侧处，用两根长毫针，分别斜刺于伸指肌腱与掌骨之间，进针 0.5～0.8 寸，用捻转、提插、强刺激手法，同时令患者做弯腰活动，腰痛缓解后即拔针。

（六）其他疗法

1. 封闭疗法　可用相应药物做局部痛点内封闭。
2. 物理疗法　急性症状稍缓后，可用理疗、磁疗、中药离子导入等辅助治疗。

急性腰椎小关节错缝

在过度的屈曲、过伸、牵拉或旋转外力的作用下，可导致急性腰椎关节突关节错缝，又称为腰椎小关节紊乱症；可引起腰椎关节滑膜嵌顿，局部剧痛，属中医学的"闪腰""弹背"范畴，本病还包括腰骶关节和骶髂关节的损伤。本病常被误诊为急性腰肌筋膜扭伤，或急性腰肌纤维组织炎等而延误治疗，转为慢性腰痛。

【病因病机】

本病是因关节错缝移位，伴腰椎间关节周围的韧带、关节囊及滑膜的扭伤或撕裂，或滑膜嵌顿于关节内而发生的一种疾病。

（一）腰椎关节扭伤

人体站立时，腰椎两侧关节突关节与椎间盘呈三角负重状态。脊柱前屈时椎间盘负重力增大，关节突关节略为张开；后伸时两侧关节突关节负重力增大。脊柱旋转、侧屈时，一侧关节突关节受压，关节间隙变窄，另一侧关节突关节张开。当运动姿势不正确、肌肉平衡失调时，易引起急性关节突关节扭伤。若腰椎前屈或旋转过度，关节突关节张开，关节腔内负压增大而吸入滑膜。此时，如腰椎又突然后伸，滑膜可能来不及退出而被嵌顿于关节面之间，形成腰椎关节突关节滑膜嵌顿，引起腰部剧烈疼痛。

（二）急性腰骶关节扭伤

腰骶关节位于腰椎最下部分，与骨盆间构成关节，负重量大、活动多，为躯干活动枢纽，经常处于运动状态，易受损伤。如有第 1 骶椎隐裂或腰骶角过大等先天畸形等解剖上的缺点，极易造成腰骶关节损伤。如果局部软组织肿胀刺激腰骶部神经根时，可引起反射性下肢疼痛。

【临床表现与诊断】

（一）临床表现

1. 病史　有闪腰、屈腰、旋转等外伤史；急性腰骶关节扭伤多有腰骶部负重扭伤史。

2. 主要症状　疼痛突发，较为剧烈。关节损伤后，组织的炎症、水肿可影响神经根，故伴有不同程度的下肢放射性疼痛。腰部活动或打喷嚏、咳嗽等腹腔压力增高时，腰部疼痛加剧。急性腰骶关节扭伤伤后感腰骶部剧痛。

3. 体征　腰部肌肉紧张，有时局部软组织肿胀，腰椎有向一侧偏歪感，腰部活动功能明显受限。从压痛明显处可确定受损部位，对诊断扭伤节段有重要意义。

（1）急性椎间关节扭伤　压痛点位于棘突两侧或一侧稍下方，一般无放射痛。患者难以做腰部试验，直腿抬高试验可为阳性，但加强试验为阴性。

（2）急性腰骶关节扭伤　不敢直腰。直腰时多以一手或两手叉腰，或以手支撑膝部，以减少腰骶关节活动，步行迟缓，腰 5 与骶骨底之间有明显压痛和叩击痛。屈膝屈髋试验阳性。

（二）影像学检查

X 线检查　一般无明显异常改变，有的呈脊柱侧弯，或椎间隙变窄或宽或模糊等。

（三）鉴别诊断

本病应与急性腰肌筋膜扭伤、急性腰部韧带损伤相鉴别。两者发病原因有时相同，腰肌筋膜损伤时，腰部各方向活动均受限制，并引起疼痛加剧，在棘突旁骶棘肌处或髂嵴后部有压痛。腰部韧带损伤时脊柱弯曲受牵拉时疼痛才加剧，且压痛点多在棘突上或棘突间。腰椎小关节错缝除腰部疼痛、活动受限外，部分患者可伴有下肢放射性疼痛。

【辨证与治疗】

（一）手法治疗

急性小关节错缝，若能明确诊断，施行手法治疗往往效果明显。手法可分为两步，首先采用一般的活血止痛、理筋解痉按摩松解手法，如点按和揉、滚、擦穴位等法；第二步为复位手法，纠正关节紊乱，解除滑膜嵌顿，以迅速消除疼痛，恢复正常功能。常用复位手法有下列几种：

1. 斜扳法　患者取侧卧位，患侧在上，髋、膝关节屈曲，健侧髋、膝关节伸直。医者可立于患者前侧或背侧，一手置于肩部，另一只手置于臀部，两手相对用力，使上身和臀部做反向旋转（肩部旋后，臀部旋前，同时令患者腰部尽量放松），活动到最大程度时，用力做一稳定推扳动作。此刻往往可听到清脆的弹响声，腰痛一般可随之缓解（图 2-35）。

2. 牵抖法　患者取俯卧位，一助手抱拉住者的腋下，或嘱患者两手拉住头侧床沿。医者握住患者两踝关节或一侧踝关节，做对抗牵引，持续 1～2 分钟，

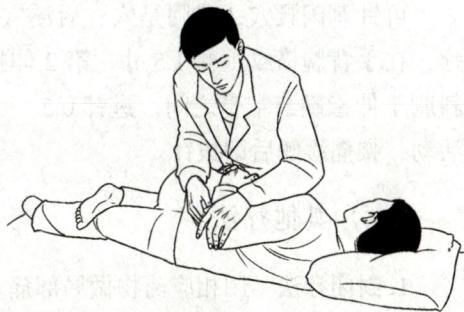

图 2-35　斜扳法

再慢慢松开，重复数次。最后用力将下肢快速地上下牵拉数次，使牵拉力传递至腰部关节，使其复位（图2-36）。

3.其他　亦可选用背法、坐位旋转复位法等，具体运用应根据具体条件，选用患者易于接受的方法。合适的体位可使患者腰部肌肉放松，消除恐惧心理。如人背法（图2-37）。

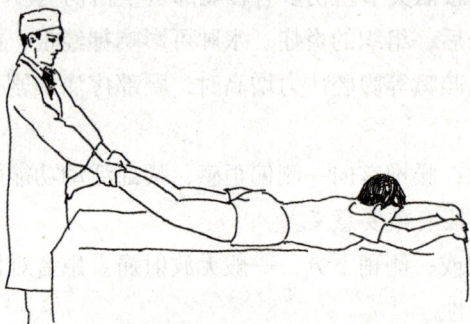
图2-36　牵抖法

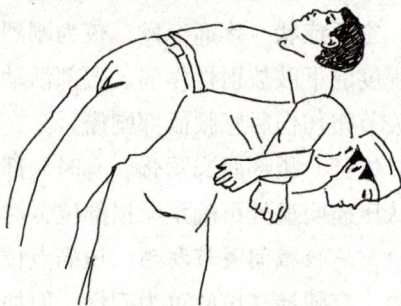
图2-37　人背法

（二）固定疗法

对一般腰椎关节损伤患者，均需卧硬板床休息，一般为1～3周。在施行理筋复位手法后最好佩戴腰围固定。

（三）练功疗法

早期应适当卧床休息，避免腰部过度活动或负重，必要时可佩带腰围站立行走。腰痛症状缓解后，应注意逐步加强腰背肌的功能锻炼，以增强腰部抵抗力。

（四）药物疗法

1.内服药物

（1）气滞血瘀证　早期气滞血瘀，治宜活血化瘀、行气止痛，用顺气活血汤或和营止痛汤加减，也可用跌打丸、三七伤药片、伤科七厘散等中成药。

（2）肝肾亏虚证　后期宜补益肝肾、活血强筋为主，用补肾健筋汤、补肾壮筋汤加减。

2.外用药物　手法调治后，可选用活血行气、消瘀止痛的外用药，如消瘀膏、双柏散、消肿散、消瘀止痛膏等敷贴，或外擦红花油、正骨水、云香精、治伤水等中药油、酊剂。

（五）针灸疗法

可针刺闪腰穴，或阿是穴、后溪穴、委中穴等，强刺激手法，留针10分钟。亦可行手针治疗，在手背腕横纹远侧1.5寸、第2伸指肌腱桡侧、第4伸指肌腱尺侧处，用两根长毫针，分别斜刺于伸指腱与掌骨之间，进针0.5～0.8寸，用捻转、提插、强刺激手法，同时令患者做弯腰活动，腰痛缓解后即拔针。

（六）其他疗法

1.封闭疗法　用相应药物做局部痛点封闭。

2.物理疗法　急性症状稍缓解后，可用理疗、磁疗、中药离子导入等辅助治疗。

【预防与调护】

强调以预防为主，劳动或运动前要充分做好准备活动，量力而行。平时要经常锻炼腰背肌，弯腰搬物姿势要正确。伤后早期应卧硬板床休息，注意腰部防寒保暖，可佩戴腰围保护。后期应加强腰部的各种练功锻炼，以增强肌力，防止粘连。

二、慢性腰肌劳损

腰部劳损系指腰部积累性的肌肉、筋膜、韧带、骨与关节等组织的慢性损伤，亦可称为功能性腰痛。它是由于长期下蹲弯腰工作，腰背部经常性的过度负重、过度疲劳或工作时姿势不正确，由腰部解剖特点和缺陷等所致，但亦可因腰部急性损伤治疗不及时或不当，或反复受伤后遗留为慢性腰痛。

腰部劳损是腰痛中最常见的一种，它常常没有明显的外伤，而是在不知不觉中慢慢出现的一种腰腿痛疾患。各行各业的人员都可发病，体力劳动者和脑力劳动者的人数，没有明显差别。对生产劳动和生活影响较大，故应积极进行防治。

腰肌筋膜劳损

腰肌筋膜劳损是引起慢性腰痛的常见疾患之一，过去把腰部软组织的劳损统称为腰肌劳损。为便于对损伤的部位和具体组织分别施治，这里所论述的腰肌筋膜劳损，主要是指腰部肌肉、筋膜的慢性积累性损伤。

【病因病机】

引起腰肌筋膜劳损的原因较多，常见的原因有长期从事腰部持续用力或弯腰活动工作者，或长期腰部姿势不良者等都可引起腰背肌肉筋膜劳损，或者筋膜松弛，或有慢性的撕裂伤，或有瘀血凝滞，以致腰痛难愈。亦有腰部急性扭挫伤之后，未能获得及时而有效的治疗，或治疗不彻底，或反复轻微损伤，损伤的肌肉筋膜发生粘连，迁延而成为慢性腰痛。

亦有平素体虚，肾气虚弱，外感风、寒、湿邪，留滞肌肉筋脉，以致筋脉不和，肌肉筋膜拘挛，经络阻闭，气血运行障碍而致慢性腰痛。

腰椎有先天性畸形和解剖缺陷者，如腰椎骶化、椎弓根崩裂、腰椎滑脱、以及由于各种因素所致的胸腰段脊柱畸形，如腰椎压缩性骨折脱位所致的腰椎后突畸形等都可引起腰背部肌力平衡失调，亦可造成腰部肌肉筋膜的劳损。

【临床表现与诊断】

(一) 临床表现

1. 病史　有长期从事腰部持续用力，或弯腰活动工作者，或长期腰部姿势不良者。

2. 主要症状　腰痛，多为隐痛，时轻时重，经常反复发作，休息后减轻，劳累后加重，适当活动或变动体位时减轻，弯腰困难，若勉强弯腰则腰痛加剧，常喜用双手捶腰，以减轻疼痛，少数患者有臀部和大腿后上部胀痛。兼有风、寒、湿邪者，腰痛与天气变化有关，阴雨天腰痛加剧，重着乏力，喜温畏冷，受凉或劳累后可加重发作，腰痛如折，姿势微偻，不能直立，活动欠利，脉弦细，苔白滑。

3.体征 脊柱外观一般正常，俯仰活动多无障碍，一侧或两侧骶棘肌处、髂嵴后部或骶骨后面腰背肌止点处有压痛。疼痛随病情严重程度增加，活动稍有受限。神经系统检查多无异常，直腿抬高试验阴性。

（二）影像学检查

X 线检查 有时可见脊柱生理曲度的改变，如腰椎侧弯、腰前凸度减弱或消失，或见第 5 腰椎骶化、第 1 骶椎腰化、隐性脊柱裂等先天变异，或见骨质增生。

（三）鉴别诊断

应注意与腰椎骶化、骶椎腰化、腰骶椎隐裂合并的腰部软组织失衡性腰痛，第 3 腰椎横突综合征，泌尿系疾病，妇女盆腔炎等疾病相鉴别。

1.腰骶椎隐裂 脊椎 X 线平片、CT 等可显示椎管畸形，棘突及椎板缺损，有助于疾病的诊断。

2.盆腔炎 指女性生殖器官、子宫周围结缔组织及盆腔腹膜的炎症，专科检查可鉴别。

【辨证与治疗】

（一）手法治疗

一般常用手法为揉按法，揉按肾俞、腰阳关、八髎或腰痛区。对腰肌无力者，重点用滚法、揉法；对腰肌痉挛者，重点用捏拿、推法。

触压激痛点，可用拇指在该点上反复揉按，并在激痛点的内上方自棘突把骶棘肌向外下方推开，直至髂后上棘。如果触及筋结或筋束，可用捏拿、分筋、弹拨等手法松解。

（二）固定疗法

病情重者，可适当卧硬板床休息，平时可戴腰围保护固定。

（三）练功疗法

加强腰肌背伸锻炼，如仰卧位直腿抬高，三点或五点拱桥式锻炼，俯卧位的飞燕式锻炼。

（四）药物疗法

1.中药辨证治疗

（1）内服药物

寒湿痹阻证：腰部冷痛重着，转侧不利，静卧不减，阴雨天加重。舌苔白腻，脉沉。治宜祛风散寒、宣痹除湿、温经通络，方用羌活胜湿汤或独活寄生汤加减。

湿热阻络证：痛而有热感，炎热或阴雨天气疼痛加重，活动后减轻，尿赤。舌苔黄腻，脉濡数。治宜清热化湿，方用二妙汤加牛膝、木瓜、薏苡仁、豨莶草之类。

气滞血瘀证：腰痛如刺，痛有定处，轻则俯仰不便，重则因痛剧不能转侧，拒按。舌质紫暗，脉弦。治宜活血化瘀、行气止痛。方用地龙散加杜仲、续断、桑寄生、狗脊等。

肾气亏虚证：腰部酸痛，绵绵不绝，腿膝乏力，喜按喜揉，遇劳更甚，卧则减轻，常反复发作。有偏阳虚者和偏阴虚者两种证候。肾阳虚者，治宜温补肾阳，方用金匮肾气丸、补肾活血汤加减；肾阴虚者，治宜滋补肾阴，方用知柏地黄丸、大补阴丸加减。

（2）外用药物　可选用温经通络、活血行气止痛、祛风除湿外用药；如外擦万花油、红花油，或外贴伤科膏药、伤湿止痛膏、狗皮膏、追风膏等，也可以加热外敷三色敷药、万应宝珍膏等。

2.西药治疗　可内服非甾体类消炎镇痛药、肌肉松弛类药，外用消炎镇痛类软膏。

（五）针灸疗法

以舒筋活血、通络止痛为原则。可选用阿是穴、肾俞、志室、大肠俞、次髎、腰阳关、委中、昆仑等穴，针刺操作以浅刺为主，并配合艾灸、火罐等。

（六）针刀疗法

患者取俯卧位。在腰背筋膜的压痛点区域内，用拇指指腹仔细按压寻找硬结、条索状物，压痛最明显处定点。按针刀疗法的操作原则，选择相应的治疗点，每次选择 3～4 个反应点，常规皮肤消毒后，在反应点处进刀。首先松解浅筋膜，然后深达到反应点的基部向四周不同方向松解，对于骨面上的反应点，针刀要达骨面。病情未愈者 5 天后再重复松解 1 次，可配合手法治疗。

（七）其他疗法

1.封闭疗法　可用相应药物做局部压痛点封闭注射。
2.物理疗法　可采用红外线、超短波、热蜡浴或中药离子导入等辅助疗法。

棘上韧带劳损

棘上韧带劳损亦称棘上韧带炎，为韧带中最常见的慢性损伤性疾患。

棘上韧带由腰背筋膜、背阔肌、多裂肌的延伸部分组成，分为三层。深层连结相邻两个棘突，且与棘间韧带交织在一起；中层跨越 2～3 个棘突；浅层跨越 3～4 个棘突。棘上韧带起自第 7 颈椎棘突，止于第 3 腰椎棘突的占 22%，止于第 4 腰椎棘突的占 73%，止于第 5 腰椎棘突的占 5%，在骶椎上未发现有棘上韧带，它有限制脊柱过度前屈的作用。当脊柱前屈时，棘上韧带处于最外层，最容易被屈曲暴力所伤。

本病多见于中年成人，常见的发病部位为胸腰段和腰段的棘上韧带，好发于长期弯腰工作者和不注意劳动姿势的伏案工作者。

【病因病机】

棘上韧带自上而下附着于各棘突上，其纤维与棘突骨质密切相连。在脊柱屈曲时，骶棘肌松弛，由腰背部的韧带担负重量，棘上韧带在最外层，其承受的张力最大，故最易损伤。当韧带纤维发生退变，弹力减小，在长期弯腰负重而不注意工作姿势时，可使其韧带纤维撕裂或自骨质上轻微掀起，久之即发生剥离或断裂等损伤。亦有先天性韧带较为薄弱，再加之长期的弯腰负重，其韧带更易发生劳损。因韧带长期劳损而出现退变，局部发生少量渗液、出血，致气血凝滞、筋脉不和、经络阻闭，形成慢性腰痛。

【临床表现与诊断】

（一）临床表现

1.病史　有慢性弯腰劳损病史。

2.主要症状　腰背疼痛或酸痛数周或数月，可向颈部或臀部反射。弯腰时疼痛加剧，卧床时疼痛减轻，劳累后症状加重，休息后症状减轻。

3.体征　检查前先由患者指出痛点。痛点常固定在 1～2 个棘突，压痛极为表浅，局限于棘突尖部，不红不肿，用指腹轻按韧带，并向两侧移动，如感到纤维束在棘突上滑动者，则韧带已从棘突"剥脱"，两侧椎旁肌肉多无压痛。若用 1% 利多卡因 2mL 进行局部注射，疼痛可暂时缓解。

（二）影像学检查

X 线检查　多无明显变化，有少数患者可能有腰椎骨质增生或脊柱畸形。

（三）鉴别诊断

1.腰椎间盘突出症　多有腰椎旁压痛点，下肢放射痛常较腰痛明显。直腿抬高及加强试验阳性，CT 和 MRI 检查可明确诊断。

2.臀上皮神经损伤　压痛点多位于臀上皮神经走行区域。

【辨证与治疗】

（一）手法治疗

手法的重点是揉压、弹拨棘突上的压痛点，并以两手拇指分别揉压两侧委中穴，必要时施以过度屈腰、伸腰、扳腰手法。手法要轻快、温柔、灵活、稳妥，1 日 1 次或隔日 1 次。

（二）固定疗法

一般无需固定，病情重者，平时可戴腰围保护固定。

（三）练功疗法

长期埋头、弯腰、伏案工作者要注意劳逸结合，注意工作姿势，积极参加体育活动，加强腰背肌的锻炼。如仰卧位直腿抬高，三点或五点拱桥式锻炼，俯卧位的飞燕式锻炼。

（四）药物疗法

1.中药辨证治疗
（1）内服药物
气滞血瘀证：腰痛如刺，痛有定处，不能俯仰转侧，动则痛甚，拒按，腰肌僵硬。舌红苔黄，脉弦紧或弦数。治宜活血化瘀，行气止痛。方用和营止痛汤、定痛活血汤加减。
湿热阻络证：腰脊疼痛，痛处伴有热感，身重肢倦，口干，小便短赤。舌质红，苔黄腻，脉濡数。治宜清热化湿，通络止痛。方用加味二妙汤。

肝肾不足证：腰部隐痛，酸软乏力，遇劳加重，腰肌痿软，精神不振。舌质淡，脉细弱。治宜补益肝肾，舒筋止痛。方用壮腰健肾汤、壮筋养血汤加减。

（2）外用药物　可外贴温经通络、祛风除湿、活血舒筋止痛的膏药，如追风膏、伤湿止痛膏、追风壮骨膏、狗皮膏等。也可以加热外敷三色敷药、万应宝珍膏等。

2. 西药治疗　可内服非甾体类消炎镇痛药、肌肉松弛类药，外用消炎镇痛类软膏。

（五）针灸疗法

以舒筋活血、通络止痛为原则。可选用阿是穴、肾俞、志室、大肠俞、次髎、腰阳关、委中、昆仑等穴，针刺以浅刺为主，并配合艾灸、火罐等。

（六）针刀疗法

针刀治疗时患者取俯卧位，腹下垫枕，脊柱轻度后弓状态。在相应棘突间隙，标定1点至数点。消毒后，针刀自标定点处进针，刀口与脊柱纵轴平行，快速垂直进针，进入皮下后缓慢进针，有落空感后即进入棘间韧带，变换针体方向，使刀锋沿上位棘突下缘和下位棘突上缘以垂直方向纵行切割，松解棘间韧带各2～3刀即可。注意以骨面为依托，不可针刺过深。出针后以无菌辅料按压针孔1～2分钟，针孔无出血后以创可贴覆盖针孔，1周治疗3次。

（七）其他疗法

1. 封闭疗法　可用相应药物做局部压痛点封闭注射。
2. 物理疗法　可采用红外线、超短波、热蜡浴或中药离子导入等辅助治疗方法。

【预防与调护】

不可卧过软的床垫，应以保暖硬板床为宜。平时应注意腰部的正确姿势，经常变换体位。加强腰背肌功能锻炼，适当参加户外活动或体育锻炼，增强体质及腰背肌力量。注意腰部防寒保暖。急性扭伤者应及时治疗，以免迁延成为慢性劳损。

三、腰椎间盘突出症

腰椎间盘突出症是指因腰椎间盘发生退变，在外力作用下致纤维环破裂，髓核突出，刺激或压迫神经根，引起以腰痛及下肢放射痛为特征的疾病。

两个相邻腰椎椎体之间由椎间盘相连接，椎间盘由纤维环、髓核、软骨终板3个部分组成。纤维环位于椎间盘的外周，为纤维软骨组织构成，其前部紧密地附着于坚强的前纵韧带，后部最薄弱，较疏松地附着于薄弱的后纵韧带。髓核位于纤维环之内，为富有弹性的乳白色透明胶状体。髓核组织在幼年时呈半液体状态或胶冻样，随着年龄增长，其水分逐渐减少，纤维细胞、软骨细胞和无定型物质逐渐增加，最后髓核变成颗粒状和脆弱易碎的退行性组织。软骨终板位于椎间盘的上、下面，为透明软骨构成。腰椎间盘具有很大的弹性，起着稳定脊柱、缓冲震荡等作用。腰前屈时椎间盘前方承重，髓核后移。腰后伸时椎间盘后方负重，髓核前移。本病好发于20～40岁青壮年，男性多于女性，是临床最常见的腰腿痛疾患之一（图2-38）。

腰椎间盘突出
动画

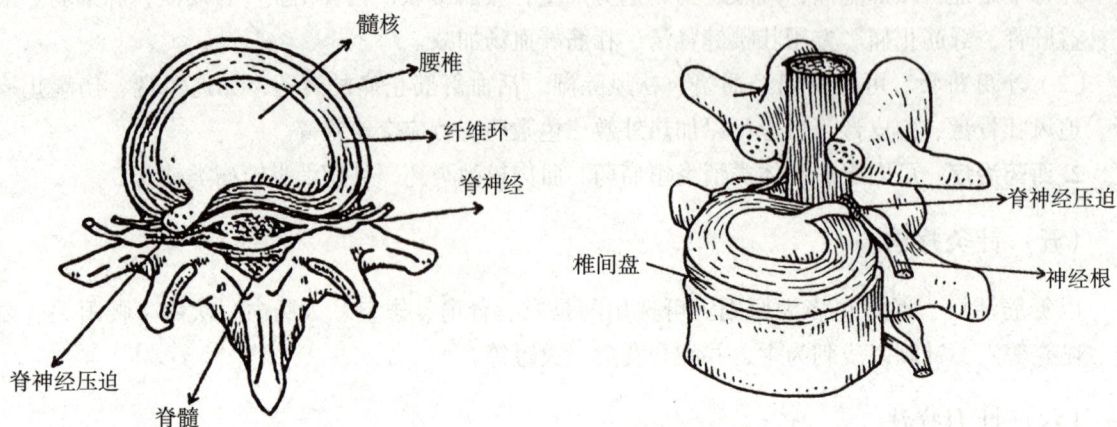

图 2-38 腰椎间盘突出示意图

【病因病机】

本病的发生有内因和外因两个方面，内因主要是腰椎间盘退变，外因主要是腰部外伤。随着年龄的增长以及在日常生活工作中腰椎间盘不断遭受脊柱纵轴的挤压力、牵拉力和扭转力等外力作用，使椎间盘不断发生退行性变，髓核含水量逐渐减少，纤维环变性而失去弹性，继之使椎间隙变窄，周围韧带松弛，或纤维环发生纤维断裂产生裂隙，这是形成腰椎间盘突出的内因。急性或慢性损伤是发生腰椎间盘突出的外因，当腰椎间盘突然或连续受到不平衡外力作用时，如弯腰提取重物时姿势不当或准备欠充分的情况下搬动或抬举重物，或长时间弯腰后猛然伸腰，使椎间盘后部压力增加，甚至由于腰部的轻微扭动，如弯腰洗脸、打喷嚏或咳嗽造成纤维环破裂，髓核向后侧或后外侧突出而发病（图 2-39）。

少数患者可无明显外伤史，仅因受凉史而发病，多为纤维环过于薄弱，肝肾功能失调，风、寒、湿邪乘虚而入，腰部着凉后，引起腰肌痉挛，致使已有退变的椎间盘纤维环破裂，髓核突出。

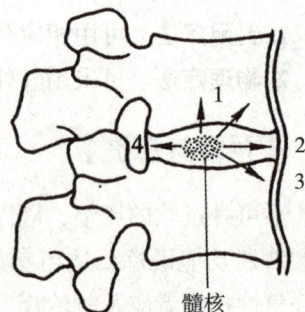

图 2-39 椎间盘突出方向示意图

下腰部是全身应力的中点，负重及活动度大，损伤概率高，是腰椎间盘突出的好发部位，其中以腰 4/5 椎间盘发病率最高，腰 5/ 骶 1 次之。

纤维环破裂后，造成腰腿痛的原因主要有：突出的椎间盘组织直接压迫挤压硬膜囊及神经根，突出的椎间盘组织释放的炎症介质刺激神经根，突出的椎间盘组织引起神经根缺血，受压神经根水肿，有炎症的神经根受到力的牵张。

若未压迫神经根时，只有后纵韧带受刺激，则症状以腰痛为主。若突破后纵韧带而压迫刺激神经根时，则以腿痛为主。坐骨神经由腰 4/5 和骶 1、骶 2、骶 3 神经根的前支组成，故腰 4/5 和腰 5/ 骶 1 椎间盘突出，引起下肢坐骨神经痛。初起神经根受到激惹，出现该神经支配区的放射痛、感觉过敏等征象。日久突出的椎间盘与神经根、硬膜发生粘连，长期压迫神经根，导致部分神经功能障碍，故除放射痛外，尚有支配区感觉减退、肌力减弱、腱反射减弱，甚至消失等现象。

多数髓核向后侧方突出，为侧突型。单侧突出者，出现同侧下肢症状。若髓核自后纵韧带两侧突出，则出现双下肢症状，多为一先一后，一轻一重，似有交替现象。髓核向后中部突出，为中央型，有的偏左或偏右，压迫马尾甚至同时压迫两侧神经根，出现马鞍区麻痹及双下肢症状

（图 2-40）。

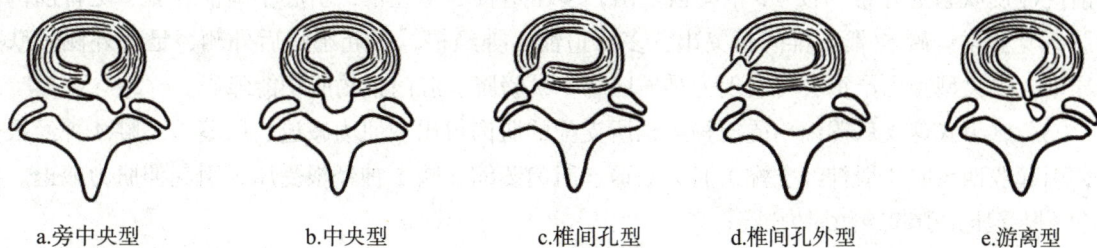

| a.旁中央型 | b.中央型 | c.椎间孔型 | d.椎间孔外型 | e.游离型 |

图 2-40　腰椎间盘髓核突出分型示意图

【临床表现与诊断】

（一）临床表现

1. 病史　多有不同程度的腰部外伤史，少数有受凉史。

2. 主要症状　腰痛伴有下肢坐骨神经放射痛。腰腿疼痛可在咳嗽、打喷嚏、用力排便等腹腔内压升高时加剧，步行、弯腰、伸膝起坐等牵拉神经根的动作也使疼痛加剧，腰前屈活动受限，屈髋屈膝、卧床休息可使疼痛减轻。重者卧床不起，翻身极感困难。病程较长者，其下肢放射痛部位感觉麻木、发冷、无力。中央型突出造成马尾神经压迫，症状为会阴部麻木、刺痛，二便功能障碍，性功能障碍或双下肢不全瘫痪。少数病例的起始症状是腿痛，而腰痛不甚明显。

3. 体征

（1）**腰部畸形**　腰肌紧张、痉挛，腰椎生理前凸减少、消失，或后凸畸形，不同程度的脊柱侧弯。为躲避突出物对神经根的压迫，突出物压迫神经根内下方时（腋下型），脊柱向患侧弯曲，突出物压迫神经根外上方时（肩上型），则脊柱向健侧弯曲（图 2-41）。

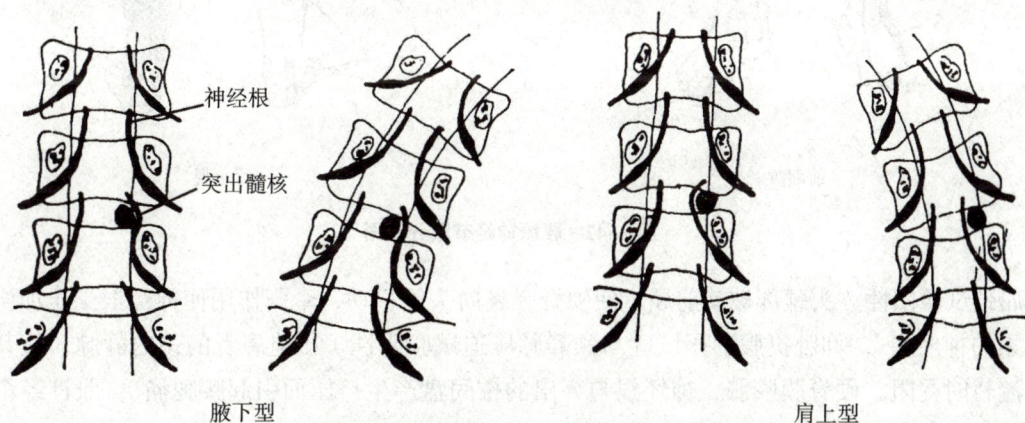

神经根

突出髓核

腋下型　　　　　　　　　　　　　　肩上型

图 2-41　脊柱侧弯与髓核突出的位置关系

（2）**腰部压痛和叩击痛**　突出的椎间隙棘突旁有压痛和叩击痛，并沿患侧的大腿后侧向下放射至小腿外侧、足跟部或足背外侧。沿坐骨神经走行部位有压痛。

（3）**腰部活动受限**　急性发作期腰部活动可完全受限，绝大多数患者腰部屈伸和左右侧屈功能活动呈不对称性受限。

（4）**皮肤感觉障碍**　受累神经根所支配区域的皮肤感觉异常（图 2-42），早期多为皮肤过敏，渐出现麻木、刺痛及感觉减退。腰 3/4 椎间盘突出，多压迫腰 4 神经根，引起大腿前侧、小腿前内侧皮肤感觉异常。腰 4/5 椎间盘突出，多压迫腰 5 神经根，引起小腿前外侧、足背前内侧皮肤感觉异常。腰 5/骶 1 椎间盘突出，多压迫骶 1 神经根，引起小腿后外侧、足背外侧皮肤感觉异常。中央型突出严重者可表现为马鞍区麻木，膀胱、肛门括约肌功能障碍。

（5）肌力减退或肌萎缩　受压神经根所支配的肌肉可出现肌力减退、肌萎缩。腰 4 神经根受压，引起股四头肌（股神经支配）肌力减退、肌肉萎缩。腰 5 神经根受压，引起伸肌力减退。骶 1 神经根受压，引起踝跖屈力减退。

（6）腱反射减弱或消失　腰 4 神经根受压，引起膝反射减弱或消失。骶 1 神经根受压，引起跟腱反射减弱或消失。

（7）特殊检查　直腿抬高试验阳性，加强试验阳性。

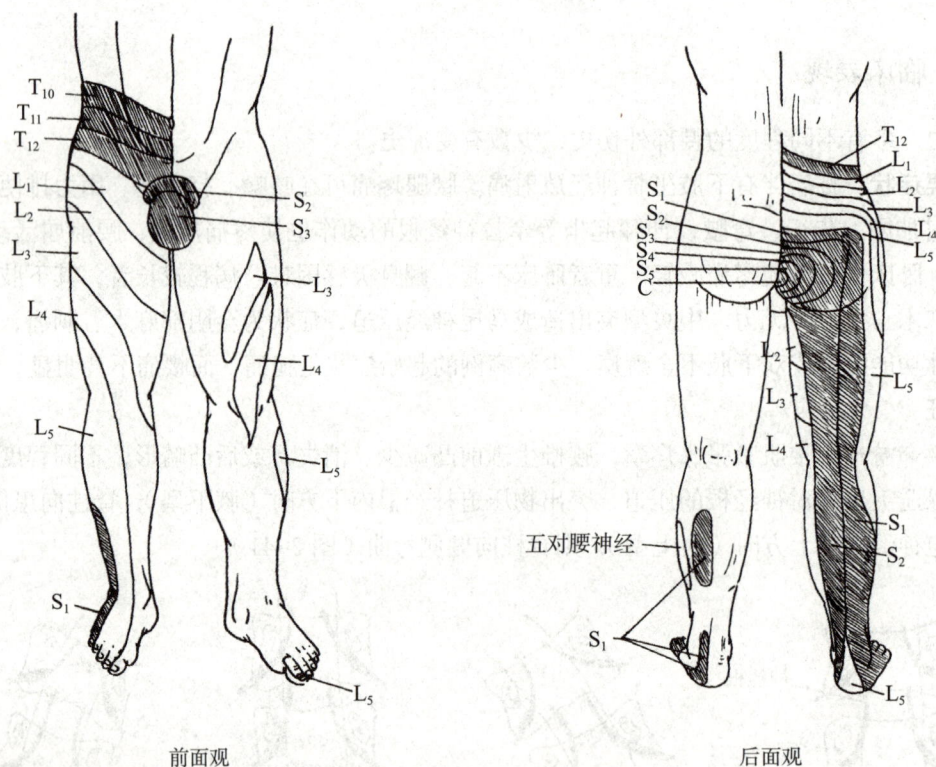

图 2-42　腰骶神经节段分布图

屈颈试验阳性（头颈部被动前屈，使硬脊膜囊向头侧移动，牵张作用使神经根受压加剧，诱发受累的神经痛），仰卧挺腹加压试验与颈静脉压迫试验阳性（压迫患者的颈内静脉，使其脑脊液回流暂时受阻，硬脊膜膨胀，神经根与突出的椎间盘产生挤压而引起腰腿痛），股神经牵拉试验阳性（为高位腰椎间盘突出的体征）。

（二）影像学检查

1. X 线检查　正位片可显示腰椎侧凸，椎间隙变窄或左右不等，患侧间隙较窄。侧位片显示腰椎生理弧度减小，甚至消失，椎间隙前后等宽或前窄后宽，椎体可见许莫氏结节（为髓核向椎体内突出），或有椎体缘唇样增生等退行性改变。X 线平片的显示必须与临床的体征定位相符合才有意义，可以排除骨病引起的腰骶神经痛，如结核、肿瘤等。

2. CT 检查 可显示髓核突出的位置，椎间盘真空征，椎间盘或后纵韧带钙化、椎体边缘和小关节增生、黄韧带增厚等情况。

3. MRI 检查 可清晰显示椎管形态、髓核突出的解剖位置和大小，硬膜囊与神经根受压、黄韧带增厚、马尾神经沉降等情况，特别用于鉴别腰椎管内肿瘤、腰椎结核等病变，是当今腰椎间盘突出症推荐的检查方法。

4. 造影检查 椎间盘造影能显示髓核突出的具体情况，蛛网膜下腔造影可观察蛛网膜下腔充盈情况，能较准确地反映硬脊膜受压程度和受压部位，以及椎间盘突出部位和程度。硬膜外造影可描绘硬脊膜外腔轮廓和神经根的走向，反映神经根受压的状况。单纯造影检查临床已很少使用，但在缺乏 MRI 等大型检查仪器的基层医疗机构仍有实际意义。

（一）鉴别诊断

本病应与腰椎管狭窄症、腰椎结核、腰椎骨关节炎、强直性脊柱炎、脊柱转移肿瘤等相鉴别。

1. 腰椎管狭窄症 腰腿痛并有典型间歇性跛行，卧床休息后症状可明显减轻或消失，腰部后伸受限，并引起小腿疼痛，其症状和体征往往不一致。X 线摄片及 CT 检查显示椎体小关节突增生肥大，椎间隙狭窄，椎板增厚，椎管前后径变小。

2. 腰椎结核 腰部疼痛，有时晚上痛醒，活动时加重。有乏力、消瘦、低热、盗汗、腰肌痉挛，脊柱活动受限，可有后凸畸形和寒性脓肿。X 线摄片可显示椎间隙变窄，椎体边缘模糊不光滑，有骨质破坏；有寒性脓肿时，可见腰肌阴影增宽。CT 或 MRI 检查可显示骨质破坏和寒性脓肿的范围以及神经压迫程度。血抗结核抗体阳性。

3. 强直性脊柱炎 腰背部疼痛，不因休息而减轻，脊柱僵硬不灵活，脊柱各方向活动均受限，直至强直，可出现驼背畸形。X 线片显示早期骶髂关节和小关节突间隙模糊，HLA–B27 阳性。后期脊柱可呈竹节状改变。

4. 脊柱转移肿瘤 疼痛剧烈，夜间尤甚，有时可出现放射性疼痛，消瘦，贫血。血沉加快。X 线摄片显示椎体骨质破坏变扁，椎间隙尚完整。MRI 增强扫描可明确诊断。

【辨证与治疗】

以综合保守治疗为主，必要时行手术治疗。

（一）手法治疗

1. 按摩法 患者俯卧，医者用两手拇指或掌部自上而下按摩脊柱两侧膀胱经，至患肢承扶处改用揉捏，下抵殷门、委中、承山。再用推压法，医者两手交叉，右手在上，左手在下，手掌向下用力推压脊柱，从胸椎至骶椎。继之用擦法，从背、腰至臀腿部，着重于腰部，缓解、调理腰臀部的肌肉痉挛。

2. 脊柱推扳法 第一步俯卧推髋扳肩。医者手掌于对侧推髋固定，另一只手将对侧肩向外上方缓缓扳起，使腰部后伸旋转到最大限度时，再适当推扳 1 ～ 3 次，对侧相同（图 2-43 ①）。第二步俯卧推腰扳腿，医者一手掌按住对侧患椎以上腰部，另一只手自膝上方外侧将腿缓缓扳起，直到最大限度时，再适当推扳 1 ～ 3 次，对侧相同（图 2-43 ②）。第三步侧卧推髋扳肩，在上的下肢屈曲，贴床的下肢伸直，医者一手扶患者肩前部，另一只手同时推髂部向前，两手同时向相反方向用力斜扳，使腰部扭转，可闻及或感觉到"咔嗒"响声，换体位做另一侧（图 2-43 ③）。

腰椎CT（L₄和L₅椎间盘向右侧突出伴钙化）

腰椎MRI（L₄和L₅椎间盘向右侧突出）

最后侧卧推腰扳腿，医者一手掌按住患处，另一只手自外侧握住膝部（或握踝上，使之屈膝），进行推腰牵腿，做腰髋过伸动作 1～3 次，换体位做另一侧（图 2-43 ④）。脊柱推扳法可调理关节间隙，松解神经根粘连，或使突出的椎间盘回纳。推扳手法要有步骤有节奏缓缓进行，避免使用暴力。中央型椎间盘突出症不适宜用推扳法。

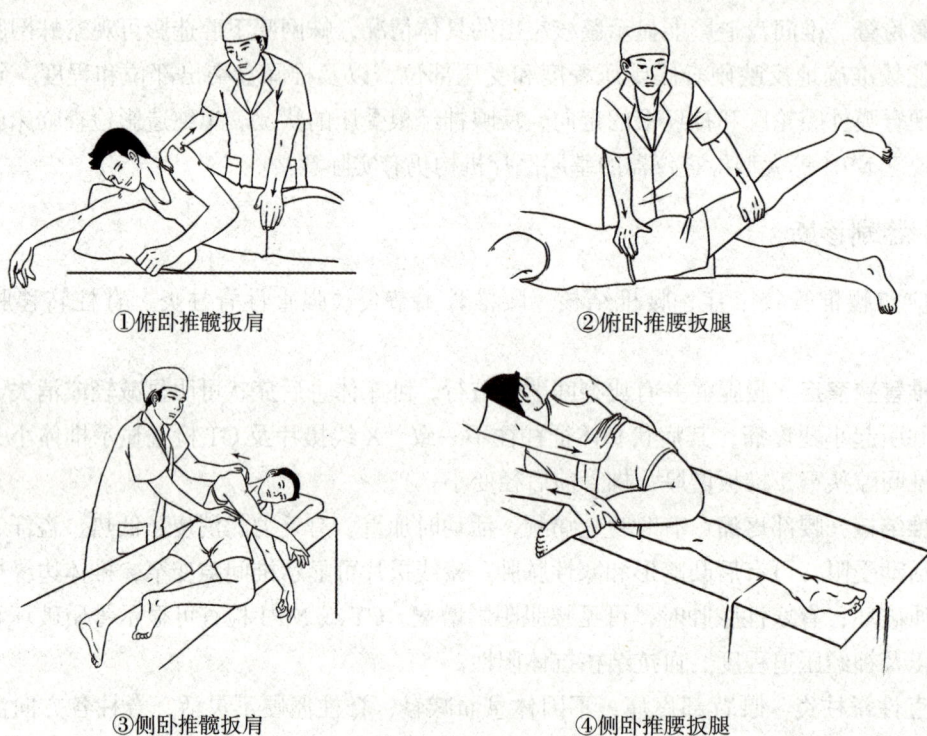

①俯卧推髋扳肩

②俯卧推腰扳腿

③侧卧推髋扳肩

④侧卧推腰扳腿

图 2-43　脊柱推扳法

3. 牵抖法　患者俯卧，两手抓住床头。医者双手握住患者两踝，用力牵引并上下抖动下肢，带动腰部，再行下腰部按摩后结束（图 2-44）。或再加用揉摇法，患者仰卧，双髋膝屈曲，医者一手扶两踝，另一只手扶双膝，将腰部旋转滚动 1～2 分钟。

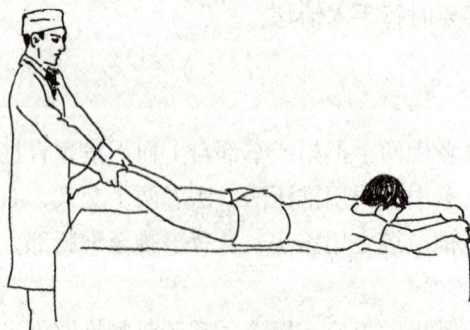

图 2-44　牵抖法

以上手法可隔日 1 次，10 次为 1 个疗程。

（二）固定疗法

急性期应卧硬板床休息，起床下地应佩戴腰围固定，以稳定腰部，有利于减轻疼痛。

（三）练功疗法

腰腿痛症状减轻后，应积极进行腰背肌的功能锻炼，可酌情采用五点支撑法、三点支撑法、飞燕点水法练功，经常做后伸、旋转腰部，直腿抬高或压腿等动作，以增强腰腿部肌力，利于腰椎的平衡稳定。

腰背肌功能锻炼（五点支撑）视频

（四）药物疗法

1. 中药辨证治疗

（1）内服药物

气滞血瘀证：腰腿疼痛如针刺，疼痛有明确的定位，白天较轻，夜晚加重，腰部板硬，活动受限，舌质紫黯或有瘀斑，脉多弦紧。治宜活血化瘀、行气止痛，方用舒筋活血汤或身痛逐瘀汤加减。

寒湿痹阻证：腰腿冷痛，腰部沉重，转侧不利，受寒及阴雨天加重，舌苔薄白或腻，舌质淡，脉沉紧或濡缓。治宜温经散寒、宣痹通络，方用羌活胜湿汤或独活寄生汤加减。

肾气亏虚证：腰部酸痛，腿膝乏力，劳累后明显，平躺休息后则减轻。本证有偏阳虚和偏阴虚的不同，根据辨证判断。偏肾阳虚者，治宜温补肾阳，方用补肾活血汤、金匮肾气丸、右归丸等加减；偏肾阴虚者，治宜滋补肾阴，方用六味地黄丸或大补阴丸、左归丸加减。

（2）外用药物　可选用行气活血、舒筋通络止痛、祛风除湿外用药；如外贴伤湿止痛膏、狗皮膏、骨通贴膏、云南白药膏等，或外搽正红花油、正骨水等中药油剂、酊剂。

2. 西药治疗　可内服非甾体类消炎镇痛药、肌肉松弛类药，外用消炎镇痛类软膏。必要时可以加用皮质类固醇、脱水剂、神经营养药物治疗。

（五）针灸疗法

以舒筋活血，通络止痛为原则。以循经取穴与局部取穴为主，常取阿是穴、肾俞、腰夹脊、腰阳关、环跳、委中、承扶、风市、昆仑、悬钟等穴位进行针刺，可留针 30 分钟，或用电针，或加艾灸每日 1 次，10 次为 1 个疗程。如针刺环跳出现轻度触电感效果更佳。

（六）针刀疗法

在没有禁忌证的情况下，针刀疗法可用于各期腰突症。

患者取俯卧位，局部消毒，麻醉达到腰椎后关节及附近，在病变椎间隙棘突旁开 1.5～2.0cm 插入针刀，刀口线顺骶棘肌纤维走向，摆动式逐渐深入，达椎板及后关节。紧贴骨面，将后关节囊后外侧及椎板周围的软组织，连同腰脊神经后内侧支推剥开，探索到关节突关节最隆突处下方之副突，将附近的乳突副突间韧带推剥开。再自后关节最隆突点下方约 0.5cm 处，紧贴骨面，向上将附着的关节囊推剥开一部分。

神经根松解方法，进针点在腰椎间盘棘突间水平旁开 3～4cm，刀口线与人体纵轴平行，垂直刺入皮肤，深至下位椎体的横突。将针刀提至皮下，将针体向外 30°～45° 同时向下 15°～30° 倾斜，即将刀刃斜向内上方刺至横突根部，沿骨面即横突下缘、椎弓根外、下位椎体上关节突外缘，缓缓至椎间孔骨外侧缘，小幅度提插松解 3 ～ 5 次，若针下有松动感或向下肢放散痛则出针停止治疗，出针后按压 3 ～ 5 分钟防止出血。本法操作不慎易损伤神经根，必须熟练才可操作。

（七）手术疗法

对病程时间长、反复发作、症状严重者，中央型突出出现马尾神经压迫症状者，合并椎管狭窄、神经根管狭窄且经保守治疗无效者，可手术治疗。如行单纯开窗或内镜下髓核摘除术、椎板减压术、融合固定术等。具体请参照《骨科手术学》。

（八）其他疗法

1. 牵引疗法 以骨盆牵引为主，患者仰卧牵引床上，先用特制皮带固定胸部，并将其固定在床头，在骨盆处捆一较宽的骨盆带，在骨盆带的两侧稍偏后各系绳索，通过床尾的滑轮，连接牵引锤，一般每次牵引重量为 10 ～ 20kg，牵引时间 10 ～ 20 分钟，隔日 1 次，10 次为 1 个疗程。

2. 封闭疗法 以镇痛、消炎、保护神经为目的。常用方法有痛点封闭、经椎间孔或经骶管硬膜外注射、选择性神经根阻滞等（图 2-45）。

3. 物理疗法 可选用红外线、超短波、频谱仪，或中药离子导入等方法辅助治疗。

神经根 L_2

图 2-45 封闭疗法

【预防与调护】

急性期应严格卧硬板床 3 周，手法治疗后亦应卧床休息。疼痛减轻后，应注意加强锻炼腰背肌，以巩固疗效。患者平时久坐、久站时应佩戴腰围保护，避免腰部过度屈曲或劳累或受风寒。弯腰搬物姿势要正确，避免加重病情。慢性期可加食一些补肾食品。

腰椎管狭窄动画

四、腰椎椎管狭窄症

腰椎椎管狭窄症是指因先天发育性或后天多种因素造成腰椎椎管及神经根管狭窄并引起神经根及马尾神经受压而产生相应临床症状的疾病，又称腰椎管狭窄综合征。老年人发病率较高，在 50 岁以上的人群中发病率为 1.7% ～ 8%。好发部位为腰 4/5，其次为腰 5/骶 1，男性较女性多见，体力劳动者多见。

【病因病机】

腰椎椎管狭窄症的病因主要有原发性和继发性两种。原发性多为先天所致，是椎管本身由于先天性或发育性因素而致的腰椎椎管狭窄，表现为腰椎椎管的前后径和横径均匀一致性狭窄，此类型临床较为少见。继发性多为后天所致，其中退行性变是主要发病原因。中年以后腰椎发生退行性改变，如腰椎骨质增生、黄韧带及椎板肥厚、小关节突增生或肥大、关节突关节松动、椎体间失稳等均可使腰椎椎管内径缩小，椎管容积变小，达到一定程度后可引起脊神经根或马尾神经受挤压而发病。其他继发性因素有陈旧性腰椎间盘突出、脊椎滑脱、腰椎骨折脱位复位不良、脊

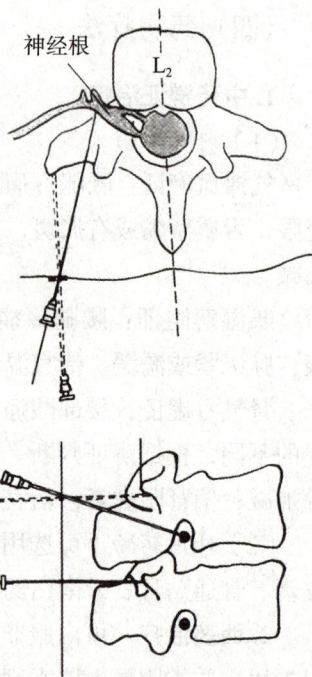

柱融合术后或椎板切除术后等，也可引起腰椎管狭窄。

原发性和继发性两种因素常常相互影响。即在先天发育不良，椎管较为狭小的基础上，再发生各种退变性因素，使椎管容积进一步狭小而导致本病。这种混合型的腰椎管狭窄症临床比较多见。腰椎椎管狭窄有解剖学、病因学和以临床为基础的 3 种分型系统。

1. 解剖学分型 ①中央椎管狭窄：即椎管中央矢状径狭窄，当矢状径小于 10mm 时为绝对狭窄，10～13mm 为相对狭窄。②神经根管狭窄：腰神经根管指神经根自硬膜囊根轴部发出，斜向下至椎间孔外口所经的管道，各腰神经根发出水平不同，神经根管的长度和角度也不尽相同。椎间隙变窄，小关节增生，椎间盘突出等因素均可导致神经根管狭窄。③侧隐窝狭窄：侧隐窝是椎管向侧方延伸的狭窄间隙，其前后径通常在 5mm 以上，前后径小于 3mm 为狭窄。

2. 病因学分型 ①先天性或发育性腰椎管狭窄，可分为特发性和软骨发育不全性两类。②后天性狭窄，可分为退行性（主椎管、侧隐窝及神经根管、脊柱退变性滑脱）、混合性（先天性或发育性、退变性、椎间盘突出三者中任何两种的混合存在）、医源性（椎板切除术后、脊椎融合术后、髓核溶解术后）、椎弓根崩裂脊柱滑脱性、外伤后晚期改变，以及其他骨病等（畸形性骨炎、氟骨症等）。

3. 以临床为基础的新分型 分为典型和复杂型。典型者通常指患者既往无腰椎手术史、无腰椎不稳、小于Ⅰ度的退行性滑脱和小于 20°的退变性侧弯。复杂型者则有腰椎手术史、存在大于Ⅰ度的退变性滑脱和大于 20°的退变性侧弯。这种新分型强调了腰椎不稳与腰椎椎管狭窄之间的关系，由于不稳定的存在，使已存在椎管狭窄的同时合并动态性狭窄改变，造成病情复杂化。

本病属中医学"腰腿痛"范畴。中医学认为，本病发生的主要内因是先天肾气不足，后天肾气虚衰，以及劳役伤肾等。而反复外伤、慢性劳损和风、寒、湿邪的侵袭则为其常见外因。主要病机是肾虚不固，邪阻经络，气滞血瘀，营卫不和，以致腰腿筋脉痹阻而产生疼痛等症状。

【临床表现与诊断】

（一）临床表现

1. 病史 多有腰腿痛或间歇性跛行史，某些病例有外伤史。多呈慢性发病，隐匿进行，亦有疼痛较重及进展较快者。

2. 主要症状 表现为缓发性、持续性的腰腿痛，间歇性跛行，腰部过伸活动受限。腰痛的特点腰痛是常发生于站立位或走路过久时，若躺下或蹲位以及骑自行车时疼痛多能缓解或自行消失，局部多呈现酸胀疼痛，没有固定的压痛点，常强迫于前屈位姿势。腿痛主要因腰神经根受压所致，常累及两侧，亦可单侧或左右交替出现。

3. 体征 间歇性跛行为本病的重要特征，检查可见腰部后伸受限，背伸试验阳性，即患者做腰背伸动作可引起后背与小腿疼痛。部分患者可出现下肢肌肉萎缩，以胫前肌及伸肌最明显，足趾背伸无力。小腿外侧痛觉减退或消失，跟腱反射减弱或消失。大部分患者可没有特殊阳性体征，其症状和体征不一致是本病的特点之一。病情严重者，可出现尿频、尿急或排尿困难，两下肢不完全瘫痪，马鞍区麻木，肛门括约肌松弛、无力或阳痿等马尾神经受压损伤的表现。

（二）影像学检查

1. X 线检查 摄片显示椎体骨质增生，小关节突增生、肥大，椎间隙狭窄，椎板增厚、密度增高，椎间孔前后径变小，或见椎体滑脱，腰骶角增大等改变。

L$_5$和S$_1$椎管狭窄 CT片

L$_5$和S$_1$椎管狭窄 MRI片

2. CT、MRI 检查 可显示椎体后缘骨质增生呈骨唇或骨嵴，椎管矢径变小，关节突关节增生肥大向椎管内突出，椎管呈三叶形，中央椎管、侧隐窝部狭窄及黄韧带肥厚等，可明确诊断。

（三）鉴别诊断

1. 血栓闭塞性脉管炎 属于慢性中小动静脉受累的全身性疾病，多见于青壮年男性，多有吸烟史。间歇性跛行同体位无关，多无神经受压症状，但有肢体缺血表现，如步行后动脉搏动消失，小腿青紫、苍白，下肢发凉、麻木、酸胀、疼痛。本病感觉异常多在下肢后部肌肉，同神经根分布无明显相关性，足背动脉和胫后动脉搏动减弱或消失，疾病后期肢体远端发生溃疡或坏死。

2. 腰椎间盘突出症 起病较急，有反复发作病史，腰痛和下肢放射性痛，体征上多有脊柱侧弯、平腰畸形，腰部棘突旁压痛，并向一侧下肢放射，症状多持续，无间歇性跛行，无明显缓解体位，直腿抬高试验和加强试验阳性。CT、MRI 检查可以明确诊断。

【辨证与治疗】

以手法、药物治疗为主，配合练功、针灸等方法可取得良好疗效。

（一）手法治疗

1. 掌按揉法
（1）患者取俯卧位，医者立于患者一侧，在腰骶部采用掌根按、揉法，沿督脉、膀胱经向下，经臀部、大腿后部、腘窝部直至小腿后部上下往返 2～3 次；然后点按腰阳关、肾俞、大肠俞、次髎、环跳、承扶、殷门、委中、承山等穴。弹拨腰骶部两侧的竖脊肌，揉拿腰腿部。
（2）患者取仰卧位，医者用掌揉法自大腿前、小腿外侧直至足背上下往返 2～3 次，再点按髀关、伏兔、血海、风市、阳陵泉、足三里、绝骨、解溪等穴，拿委中、昆仑。

2. 腰部按抖法 一助手握住患者腋下，另一助手握住患者两踝部，两人对抗牵引。医者两手交叠在一起置于第 4、第 5 腰椎处行按压抖动。一般要求抖动 20～30 次。

3. 直腿屈腰法 患者仰卧，或两腿伸直端坐于床，两足朝向床头端。医者面对患者站立于床头一端，尽量用两大腿前侧抵住患者两足底部，然后以两手握住患者的两手或前臂，用力将患者拉向自己，再放松回到原位。一拉一松，迅速操作，重复 8～12 次。最后屈伸和搓动下肢，结束手法。

（二）固定疗法

急性发作时应卧床休息 2～3 周。症状严重者可佩戴腰围，以固定腰部，减少后伸活动。

（三）练功疗法

腰腿痛症状减轻后，应积极进行腰腿部的练功锻炼。可采用五点支撑法、三点支撑法、飞燕点水法进行腰部练功，以增强腰部肌力。采用坐位抬腿、凌空踢腿、侧卧外摆等方法进行腿部练功，以增强腿部肌力。

（四）中药疗法

本病主要是由肾气亏虚、劳损久伤，或外邪侵袭，以致风、寒、湿邪瘀积不散所致。由肾气

功法视频

亏虚者，宜补肾益精，又复感风、寒、湿邪者，宜祛邪通络，但应兼以益肾养血的药物。

1. 内服药物

肾气亏虚证：治宜滋补肝肾、疏通经脉。偏肾阳虚者，治宜温补肾阳，方用补肾活血汤、右归丸或金匮肾气丸加减；偏肾阴虚者，治宜滋补肾阴，方用左归丸或大补阴丸加减。

风寒湿阻证：治宜祛风散寒，温经通络。风湿盛者，方用独活寄生汤加减；寒邪重者，方用麻桂温经汤加减；湿邪偏重者，方用加味术附汤加减。

气虚血瘀证：治宜补气活血，化瘀止痛。方用补阳还五汤加减。

痰湿阻滞证：治宜理气化痰，祛湿通络。方用二陈汤合加味二妙汤加减。

2. 外用药物　可外贴温肾活血通络、行气止痛类的膏药如腰肾膏、骨通贴膏、精制狗皮膏，或外搽相同油剂、酊剂如正红花油、黄道益活络油等，也可以加热外敷传统药膏如万灵膏等。

（五）针灸疗法

可选取肾俞、志室、气海俞、命门、腰阳关、环跳、承扶、委中、阳陵泉、承山、昆仑等穴进行针刺，留针 30 分钟，或用电针，或加艾灸。每日 1 次，10 次为 1 个疗程。

（六）手术疗法

椎管狭窄严重有括约肌功能障碍、神经功能缺损、跛行进行性加重，反复发作及保守治疗无效者，可进行手术治疗。手术治疗的目的是松解狭窄区对马尾神经或神经根的压迫刺激，以解除症状。常用的手术方法有椎管扩大减压术、腰椎板间开窗潜行扩大减压术等。

（七）其他疗法

1. 封闭疗法　可选用相应药物行骶管封闭，或进行硬膜外封闭治疗。

2. 物理疗法　可选用红外线、超短波、中药离子透入、局部热敷等方法配合治疗。

【预防与调护】

重体力劳动者工作时应佩戴腰围，以维护和加强腰椎的稳定，亦有助于疼痛症状的缓解。肥胖患者应适当减轻体重，勿久行久立，勿穿高跟鞋。注意局部保暖，避风、寒、湿邪侵袭。经常加强腰腹部肌肉及下肢肌肉的锻炼，有助于腰椎的稳定和防止可能出现的肌肉萎缩。

五、腰椎滑脱症

腰椎滑脱症系指由于先天发育性或后天外伤、劳损等原因，导致上位椎体相对下位椎体向前或向后滑移而引起神经根或马尾神经受压而产生相应临床症状的疾病。属于中医学的"腰痛""腰腿痛""痹证"范畴。本病多发于 45 岁以上中老年女性，常发生于腰 4、腰 5 椎体，是引起腰腿痛的常见病因之一。

临床上如果上位腰椎椎体相对下位椎体向前或向后滑移，滑移距离不超过下位椎体纵径的 4/5，且椎弓峡部连续者，称为腰椎假性滑脱，亦称为退变性腰椎滑脱。有椎弓峡部不连续的腰椎滑脱，称为腰椎真性滑脱（图 2-46）。

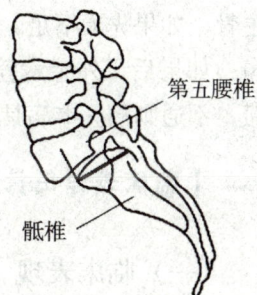

图 2-46　腰椎滑脱示意图

第五腰椎

骶椎

腰椎真性滑脱动画

腰椎假性滑脱动画

【病因病机】

腰椎退变性滑脱的病因尚不明确，但多与腰椎生理曲度改变、腰肌力量弱、肥胖、妊娠、骨质疏松、绝经或卵巢切除术后、糖尿病等有关。腰椎真性滑脱的重要病理特征是腰椎弓峡部缺损或断裂，导致其发生的病因多认为是以下三种：一是认为腰椎弓峡部有先天性缺损或结构薄弱，二是认为急性外伤致峡部断裂，三是认为属于一种应力性疲劳骨折。目前多数学者认为本症是在先天性发育不良的基础上，受到慢性劳损而产生的一种应力性疲劳骨折。

腰椎有正常生理前凸，骶骨有生理后凸，两个生理曲度所连接的转折点，称骶骨角。躯干的重力加在骶骨角上，形成腰骶间的剪力，使腰4、5有向前滑脱的趋势。对于退变性滑脱，一般认为腰椎退变为其启动因素。腰椎退变后多可引起关节间隙变窄、关节囊松弛等变化，从而导致椎体节段性不稳，椎体所承受的剪切应力发生变化，下位椎体相应关节无法承受这种变化，从而使得上位椎体逐渐向前滑移。如腰椎前凸过大，则多使椎体向后滑移。而真性滑脱则由于失去原本稳定的椎体结构，从而使椎体产生滑移。滑脱使得椎管内径减小，同时常伴有椎间盘的突出，骨赘的形成，椎体滑脱常致卡压神经根，造成腰部疼痛，并牵涉至臀腿部，有的引起感觉障碍或肌肉无力，亦可能出现椎管狭窄压迫马尾神经的症状。

腰椎滑脱的分度方法很多，国内通用的根据椎体移位的程度，将腰椎滑脱分为4度。把滑脱椎体的下一椎体上面纵径分成4等份，根据上位椎体滑脱后下缘相对下位椎体纵径向前移位的位置分为Ⅰ～Ⅴ度滑脱。Ⅰ度滑脱椎体移位不超过其宽度的1/4，Ⅱ度滑脱椎体移位为1/4～1/2，Ⅲ度滑脱椎体移位为1/2～3/4，Ⅳ度滑脱椎体移位超过3/4（图2-47）。

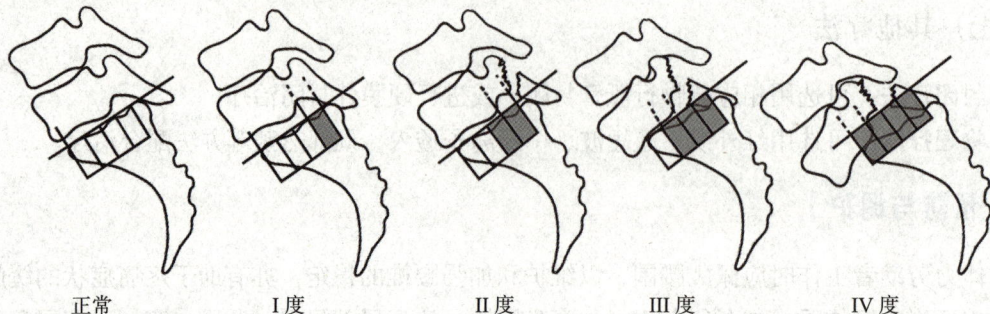

| 正常 | Ⅰ度 | Ⅱ度 | Ⅲ度 | Ⅳ度 |

图2-47　腰椎滑脱分度示意

中医学认为，引起本病的病因有风、寒、湿、热、闪挫、瘀血、气滞、痰饮等，而其根本原因在于肝肾亏虚。《素问·脉要精微论》述："腰者肾之府，转摇不能，肾将惫矣。"肝主筋，肾主骨，如果先天不足，则肝失养，不能濡养筋脉则行走不利，肾亏虚，不能充骨填髓而致骨节疼痛；如果后天外感六淫，伤于劳役，则风、寒、湿邪乘虚而入，经络闭阻，气机不畅，血行瘀滞，不通则痛。本病具有本虚标实的特点。

【临床表现与诊断】

（一）临床表现

1.病史　多呈慢性发病，隐匿进行，可有长期弯腰劳累史，某些病例有外伤史。

2.主要症状　腰椎滑脱症早期可没有明显症状，病情发展后可能出现的症状有：腰痛、间歇性跛行、下肢放射性疼痛等。

腰椎滑脱症引起的腰痛特点为机械性腰痛，即腰痛与姿势和活动有关，站立或弯腰时加重，卧床时减轻。多是由于椎间盘退变和髓核水分减少，从而引起终板和小关节应力改变所致。腰椎在相对滑脱时可导致腰椎管狭窄，神经源性间歇性跛行被认为是腰椎管狭窄的特有表现。主要表现为站立或行走一段时间后出现下肢疼痛、麻木等症状，需要休息一段时间后缓解。腰椎滑脱后使神经根通道狭窄，致使神经根受压致下肢放射性疼痛。个别合并椎管狭窄严重患者可出现马尾神经症状，表现为鞍区麻木及大小便功能障碍。

3. 体征 检查时可见下腰段前凸增加或呈保护性强直，有滑脱或前凸重者腰骶交界处出现凹陷，可触及阶梯感。局部压痛，重压、叩打腰骶部可引起腰部及双侧下肢坐骨神经痛，腰部活动度多因疼痛而受限。坐骨神经受压者可出现受压侧直腿抬高试验阳性，相应神经根支配区域触觉、痛觉减退。然而腰椎滑脱的体征是非特异性的，某些患者可没有阳性体征。

（二）影像学检查

1. X 线检查 腰骶段正侧位片可显示腰椎间隙变窄，关节突增生硬化等退变的表现，并可观察椎体向前或向后移位，判断腰椎滑脱的程度。对于正侧位片上显示有滑脱者，应常规加做左右 45°斜位片，可显示椎弓峡部断裂，像猎狗颈断裂一般，即斜位片显示正常椎体附件图像如"猎狗"形状（图2-48）。对于某些腰5滑脱的患者，往往因骨盆的阻挡致使峡部观察不清，需加做 CT 确诊。

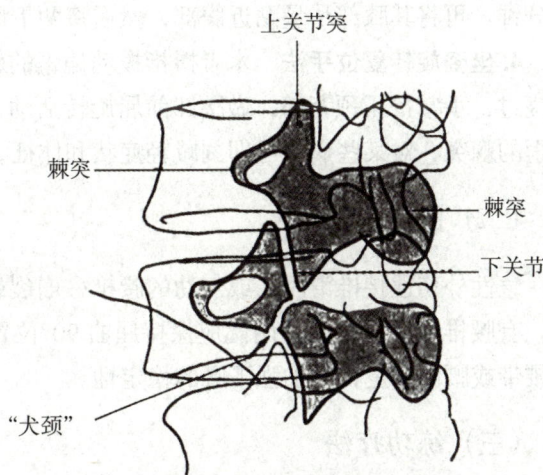

2. CT 检查 对椎弓根峡部不连的诊断率很高，在 CT 片相应层面上可见椎弓根峡部断裂，并可显示侧隐窝狭窄及神经根受压

图 2-48 腰椎滑脱"狗项征"

L₄椎体滑脱X线片

L₄椎体滑脱CT片

情况。连同上、下椎间隙一起检查，可显示脊柱滑脱处神经根受压情况，以及是否合并椎间盘突出。

3. MRI 检查 可观察椎管内外的解剖状态有无变异。矢状面可显示椎体移位和椎弓根峡部不连处软组织影像，横断面显示与 CT 相同，但不如 CT 清楚。

（三）鉴别诊断

主要与各种可引起腰痛和（或）下肢放射痛的疾病，包括腰椎急慢性损伤、炎症、肿瘤，以及腰椎间盘突出症等鉴别。若疼痛位于大腿前侧或膝部，还应注意除外髋、膝关节的疾病。

1. 腰椎急慢性损伤 腰部酸胀性疼痛，休息后多有缓解，活动过久时症状可有加重。疼痛多有明确的痛点。影像学无明显异常征象。

2. 脊柱肿瘤 腰部疼痛卧床休息多不能缓解，并呈缓慢进行性加重，常合并有夜间痛，而腰椎滑脱症少有夜间痛，经过卧床休息可缓解。影像学检查及穿刺活检均可区分诊断。

3. 腰椎间盘突出症 腰痛，并出现一侧臀部或大腿后的放射痛，但体查时无阶梯感，通过影像学检查可明确鉴别。

【辨证与治疗】

（一）手法治疗

手法治疗以理筋为主，以促进局部气血流畅，缓解肌肉痉挛。但手法务必刚柔有力，轻快稳妥，力度适当，切忌强力按压和扭转腰部，以免造成更严重的损害。

1.推理骶棘肌法　患者取俯卧位，两下肢伸直，术者立于其左侧，用两手掌或大鱼际，自上而下地反复推理腰部的骶棘肌，直至骶骨背面或臀部的股骨大转子附近，并以两手拇指分别点按两侧志室穴和腰眼穴。

2.腰部拔伸牵引法　患者体位同上。助手拉住患者腋下，医者握住患者两踝，沿纵轴方向进行对抗牵引2～5分钟。

3.腰部屈曲滚摇法　患者仰卧，两髋膝屈曲。医者一手扶膝，一手持踝部，使患者腰部滚摇数分钟。再将其膝部尽量贴近腹部，然后将两下肢用力牵拉伸直。

4.坐姿旋转复位手法　术者拇指拨动偏歪的棘突，向对侧方向用力顶压，另一只手从患侧腋下绕过，手掌按压颈背部，做腰部前屈旋转活动，具体参考腰椎间盘突出症旋转复位手法，拨正偏歪的棘突，对某些病例可即刻减轻症状和体征，但要掌握力度，慎用。

（二）固定疗法

急性外伤性腰椎滑脱，或年幼的腰椎弓崩裂患者，经手法复位满意后，可施行双侧石膏裤固定。有腰椎滑脱复位者，两髋应保持屈曲90°位置，以维持腰椎屈曲位。轻度症状的患者，可用宽腰带或腰围固定，以加强下腰的稳定性。

（三）练功疗法

腰痛症状减轻后，应积极进行腰背肌的练功锻炼。可采用五点支撑法（图2-49）、三点支撑法进行腰部练功，以增强腰部肌力。练功活动具有治疗和预防腰椎滑脱的双重作用。其作用机理为通过自身体重及生物力学的作用原理，增加腰椎后凸的力量，减少骨盆前倾，促进滑脱椎体复位，使腰角度变小从而减轻腰椎滑脱的剪力，缓解骶棘肌反射性痉挛和增大腰椎椎管的矢径。练功要循序渐进，以不加重局部疼痛为度。注意加强腹肌肌力的锻炼，要注意防止腰过伸活动。

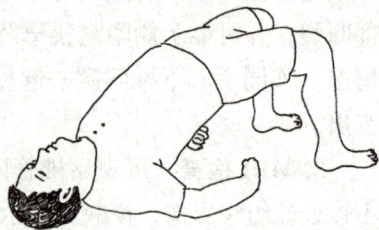

图2-49　五点支撑法

（四）药物疗法

1.中药辨证治疗

（1）内服药物

血瘀气滞证：多有明显之外伤史，腰骶痛骤作，疼痛剧烈，刺痛或胀痛，痛有定处，日轻夜重，俯仰受限，转侧步履困难，舌红或紫暗，脉弦细。治宜活血化瘀，行气止痛。方用身痛逐瘀汤，可酌加杜仲、续断、细辛等药。若腿部冷痛重着麻木者，可加地龙、蜈蚣等。

风寒湿阻证：腰骶部酸胀疼痛，时轻时重，拘急不舒。偏寒者得寒痛增，得热痛缓，舌淡苔白滑，脉沉紧；偏湿者腰痛重着，肢体麻木，舌质红，苔黄腻，脉濡数。治宜祛风、散寒、除湿、通络，方用独活寄生汤。腰部冷痛者，加制川乌、制草乌、细辛、桂枝。麻木者，加制乳香、没药、伸筋草。风盛者，加防风、荆芥、羌活。寒盛者，加附子、桂枝。湿盛者，加萆薢、汉防己、五加皮。

肝肾亏虚证：腰骶部酸痛，腿膝乏力，遇劳更甚，卧则减轻，喜按喜揉。治宜补益肝肾，强壮筋骨。方用补肾壮筋汤加减。偏阳虚者加巴戟天、肉苁蓉、补骨脂、骨碎补；偏阴虚者加鹿角胶、枸杞子、菟丝子、何首乌。

（2）外用药物 选择合适中药制剂外敷或外搽，主要是舒筋活络止痛、温肾祛风除湿类药膏，或相关油剂、酊剂，如天和骨通贴膏，消肿止痛酊、红花油、腰肾膏、黄道益活络油等。

（五）针灸疗法

可选取肾俞、志室、气海俞、命门、腰阳关、环跳、承扶、委中、阳陵泉、承山、阿是穴等进行针刺，可留针 30 分钟，或用电针，或加艾灸。每日 1 次，10 次为 1 个疗程。

（六）针刀疗法

针刀在治疗上主要起着松解相关紧张痉挛的肌肉、筋膜、韧带的作用，从而改变和矫正肌肉韧带牵拉引起的异常力线结构，间接恢复脊柱稳定。针刀在腰椎 X 线定位下，以患者腰部肌肉、筋膜、韧带、关节囊及病变部位所触及的条索、硬结、压痛阳性反应点等为中心，进行松解。

（七）手术疗法

腰椎滑脱明显，腰痛较重，或有马尾神经压迫症，经保守治疗无效者，可行手术治疗。手术目的主要是加强腰椎稳定，解除对神经根或马尾神经的压迫。

（八）其他疗法

1. 牵引疗法 主要采用骨盆牵引法。患者仰卧于床，在腰胯部缚好骨盆牵引带后，每侧各用 10 ～ 15kg 重量牵引，并抬高床尾增加对抗牵引的力量。每日牵引 1 次，每次 30 分钟，10 次为 1 个疗程。亦可采用机械牵引床、电脑控制牵引床牵引。

2. 封闭疗法 可选用药物行骶管封闭治疗，或进行硬膜外封闭。

3. 物理疗法 可选用红外线、超短波、中药离子透入等方法配合治疗。

【预防与调护】

要明确练功活动的重要意义，应积极进行腰背肌功能锻炼。要减少不必要的腰部过伸活动，经常佩戴腰围以控制腰椎进一步滑脱。注意防寒保暖，避免风、寒、湿邪侵袭。

六、第 3 腰椎横突综合征

第 3 腰椎横突综合征是指由于第 3 腰椎横突周围组织的损伤，造成慢性腰痛，出现以第 3 腰椎横突处明显压痛为主要特征的疾病，亦称第 3 腰椎横突滑囊炎、第 3 腰椎横突周围炎。部分患者因邻近的神经纤维受激惹，故可伴有腰臀部及下肢疼痛。本病多见于青壮年，尤以体力劳动者多见。

【病因病机】

第 3 腰椎位于 5 个腰椎的中点，为 5 个腰椎的活动中心，活动度较大，其两侧的横突最长，是腰大肌和腰方肌的主要起点，并有腹横肌、背阔肌的深部筋膜附着。因此，第 3 腰椎横突是腰部肌肉收缩运动的一个重要支点，此处受力最大，易使肌肉筋膜附着处发生损伤。

第 3 腰椎横突部的急性损伤或慢性劳损，使局部肌肉筋膜或滑囊发生炎性肿胀、充血、渗出等病理变化，进而可引起横突周围组织粘连，筋膜增厚，肌腱挛缩，以及骨膜、纤维组织纤维软骨增生等病理改变。风、寒、湿邪侵袭亦可引起或加剧局部炎症反应。

臀上皮神经发自腰 1 ～腰 3 脊神经后支的外侧支，穿横突间隙向后，再经过附着于腰 1 ～腰 4 横突的腰背筋膜深层，分布于臀部及大腿后侧皮肤。故第 3 腰椎横突处周围组织损伤可刺激该神经纤维，日久神经纤维可发生变性，导致臀部及腿部疼痛。腰部一侧的第 3 腰椎横突损伤可使同侧肌紧张或痉挛，日久继发对侧腰肌紧张，导致对侧第 3 腰椎横突受累、牵拉而发生损伤，故临床上常见双侧出现疼痛症状。

【临床表现与诊断】

（一）临床表现

1. 病史　有腰部扭伤史或慢性劳损史，也可无任何诱因。

2. 主要症状　多表现为腰部疼痛及同侧肌紧张或痉挛，腰部及臀部弥散性疼痛，有时可向大腿后侧乃至腘窝处扩散。

3. 体征　竖脊肌外缘腰 3 横突尖端处（有的可在腰 2 或腰 4 横突尖端处）有明显压痛，按压该处可引起同侧下肢反射痛，但反射痛的范围多不过膝。腰部功能多无明显受限。病程长者可出现肌肉萎缩，继发对侧腰 3 横突病变，则表现为两侧腰痛，对侧腰 3 横突明显压痛。

（二）影像学检查

X 线检查　X 片可见一侧或双侧第 3 腰椎横突过长，或左右横突不对称，或向后倾斜，或有横突末端骨密度增高表现。

（三）鉴别诊断

1. 腰椎间盘突出症　腰椎旁多有压痛点，下肢放射痛常较腰痛明显。直腿抬高及加强试验阳性，CT 和 MRI 检查可明确诊断。

2. 急性腰骶关节扭伤　有急性损伤史，活动障碍明显，压痛点多位于腰骶部。

【辨证与治疗】

（一）手法治疗

患者俯卧，医者在腰椎两侧的竖脊肌、臀部及大腿后侧，施以按、揉、推等手法，以解除痉挛，缓解疼痛。再以拇指及中指分别挤压、弹拨、按揉两侧腰 3 横突尖端，以剥离粘连，活血散瘀，消肿止痛。手法应由浅入深，由轻到重，以患者能耐受为度。

（二）固定疗法

一般无需固定，疼痛严重者应卧床休息，活动时可佩腰围保护，但固定时间不宜过长。

（三）练功疗法

患者站立，两足分开与肩同宽，两手叉腰，两手拇指向后置于第 3 腰椎横突部，揉按 5 ～ 10 分钟，然后旋转、后伸和前屈腰部。

（四）药物疗法

1. 中药辨证治疗

（1）内服药物

肾气亏虚证：偏肾阳虚者，治宜温补肾阳，方用补肾活血汤、金匮肾气丸加减；偏肾阴虚者，治宜滋补肾阴，方用知柏地黄丸或大补阴丸加减。

血瘀气滞证：治宜活血化瘀，行气止痛。方用地龙散加杜仲、续断、桑寄生、狗脊等。

寒湿痹阻证：治宜散寒除湿，宣痹止痛。方用独活寄生汤或羌活胜湿汤加减。

（2）外用药物　局部外敷温经通络、行气止痛的药膏、油剂、酊剂如麝香止痛膏、追风膏，或涂搽正骨水、云香精、消肿止痛酊等。亦可采用中药热熨或熏洗治疗，如万应宝珍膏、骨伤外洗二方等。

（五）针灸疗法

针刺治疗多取阿是穴配循经远处取穴如阳陵泉、委中、委阳、承山等，可配合局部灸法。阿是穴针刺深度至横突骨膜为宜，用泻法，强刺激，可留针 10 ～ 20 分钟。每日 1 次，10 次为 1 个疗程。

（六）针刀疗法

可用小针刀直刺达第 3 腰椎横突尖部，在其周围做剥离、松解，以疏通经络、松解粘连。

（七）手术疗法

症状严重、反复发作、影响工作者，可考虑手术治疗。可行第 3 腰椎横突剥离术或切除术。

（八）其他疗法

1. 封闭疗法　可用药物做第 3 腰椎横突处封闭，应将药液均匀地向第 3 腰椎横突四周做浸润注射。

2. 物理疗法　可采用超短波、磁疗、中药离子导入等方法配合治疗，以减轻疼痛。

【预防与调护】

平时应注意腰部的正确姿势，经常变换体位。加强腰背肌功能锻炼，增强腰背肌力量。注意腰部保暖，避免风、寒、湿邪侵袭。

思考题

1. 为什么称急性腰扭伤是闪腰岔气？对临床辨证论治有何意义？

2. 试概述急性腰扭伤的病因病机及临床检查要点。

3. 试述腰肌筋膜劳损、棘上韧带损伤的临床表现及主要鉴别要点。

4. 慢性腰肌劳损如何辨证论治？

5. 腰椎间盘突出症手法治疗要注意什么？

6. 试述腰椎间盘突出症和腰椎椎管狭窄症的鉴别要点。

7. 简述腰椎间盘突出症手术治疗的适应证。

8. 腰椎管狭窄症的典型症状是什么？

9. 腰椎管狭窄症的鉴别诊断有哪些？

10. 腰椎管狭窄症如何针灸取穴？

11. 腰椎滑脱如何分度分型？

12. 真性滑脱和退变性滑脱的鉴别要点有哪些？

13. 腰椎滑脱的固定方法有哪些？

14. 如何体表定位 L_3 横突？

15. 第 3 腰椎横突综合征有哪些解剖学致病因素？

16. 第 3 腰椎横突综合征如何辨证施治？

第四节　骶尾部筋伤

　　骶尾部上接腰部，下连臀部。骶尾骨与两侧髋骨连接构成骨盆。骶骨由 5 个骶椎合成，呈三角形弯曲。骶骨的关节突在两侧融合而构成骶关节嵴，在其外侧有 4 对骶孔，为骶神经的通道。第 5 骶椎借韧带与尾骨相连。骶骨的两侧有耳状关节面，与髂骨构成骶髂关节。

　　骶骨和尾骨参与构成骨盆，主要起承重和保护盆腔脏器作用，无运动功能。第 5 骶椎下关节突即为骶角，左右骶角之间是骶管裂孔。尾骨为三角形，由 4 ～ 5 个尾椎构成，无椎管，底部连结骶骨，尖在下，于肛门之后。在骶尾关节的前部有奇神经节。

　　骶髂关节是髂骨两侧的耳状面与髂骨的耳状面间形成的滑膜关节，属于微动关节，关节面密切镶嵌，稳定性好。人体躯干和上肢所负的重量通过骶髂关节传到下肢，而两足或两侧坐骨结节所受外力，也通过骶髂关节才能传到躯干。骶髂关节大小及形态随个人有很大差异，同一人两侧也不完全相同。两髂嵴最高点连线平第 4 腰椎棘突，两髂后上棘连平第 2 骶椎棘突，左右髂后上棘分别与尾骨尖和第 5 腰椎棘突的连线构成腰骶部菱形区（图 2-50）。

　　通常在立位观察患者时，常需要注意这几个骨性标志点的关系，以及它们所构成的腰骶菱形区形态是否有改变。这个区域形态的改变，说明骨盆不正常，力线有所改变。

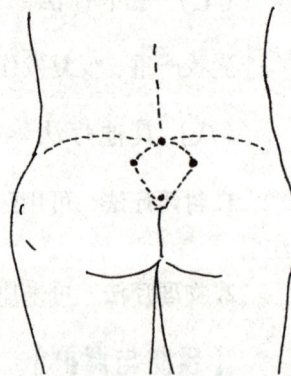

图 2-50　腰骶部菱形区

　　骶髂关节主要在接近矢状面进行旋转和移位运动，幅度为 $1° ～ 4°$ 的旋转和 $1 ～ 2mm$ 的移位。骶髂关节具有以下两种功能：①减轻骨盆环内的压力负荷。②在中轴骨骼与下肢之间传递负荷。骶髂关节对骨盆环的压力负荷缓冲作用对人体的行走、跑动过程、女性生育具有非常重要的意义。

骶髂关节的运动包括转头运动和反转头运动两种形式。转头运动为骶骨基底部（顶部）相对于尾骨发生相对前倾运动。反转头运动的运动过程与其相反（图 2-51）。

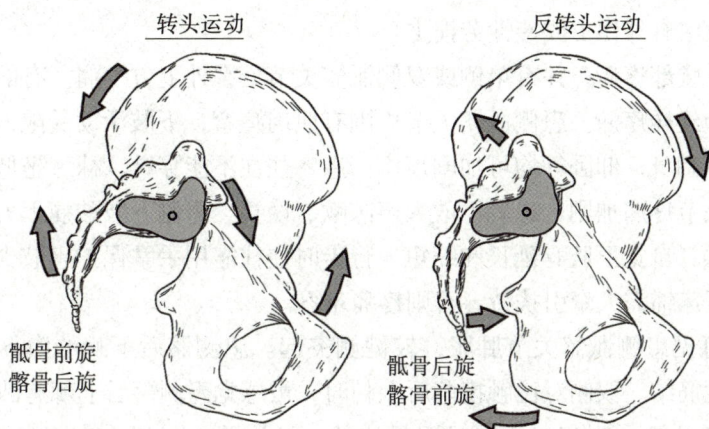

转头运动　　　　　　　　　　　反转头运动

骶骨前旋
髂骨后旋

骶骨后旋
髂骨前旋

图 2-51　骶髂关节运动学特征

骶髂关节在转头运动时，其关节面所承受的压力和剪切力（摩擦力）增加，从而使关节稳定性增加。

一、骶髂关节错缝

骶髂关节错缝也称骶髂关节错位或紊乱，指骶骨与髂骨的耳状关节在外力的作用下，造成其周围韧带肌肉损伤和超出生理活动范围，使关节面产生微小移动而不能自行复位，是腰腿痛的常见病因之一。好发于经产女性，若失治误治，可致"长短腿"，进而引起持续性的下腰痛。

骶髂关节结构稳定，活动范围微小，有强大的外力作用才产生错缝，但妊娠、产后妇女或其他韧带松弛的患者则易产生错缝。

【病因病机】

骶髂关节为一滑膜关节，周边附着的肌肉韧带不够强大，日久容易出现疲劳受累，或妇女在妊娠期和产后因内分泌的作用，关节韧带松弛，稳定性下降。或暴力损伤，如突然跌倒，单侧臀部着地，地面的作用力通过坐骨结节向上传导，而躯体向下的冲击作用力通过骶髂关节向下，作用力在骶髂关节处汇合，将髂骨向上向内错移，而产生骶髂关节错缝。单侧下肢的突然负重，如跳跃、坠跌等；下蹲位持重起立，或持重位站立不稳致骨盆扭转，也可引起骶髂关节错缝。

运动中腹直肌、髂腰肌强烈收缩，髂骨关节面可在骶骨上向前旋转；而臀大肌、股二头肌收缩时，使髂骨关节面在髂骨上向后旋转。由于这种旋转作用力的存在，可使骶髂关节交锁在一不正常的位置，也可产生错缝，引发疼痛。

轻微的骶髂关节错缝，有自行恢复的可能。严重的关节紊乱，可使关节周围的肌筋、韧带产生撕裂，降低关节的稳定性，负重或活动时有加重错缝的可能。骶髂关节反复的错缝损伤或关节错缝未得到及时正确的治疗，局部出血，机化，瘢痕形成，充填关节的空隙，可造成复位困难和关节不稳，久之引起顽固性的持续下腰部疼痛。

中医学认为，肝肾不足、寒邪入侵、跌仆后气滞血瘀为本病的病因病机。

【临床表现与诊断】

（一）临床表现

1. 病史　患者大多有外伤史或慢性劳损史。

2. 主要症状　下腰部疼痛，并有单侧或双侧骶髂关节处臀外上方疼痛。有的单侧或双侧下肢交替发生类似坐骨神经样疼痛。患侧骶髂关节周围有肌肉痉挛，下肢活动受限，跛行，须扶拐才能负重行走。弯腰、翻身、仰卧等均可加剧疼痛。患者往往不能穿鞋、袜，坐低凳。因腹压的增加可引起患侧骶髂关节疼痛加剧，患者不敢大声咳嗽、谈笑。患侧下肢酸痛无力，可有下肢放射性疼痛，偶有麻木感，自觉下肢有延长和缩短。行走时往往需用手掌保护患肢少受震动，上下楼梯需患肢先行，上下床铺需人牵引扶持，否则疼痛难忍。

3. 体征　检查可见患侧骶髂关节肿胀，较健侧突起。患侧髂后下棘的内下角有压痛、叩击痛，有时可触及痛性筋结。双侧对比触摸髂后上棘时，可感觉患侧髂后上棘有凸起或凹陷。

（1）双下肢量比检查　观察双下肢足跟量比差，量比差 1cm 以上有意义。患侧下肢缩短，髂后上棘凸起，为向后错缝移位。反之，患侧下肢变长，髂后上棘凹陷，为向前错缝移位。

（2）单髋后伸试验（yeoman 试验）　患者俯卧，检查者一手握住患侧踝部或托膝部，使髋关节后伸。另一只手压住胯部。患侧骶髂疼痛加剧者为阳性（图 2-52）。

（3）单腿跳跃试验　先用健侧下肢后用患侧做单腿跳跃动作，健侧下肢持重单腿跳跃活动无困难。如患侧骶髂关节有错缝或者其他病变，则持重做单腿跳跃时，患侧骶髂关节疼痛或疼痛加剧，甚至不能跳跃。

床边试验、骨盆挤压及分离试验、屈髋屈膝试验，可见患侧骶髂关节疼痛加剧。下肢纵轴叩击试验亦可引起部分患侧骶髂关节疼痛（图 2-53）。

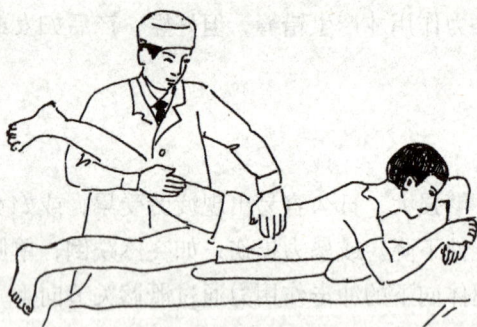

图 2-52　单髋后伸试验　　　　　　　　　　图 2-53　床边试验

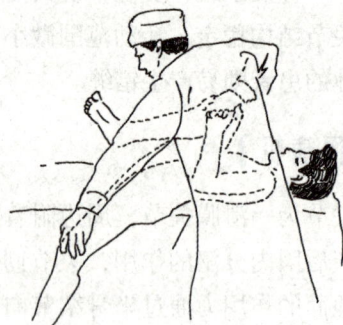

（二）影像学检查

1. X 线检查　骨盆平片一般无明显变化，或患侧骶髂关节间隙略有增宽变窄。陈旧性者可见骶髂关节上下边缘出现增生现象或炎症反应。

2. CT 检查　患侧关节间隙可有增宽或变窄。

（三）鉴别诊断

1. 腰椎间盘突出症　腰痛，伴有一侧下肢麻木胀痛，脊柱两侧肌肉紧张，椎旁有明显压痛及向患肢的放射性窜痛。CT、MRI 检查可协助明确诊断。

2.骶髂关节结核　无外伤史或仅有轻微外伤史，有全身症状，如低热、盗汗、消瘦等，X 线检查有骨质破坏。

【辨证与治疗】

（一）手法治疗

本病的治疗是以手法复位为主。先在局部进行按摩，以疏通经络，缓解痉挛，然后施以复位手法。常用的复位方法有以下几种：

1.脚蹬手拉复位法　患者俯卧于床上，术者立于患侧（右侧骶髂关节错缝），术者用左足跟蹬在患侧坐骨结节上，双手握住患足踝部，然后用力向上蹬坐骨结节，同时用力牵拉下肢，使其复位（图 2-54）。

2.推送复位法　患者俯卧位，一助手双手重叠压住患侧坐骨结节，准备向上顶推。术者立于助手对面，双手重叠压住患侧髂后上棘，准备向下推送。二人同时用力相对推送，使其复位。亦可在推送的同时，让一助手握住患侧下肢踝部向下牵引。见图 2-55。

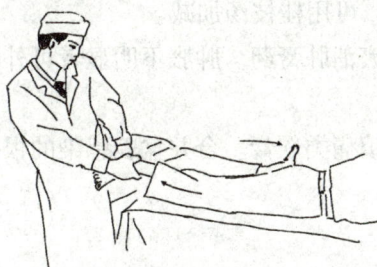

图 2-54　脚蹬手拉法　　　　　图 2-55　推送复位法

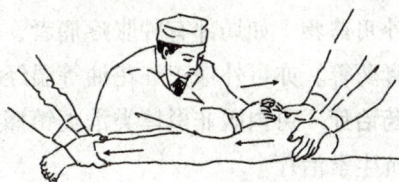

3.过伸压推复位法　患者取侧卧位，患侧向上。术者站于患者背侧，一手压住骶骨，手握住患肢踝部，先使其膝关节屈曲 90°，然后一手向前推骶骨，另一只手向后拉患肢，使之呈过伸位，先轻轻推拉数下，再重力向后一拉，使髂骨向后旋转而复位（图 2-56）。

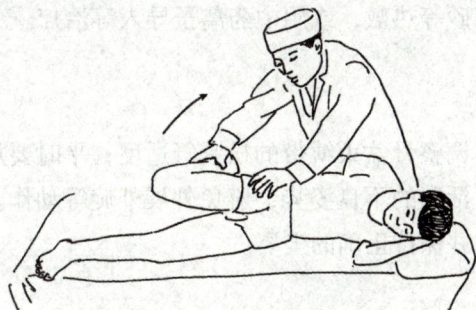

图 2-56　过伸压推复位法

4.牵抖法　患者俯卧位，双手抓住床头。术者站于床尾，两手分别握住患者两踝，逐渐向下牵引身体。在牵引的同时，抬高下肢，使小腹部略离床面，然后左右摆动下肢数次，在摆动下肢的过程中上下抖动数次，使其复位。

（二）固定方法

复位后可佩戴骨盆束缚带固定，仰卧硬板床休息 1～2 周，然后可逐渐进行活动。

（三）练功疗法

病情缓解后，进行五禽戏训练，加强腰、骶髂部的功能，以缓解肌肉紧张，增强腰骶部肌肉的力量。可进行腰部前屈后伸、左右侧弯、直腿屈腰锻炼。

（四）药物疗法

1. 中药辨证治疗

（1）内服药物

气滞血瘀证：早期属肿胀疼痛并见之气滞血瘀，治宜行气止痛、活血化瘀，方用顺气活血汤、活血止痛汤加减。

肝肾不足证：后期肿痛消减，但久病耗伤，肝肾不足，以补益肝肾、强壮筋骨为主，可选用补肾活血汤、补肾壮筋汤、壮筋养血汤等。

风寒入络证：可见腰痛，遇寒痛甚，舌淡苔白，脉浮。可用桂枝汤加减。

（2）外用药物　如局部有肿胀疼痛者，可外敷消炎祛瘀消肿膏药。肿胀不明显者可外贴跌打膏、伤科膏药等。亦可外搽正红花油等温经散寒油剂。

2. 西药治疗　可内服非甾体类消炎镇痛药，外用消炎镇痛类软膏。合并盆腔感染的根据专科病情选用抗生素治疗。

（五）针灸疗法

针灸可以在手法复位后用于辅助治疗，主要取阿是穴、八髎穴，配膀胱经、肾经、肝经、督脉，其他穴位如环跳、肾俞、蠡沟、中封、命门等。坐月子的妇女不宜针灸治疗。

（六）其他疗法

物理疗法　局部可用坎离砂等热敷，或用中药离子导入等治疗。

【预防与调护】

复位后须卧床休息，及时调整骨盆束缚带的松紧舒适度；平时要加强腰骶、骶髂部的软组织运动耐力的训练。注意纠正生活中的不良姿势，避免外展外旋等动作。急性期应及时治疗。产妇特别要注意防止风寒的侵袭，并保持正确的坐姿。

二、尾骨挫伤

尾骨为脊柱的最终点，常因不慎跌倒而致伤，一般预后较好。

【病因病机】

尾骨挫伤，一般为直接暴力所致。如失足后仰坐倒，臀部先着地，骶骨背侧或尾骨斜行触地，或骶尾部撞击于家具边角，或骶尾部被踢致伤等，使尾部软组织挫伤，或尾骨骨膜损伤，严重者可导致尾骨骨折或脱位。

【临床表现与诊断】

（一）临床表现

1. 病史　患者有明显的外伤史

2. 主要症状　外伤后即感尾骨部疼痛，坐位时疼痛更甚。患者多不敢正坐，多是一侧臀部坐凳。由站立到坐位，特别是坐位起来时，疼痛加剧。站立或俯卧时稍感舒适，翻身困难。

3. 体征　局部无明显肿胀，触摸时有明显疼痛，挤压尾骨尖时疼痛加剧。

（二）影像学检查

X 线检查　骶尾骨正位与尾骨侧位片，对鉴别是否有尾骨骨折、脱位及其他骨疾病有意义。

（三）鉴别诊断

本病主要与尾骨骨折、脱位，肛门直肠疾病如肛周脓肿、痔疮相鉴别。

1. 尾骨骨折、脱位　骶尾部剧痛，端坐困难，局部压痛明显，尾骨侧位 X 线片可见骨折或脱位征象。

2. 肛门直肠疾病　疼痛集中在肛门周围，肛门指检等专科检查可做鉴别。

【辨证与治疗】

（一）手法治疗

患者取左侧卧位，髋、膝关节尽量屈曲。术者右手戴手套，以右手食指伸入肛门内，直接放至尾骨、骶骨下部。然后手指向左右方向按摩骶尾骨两侧及附着于尾骨两侧的肌肉，对缓解肌肉痉挛很有帮助。按摩手法起初宜轻，以后逐渐加重按摩力量。

伴有错缝或脱位，可用膝胸位肛门复位法复位。

（二）固定疗法

本病不需要固定，但患者一个月内需要用尾骨疼痛垫或尾骨坐垫圈垫于臀部，让尾骨悬空，避免压迫，促进恢复。

（三）练功疗法

加强腹式呼吸的锻炼，增强盆底肌力量，稳定尾骨。增强臀部肌肉的功能活动，防止发生慢性尾骨疼痛。

（四）药物疗法

1. 中药治疗

（1）内服药物　治疗宜舒筋活血、消肿止痛为主，可用桃仁四物汤加减服用，或内服骨折挫伤散、跌打丸等。

（2）外用药物　可用骨科外洗一、二方煎水熏洗尾骨部或进行坐浴，1 天 2 次，每次 30 分钟。局部酸痛为主用骨科外洗一方；局部遇寒痛增，得温痛减用骨科外洗二方，可加路路通、当归尾同用。

2. 西药治疗　内服非甾体类消炎镇痛药，外涂消炎镇痛类软膏治疗。

（五）其他疗法

1. 封闭治疗　可选用药物于尾骶部压痛明显处封闭。注射时，注意进针不要太深，以防刺伤直肠。

2. 物理疗法　可采用超短波、红外线、TDP 照射等方法配合治疗。注意周围组织的防护。

【预防与调护】

外伤后应适当休息数日，避免剧烈活动与久坐，坐位需要尾骨坐垫圈保护。

三、尾骨痛

尾骨痛是指尾骨部、骶骨下部及其相邻肌肉，或其他软组织的疼痛，可为多种疾病所引起。中医学早在 1772 年对本病就进行了描述。如清·吴谦《医宗金鉴·正骨心法要旨》说："尾骶骨，即尻骨也。……若蹾垫壅肿，必连腰胯。"尾骨痛的特点是长时间的坐位，或从坐位起立时，或挤压尾骨尖端时疼痛加重。

本病临床较为常见，女性发病比男性高，男女之比约为 1∶5.3。

【病因病机】

常见于外伤，尾骨骨折、脱位或挫伤痊愈后的遗留症状。因为尾骨损伤后组织出血、水肿形成纤维组织和瘢痕，压迫激惹尾骨周围神经末梢，导致局部循环障碍，影响组织代谢，使局部组织痉挛，牵拉尾骨，使疼痛增加。

长期端坐，压迫尾骨周围组织，或慢性尾骨部劳损，使尾骨周围组织发生粘连或纤维化，压迫尾骨附近的神经丛，导致疼痛产生。当活动时，尾骨周围的肌纤维收缩，可增加对尾骨的牵拉，产生尾骶关节的紧张及劳损，导致尾骨疼痛。疼痛在患者站立及卧位时可消失。

尾骨解剖生理的改变，如尾骨呈锐角向前弯曲，被干硬粪块冲撞而发生疼痛。

其他腰骶部的损害，如第 5 腰椎滑脱，压迫硬膜和神经根；盆腔的感染；尾骨本身的病变，如尾骨骨髓炎、肿瘤等，但临床较为少见，不在此论述。

【临床表现与诊断】

（一）临床表现

1. 病史　有比较久远的骶尾部外伤史，或无法确认的病史。

2. 主要症状　尾部疼痛多为局限性。有时可有骶下部、臀上部、腰下部及沿坐骨神经分布区疼痛，尤以坐硬板凳、咳嗽、排大便时疼痛更为显著。因此，患者喜欢用枕头或海绵当作坐垫，以防止局部受压，减轻疼痛。卧床休息时疼痛减轻或消失。大便时尾骨痛，尤以大便秘结时更甚，患者对排便会产生恐惧感。

3. 体征　局部无肿胀，在骶尾联合处有明显压痛，挤压尾骨尖往往疼痛不增加。必要时采取肛门指检排除其他病变。患者取左侧卧位，尽量将髋、膝关节屈曲。检查者用右手食指轻轻伸肛管内，抵住尾骨，拇指置于尾骨外后方。拇指、食指将尾骨捏住，前后移动尾骨，检查尾骨活动度是否增大，是否活动时伴随疼痛。然后用食指触摸尾骨及其周围软组织，查是否有异常改变及触痛。

（二）影像学检查

X 线检查　一般无异常，但可帮助排除尾骶部的其他骨性病变。

（三）鉴别诊断

本病需与引起尾骨疼痛的其他原因，如尾骨感染、结核或肿瘤等相鉴别。详细询问病史，仔细检查如直肠指检，血常规，X 线、CT、MRI 检查等，可作出鉴别。

1.尾骨感染性疾病　局部红肿疼痛，甚至有脓液波动感，血常规检查白细胞增高。

2.尾骨结核　抗结核抗体阳性，局部 MRI 助鉴别。

【辨证与治疗】

本节论述的尾骨痛的治疗，不包括尾骨部挫伤、骨折、脱位及其他尾骨病变。

1.手法治疗　尾骨疼痛的治疗手法与尾骨挫伤方法相同，2～3 天 1 次，对缓解疼痛有较好的效果。

2.固定疗法　本病固定防护同尾骨挫伤，尾骨坐垫圈垫于臀部，避免压迫，促进恢复。

3.练功疗法　功法训练，如五禽戏虎戏配合呼吸运动，可增强盆底肌及臀肌力量。

（四）药物疗法

1.中药辨证治疗

（1）内服药物　宜舒筋活血，缓痉止痛，可用舒筋活血汤加减内服。

（2）外用药物　可用海桐皮汤煎水熏洗，或坐浴，每天 1～2 次，每次 30 分钟左右。外用麝香追风膏、天和追风膏等舒筋活络、缓痉止痛膏药在附近贴敷。

2.西药治疗　疼痛比较明显可以加服非甾体类消炎镇痛药。

（五）手术疗法

经长期非手术疗法无效，疼痛严重影响生活及工作者，做尾骨切除术。

（六）其他疗法

封闭疗法见尾骨挫伤。必要时可行奇神经节阻滞术。

【预防与调护】

积极进行盆底及臀部肌肉锻炼，增强其力量和骶尾部的稳定性。用橡皮圈或海绵坐垫防护尾骨，避免尾部直接接触坐凳，或用大腿坐凳，减少对尾部的压迫。适当休息，防寒保暖。

四、耻骨联合错缝

耻骨联合错缝指耻骨联合发生微小的错移，而且不能自行复位并有功能障碍者。

耻骨联合由左右耻骨联合面借软骨连接，紧贴耻骨联合面的是透明软骨，两耻骨联合面之间是纤维软骨。耻骨联合附有耻骨上韧带和耻骨弓韧带等，但起主要联合作用的，乃是两耻骨联合之间的纤维软骨盘。耻骨联合是微动关节，结构较坚固，一般情况下不易发生错移，因此临床较少见。

【病因病机】

耻骨联合错缝，多因外界暴力所致。当单腿站立负重突然滑跌，或跌倒时单侧臀部着地，在地面的反冲作用与身体的重力相互作用下，可发生耻骨联合错移；或外来暴力直接作用于耻骨联合部，不足以引起耻骨骨折和耻骨联合的显著分离，仅引起耻骨联合的错移。由于外力作用的方向不同，耻骨联合可产生不同方向的错移。

妇女在孕期、经期、产期等因内分泌的作用，耻骨联合可产生微小的分离，分娩时用力过猛，胎儿过大，可造成耻骨联合处增宽，引起耻骨联合错移。

【临床表现与诊断】

（一）临床表现

1. 病史　多见于女性，可有外伤史。

2. 主要症状　耻骨联合部疼痛，活动受限，单腿站立弯腰、翻身等可引起局部疼痛加剧。

3. 体征　局部有压痛与叩击痛，骨盆挤压与分离试验阳性。

（二）影像学检查

X 线检查　可见耻骨联合上下缘不整齐，或有分离，同时可鉴别是否有骨折、骨关节炎。

（三）鉴别诊断

1. 骨盆骨折　特别是骨盆骨折中耻骨联合骨折。骨盆骨折多发于高能量损伤史，骨盆挤压和分离试验阳性，X 线、CT 检查可明确诊断。

2. 股骨颈骨折　老年人有臀部着地的外伤史，髋关节活动障碍，患肢呈轻度屈髋、屈膝、短缩及外旋畸形。腹股沟韧带中点压痛。X 线及 CT 检查可明确诊断。

【辨证与治疗】

在点穴、分拨理顺等充分松解局部肌肉手法后，行手法复位术。

（一）手法治疗

1. 牵拉复位法　此法适应于耻骨联合向上错缝者。患者取半仰卧位，助手双手放在髂前上棘处，固定骨盆并做骨盆分离状；术者用一足蹬住健侧的耻骨下肢部，双手握住患侧下肢踝部，做上蹬下牵状，然后两人同时用力即可复位。

2. 按压复位法　此法适用于耻骨联合前后错缝者。患者取仰卧位，助手姿势同上法。术者双手重叠按压在耻骨联合部，做向下按压状，然后两人同时用力，即可复位。

3. 挤压复位法　此法适用于耻骨联合较小分离者。患者取仰卧位，术者双手各放于两侧髂前上棘处，然后双手同时用力向内挤压骨盆，即可复位。复位后予以骨盆束缚带固定。

（二）固定疗法

新伤可用骨盆束缚带固定，卧床休息2周左右，3周内不宜负重。

（三）练功疗法

分娩后的耻骨联合错缝可以通过早期加强收缩直肠与阴道的方式锻炼耻骨尾骨肌，等长收缩腹直肌的方式锻炼腹部肌肉进行练功。慢性、外伤性耻骨联合错缝复位后以静养为宜。

（四）药物疗法

1. 中药辨证治疗

（1）内服药物　以活血通络为主，可用复元活血汤或桃仁四物汤加减。

（2）外用药物　可用舒筋通络药物如伸筋草、透骨草、当归尾、川芎、千年健、鸡血藤、海风藤等研粉做好药包加热，局部熨烫治疗．

2. 西药治疗　外伤性耻骨联合错缝早期如疼痛比较明显，可以口服非甾体类消炎镇痛药、中枢镇痛药。

【预防与调护】

耻骨联合错缝复位后，须卧床休息同时加强腹式呼吸训练及盆底肌群锻炼，并及时调整骨盆束缚带的松紧度。

五、坐骨结节滑囊炎

坐骨结节滑膜囊又称坐骨–臀肌滑膜囊，位于坐骨结节与臀大肌之间。因该滑膜囊损伤产生炎症引起的疼痛称为坐骨结节滑膜囊炎。

【病因病机】

多见于臀部瘦弱和脂肪、软组织较少，久坐的中、老年人。因经常坐硬板凳，局部反复受慢性刺激，滑膜囊被长期压迫、摩擦，囊壁渐渐增厚纤维化。少数可见于臀部挫伤患者。

【临床表现与诊断】

（一）临床表现

1. 病史　有长期坐位工作史。

2. 主要症状　常感臀部不适或疼痛，坐位尤其是臀部接触硬物时立即发生疼痛，站起疼痛即缓解。

3. 体征　坐骨结节处压痛明显，无放射痛。有时在局部可触及一大小不等的扁圆形肿块，质地软，有滑动感。

（二）影像学检查

1. X 线检查　摄片可无异常表现。

2. MRI 检查　可见坐骨结节滑囊增大，内部液体充盈。

（三）鉴别诊断

本病应与坐骨周围疾病如梨状肌综合征、骶髂关节损伤、痔疮、肛周脓肿、臀部蜂窝组织炎等相鉴别。

1. 梨状肌综合征　多由间接外力损伤所致，有过度旋转、外展大腿的病史或受凉史。疼痛位于一侧臀腿部，常呈"刀割样"或"烧灼样"痛。梨状肌部位触诊可触及条索状肌束或痉挛肌肉，压痛明显。可出现坐骨神经放射痛。梨状肌紧张试验阳性。

2. 骶髂关节损伤　有外伤史，伤后表现为一侧下腰部疼病，有或无臀部或下肢放射痛，站立行走疼痛加重，转身困难，腰部不能挺直。检查患侧髂后上棘凹陷或高凸，骶髂关节、髂后上棘有深在性压痛及叩击痛，床边试验、旋腰试验、骨盆分离试验阳性。

【辨证与治疗】

（一）手法治疗

患者俯卧，医者在坐骨结节疼痛处深按压揉，适当用力点拨肿块数分钟，最后用理筋手法结束治疗。

（二）药物疗法

1. 中药辨证治疗
（1）内服药物　治宜行气活血、祛瘀止痛为主，可选用如桃红四物汤加减。
（2）外用药物　可用活血行气，消肿止痛中药外洗或相应药包腾洗、熏洗，如当归尾、川芎等。

2. 西药治疗　可用非甾体类消炎镇痛药治疗，部分患者局部有感染，可加用抗生素口服。

（三）针灸疗法

可选用大肠俞、次髎、环跳、殷门、委中、承山、昆仑等穴位，用平补平泻法行针，可加用艾条温针。

（四）针刀疗法

按要求消毒后，术者左手拇指按压于臀部定点位置，右手执刃针使针身垂直坐骨结节骨面，刀口线方向与身体矢状面平行，将针刺入后直达坐骨结节表面，轻提刃针 2mm，再切至骨面，每点行十字切开，以充分切开臀大肌坐骨囊壁，大部分患者有酸胀等得气感。部分患者股二头肌头上囊也存在与臀大肌坐骨囊同样的病变，可以用同样方法一并处理。出针后压迫止血，包扎针眼。

（五）手术疗法

经保守治疗无效者可行手术切除增厚的滑膜囊。

（六）其他疗法

1. 封闭疗法　可用药物行坐骨结节滑膜囊局部封闭。每周 1 次，2～3 次为 1 个疗程。

2. 物理疗法　可选用红外线、超短波、中药离子透入、局部热敷等方法配合治疗。

【预防与调护】

积极进行臀部、髋部练功活动，增强局部肌肉力量。改变工作习惯，减少坐位时间，或在坐具上加一软垫。

思考题

1. 简述骶髂关节错缝的病因与复位手法。
2. 简述尾骨错位的病因与临床表现。
3. 尾骨痛与尾骨挫伤的病因病机有何异同？
4. 耻骨联合错缝的练功与康复有什么特点？
5. 简述坐骨结节滑膜囊炎的鉴别诊断。

第一节　肩与上臂部筋伤

肩部是上肢与躯干的连接部位，是上肢运动的基础，它是由肩胛骨、肱骨近端、锁骨及其周围的肌肉、韧带相互连接而形成的联动关节，包括盂肱关节、肩锁关节、胸锁关节、肩胛胸壁关节和肩峰下间隙共五个部分，统称为广义的肩关节（图3-1）。肩部关节可以协同完成内收、外展、前屈、后伸、内外旋转运动，以及这些运动连续起来的旋转活动。

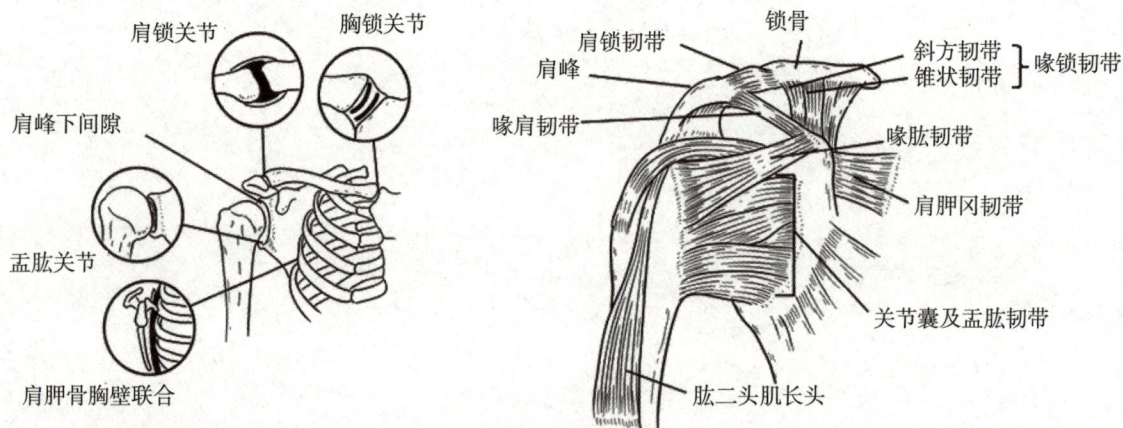

图 3-1　肩关节组成

肩关节一般是指盂肱关节，由肩胛骨的关节盂与肱骨头组成的球窝关节。球形的肱骨头相当于肱骨头面积的 1/4，与很浅的关节盂接触。环绕在关节周围的盂肱关节囊为纤维组织构成的松弛囊壁，韧带较薄弱，故盂肱关节是人体中运动范围最大、最不稳定的关节。

肩关节的稳定性主要依靠肩关节附近的动态及静态稳定结构来维持。在静态稳定结构中，肱骨大、小结节及肩峰等骨性结构协助周围韧带限制盂肱关节的运动，稳定了肩关节；环绕关节盂面周围的盂唇，起到了加深关节面、增加关节稳定的作用；喙肱韧带起于喙突的外缘，与关节囊同止于肱骨大小结节，具有约束肱骨外旋、限止肱骨头脱位的功能。盂肱韧带位于关节腔内，为关节囊前壁的增厚部分，具有限制肱骨头外旋的作用。肩关节的动态稳定结构依靠其周围的肌肉维持，主要有肩胛下肌、冈上肌、冈下肌、小圆肌、三角肌、胸大肌、背阔肌、肱二头肌等。其中由冈上肌、冈下肌、小圆肌和肩胛下肌组成重要的肩袖，其以扁宽的腱膜牢固地附着于关节囊的表面并包绕着肱骨头，具有悬吊肱骨、下压并稳定肱骨头、协助三角肌外展肩关节、传递力量等功能。

肩锁关节是由肩峰与锁骨远端组成的微动关节，能使肩胛骨垂直上下活动、使关节盂行前后向运动以配合肩关节的运动；肩峰与喙突间以喙肩韧带相连，为肩关节上部的屏障，上臂抬高时，肱骨大结节位于喙肩韧带的下部，成为肱骨头外展的支点，喙肩韧带具有限制肱骨头过度上移的作用；喙突与锁骨间由锥形韧带和斜方韧带共同组成的喙锁韧带相连，为稳定肩锁关节的重要结构，发挥着悬吊肩胛骨及上肢的作用。

胸锁关节为锁骨内端与胸骨柄的锁骨切迹和第一肋骨间所成组成的微动关节，关节中有纤维软骨盘，周围有前后胸锁韧带加强，具有协同盂肱关节活动的作用。

肩胛胸壁关节本质上不是真正的关节，是肩胛骨与胸廓后外侧面的衔接，在功能上可视为肩关节的一部分。肩胛与胸壁之间的间隙被前锯肌分为前后两部分，肩胛骨在此间隙沿胸壁活动。肩胛骨可通过胸锁关节、肩锁关节的参与在胸壁上做复杂的上下提、内外旋及外展、内收活动，从而一起协同肩关节运动。而肩胛骨的动力及稳定依靠肩胛带肌如斜方肌、肩胛提肌、前锯肌、菱形肌、胸小肌等的协同及拮抗来维持。

肩峰下间隙被称为第二肩关节，是由肩峰、喙肩韧带、肩锁关节等与肱骨头上半部分之间组成的一个间隙，其内容纳着冈上肌腱及冈下肌腱、肱二头肌长头腱、肩峰下滑囊等结构，各种原因导致肩峰下间隙容积减小、内容物体积增大均易发生肩袖组织的磨损、撕裂及肩峰下滑囊炎，从而导致肩峰下撞击综合征。

肩部的活动是一个复杂的联合运动，以盂肱关节、肩胛胸壁关节为主体，以肩锁关节、胸锁关节为协同的复合运动，依靠相应的肌肉及韧带的协调达到动态的平衡。而盂肱关节中肩袖的力偶平衡、肩胛骨的动力平衡以及二者间的肩肱节律共同组成了肩部整体的动态平衡系统。肩袖由上方三角肌与下方肩袖形成冠状面上的一对力偶，前方的肩胛下肌与后方的冈下肌、小圆肌组成额状面上的另一对力偶，两组力偶的平衡让肱骨头与关节盂间尽量保持同心圆结构，是维持盂肱关节动态稳定的重要生物力学机制（图3-2）；肩胛带肌的协同及拮抗又维持着肩胛骨的动力平衡，如肩胛带肌群的协调性被打破，易使肩胛骨过度运动或运动不足而出现动力障碍，最终严重影响肩关节的活动。肩关节外展时伴随肩胛骨旋转的节律性协调运动称为肩肱节律。肩胛骨动力、肩肱节律、肩袖力偶之间的总体平衡被打破，将出现连锁的肩部生物力学改变，从而导致出现一系列的肩痛性疾病。

肩关节有许多滑液囊，其中以肩峰下滑液囊在临床上意义最大。

肩关节神经分布丰富，几乎接受所行邻近大神经的分支（图3-3）；肩关节血管也非常丰富，在做侵入性治疗时必须注意。

肩部是一个复杂的、多关节复合的动态整体平衡系统，各构成部分的关节间需协同运动、各关节周围的软组织间需协调平衡，二者又相互影响、相互制约。这种平衡系统被打破将出现系列肩部的筋伤。肩部的动态平衡是中医骨伤的"筋骨平衡"理念的集中体现。处理肩部损伤时，必须有整体观念。

肩部筋伤的发病原因以外伤、慢性劳损、退变、感受风寒湿邪等较为常见，筋伤可单独发生，也可并发于骨折和关节脱位。均属于中医学"筋伤""筋痹""肩痹"等范畴，其病机主要为年老体虚、肝肾不足，兼感风寒湿邪，复因扭挫劳损，致气血凝滞、筋络失养而引发本病。

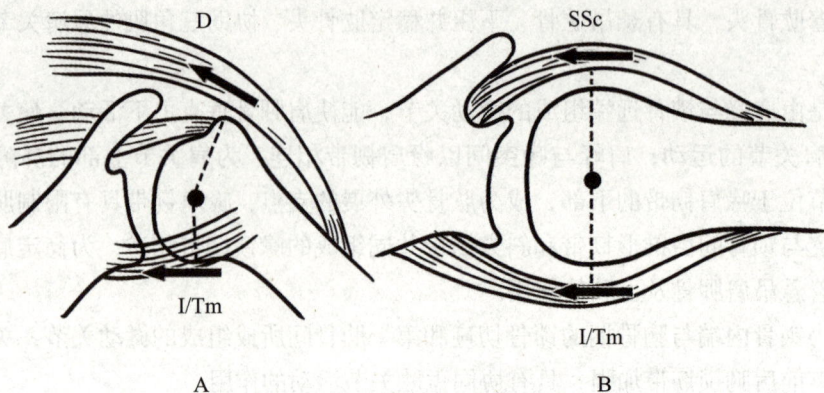

图 3-2　肩袖力偶平衡示意图

1.胸长神经　　　12.桡神经
2.肩胛背神经　　13.胸内侧神经
3.肩胛上神经　　14.正中神经内测根
4.锁骨下肌神经　15.尺神经
5.正中神经外侧支 16.前臂内侧皮神经
6.肌皮神经　　　17.臂内侧皮神经
7.胸外侧神经　　18.正中神经
8.上肩胛下神经　19.肋间臂神经
9.下肩胛下神经
10.胸背神经
11.腋神经

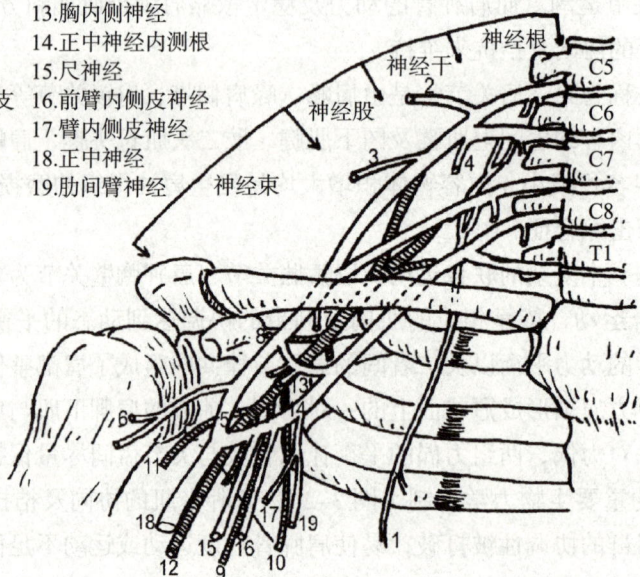

图 3-3　肩关节神经分布

一、肩部扭挫伤

肩部扭挫伤是指肩部受到打击或碰撞、过度牵拉或扭转等因素导致肩关节囊、韧带、肌肉、筋膜等组织的损伤。由于肩关节囊松弛，韧带薄弱，关节盂较浅，它主要是依靠关节附近的肌肉来维持稳定性，因此扭挫跌仆易造成扭挫伤，当伤及关节时称为肩骱筋伤。

【病因病机】

本病多因间接暴力引起肩关节过度牵拉、扭转，或投掷物体用力过度而造成肩部肌肉、韧带、筋膜或关节囊等不同程度的损伤或撕裂。也可因直接暴力打击、碰撞肩部，致使络脉破损，血溢脉外，气血凝滞，疼痛瘀肿，功能障碍。损伤多见于肩部上方或外侧方，一般以闭合伤为常见；暴力损伤严重者，易合并骨折、脱位。治疗不当而转变为慢性过程，可继发肩关节僵硬或肩关节周围炎等，由"筋伤"演变为"筋痹"。

【临床表现与诊断】

（一）临床表现

1.病史 有明确的外伤史。

2.主要症状 伤后肩部钝性疼痛，肿胀逐渐加重，肩关节活动受限。挫伤者，皮下常出现青紫、瘀肿。轻度扭挫伤当时多不在意，休息之后开始出现症状，并且逐渐加重，一周内瘀肿症状会有明显缓解；重者伴有软组织撕裂或并发撕脱性骨折，症状可迁延数周。

3.体征 主要为局部压痛、运动障碍。

（二）影像学检查

X线检查 可见软组织肿胀阴影，可明确有无肱骨、肩胛骨、锁骨等骨折以及肩关节、肩锁关节、胸锁关节等的脱位。

（三）鉴别诊断

本病需与肩部其他疾病如肱二头肌长头肌腱炎、肱二头肌腱断裂、冈上肌断裂进行鉴别，特别要注意是否合并有肩关节的骨折及脱位。

1.肱二头肌长头肌腱炎 外伤史不明显，疼痛以肩前部明显，可向上臂和颈部放射，肩前上方局限性深压痛，肱二头肌抗阻力试验阳性。MRI可见肱二头肌长头腱高信号表现。

2.肱二头肌腱断裂 外伤性时可闻及断裂的响声，疼痛剧烈，断裂处瘀斑、肿胀，不能主动屈肘及旋肩，肌力减退，肌腹松软，上臂部可出现异常隆起的肌腹。MRI可明确诊断。

【辨证治疗】

本病均采取保守治疗，早期以理筋手法、固定、药物、针灸等治疗为主，中后期可配合练功和理疗等治疗。

（一）手法治疗

1.点穴法 在肩前、后、内、外等处找阿是穴，予以轻柔按压，以缓急解痉。

2.推摩法 患者坐位，医者立于患侧，嘱患者尽量放松上肢肌肉，一手握腕部，一手以虎口贴患肩，并自肩部向下推摩至肘部，然后再由肘部向上推摩至肩，重复数次，以行气活血、舒筋通络。

3.弹拨法 沿肩前、肩外侧、腋后及腋下，拨动、提拿胸大肌、三角肌、斜方肌、大圆肌、小圆肌等筋肉，重复数次，以解痉、舒筋、定痛。

4.旋肩法 患者坐位，医者立于患者身后，一手握患腕上部，徐徐用力让患者被动屈肘由胸前内下方上举，再外旋外展后伸放下，重复数次，幅度可由小到大（图3-4）。

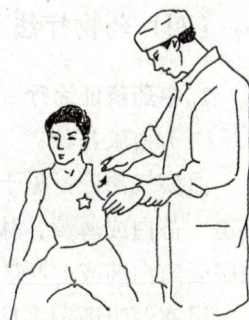

图3-4 旋肩法

（二）固定疗法

扭挫伤较重者，应用三角巾将伤肢屈肘90°悬挂胸前，以限制患肩活动2周左右，制动时间不宜太长，在病情允许下应尽早练功，否则容易继发关节僵硬。

（三）练功疗法

以主动活动为主，被动活动为辅。运动包括肩关节外展、内收、前屈、后伸、旋外、旋内和360°环旋等，反复进行，每次5～10分钟。

（1）耸肩　做肩部上抬耸肩活动，动作由小到大，由慢到快，悬吊固定期间即可开始（图3-5）。

（2）绕肩　环绕两臂侧平举，屈肘，手指松散接触肩部，分别做肩关节顺、逆时针方向环绕。见图3-6。

（3）展旋　动作单侧或双侧，手心始终向上，手自腰侧旋向后方伸直，移向侧方，屈肘，手心仍然向上，手背从前方过头，伸肘，顺滑至侧方，沿前方降下，手心仍向上，恢复原势。可重复进行。双臂同时做亦可，展旋时配合左右弓箭步及上身前俯后仰（图3-6）。

被动活动是借助外力做肩关节运动，多在患者不能主动活动的情况下采用。被动活动要循序渐进，逐步加大活动量，应保持在基本无痛范围内进行。

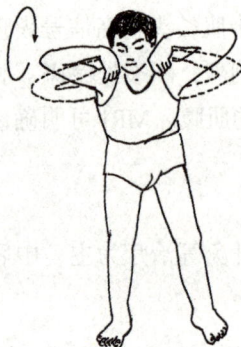

图3-5　耸肩环绕　　　　　　　　　　图3-6　展旋动作

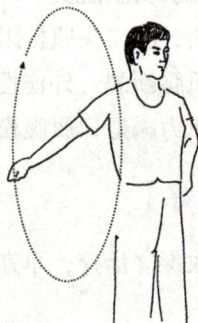

（四）药物疗法

1. 中药辨证治疗

（1）内服药物

血瘀气滞证：见于损伤初期，局部肿胀，疼痛拒按，功能受限，或见青紫瘀斑，舌质暗或有瘀斑，苔白或薄黄，脉弦或细涩。治宜散瘀消肿，生新止痛。方用舒筋活血汤加减。痛重难忍时加服云南白药或七厘散。

风寒湿阻证：多见于损伤后期，以肩部酸胀疼痛为主，有沉重感，遇风寒则疼痛加重，得温则疼痛减轻，舌质淡，苔薄白或腻，脉紧。治宜祛风散寒，除湿通络。方用三痹汤加减。若伴有关节活动不利者，治宜活血舒筋，方用小活络丹加减。

（2）外用药物　损伤初期可外敷消瘀止痛药膏、三色敷药、双柏散等；后期可外贴麝香止痛膏、伤湿止痛膏，外搽正骨水、云香精、跌打万花油等。可配合骨伤外洗一方，上肢损伤外洗一方加干姜、艾叶等熏洗热敷患肩。

2. 西药治疗 疼痛严重可使用非甾体类镇痛抗炎药，或肌肉松弛剂等对症治疗。

（五）针灸疗法

可取肩髃、肩井、肩宗、风池、合谷等配合"以痛为腧"取穴，用泻法针刺，急性期后结合灸法效果更佳。

（六）针刀疗法

对于经久不愈形成的慢性筋伤并粘连者，可行针刀松解治疗。于压痛点或粘连处，平行于肌纤维或肌腱走向进针，至病变层次后进行适当松解。注意无菌操作，切忌粗暴。

（七）其他疗法

1. 封闭疗法 对于疼痛剧烈者，可选用药物于痛点行封闭治疗。
2. 物理疗法 损伤24小时内可冰敷治疗，中后期可采用超声波、中药离子导入、红外线照射等以改善局部血液循环、缓解肌肉痉挛、增强组织代谢等。

【预防与调护】

肩部扭挫伤初期出现瘀肿时局部宜冷敷，以减轻疼痛和抑制患处出血。特别要注意防寒保暖、动静结合，制动时间不宜过长，要及早练功。

二、冈上肌腱炎

冈上肌腱炎是指冈上肌腱在肩峰下面和肱骨头上面的狭小间隙内受到喙肩韧带与肩峰等磨损、蜕变而产生的非感染性炎症。以肩部外侧疼痛，并在肩外展60°～120°时产生疼痛弧为主要临床表现。本病好发于中老年人，常见于从事过度肩活动的劳动者及运动者。本病在中医典籍"肩痹痛""肩胛周痹""肩痹病"等，属于中医学"筋痹"的范畴。

【病因病机】

冈上肌是肩袖的重要组成部分，起于肩胛骨冈上窝，经肩峰下移为短而扁平的肌腱，在肩峰及喙肩韧带下方经肩关节囊表面通过，止于肱骨大结节上部，肌腱止点近端1.5～2cm处血液供应较差，此处容易发生磨损及退变（图3-7）。冈上肌腱的滑囊侧为肩峰下滑囊，其关节面侧与肩关节囊相连，冈上肌腱与肩峰下滑囊及关节囊关系密切，发病时相互影响。冈上肌的功能是在肩关节外展过程中，将肱骨头固定于关节盂内，协助三角肌完成肩关节外展运动。

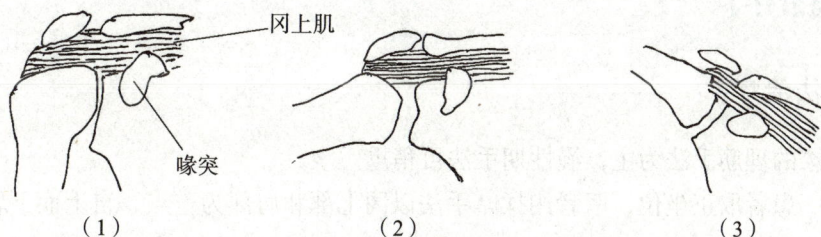

图 3-7　冈上肌腱运动示意图

冈上肌腱是肩袖肌群中受力集中点，容易在肩外展活动中发生劳损损伤。当肩外展至60°～120°时，肩峰下滑囊缩进肩峰下面，冈上肌腱逐渐受到喙肩韧带和肩峰的摩擦及撞击而磨损、退变，形成肌腱无菌性炎症而发为本病。少数患者的冈上肌腱因劳损而渐趋粗糙，甚至肌腱内有钙盐沉着，形成冈上肌腱钙化，而变得脆弱，如遭受暴力可造成肌腱断裂。

《医宗金鉴》指出肩痹痛的发病与肝肾、经络气血、外邪有关。肝阴亏虚、经络气血不足、血不荣筋是本病之本，外感风寒湿邪、筋脉瘀滞、气血痹阻为本病之标。

【临床表现与诊断】

（一）临床表现

1. 病史 一般起病缓慢，有肩部劳损史，或轻微外伤史、受凉史。

2. 主要症状 急性发作期，一般在肩外侧剧烈疼痛，活动用力、受寒时尤甚，疼痛可放射到三角肌止点或前臂、手指处。过肩运动时疼痛加重，为避免肩关节外展活动疼痛，患者常先屈曲肩关节，再上举上臂。慢性期肩部疼痛、外展活动受限较轻。

3. 体征 肩外侧有明显压痛，肩关节特定范围的活动受限，疼痛弧试验阳性：即让患者主动外展肩关节时，在0°～60°范围内不痛，当外展上举60°～120°时诱发疼痛，当超过120°以后疼痛消失，但被动外展上举肩关节无疼痛，此为冈上肌腱炎特有体征。病程长者可伴有肌肉萎缩或肩关节僵硬。

（二）影像学检查

1. X线检查 一般无异常改变，有时会出现冈上肌腱钙化阴影。

2. MRI检查 冈上肌腱周围有高信号水肿影，或肌腱信号减低。

（三）鉴别诊断

本病应与肩关节周围炎、肩峰下滑囊炎、肩锁关节炎等相鉴别。

1. 肩关节周围炎 病程长，有自愈倾向。肩部疼痛范围广泛，肩关节主动与被动活动均明显受限，以外展、外旋更为明显，无疼痛弧表现。

2. 肩峰下滑囊炎 通常肩外上侧疼痛，夜间也明显，肩外展、外旋加重，压痛点多位于肩峰下、大结节，肩峰撞击试验阳性。MRI可见肩峰下滑囊内团块状液性高信号。

3. 肩锁关节炎 多有超肩活动的病史，肩锁关节部疼痛、压痛。肩外展上举大于150°时疼痛加重，被动水平内收肩关节诱发疼痛加剧。

【辨证与治疗】

（一）手法治疗

急性期以柔的理筋手法为主，慢性期手法可稍重。

1. 揉摩法 患者取正坐位，医者用揉摩手法以冈上部和肩部为重点，自上而下轻揉摩按，以舒筋活络。

2. 拿肌法 医者用拿捏手法自上而下拿捏冈上部、上臂部肌肉，以疏筋通络。

3. 摇肩法 患者取正坐位，医者一手按肩部，一手拿腕部，相对用力拔伸肩关节，用拿腕之手做肩关节由前向后或由后向前摇转，以缓解粘连、疏顺筋络。

4. 牵抖法 患者取正坐位，医者以两手扣住患侧手部大、小鱼际处，在向下牵引的同时做上肢的快速抖动，以滑利关节。

（二）固定疗法

急性发作期疼痛较重者，可用三角巾悬吊患肢于胸前，做短期制动。

（三）练功疗法

急性期宜避免做外展、外旋等用力动作。疼痛缓解后应进行练功锻炼，循序渐进地做肩外展、前屈、外旋、甩手、上举等活动，以舒筋活络，恢复肩部活动。

（四）药物疗法

1. 中药辨证治疗

（1）内服药物

气滞血瘀证：见于急性发作期，肩部疼痛肿胀，以夜间为甚，痛处固定，拒按，肩部活动时可闻及摩擦音，舌质暗红，或有瘀斑，苔白或薄黄，脉弦或细涩。治宜活血散瘀，通络止痛。方用活血舒筋汤加减。

气血虚寒证：见于慢性期，肩部冷痛，劳累后疼痛加重，遇寒痛剧，得温痛缓，舌质淡，苔薄白，脉沉细无力。寒甚者宜温经散寒，可服大活络丹或小活络丹等；体弱气血虚者宜补气养血，方用当归鸡血藤汤加减。

（2）外用药物 局部疼痛肿胀者，外敷消瘀止痛药膏；局部疼痛畏寒者，可外敷温经通络膏。亦可用上肢损伤洗方熏洗或用腾药热熨患处。

2. 西药治疗 可口服非甾体类消炎镇痛药，外涂扶他林乳剂或外贴氟比洛芬凝胶贴膏等。

（五）针灸疗法

可取天宗、肩髎、曲池等穴，瘀滞型加足三里、气海穴。常用泻法，局部可用齐刺针法，以疏风活络、温经散寒。留针20分钟，可加用艾灸。

（六）针刀疗法

从肱骨大结节处痛点入针，刀口与冈上肌纵轴平行垂直进入，进行纵向、横行剥离。术中应无菌操作。

（七）手术疗法

如疼痛严重，且冈上肌腱与异形肩峰、喙肩韧带存在明显机械性撞击者，可施行关节镜手术治疗，于肩峰下间隙内清除滑膜、炎性组织，部分切断喙肩韧带并行肩峰成形术以消除其与冈上肌腱的磨撞，如果冈上肌腱磨损超过其50%者，可考虑行肌腱修补术。

（八）其他疗法

1. 封闭疗法 疼痛较重者可用药物行肩峰下间隙内封闭，必须确保药物注射到间隙内。
2. 物理疗法 可采用超声波、中药离子导入、红外线照射、冲击波等治疗。

【预防与调护】

中老年人，尤其是平时缺乏锻炼者，在肩部活动时要避免突然强力的动作，行大角度的肩外展、上举等动作时动作要缓慢，以防本病的发生。发病后肩部疼痛明显时，应避免上肢外展、外旋等用力动作。要注意肩部保暖避寒。中后期肩痛缓解后，应逐步开始练功锻炼。

三、肩袖损伤

肩袖损伤指肩袖肌腱在止点附近发生炎症或撕裂后导致的肩关节疼痛，前屈、外展、内外旋无力的一种疾病。肩袖损伤常为肩峰下撞击综合征的结果。多为长期劳损导致肩袖退变所致，少数青壮年急性肩袖损伤为外伤导致。本病多见于中老年患者，长期进行网球、游泳、跳舞、从事搬运工作者发病率较高。女性多于男性，右侧高于左侧。本病在中医典籍中按病机分类属于"筋痹"，按病变部位分类属于"肩痹病"范畴。

【病因病机】

肩袖是包绕在肱骨头周围的一组肌腱复合体，是覆盖于肩关节前、上、后方的冈上肌、冈下肌、小圆肌、肩胛下肌等肌腱组织的总称。其中肩胛下肌止于肱骨小结节，其余三肌腱自前至后抵止于大结节上，四块肌腱如袖套一样包绕着肱骨头，故名肩袖（图3-8）。肩袖的主要作用是悬吊肱骨、协助三角肌外展、维持肱骨头旋转中心、传递力量等。肩袖组织的力偶平衡让肱骨头与关节盂间尽量保持同心圆结构，是维持盂肱关节稳定的重要保障。

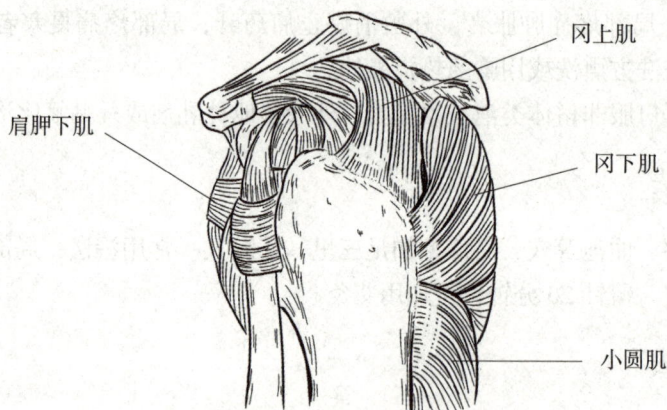

图3-8　肩袖组成结构图

退变、撞击、血供不足、创伤是肩袖损伤的主要病因。随着年龄的增长，肩袖肌腱逐渐发生退行性变，其弹性和韧性均降低。当肩峰下撞击存在时，肩袖组织长期遭受形态异常的肩峰、喙肩韧带的撞击、磨损，同时由于肱骨内、外旋时，肩袖受到肱骨头的压迫造成局部相对缺血，因此肩部的过度牵拉或扭转等轻微外伤均可使退变的肩袖组织撕裂。

肩袖损伤按病理改变进行分期（Neer分期）：Ⅰ期为肩袖肌腱的水肿和出血，肩袖组织仅有炎性改变；Ⅱ期为纤维化和肌腱炎期，肩袖已开始出现磨损、退变，但尚未断裂；Ⅲ期为肩袖撕裂，肩袖肌腱的完整性被破坏；按肩袖损伤的大小进行分类：①小撕裂：裂口宽度＜1cm。②中等度撕裂：裂口宽度1～3cm。③大撕裂：裂口宽度3～5cm。④巨大撕裂：裂口宽度＞5cm，或2条以上的肌腱损伤（图3-9）。

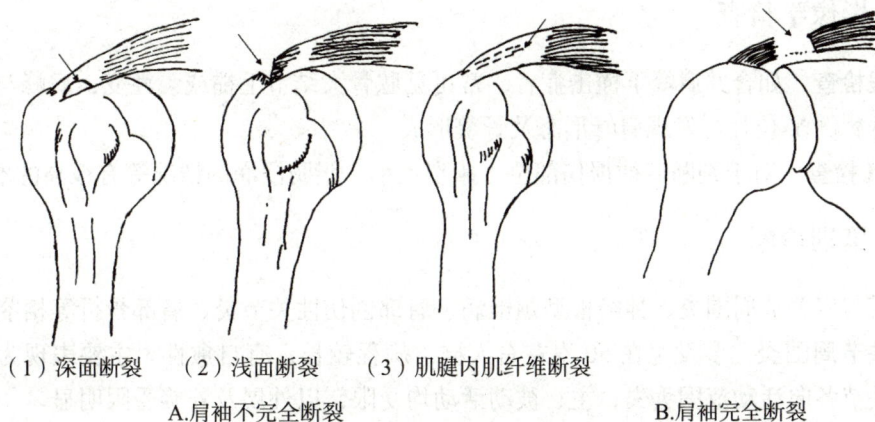

（1）深面断裂　（2）浅面断裂　（3）肌腱内肌纤维断裂

A.肩袖不完全断裂　　　　　　　　　　B.肩袖完全断裂

图3-9　肩袖损伤分期示意图

本病相当于中医学的肩痛病、肩胛周痹、肩痹病等。晋代《针灸甲乙经》曰："肩胛周痹，曲垣主之。肩痛不可举，引缺盆痛云门主之。"详细描述了肩痹病的症状及治疗方法。《诸病源候论》曰："邪客关机，则使筋挛，邪客足太阳之络，令人肩背拘急……"指出肩痹的病机为风寒阻络、经脉寒凝、气血不畅。

【临床表现与诊断】

（一）临床表现

1.病史　多见于中老年患者，特别是抬肩活动频繁者，如为青年人必有严重外伤史，起病一般较缓慢。

2.主要症状　初期表现为肩部疼痛不适，肩关节前屈、外展60°～120°疼痛加重，经休息后可缓解。病情发展后疼痛明显加重且夜间加剧，甚至影响睡眠，可向远端放射。同时出现患肩力量下降，不能抬肩、持重，影响梳头、穿衣等活动。

3.体征　根据损伤部位不同在大结节处、肩前方、结节间沟等处有压痛点。后期肩部肌肉萎缩或伴关节僵硬。肩关节外展、前屈或内外旋活动障碍。肩关节主动活动受限大于被动活动受限。

主要的特殊体查方法：合并肩峰下撞击综合征则出现疼痛弧试验阳性。针对不同肌腱损伤则有相应的检查方法。

（1）冈上肌损伤　①Jobe试验：即空罐头试验，使患者肩关节水平位内收30°、外展80°～90°，使拇指指尖向下，于其腕部施以向下的压力，嘱患者双上肢同时抗阻力上抬，患者感觉疼痛、无力者为阳性。②落臂征阳性：检查者将患者肩关节外展至90°以上并保持，患肩无力且坠落者为阳性，提示冈上肌完全撕裂。

（2）冈下肌、小圆肌损伤　外旋抗阻试验阳性：患者肩处于内收位，屈肘90°，肘部处于体侧并夹紧，嘱患者抗阻力将双肩外旋，使双手远离体侧，出现疼痛则为阳性。

（3）肩胛下肌损伤　抬离试验（Lift-off test）阳性：患者将手背置于下背部，手心向后。然后嘱患者将手抬离背部，必要时可以适当给予阻力，出现疼痛或不能完成动作者为阳性。

（二）影像学检查

1. X 线检查　如合并肩峰下撞击症者，常可见肱骨大结节毛糙或囊性变，肩峰与肱骨头间距变小，部分病例 Y 位片可发现肩峰形态及骨赘形成。

2. MRI 检查　对于判断肩袖损伤部位、撕裂大小、脂肪浸润的情况等有很高的准确率。

（三）鉴别诊断

本病需与肩关节周围炎、神经根型颈椎病、肩部创伤性关节炎、肩部骨折等相鉴别。

1. 肩关节周围炎　多发生在 50 岁左右人群，病程较长，有自愈性。主要表现为进行性肩部疼痛、肩关节各向活动范围丢失，主、被动活动均受限，以外展及外旋受限明显。

2. 神经根型颈椎病　疼痛从颈项部沿肩臂到手部放射，但肩关节活动功能正常，椎间孔挤压试验、臂丛牵拉试验等阳性，配合颈椎影像学检查可明确诊断。

【辨证与治疗】

对于新鲜和不完全的肩袖断裂多采用保守治疗，若保守治疗效果不佳和肩袖完全断裂者应考虑手术治疗。

（一）手法治疗

肩袖损伤多采用理筋手法，急性期宜轻手法，慢性期可稍重，肩袖断裂者应手术治疗。

1. 拨法　在肩关节及周围肌肉处往返治疗，沿肌纤维走行方向施行拨法，拨动痛点附近的肩袖肌肉、三角肌等以充分放松肌肉。

2. 拿法　先后用拿法、揉法自上而下作用于肩背部、上臂部，以疏松筋结、舒筋活络。

3. 摇肩法　术者握住患者腕由前→上→后→下顺序以顺时针和逆时针反复划圈，范围均由小渐大，摇摆过程中避免过度上举。

4. 旋肩与牵抖法　前者解粘，后者和伤。令患者取坐位，双手握腕、松臂，在向下牵引动作的同时轻微旋肩活动；术者再以臂用力均匀牵拉抖动患者上肢 3～5 下，但切忌进行过肩运动。手法治疗会有不同程度的疼痛，要注意用力适度，以患者能忍受为度。

（二）固定疗法

肩袖不完全断裂者，或者肩袖修补术后，均将肩关节置于外展、外旋、前屈位，用外展支架固定 5～7 周，在解除外固定后可施以适当的理筋手法治疗及练功锻炼。

（三）练功疗法

固定期间宜做耸肩、甩肩、扩胸、握拳和腕部练功活动，解除外固定后，应积极进行肩部练功活动，适度地肩外展、前屈、内外旋运动以加强肩袖肌力，通过推墙、拉力带等训练来加强肩胛带肌肌力，从而稳定肩胛骨；后期可进行梳头、手指爬墙等练功。练功必须酌情而行，循序渐进，避免过肩运动，操之过急，有损无益。

（四）药物疗法

1. 中药辨证治疗

（1）内服药物

气滞血瘀证：见于损伤早期，伤后肩部肿胀，或有皮下瘀血，刺痛不移，夜间痛剧，关节活动障碍，舌暗或瘀点，脉弦或沉涩。治宜活血化瘀，消肿止痛。方用活血止痛汤加减。

肝肾亏损证：无明显外伤或轻微扭伤日久，肩部酸软无力，活动受限，肌肉萎缩明显，腰膝酸软，舌淡，苔少，脉细弱。治宜补益肝肾，强壮筋骨。方用补肾壮筋汤加减。

血不荣筋证：伤后日久未愈，肩部乏力，肌萎筋缓，面色苍白少华，舌淡苔少，脉细。治宜补血荣筋，方用当归鸡血藤汤加减。

（2）外用药物　早期可外敷消瘀止痛药膏、云南白药膏等药膏，中后期可外搽油、酊剂如正红花油、消肿止痛酊、云香精等等，或用上肢损伤洗剂熏洗。

2. 西药治疗　可使用非甾体类消炎镇痛药、镇静安眠药对症治疗。

（五）针灸疗法

取主穴肩前、肩髎、肩髃、臑俞、外关、合谷。配穴：若风寒重可加用风门、风池穴；若有瘀滞可加用肩贞、阳陵泉、条口穴；气血虚加足三里、气海、血海。也可"以痛为腧"取穴，结合艾灸，隔日或每日1次。

（六）针刀疗法

以肩袖肌腱的起止点、小结节或条索状物等为阳性反应点，顺着肌腱方向垂直进刀，松解结节及条索状物，再分别进刀到肌腱骨附着点处剥离粘连，术中注意不可过度剥离以免导致肌腱损伤。

（七）手术疗法

肩袖撕裂＞50%，经非手术治疗3月后症状缓解不明显者应考虑肩关节镜手术：对于可修复的肩袖撕裂，可通过经骨缝合、单或双排锚钉缝合、缝线桥缝合等方法重建肩袖结构；对于巨大损伤且可修复性肩袖撕裂，可进行部分肩袖修补术、肌腱转位术、补片移植重建术；针对巨大损伤不可修复者，且合并肩袖关节病（骨关节炎），有明显脂肪浸润者，可采用反置式肩关节置换术来缓解肩关节疼痛，改善肩关节功能。

（八）其他疗法

1. 封闭治疗　选用局麻药及中、长效皮质激素类药物稀释液共15～20mL，分别在肩峰下间隙注射5mL，再于关节腔中注射15mL，2～3周1次。

2. 物理疗法　可采用超声波、红外线照射、中药离子导入等减轻炎症、消除水肿。目前冲击波治疗对于肩袖损伤的效果确切。

【预防与调护】

预防肩袖损伤，需注意肩部防寒保暖以减少疾病的诱发因素，避免过度的过肩活动。经常从事肩部活动者，要注意变换体位和姿势，改变长时间反复同一动作，避免肩部劳损。从事过肩运动的运动员，训练运动和比赛前应充分做好准备活动，预防损伤发生。适当行肩关节功能锻炼，加强肩部肌肉的力量，可降低肩袖损伤的发病概率。后期应循序渐进练功，3个月内应避免提举重物和攀爬等动作。

四、肱二头肌长头腱损伤

肱二头肌长头腱损伤包括肱二头肌长头肌腱炎、肌腱断裂、肌腱滑脱、腱鞘炎等病，是指肱二头肌长头肌腱在鞘内长期遭受摩擦劳损而发生退变、粘连、脱位或断裂等，使肌腱滑动功能受限及引发疼痛的病证。其中原发肌腱炎发生率仅5%，多为继发病变。肱二头肌长头腱不稳、脱位等多源于滑车结构损伤，发病率为肩关节损伤疾病的7%～32%。LHBT断裂的发病率较高，多发生于50岁以上人群。本病属于中医学"筋伤""筋痹"或"肩痹"范畴。

【病因病机】

肱二头肌长头肌腱起于肩胛骨盂上结节，与上盂唇构成肱二头肌腱盂唇复合体，经肩关节穿过滑车结构，在肱骨结节间沟与横韧带形成的骨纤维管道中滑行（图3-10），具有屈肘及肩外展外旋时稳定肩前方、盂肱韧带的作用。在肩关节运动中，当肩关节内收、内旋及后伸时该肌腱易受到外侧应力撞击而滑向上方，当肩关节外展、外旋和屈曲时该肌腱易受到内侧应力撞击而滑向下方。当上肢外展位屈伸肘关节时肱二头肌长头肌腱易被磨损而引起腱鞘病变，故结节间沟部位为肌腱损伤的好发部位。

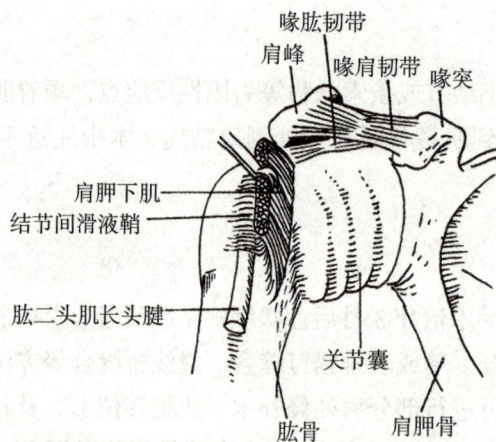

图3-10 肱二头肌长头腱腱鞘结构

本病病因主要是慢性劳损，但与肩部外伤和风、寒、湿邪侵袭等因素有关。由于肩关节反复不协调活动，使肱二头肌长头肌腱长期遭受磨损而发生退行性变，进而引起该腱鞘充血、水肿、增厚或粘连，造成肌腱炎及腱鞘炎症。

长期反复过顶运动，导致肌腱受到撞击，使其滑车结构损伤，导致肌腱不稳并滑脱出结节间沟。由于肌腱磨损、退变，当受到外伤后易导致长头肌腱断裂。肱二头肌长头腱损伤可按病情的严重程度分为五型：Ⅰ型为肱二头肌长头腱肌腱炎；Ⅱ型为肱二头肌长头腱半脱位；Ⅲ型为肱二头肌长头腱脱位；Ⅳ型为肱二头肌长头肌腱部分损伤；Ⅴ型为肱二头肌长头肌腱断裂；Ⅵ型为肱二头肌腱盂唇复合体损伤。

肱二头肌长头腱损伤与肩袖损伤的病理变化密切相关，因此常与其合并发病。

中医学认为，本病多发于中老年患者，多数为肝肾亏虚，筋骨衰颓，复因不慎受风、寒、湿之邪，或肩牵拉闪挫致脉络气血不畅、筋骨失养而致其痹。

【临床表现与诊断】

（一）临床表现

1. 病史 多见于中年人，有肩部反复过顶活动史，部分患者因受风着凉而发病。

2. 主要症状 主要为肩前部疼痛，主要位于肱骨结节间沟处，并可向上臂和颈部放射。初为静息疼痛，后夜间加重，疼痛部位较模糊，疼痛部位可随肩关节内外旋而变化，各方向的过顶动作均可能引起疼痛加重。肩部活动受限，以肩旋转活动时更为明显。

3. 体征 肱骨结节间沟处局限性深压痛。肩部外展、外旋和内收、内旋活动可因疼痛而受限。肱二头肌抗阻力试验（Yergason 征）阳性是诊断本病的主要依据，即抗阻力屈肘及前臂旋后时，在肱二头肌长头肌腱处出现剧烈疼痛。

（二）影像学检查

1. X 线检查 多无明显异常，部分患者可见结节间沟变窄、变浅，沟底或边有骨刺形成。

2. MRI 检查 可明确肱二头肌长头肌腱损伤类型及程度。

（三）鉴别诊断

本病应与肩关节周围炎、冈上肌腱炎、肱骨外科颈嵌插骨折、肱骨肿瘤相鉴别。

1. 肩关节周围炎 起病慢，病程长，有自愈倾向，夜间疼痛明显，肩部广泛压痛，肩主动及被动活动均障碍，以外展、外旋、后伸功能障碍明显。

2. 冈上肌腱炎 肩痛以前外侧为主、疼痛较固定及清晰，仅以 60°～120° 内外展活动受限，疼痛弧试验阳性。

【辨证与治疗】

（一）手法治疗

1. 擦按法 肩部先用擦法擦按肩部，再点按肩周诸穴位以舒筋活血、解痉止痛。

2. 拨络法 用拨络法弹拨肌筋，以松解肌腱与腱鞘的粘连，软化局部硬结。

3. 摇肩法 医者一手握住患肢腕部做画圈运动肩，一手揉捏肩部法以恢复肩关节功能。

4. 揉摩法 肩部用摩、揉、搓擦等法按摩肩部以舒筋活血。

5. 牵抖、捋顺法 最后双手握住患者患肢手腕以牵抖、捋顺等手法结束。

（二）固定疗法

急性期可用三角巾悬吊患肢于肘关节屈曲 90°位 1～2 周，肩部制动、肌腱松弛有利于充血、水肿、无菌性炎症消退。

（三）练功疗法

待症状基本消失后，可逐渐进行患肩关节功能锻炼，以前屈上举活动为主，同时可做摇肩、晃肩与摆肩运动，以防止发生"冻结肩"。

（四）药物疗法

1. 中药辨证治疗

（1）内服药物

气滞血瘀证：多见于急性发作期。肩部疼痛较局限，以夜间为明显，局部肿胀，压痛较重，可触及硬结或活动有摩擦音，舌质暗或有瘀斑，脉弦或细涩。治宜活血祛瘀，通络止痛。方用舒筋活血汤加减。

寒湿内阻证：肩部沉重冷痛，或有肿胀，畏寒肢冷，遇寒痛剧，得温痛缓，舌质淡红，苔白滑或腻，脉弦滑。治宜温经散寒，除湿通络。方用羌活胜湿汤或当归四逆汤等加减。

（2）外用药物　急性疼痛者，外敷消瘀止痛药膏或外贴狗皮膏；局部沉重冷痛顽麻者，可外敷温经通络膏、温通散等。亦可用海桐皮汤、上肢损伤洗方、骨科外洗二方研粉热敷患处，每日1～2次。

2. 西药治疗　可使用非甾体类消炎镇痛药、镇静安眠药对症治疗。

（五）针灸疗法

取肩髃透极泉、肩前、曲池穴，配以天宗、巨骨等穴进行针刺，使肩关节部有酸胀、麻木感，留针20分钟。可用齐刺或扬刺、傍针刺针法，加用灸法或温针灸效果更好。

（六）针刀疗法

对于肱二头肌长头腱炎及腱鞘病变，可酌情采用针刀进行治疗。选择结节间沟处为进针点，针面平行于肌腱走向进针至病变层次后，纵行切割肱横韧带，再进行纵向疏通、横向小幅度剥离。

（七）手术疗法

对慢性疼痛难忍、病程较长、反复发作者，可行关节镜手术治疗。一般年龄超过60岁者将肱二头肌长头肌腱于止点处切断；年龄小于60岁者多采用肱二头肌长头肌腱固定术。

（八）其他疗法

1. 封闭疗法　疼痛较重者可选用药物在结节间沟内做封闭治疗，1次/周，共2～3次。

2. 物理疗法　可选用红外线治疗仪、冲击波等理疗方法治疗，或局部热敷可减轻疼痛。

【预防与调护】

本病多因肩部反复活动劳损所致，所以日常生活和工作中要避免肩关节经常过顶活动，尤其要避免过度的上肢外展位、外旋屈伸肘关节活动。急性发作期疼痛较重者，应卧床休息，适当制动，避免肩部感受风寒。缓解恢复期应加强肩部练功活动，以恢复肩关节功能，预防"冻结肩"发生。

五、肩峰下撞击综合征

肩峰下撞击综合征是指肩峰下间隙内的结构如冈上肌腱、冈下肌腱、肱二头肌长头肌腱与肩峰下面、喙肩韧带等发生反复挤压、撞击与摩擦，导致以特定活动范围内肩部疼痛、活动受限为主要表现的疾病。肩峰下撞击综合征与肩袖损伤常合并为病，多见于过肩活动的中老年人。本病在中医典籍中按病机分类属于"骨痹""筋痹"的范畴，按病变部位分类属于"肩痹病"范畴。

【病因病机】

肩峰下间隙又被称为第二肩关节，它的上界由肩峰、喙突、喙肩韧带及肩锁关节构成，下界是肱骨头。间隙内包含冈上肌腱、冈下肌腱、肱二头肌腱长头、喙肱韧带及肩峰下滑囊等结构。肩峰形态异常、肩锁关节增生、肱骨头上移等各种骨与关节退变的原因均导致肩峰下间隙体积减小、内容物体积增大，使得肩峰与肱骨头间距减小，造成冈上肌出口部狭窄，当肩部前屈、外展时，肱骨大结节与肩峰下表面或喙肩弓反复撞击，导致肩峰下滑囊炎症，肩袖组织、肱二头肌长头腱退变甚至撕裂。因此肩峰下撞击综合征及肩袖损伤二者在病理改变、临床表现方面密不可分，二者常合并为病。

肩峰的形态与肩袖损伤的发生有密切相关性。肩峰分为三种形态：Ⅰ型为平坦型、Ⅱ型为弯曲型、Ⅲ型为钩型。Ⅱ型及Ⅲ型肩峰使得肩峰下间隙的容积减小，在过肩活动过程中，尤其是肩外展及前屈 60°～ 120°°时更易发生肩峰下面或喙肩韧带与大结节的撞击，使得肩袖中冈上、冈下肌腱发生损伤（图 3-11）。

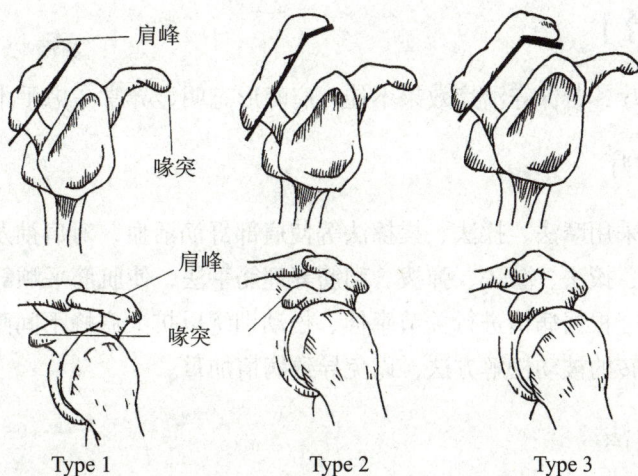

图 3-11　肩峰形态分类

中医学认为，本病好发于中老年患者，多为肝肾亏虚，筋骨衰颓，滋养不足，兼劳损复感受风、寒、湿之邪，致经络气血凝滞、筋骨失养而为病。

【临床表现与诊断】

（一）临床表现

1. 病史　多有长期过肩活动史。

2. 主要症状　肩前方慢性钝痛，外展上举 60°～ 120°时疼痛加重为其典型表现，上臂做内外旋运动及前屈、后伸运动时可扪及砾轧感，出现患肩力量下降，不能抬肩、持重，影响梳头、穿衣等活动。

3. 体征　肩前外侧压痛，肩关节外展、前屈或内外旋活动受限。疼痛弧试验阳性，撞击试验（Neer 征）阳性：检查者用手固定患者患侧肩胛骨，并使其拇指向下、被动上举其患臂，如因肱骨大结节与肩峰撞击而出现疼痛即为阳性；Hawkins 征阳性：检查者被动外展患者患肩关节到90°、屈肘关节 90°，前臂保持水平，被动内旋患者的肩关节如出现疼痛即为阳性。肩峰下封闭试验阳性是简单有效的诊断指标。

（二）影像学检查

1. X 线检查　摄片可显示肩峰形态异常或骨赘形成，肩锁关节增生等表现，可发现肩峰与肱骨头间距减少。

2. MRI 检查　可清晰显露肩袖组织损伤的部位及程度。

（三）鉴别诊断

本病需与肩关节周围炎、肩关节骨关节炎、肩峰外伤骨折等疾病相鉴别。

1. 肩周炎　多发生在 50 岁左右人群，主要表现为进行性肩部疼痛、肩关节各向活动范围丢失，主、被动活动均受限，以外展及外旋受限明显。

2. 肩关节骨关节炎　该疾病也可表现肩关节疼痛、无力和弹响。通过影像学检查可以发现关节软骨损害，关节间隙狭窄。

【辨证与治疗】

多采用保守治疗，若保守治疗效果不佳、肩峰形态明显异常考虑手术治疗

（一）手法治疗

1. 理筋法　可采用摩法、揉法、搓擦法等使肩部舒筋活血，对肩袖及相关肌肉止点和痛点进行松解；再用点穴、搓法、拿法、弹拨、刮筋等理筋手法，使肌筋平顺舒整。

2. 关节牵伸法　根据病情进行关节牵伸、松动训练以扩大肩峰下间隙。但切忌盲目采用肩大幅外展、前屈、旋转的被动松解方法，以免导致病情加重。

（二）固定疗法

急性期可用三角巾悬吊患肢于上肢休息位，有利于炎症消退、水肿缓解、减轻疼痛。

（三）练功疗法

宜做耸肩、甩肩、扩胸、握拳和腕部练功活动，适度地行肩环转、牵伸运动，以加强肩部肌肉力量。后期疼痛缓解后可通过推墙、拉力带等训练来加强肩胛带肌肌力，以提高肩肱节律性及加强肩胛骨稳定性。锻炼必须酌情而行，循序渐进，避免爬墙、吊单杠等过肩运动。

（四）药物疗法

中医辨证、内服治疗法则及方药、外用药物及西药治疗均同肩袖损伤。

（五）针灸疗法

同肩袖损伤。

（六）针刀疗法

通常选用肱骨大结节周围、肩峰下或前内侧压痛点进刀，松解肩峰下滑囊、喙肩韧带、冈上肌止点等处，垂直进刀到骨面后纵疏横剥。

（七）手术疗法

临床根据肩峰形态、肩袖损伤程度决定手术治疗方案。对于Ⅱ、Ⅲ型肩峰或骨赘形成，且有明显肩峰下撞击临床表现者，应考虑行肩关节镜下行肩峰下间隙减压和肩峰成形术：清理肩峰下间隙内的炎性及滑囊组织，部分切除导致撞击的喙肩韧带，磨除肩峰前外角的骨赘以增加肩峰下间隙的容积、去除导致撞击的因素。如肩袖撕裂 >50% 则行肩袖修补术。

（八）其他疗法

1. 封闭疗法　选用药物肩峰下间隙注射 5 ～ 10mL，2 ～ 3 周 1 次。
2. 物理疗法　可采用超声波、红外线照射、冲击波治疗等治疗。

【预防与调护】

避免过度的过肩活动。对于已经开始出现肩痛者，避免选择游泳、跳舞、打羽毛球等过肩运动，切忌盲目地进行爬墙、拉单杠等运动，可能会导致病情加重。此外，还需注意肩部防寒保暖以减少疾病的诱发因素。可适当行肩关节功能锻炼，加强肩部肌肉的力量。

六、肩峰下滑囊炎

肩峰下滑囊炎又称"三角肌下滑囊炎"，属中医学"肩痹"的范畴。是指由于各种致病因素刺激致肩峰下滑囊引起炎症反应的病证。临床以肩部疼痛及外展活动功能受限为主要特征，可继发于邻近组织病变。本病多见于中老年人，是临床肩部的常见病之一。

肩峰下滑液囊又称三角肌下滑液囊，因该滑液囊分为肩峰下和三角肌下两部分。肩峰下滑液囊位于肩峰、喙肩韧带与冈上肌之间。三角肌下滑液囊位于三角肌上部与冈上肌腱止点之间，两囊成年人一般互通为一体。肩峰下滑液囊为人体最大的解剖滑液囊，肩峰下滑囊位于三角肌近侧深面，该滑膜囊顶部与肩峰以及喙突肩峰弧紧密连接，而底部与腱袖和肱骨大结节相连（图3-12），将肱骨大结节与三角肌、肩峰和喙肩韧带分开，减轻肩关节外展和旋转时以上结构间的摩擦，滑囊是一个潜在的间隙，有滑膜作内层，分泌滑液，具有滑利肩关节、减少磨损的作用；在肩关节外展时，能使大结节在肩峰下活动灵活。因此对肩关节的活动十分有利，故又称为肩峰下关节。

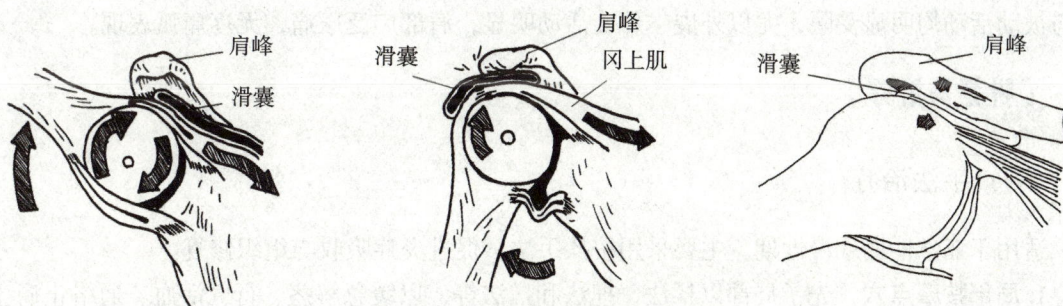

图 3-12　肩峰下滑囊在运动中受压

【病因病机】

本病病因主要为肩峰下滑囊劳损，与肩部外伤和风、寒、湿邪侵袭等因素有关。滑膜囊组织位于运动范围大的肩峰与肱骨头之间，肩关节频繁活动，长期反复摩擦致损，急性炎性发生充血、水肿和滑液分泌增多，形成滑液囊积液，日久形成慢性炎症，不断刺激组织增生肥厚，组织粘连，以滑囊内更为显著，失去正常的缓冲功能，如此降低了肱骨大结节与肩峰软组织之间的滑动性，从而影响肩关节外展、上举和旋转等活动，出现活动痛及压痛，并常与邻近组织慢性炎症并存，且互为因果，渗透传变。因此肩部外伤和风、寒、湿邪侵袭等可加重局部炎性反应，诱发本病发作。

【临床表现与诊断】

（一）临床表现

1. 病史 患者多有肩部外伤或劳损病史，常继发于肩关节邻近组织退化和慢性炎症。

2. 主要症状 本病早期肩部疼痛逐渐加重，肩峰下有持续性钝痛，活动时疼痛加重。慢性起病者，疼痛多不剧烈。主要症状是肩部广泛疼痛，且逐渐增剧，夜间疼痛较著，可影响睡眠。急性发病期，肩部广泛疼痛，并逐渐增剧，运动时加重，尤以上举外展、外旋为著，可向肩胛部、颈部、前臂等处放射。晚期肩关节局部可出现肌肉萎缩，畏寒喜暖。

3. 体征 多在肩峰下、大结节等处有局限性压痛。当滑膜囊肿胀积液时，亦可在肩关节区域三角肌范围内出现压痛。活动时疼痛且肩关节范围逐渐减小。肩外侧、肩顶部有压痛，上臂外展上举困难，肩关节活动范围缩小。为减轻疼痛，患者常使肩处于内收和内旋位。

（二）影像学检查

1. X线检查 一般无异常表现。病情日久者，可见冈上肌有钙化影。

2. MRI检查 可见肩峰下滑囊积液明显，冈上肌腱增生肥厚，甚至撕裂。

（三）鉴别诊断

本病应与冈上肌腱炎、肩关节周围炎、肩袖损伤、肩峰撞击症等疾病相鉴别。

1. 冈上肌腱炎 该病疼痛与活动受限并不明显，也有大结节处有压痛，但每次肩外展60°～120°时，出现明显疼痛。若越过此范围继续外展上举时则又无疼痛。反之，上肢由外展上举位下落达120°～60°时，又出现锐痛。因此肩外展60°～120°亦称为"疼痛弧"。这是冈上肌腱炎的特征，但被动外展不受限制。

2. 肩关节周围炎 本病病程长，有自愈倾向。肩部疼痛范围广泛，夜间疼痛明显，肩关节主动与被动活动均明显受限，尤以外展、外旋活动明显，肩部广泛压痛，无疼痛弧表现。

【辨证与治疗】

（一）手法治疗

适用于亚急性期或慢性期。主要采用按揉手法，促进炎症吸收与组织修复。

1. 局部按摩点穴 先予局部以揉法、捏法和搓法等，以缓急解痉、行气活血、通络止痛。患者取端坐位，医者站在患者患肢前外方，用拇指在肩髎穴上由轻而重，由表及里进行按压3～5

肩峰下滑囊积液、冈上肌腱增生肥厚MRI片

分钟。再用拇指在肩峰下做环行揉按 3 ～ 5 分钟。

2. 弹拨分筋　在肩部施以弹拨分筋手法，行气活血，通络止痛。

（二）固定

急性期应将患肢屈肘 90°用三角巾悬挂胸前，使患肩休息 3 ～ 7 天。

（三）练功疗法

（1）耸肩环绕　先做肩部上提的耸肩活动，再两臂侧平举，屈肘，手指松散接触肩部，分别做肩关节顺、逆时针方向环绕（图 3-13）。

（2）肩部翻转　马桩式站立，下身不动，全臂用力，首先两手自胸前自内下向上，外后向内翻转，然后前臂旋后，手心向内，继而旋前，手心向外，方向相反，左起右落，右起左落，相继运行，次数不限。

在进行功能锻炼时，运动量一定要适量。

（四）药物疗法

1. 中药辨证治疗

（1）内服药物

气滞血瘀证：多见于早期。局部肿痛、疼痛拒按，皮色暗红，夜间疼痛尤为明显，舌质暗红，苔薄黄，脉弦或涩。治宜行气活血，通络止痛。方用舒筋活血汤加减。

气虚寒凝证：多见于后期。局部酸胀疼痛，畏寒喜暖，神疲体倦，舌淡，苔薄白，脉沉细。治宜温经散寒，养血通络。方用当归四逆汤加减。

（2）外用药物　可根据病证外敷祛瘀理气、温经散寒膏药、中药膏等外贴熏洗剂外用熏洗。发病初期可适当选用复方南星止痛膏、奇正消痛贴、追风膏等外贴以祛瘀舒筋、通络止痛；病情缓解期多兼寒湿侵袭，故可选用舒筋活血、除湿散寒、温经通络的洗剂如海桐皮汤、上肢损伤洗方、骨科外洗二方等中药外擦或热敷。具体用药应根据辨证结果调整。

2. 西药治疗　可内服非甾体类消炎镇痛药，外用消炎镇痛类软膏。

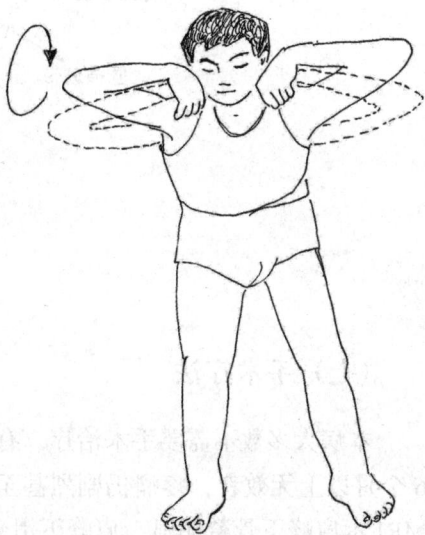

图 3-13　耸肩环绕

（五）针灸疗法

取阿是穴、肩髃、肩髎、曲池、手三里、合谷、天宗、肩井等穴，针法以泻法为主，可加用肩峰下透刺法、齐刺法等针法，然后留针 20 分钟；结合灸法则可以加强温通经络，每日 1 次，每次 20 ～ 30 分钟；慢性期者，亦可用拔火罐法治疗，以逐瘀行气、祛风散寒、除湿。

（六）针刀疗法

可用针刀松解分离肩峰下滑囊粘连。首选肩峰外侧大结节处压痛点或结节间沟处为治疗点。以针面在大结节上平行于肩峰下走向进针。进针不宜过深，避免损伤肩袖及肱二头肌长头腱（图 3-14）。

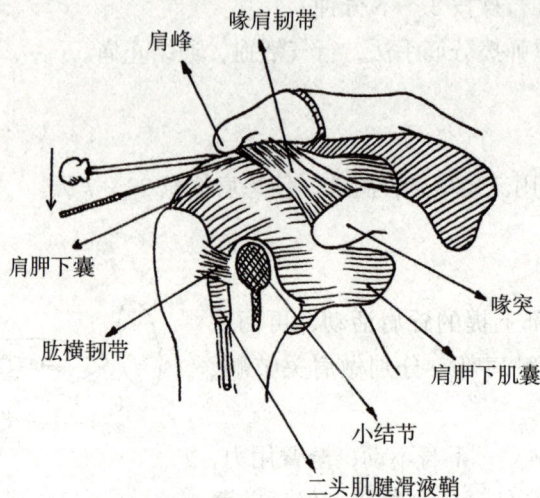

图 3-14　针刀疗法

（七）手术疗法

本病大多数不需要手术治疗，有以下指征可以考虑手术：长期顽固性疼痛经各种保守治疗超6个月以上无效者，疼痛仍剧烈甚至痛醒，伴有肩关节活动时疼痛加重，严重影响工作生活者。MRI 示肩峰下骨赘明显，肩峰下滑囊积液明显，冈上肌腱撕裂的可行手术处理。即肩峰下滑囊清理或切除滑囊，少数患者有肩外展功能受限时，可考虑切除肩峰成形术。目前多采用关节镜下微创手术。

（八）其他疗法

1. 封闭疗法　滑液囊肿大者，可先行穿刺抽液，再选用药物行囊内注射。每周 1 次，3 次为1 个疗程。

2. 物理疗法　可选用电子脉冲理疗仪、超短波、红外线治疗仪、中药离子导入等理疗方法对局部进行对症治疗。

【预防与调护】

患者应避免反复肩部外展过度旋转运动，平常注意保暖。急性疼痛期应以肩部休息为主，避免肩部过度外旋和外展。亚急性期或慢性期，要注意避免肩关节过度疲劳，以免加重病情。可在休息或睡眠前用热毛巾或热水对肩关节进行热敷，以缓解疼痛。积极治疗肩部其他慢性病变。愈后应进行肩部适当的功能锻炼，避免组织再次粘连，但运动量一定要适量。

七、肩关节周围炎

肩关节周围炎又称"冻结肩"，简称肩周炎，俗称五十肩、漏肩风等，属中医学"肩痹""肩凝"等范畴。是肩关节周围肌肉、肌腱、滑液囊，特别是关节囊的慢性粘连性炎症。以关节软组织粘连，肩部疼痛，活动受限为其临床特征。

【病因病机】

肩关节周围炎好发于 50 岁左右的中年人，女性多于男性，分原发性和继发性两类。原发性肩周炎特点是无明显诱因而出现全关节囊炎性改变和纤维化，隐匿性起病。继发性肩周炎继发于可引起肩关节僵硬的疾病如钙化性肌腱炎、肩袖撕裂、盂肱关节炎、神经根型颈椎病。有肩部外伤或手术史，长期不愈的肩部放射痛如胆道疾患等。该病的自然过程仍有争论，原发性疾病通常是自限性的病理过程，有自愈的情况，需时 6 个月至两年不等，大部分预后良好，但也可复发。继发性肩周炎则较难自愈。

肩周炎是在关节周围软组织发生退变的基础上，肩部受到轻微外伤、积累性劳损、感受风寒湿等因素，未及时治疗和功能锻炼，以致粘连、疼痛，活动受限。主要的病理变化为肩关节及其周围组织的慢性炎症反应，肩部软组织充血水肿，炎症细胞浸润，组织液渗出，刺激引起肩周围组织挛缩，关节滑膜、关节囊广泛粘连，造成关节活动严重受限。

中医学认为，年老体衰、气血亏虚、血不荣筋为该病内因，风、寒、湿侵袭为外因，内外因相互作用，经脉拘急，引起肩痹。

【临床表现与诊断】

（一）临床表现

1. 病史　多有肩部受风寒史，某些病例有外伤史。多呈慢性发病，隐匿进行，亦有疼痛较重及进展较快者。

2. 主要症状　肩周疼痛，关节活动受限或僵硬。疼痛可为钝痛、刀割样痛，夜间加重，可牵涉至前臂或手、颈、背部。

3. 体征　肩局部压痛或广泛压痛，局部压痛点主要在肩峰下滑液囊、肱二头肌长头肌腱、喙突、冈上肌附着点等处，广泛压痛则包绕整个肩部。肩关节各向活动受限，尤以后伸、上举、内旋受限明显。病程较长者可见局部肌肉萎缩。

根据病理过程，本病可分为三期。

（1）急性期（疼痛期）　疼痛早期常在三角肌、冈上肌附着点处，并持续加重，然后肩部广泛压痛。上臂外展、后伸、旋外等活动最早受限。该期一般为 1～3 个月。

（2）粘连期（僵硬期）　肩痛逐渐减轻，但关节活动受限越来越明显，活动范围可以减少1/2，部分患者有肩部肌肉萎缩。该期最长可达 6 个月。

（3）缓解期（恢复期）　肩痛基本消失，关节活动范围逐渐增加，旋外活动首先逐渐恢复，然后外展和旋内活动恢复。

肩周炎虽有分期，但也会交替出现各期症状；部分患者能自愈，但很多因合并肌肉纤维和关节囊的撕裂，或反复受寒、受伤引起粘连，症状顽固，需要进行治疗。

（二）影像学检查

1. X 线检查　多为阴性，但有时可见肩部骨质疏松，冈上肌腱钙化，肱骨大结节处密度增高等变化。

2. MRI 检查　能明确诊断是否有冈上肌肌腱撕裂或其他关节盂唇损伤。

（三）鉴别诊断

本病需与肩部骨折、脱位、冈上肌断裂、肱二头肌长头肌肌腱炎、盂唇损伤、风湿性关节炎、神经根型颈椎病等疾病相鉴别。

1. 肱二头肌长头肌肌腱炎 该肌腱劳损，引起充血、水肿、增厚，造成腱鞘滑膜层急性水肿或慢性损伤性炎症，从而出现肩部肱二头肌长头肌肌腱压痛明显、肩关节活动受限、肩关节外展位屈肘时疼痛加重等症状。该病后期可并发肩周炎。

2. 神经根型颈椎病 可并发肩部的疼痛，但体格检查有明显不同。

【辨证与治疗】

本病以非手术治疗为主。

（一）手法治疗

主要目的为松解粘连，恢复肩关节活动度。

1. 揉肩理筋法 慢性期可用。患者坐位，术者用右手的拇指、示指、中指三指抓握三角肌束，以拇指指腹垂直于肌纤维走行方向拨动 5 ～ 6 次；再以同样方法分拨痛点附近的冈上肌、胸大肌各 5 ～ 6 次，然后揉按肩前、肩后、肩外侧。之后术者左手扶住肩部，右手握患者手腕部，做牵拉、旋转活动。最后帮助患肢做外展、上举、内收、前屈、后伸等动作。以上手法会引起不同程度的疼痛，用力以患者能忍受为度。隔日治疗 1 次，10 次为 1 个疗程。

2. 牵扳松肩法 肩关节广泛粘连、僵硬时间长，疼痛消失而运动功能没有恢复的患者可用此手法。可在颈丛麻醉下进行。患者取坐位或卧位，术者一手握住患者肘关节，另一只手握住其肩部，同时助手抵住患者肩胛骨，避免在手法扳动时肩胸肌性结合部的活动。先使肱骨头慢慢内、外旋，然后再按下列步骤进行（图 3-15）。

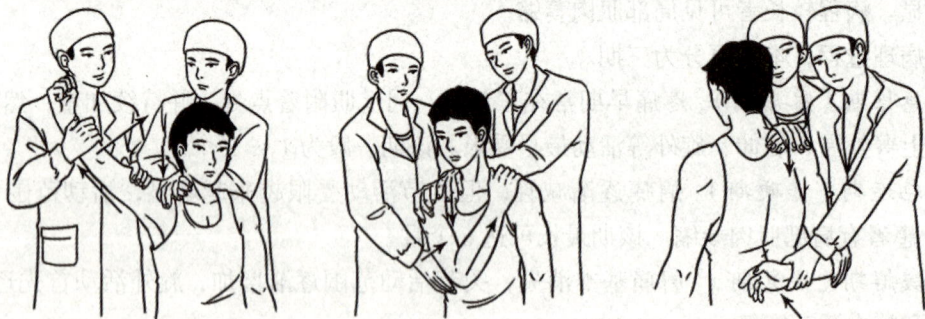

图 3-15 牵扳松肩三部运动

（1）前屈、外旋、上举 患者肘关节伸直，牵引的同时逐渐使肩前屈、外旋，再使患肢上举过头。

（2）外展、外旋、上举 患者屈肘，先将上臂被动外展，当达极限后再外旋、外展患肢，最后患肢上举屈肘，手指触摸对侧耳朵。

（3）后伸、内旋、摸背 术者站于患者背侧，逐渐使患者肩关节后伸、内旋，慢慢屈肘使手指能触及对侧肩胛骨下角。

扳动要轻柔，范围由小到大，逐步使关节活动达正常范围，防止暴力造成肩部骨折或脱位。扳的过程中有时会听到粘连带被撕裂的声音。手法完毕患者卧床休息，肩部外敷消瘀止痛膏，外展上臂，外旋到90度平面休息，1～2日局部疼痛减轻后，患者应积极做肩关节的各项活动，尤其是上臂的外展、外旋锻炼。有心脑血管病、高血压病、情绪紧张、对疼痛过度敏感者慎用此疗法。

（二）固定疗法

若疼痛严重者，可用三角巾悬吊。急性期过后应尽早进行功能锻炼。

（三）练功疗法

常见练功锻炼包括环转上臂、手指爬墙、提肩夹臂、翻转乾坤、滑车牵拉等（图3-16）。锻炼时动作必须缓慢，贵在坚持。

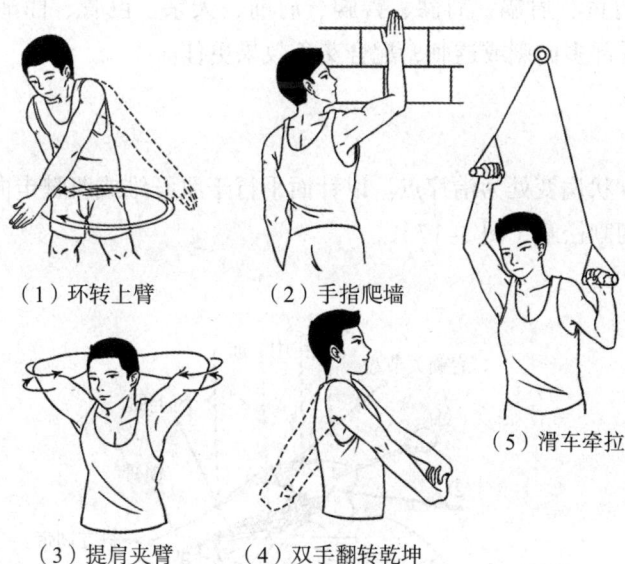

（1）环转上臂　　（2）手指爬墙

（3）提肩夹臂　　（4）双手翻转乾坤

（5）滑车牵拉

图3-16　练功活动

1. 手指爬墙　患者正面或侧面靠墙站立，手指接触墙壁，并逐步上移至极限，做肩外展上举或前屈上举动作，每日2～3次，每次5～10分钟。标记当日墙壁手指上移最高处，逐日增加上举高度。

2. 滑车牵拉　在高处装一滑车，挂绳的一端系住患肢，以健侧上肢向下牵拉另一端绳子，帮助患肩上举。

（四）药物疗法

1. 中药辨证治疗

（1）内服药物

风寒湿阻证：肩部疼痛僵硬，畏风恶寒，得温痛减，或肩部有沉重感，遇风、寒、湿痛增。舌质淡，苔薄白或腻，脉弦滑或弦紧。治以祛风除湿散寒，通络宣痹止痛。方用三痹汤、蠲痹汤加减。

气滞血瘀证：肩部疼痛拒按，或按之有硬结，动则痛甚。舌质暗或有瘀斑，苔白或薄黄，脉弦或细涩。治宜活血化瘀，行气止痛。方用身痛逐瘀汤加减。

气血亏虚证：肩部酸痛日久，肌肉萎缩，劳累加重，伴头晕目眩，气短懒言，心悸失眠，四肢乏力。舌质淡，苔少或白，脉细弱或沉。治宜补气养血，舒筋通络。方用黄芪桂枝五物汤加减。气血亏虚复感风寒者，方用独活寄生汤加减。

（2）外用药物　以祛风理气、温经散寒为主要治则，兼顾补益肝肾。发病初期可适当选用复方南星止痛膏、奇正消痛贴、追风膏等外贴以祛风舒筋、通络散寒止痛。病情缓解期多兼有寒湿侵袭，故可选用舒筋活血、除湿散寒、温经通络的洗剂如海桐皮汤、上肢损伤洗方、骨科外洗二方等加干姜、艾叶、花椒等外擦或热敷。具体用药应根据辨证结果调整。

2.西药治疗　可内服非甾体类消炎镇痛药，外用消炎镇痛类软膏。

（五）针灸疗法

根据局部疼痛点与经络循行取穴。肩部有肺经、大肠经、三焦经、小肠经、心包经经过，因此选"阿是穴"结合肩贞、肩髃、肩髎、臂臑、肩前、天宗、巨骨、曲池、手三里、合谷等穴位，针法可用直刺、局部多向刺或透刺，配合艾灸效果更佳。

（六）针刀疗法

首选压痛点和条索状病变处为治疗点。以针面平行于肌纤维或肌腱走向进针，至病变层次后小幅度对病变处进行切割松解（图3-17）。

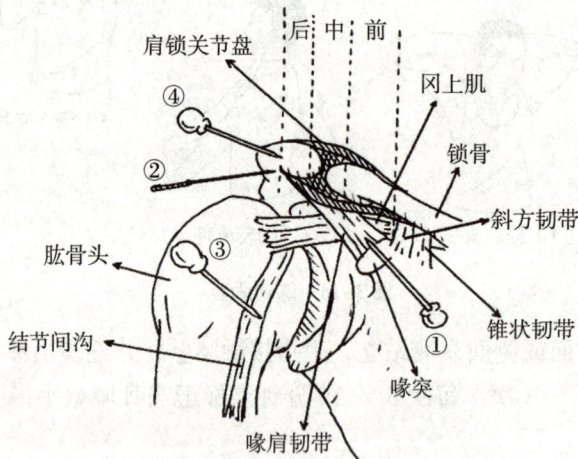

图3-17　肩部针刀主要进针点

（七）手术疗法

一般不需手术治疗，严重影响生活，时间长的肩周炎，可行关节镜下肩关节囊松解术。

（八）其他疗法

1.封闭疗法　选用药物做局部或肩关节内封闭，每周1次，共2～3次。

2.物理疗法　可配合超短波、磁疗、中药离子导入等理疗方法。

【预防与调护】

注意避风寒；避免颈肩部一个姿势持续时间过久；防止颈肩部外伤；加强肩部体育锻炼，运动要量力而行，循序渐进；肩部出现疼痛不适，应及早治疗。

思考题

1. 简述肩部扭挫伤的固定与练功。
2. 简述冈上肌腱炎的疼痛弧表现。
3. 肩袖的组成与肩袖损伤的临床表现有哪些特点？
4. 肩袖损伤后如何固定体位？
5. 简述肱二头肌长头肌腱炎的疼痛主要位置与体征。
6. 简述肩峰下撞击综合征与肩关节周围炎、肩关节骨关节炎的鉴别要点。
7. 如何认识肩峰下撞击综合征与肩袖损伤在病因及发病机理中的相关性？
8. 简述肩峰下滑囊炎的临床表现及中医治疗要点。
9. 肩周炎的分期及临床特点是什么？

第二节　肘与前臂筋伤

肘关节是由肱骨髁（分为肱骨滑车及肱骨小头两部分）、桡骨头及尺骨近端这三部分构成的滑膜关节，包含由肱骨滑车及尺骨鹰嘴构成的肱尺关节；由肱骨小头及桡骨小头构成的肱桡关节；由桡骨头以及尺骨桡切迹构成的上尺桡关节。肘关节可以进行屈伸动作，与前臂还可以完成旋前与旋后动作。

肘关节属屈戌关节，其伸屈活动范围 0°～140°；上臂与前臂的纵轴不成一条直线，正常向外倾，男性为 10°～15°，女性为 20°～25°，这一角度称为携带角。提物时对关节所施加的张力由关节周围软组织传导，肌肉因对抗负荷和保持关节稳定而收缩，当收缩力小于张力，不足部分由韧带和关节囊承担。内、外翻暴力可导致肘关节一侧压缩，另一侧拉伸，并在压缩侧形成骨折，而拉伸侧造成韧带扭挫伤。肘关节周围韧带，包括尺侧和桡侧副韧带、桡骨环状韧带和前臂骨间膜都是稳定肘关节的因素。

肘部周围的肌肉有四组为肘关节活动提供动力：①屈肌为肱肌、肱二头肌。②伸肌为肱三头肌、肘肌。③旋前肌为旋前圆肌。④旋后肌为肱二头肌、旋后肌和肱桡肌。腕部伸肌起于肱骨外上髁，腕部屈肌起于肱骨内上髁。挤压应力由骨骼承担和传导，纵向牵引力主要由肌肉、韧带来抗衡。一旦某些解剖弱点遭受复合暴力，往往会造成肘部和前臂扭挫伤。前臂屈肌总腱附着于肱骨内上髁，伸肌总腱附着于肱骨外上髁。

经过肘关节的肱动脉在桡骨颈水平分为桡动脉和尺动脉，这些动脉的分支吻合成肘关节动脉网。肘部与前臂的肌肉组织由肌皮神经、正中神经、桡神经、尺神经的分支支配。正中神经在肱二头肌内侧进入肘部。桡神经相当于外髁水平处，在肱桡肌下分出浅、深两支，深支横越关节线并向下后方进入旋后肌而紧靠桡骨头。尺神经在肱骨内上髁和鹰嘴之间的尺神经沟中行走，经尺侧腕屈肌两头之间，进入前臂内侧面下行。

肘关节的关节囊前后壁薄而松弛。两侧壁增厚并有桡侧副韧带和尺侧副韧带加强，桡骨头有桡骨环状韧带包绕。肘关节前后的肌肉强大，屈伸运动有力，屈曲时主要受到上臂及前臂的限制，伸直时主要受关节前部的关节囊及肌肉的限制。肘关节做旋转运动时，桡尺近侧关节必须与桡尺远侧关节联动，肘关节活动较多，因此该部位发生扭挫伤后治疗不当或延误，可使局部血肿堆积，在特定条件下易产生骨化性肌炎。

　　肘关节的稳定依赖于骨关节面的稳定匹配、关节囊及韧带的完整以及肌肉系统的平衡，它是一个复杂的、多关节复合的动态整体平衡系统，各构成部分的关节间需协同运动、各关节周围的软组织间又协调平衡，二者又相互影响和制约。平衡被打破容易出现肘部系列损伤，处理损伤时，必须遵循中医"筋骨平衡"整体观念，兼顾骨性结构、韧带及肌肉。

　　肘部筋伤属于中医学"筋伤""筋痹""肘痹"等范畴，多由外伤导致，尚可因慢性劳损、感受外邪等病因导致，可单独发生，也可并发于局部骨折和关节脱位。其病机主要为年老体虚、肝肾不足，兼感风寒湿邪，复因扭挫劳损，则致气血凝滞、筋络失养。

　　前臂肌分前群和后群。前群为前臂的屈肌共9块，为肱桡肌、旋前圆肌、桡侧腕屈肌、掌长肌、尺侧腕屈肌、指浅屈肌、拇长屈肌、指深屈肌、旋前方肌；后群为前臂的伸肌共10块，为桡侧腕长伸肌、桡侧腕短伸肌、指伸肌、小指伸肌、尺侧腕伸肌、旋后肌、拇长展肌、拇长伸肌、示指伸肌、拇短伸肌。前臂血管主要有桡动脉和尺动脉均从肱动脉分出（图3-18）。前臂部的主要神经有肌皮神经、正中神经、尺神经、桡神经等（图3-19）。在前臂筋伤的诊治中，除了肌肉，要注意神经血管的卡压与损伤。前臂筋伤病因与肘部筋伤病因相同。

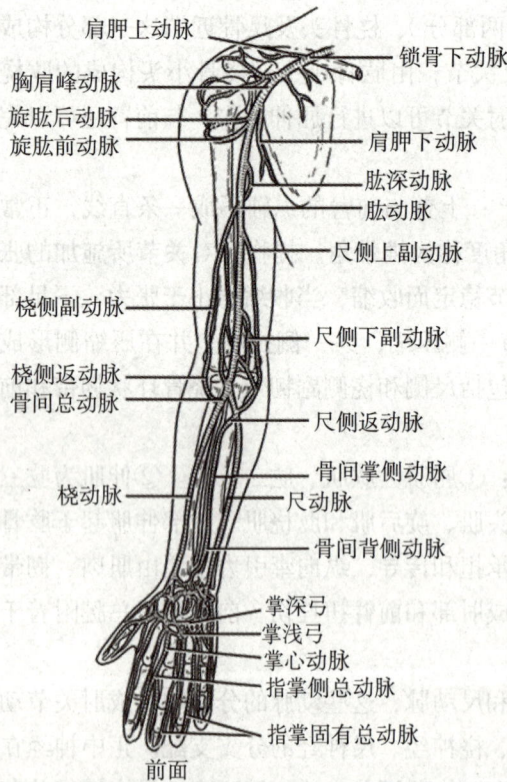

图3-18　上肢血管走向示意图

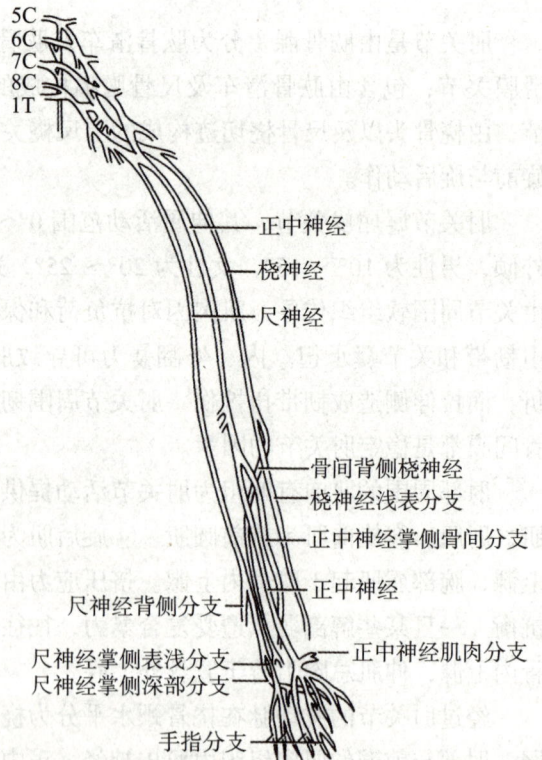

图3-19　上肢神经走向示意图

一、肘部扭挫伤

肘关节扭挫伤是常见的肘关节闭合性损伤，多在劳动、运动、玩耍时致伤。好发于青壮年及重体力劳动者。凡使肘关节发生超过正常活动范围的运动均可导致肘部关节囊、筋膜、韧带等组织的损伤。常见有肘关节尺、桡侧副韧带撕裂，关节囊、肱二头肌腱部分撕裂及其他肘部肌肉、韧带筋膜撕裂。

【病因病机】

间接暴力致伤较多见，如跌仆、高处坠下、失足滑倒，或过量举重及反复推拉动作，使肘关节处于过度外展或半伸半屈位、伸直位置，迫使肘关节过度扭转均可造成肘关节扭伤。此外，在日常工作和生活中做前臂过度拧扭动作，以及做投掷运动时姿势不正确均有可能造成肘关节扭伤。

直接暴力可造成肘关节挫伤，直接暴力打击可造成肘部软组织挫伤。肘部扭挫伤使脉络破损，气血凝滞，故发生疼痛瘀肿、功能障碍等症状。

由于关节的稳定性主要依靠关节囊和韧带约束，而侧副韧带有防止肘关节侧移的作用。所以，肘关节扭挫伤常可损伤尺、桡侧副韧带，以桡侧韧带损伤最为常见。

【临床表现与诊断】

（一）临床表现

1. 病史 一般都有明显的外伤史。

2. 主要症状 伤后肘关节呈半屈曲位，活动受限。重者关节伤侧肿痛明显，皮下瘀斑，甚至有波动感。局部出现弥漫性肿胀，肿胀常因关节内积液和鹰嘴窝脂肪垫炎，或肱桡关节后滑膜囊肿胀而逐渐加重，出现伸肘时鹰嘴窝消失，活动时疼痛加剧，有时出现青紫瘀斑。

3. 体征 局部有压痛，压痛点多在肘关节内后方和尺侧副韧带附着部。前臂旋后位伸直内收时肘外侧痛，表示关节囊外侧或桡侧副韧带损伤；反之，肘内侧痛表示关节囊内侧或尺侧副韧带损伤。

（二）影像学检查

X 线检查 常规肘关节正、侧位片，以排除是否有撕脱性骨折等。对可疑病例可局部麻醉后，伸直肘关节，做被动肘外翻30°摄片，若内侧关节间隙明显增宽，则说明肘关节尺侧副韧带撕裂。同样，亦可做桡侧副韧带损伤检查。

（三）鉴别诊断

本病应与肘部撕脱性骨折、肱桡滑膜囊炎、肱骨外上髁炎、肱骨内上髁炎等疾病相鉴别。

1. 肘部撕脱性骨折 严重的肘部扭挫伤应与肘部骨折相鉴别，注意排除是否有撕脱性骨折等。成人采用 X 线检查即可确定有无骨折，儿童如合并有骨骺损伤时则较难鉴别，可与健侧 X 线摄片进行对比，也可通过 MRI 检查明确诊断。

2. 肱桡滑膜囊炎 本病除局部压痛外，肘部旋前、旋后受限。前臂旋前引起剧烈疼痛，其疼痛点位置比肱骨外上髁炎略高，压痛比肱骨外上髁炎为轻。局部可有肿胀和触痛，穿刺针吸可见积液。

【辨证与治疗】

《医宗金鉴·正骨心法要旨》中论述肘部损伤："其斜弯之筋，以手推摩，令其平复，虽即时能垂能举，仍当以养息为妙。"这说明肘部损伤后功能恢复不可操之过急，应根据损伤程度的不同，采用相应的方法加以调治。

（一）手法治疗

1. 点穴理筋 在触摸到压痛点后，以两手掌环握肘部，轻揉按压数次；然后轻用按摩拿捏手法，理顺筋络，以患者有舒适感为度。

2. 屈伸活肘 为防止撕裂的关节囊反折于关节间隙，宜将肘关节在牵引下被动屈伸活动数次，以纠正微细的关节错缝，同时能拽出嵌入关节内的软组织，并将渗入关节内的血肿压出关节间隙外。

肘部扭挫伤严重者，忌用粗暴手法，但可使用整理手法。伤后即来诊治者，可将肘关节做 1 次 0°～ 140°的被动伸屈（图 3-20），有利于整复微细的关节错位，但不宜反复做，尤其在恢复期，更不能做强力的被动肘伸屈活动，以免引起血肿，加重损伤，使粘连更加严重，甚至引起血肿的钙化，诱发骨化性肌炎。

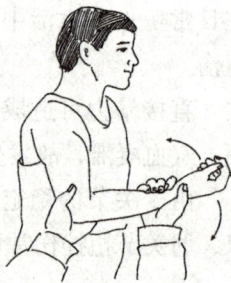

图 3-20 肘部被动伸屈

（二）固定疗法

初期于胸前可用三角巾悬吊患肢肘关节在屈曲 90°功能位，或采用石膏托屈肘 90°外固定 2 ～ 3 周，以限制肘关节的伸屈活动，利于损伤的修复。

（三）功能锻炼

早期功能锻炼可做握拳活动，中、后期做肘关节屈伸等活动。

（四）药物疗法

1. 中药辨证治疗

（1）内服药物

气滞血瘀证：肘部疼痛，弥漫性肿胀，偶见瘀斑，局部压痛，肘关节活动受限，舌暗红或有斑点，脉弦紧。选用活血化瘀、消肿止痛之药，桃红四物汤或活血止痛汤加减。肿痛甚者，可加服三七粉或七厘散。

（2）外用药物 损伤初期，可外敷消瘀止痛药膏、三色敷药、双柏散等；后期可外贴麝香止痛膏、外搽正骨水，或用海桐皮洗剂等中药外擦、热敷患肩等方法。

2. 西药治疗 疼痛明显的可用可内服非甾体类消炎镇痛药，外用消炎镇痛类软膏。

（五）针灸疗法

选取曲池、小海、天井等穴强烈针刺，不必留针。

（六）针刀疗法

在肘关节周围寻找压痛点和条索状病变处为治疗点。以针面平行于肌纤维或肌腱走向进针，至病变层次后小幅度对病变处进行松解

（七）手术疗法

一般不需要手术治疗，若经 MRI 证实肘关节尺侧副韧带完全断裂，可以考虑行尺侧副韧带修补术。术中注意避开和保护尺神经。

（八）其他疗法

1.封闭疗法 可选用药物行痛点封闭。

2.物理疗法 可选用频谱仪、红外透热照射仪、超短波等物理治疗，或采用中药离子导入治疗。若配合药物外用则疗效更佳。

【预防与调护】

伤后可采用冷敷，以减少出血肿胀。急性期应注意患肢制动，避免重手法治疗，以免二次损伤。初期嘱患者多做握拳活动，后期则应逐步进行患肘屈伸活动锻炼，避免关节僵硬。肘部扭挫伤可造成关节僵硬和骨化性肌炎等并发症，应注意避免长时间的固定和粗暴的被动活动。

二、肱骨外上髁炎

肱骨外上髁炎是指前臂伸肌总腱起点受到反复牵拉，导致肘关节外上髁部局限性疼痛，并影响伸腕和前臂旋转功能为特征的慢性劳损性疾病。属于中医学"筋痹""伤筋"范畴。本病名称很多，如肱桡关节滑囊炎、肱骨外上髁骨膜炎、肱骨外上髁综合征等，因网球运动员较常见，故又称"网球肘"。

肱骨外上髁是肱骨外髁外上缘的骨性突起（图3-21），有桡侧腕长肌、短伸肌、指总伸肌、小指固有伸肌和尺侧腕伸肌，肌腱在环状韧带平面形成腱板样的总腱附着，此处有微细的血管神经穿出。主要功能为伸腕、伸指、屈肘，其次前臂旋后及肘内翻时均有牵拉应力作用于肱骨外上髁。本病多发于成年人，多见于男性，男女比例约为 3∶1，以右侧多见。

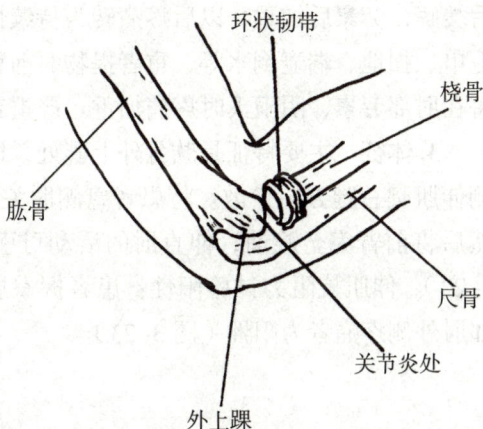

图 3-21 肱骨外上髁示意图

【病因病机】

本病常因急性扭伤或拉伤而引起，但临床上多见于慢性劳损，形成急、慢性炎症所致。本病属于中医"痹证"范畴，是由于劳损后气血虚弱，风寒湿邪侵袭而瘀阻经筋、关节所致。

（一）急性损伤

当前臂处于旋前位时，腕关节突然猛力背伸，致使前臂桡侧腕伸肌于强力收缩状，导致肌肉起点附着处因受强力牵拉而部分撕裂，骨膜下出血、血肿，继之渗出，局部纤维组织机化粘连，从而导致炎症，形成筋束或筋结，对肌腱造成反复经常性刺激引发。

（二）慢性劳损

由于长期从事屈腕、旋转、伸腕、伸指的活动，肌肉长期劳累且经常处于紧张状态，使伸腕伸指肌腱起点受到反复牵拉刺激，引起肱骨外上髁处骨膜、滑膜和肌腱的无菌性慢性炎性病变，导致渗液、粘连而产生疼痛。见于长期从事某些特殊工作的中年人，如木工、瓦工、网球及乒乓球运动员及家庭妇女等。多由气血虚弱，血不荣筋，肌肉失却温煦，筋骨失于濡养，加上在肱骨外上髁腕伸肌附着点慢性劳损及牵拉引起。

本病的病理变化较为复杂，常有肌纤维在外上髁部分撕脱，或关节滑膜嵌顿或滑膜炎或支配伸肌的神经分支的神经炎，或桡骨环状韧带变性，或肱骨外上髁骨膜炎等在病理上亦相互影响。其局部反应多有充血、水肿，或渗液、粘连。

【临床表现与诊断】

（一）临床表现

1. 病史　本病起病缓慢，但多数有劳损史，或轻微外伤史、受凉史，并逐渐出现局部疼痛。

2. 主要症状　肘关节外侧酸痛无力，疼痛逐渐加重。初始为做某一动作时肘外侧疼痛，休息后缓解，劳累后加重，以后疼痛转为持续性，前臂旋转功能受限，握拳旋转时疼痛。轻者不敢拧毛巾、扫地、端壶倒水等，重者提物时前臂无力，甚至持物落地的突然"失力"现象。部分患者每在肘部劳累、阴雨天时疼痛加重。严重者，夜间疼痛。

3. 体征　主要特征是肱骨外上髁处，即在前臂伸肌总腱的起点部有疼痛和压痛。压痛可向桡侧伸肌腱总腱方向扩散。将患者患侧肘关节稍屈曲，前臂稍弯曲，手半握拳，腕关节尽量屈曲，然后将前臂完全旋前，伸直肘的活动可引起肱骨外上髁处疼痛，即密耳（Mill）试验阳性（图3-22）。伸肌抗阻力试验阳性：患者握拳屈腕，检查者以手按压患者手背，令患者抗阻力伸腕，如肘外侧疼痛者为阳性（图3-23）。

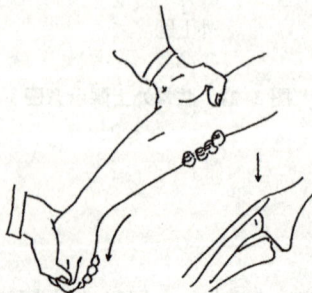

图3-22　密耳（Mill）试验　　　　　　　　　图3-23　伸肌抗阻力试验

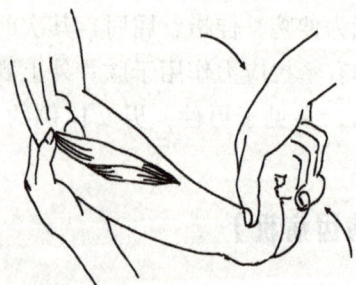

（二）影像学检查

X线检查　多属阴性，偶见肱骨外上髁处骨质密度增高的钙化阴影。

（三）鉴别诊断

本病应与肘关节创伤性骨关节炎、肱骨内上髁炎、肩周炎、颈椎病等疾病相鉴别。

1.肘关节创伤性骨关节炎　为退行性疾病，多见于中年以上的患者。是由于肘部长期紧张用力所致局部酸痛不适，不限于一侧，晨起或屈肘支撑时症状明显，肿胀无力，屈伸时可闻及骨擦音。X线检查可见关节间隙狭窄，脱钙，骨边缘硬化，有游离体。

2.肱骨内上髁炎　本病疼痛部位在肱骨内上髁，屈肌群劳损所致，除局部压痛外，肘部旋前、旋后受限。前臂旋后引起疼痛，因高尔夫球运动员多见，故又称高尔夫球肘。

【辨证与治疗】

宜舒筋通络，理筋整复，活血理气。防治结合，以防为主，对于可引起疼痛或加重症状的动作要少做。

（一）手法治疗

1.剥筋法　在肱骨外上髁及臂桡侧用弹拨法和指揉法刺激桡侧腕伸肌和肱桡肌，如有明显痛点可用拇指剥筋。

2.扭拨法与摇揉法　患者取坐位或仰卧位，术者立患侧，左手握患者上臂桡侧，拇指在上，余指在下，右手握腕部，操作时两手有机配合，先上下抖动，左右翻转，扭拨臂筋，左手边拨边向下移，至肘部时稍加力量，达腕部时重揉几下，可重复1～2次。疼痛较重者，继用摇揉法，左掌托于肘，拇指轻揉桡侧筋，右手握腕摇时，正反方向各数次，屈伸、旋前旋后亦各数次，均在无痛下进行。

3.弹筋法　患者取坐位或站立位，屈肘。术者一手握腕，前臂托于肘下，另一只手拇食指相对呈钳形，提弹肘桡侧深、浅诸筋，先弹深层再弹浅层，各2～3次，再用掌根轻揉几下。

（二）固定疗法

疼痛严重者，腕关节固定于背伸30°位，使前臂伸肌松弛，可用三角巾悬吊患肢于胸前1～2周。

（三）练功疗法

为防止肘关节僵硬及周围软组织粘连，每日主动进行握拳、屈肘、旋前、用力伸直出拳等锻炼。

1.云手　下肢横跨同肩宽，上肢放松，以健侧带动患侧，两臂交替做云手动作，如此反复练习，逐步加大肩、肘关节活动范围，先做小云手，待疼痛减轻后，再做大云手。每次练功十数次。

2.砍肘　两足平立，肩肘放松，两手握拳，食指伸直，屈肘交臂于前胸，然后两臂用力向两侧弹出如砍物状，复又迅速收回交臂于胸前，掌心向上，斜向外上方，迅速弹出展开，收回胸前，手心翻转朝下，迅速向两侧下方用力划出，收回胸前。换右弓箭步，上下交替，左右同姿，每侧做数次或十数次。

（四）药物疗法

1. 中药辨证治疗

（1）内服药物

风寒阻络证：肘部疼痛麻木，屈伸不利，遇寒加重，得温痛缓。舌苔薄白或白滑，脉弦紧或浮紧。治宜祛风散寒，通络宣痹。方用防风根汤、蠲痹汤加减。

气血亏虚证：起病时间较长，肘部酸痛反复发作，提物无力，肘外翻时疼痛，喜按喜揉，兼有少气懒言，面色苍白。舌淡苔白，脉沉细。治宜补气补血，养血荣筋。方用当归鸡血藤汤加黄芪、桂枝等。

（2）外用药物　发病初期宜采用祛瘀通络的治法，外敷通经活血止痛膏药如云南白药膏、奇正消痛贴等，或用活血散用酒调热敷，后期筋络拘挛兼风寒湿侵袭，可选用祛风除湿、温经通络的海桐皮汤、上肢损伤洗方、骨科外洗二方等中药熏洗剂加酒、干姜、羌活、艾叶、花椒等熏洗患肘。

2. 西药治疗　疼痛明显的可用可内服非甾体类消炎镇痛药，外用消炎镇痛类软膏。

（五）针灸疗法

取尺泽、阳溪、曲池，强刺激。或以痛点及周围取穴，隔日1次。或用梅花针叩打患处，再加拔火罐3～4天1次。亦可结合温针、电针治疗。

（六）针刀疗法

对一些对症状严重的顽固性肱骨外上髁炎患者，可试用针刀治疗。局部麻醉后从压痛点进针，将沿肱桡肌内侧缘刺入，术者左手拇指在桡骨粗隆处将肱桡肌拨侧，针刀与伸肌的纤维走向平行，垂直刺入，直达肱桡关节滑囊和骨面，纵行疏通剥离数刀。若有瘢痕结节，行瘢痕刮除刀法。术后压迫针孔片刻，无菌纱布包扎后，伸屈活动患肘数次。

（七）手术疗法

适用于经长期非手术疗法无效而症状严重、影响生活工作的个别患者。常用的手术方法有伸肌总腱附着点松解术、环状韧带部分切除术等，术中应注意避开和保护桡神经。手术方法是将肱骨外上髁伸肌总腱剥离，实际是以切断支配该肌腱起始部的细微神经支为目的。现在大多数患者可在关节镜辅助下行射频电刀微创松解伸肌总腱附着点，临床疗效较好。

（八）其他疗法

1. 封闭疗法　可选用药物行囊内注射，或行痛点封闭。
2. 物理疗法　可选用中药离子导入、超短波、磁疗等方法，促进局部血液循环，加快炎症吸收，以减轻疼痛。

【预防与调护】

肱骨外上髁炎是由于前臂旋前和伸腕动作的频繁活动，腕伸肌的起点反复受到牵拉刺激而引起，因此应尽量避免剧烈活动和过度劳累。疼痛发作期应减少活动，必要时可选择三角巾悬吊等做适当固定，待疼痛明显缓解后应及时解除固定并逐渐开始肘关节功能锻炼，但要避免使伸肌总腱受到明显牵拉的动作。

三、肱骨内上髁炎

肱骨内上髁炎又称"高尔夫球肘"，是指由慢性劳损引起前臂屈肌总腱起点受到反复牵拉，导致肱骨内上髁或周围软组织炎性改变，造成局限性疼痛，并影响屈腕和前臂旋转功能为特征的慢性劳损性疾病。本病属于中医学"痹证""筋伤"范畴。肱骨内上髁是肱骨内髁内上缘的骨性突起，为旋前圆肌、桡侧腕屈肌、掌长肌、指浅屈肌、尺侧腕屈肌的起始点，此处有微细的血管神经穿出。该髁背面与肱骨滑车之间有尺神经沟，沟内有尺神经通过。本病多见于男性，以右侧多见。

【病因病机】

本病多因慢性劳损致肱骨内上髁处形成急、慢性无菌性炎症所引起。由于前臂屈肘时反复、紧张地收缩、牵拉而发生疲劳性损伤。肱骨内上髁炎的病机与肱骨外上髁炎（网球肘）相似，但作用的外力相反。

肱骨内上髁是前臂屈肌总腱附着点，由于肘、腕关节的频繁活动，或长期劳累，使腕屈肌的起点反复受到牵拉刺激，引起部分撕裂和慢性无菌性炎症等病理改变。亦有人认为本病是前臂腕屈肌总腱处穿出的神经、血管受卡压所致。多见于从事前臂及腕部活动强度较大的劳动者，如矿工、砖瓦工、纺织工和高尔夫球运动员等。本病属于中医学"痹证"之范畴，是由于劳损后气血虚弱，风寒湿邪侵袭而瘀阻经筋所致。

【临床表现与诊断】

（一）临床表现

1. 病史　一般起病缓慢，有肘部劳损史，或轻微外伤史、受凉史。

2. 主要症状　初起时在劳累后偶感肘内侧骨突部疼痛，日久加重，并向前臂掌侧放射，可达前臂中段。功能受限表现为屈腕无力，前臂旋前受限，尤其在前臂旋前和主动屈腕时疼痛明显，有些患者甚至出现尺神经受刺激症状。尺神经受刺激时，可出现前臂及手的尺侧疼痛、麻木，无名指及小指的精细动作不灵活，严重者可出现尺神经支配的肌肉肌力减弱。

3. 体征　肱骨内上髁局部有压痛，外观无明显红肿。患肘屈伸受限不明显，但做抗阻力腕关节掌屈和前臂旋前动作可引起患处疼痛，即抗阻力屈腕前臂旋前试验阳性。检查时，做抗阻力的腕关节掌屈和前臂旋前动作使前臂屈肌群紧张，可诱发肱骨内上髁屈肌腱起始部疼痛，即旋臂伸腕试验阳性。旋前及旋后伸腕试验阳性，即肘伸直，臂旋后，再将腕抗阻力背伸，内上髁处疼痛为阳性。

（二）影像学检查

X线摄片检查多为阴性，病程较长者可见肱骨内上髁部骨质密度增高的钙化阴影或骨膜肥厚影像。

（三）鉴别诊断

本病应与肘关节创伤性骨关节炎、肱骨外上髁炎等疾病相鉴别。

1.肘关节创伤性骨关节炎 为退行性疾病，多见于中年以上患者。本病多由于肘部长期紧张用力所致局部酸痛不适，不限于一侧，晨起或屈肘支撑时症状明显，肿胀无力，屈伸时可闻及骨擦音。X线检查可见关节间隙狭窄，脱钙，骨边缘硬化，有游离体。

2.肘关节尺侧副韧带损伤 应力常伤及尺侧副韧带的前束及后束，合并滑膜损伤，关节肿胀，内侧间隙压痛，伸肘屈肘外翻疼痛阳性。X线可见关节间隙增大。

【辨证与治疗】

（一）手法治疗

手法治疗目的是解除因粘连或炎性刺激而引起的疼痛。

1.弹拨法 适于臂部、手部。以右侧为例，患者坐位，术者立或坐于患者前方，左手托肘臂外展90°，左手握患肢，右手在肘关节内侧痛点先用指揉法，放松周围软组织，然后用单侧拇指垂直屈肌附着点行分筋手法，以松解周围粘连。

2.屈伸旋转法 以右侧为例，患者取仰卧位，患肢旋后位，掌心向上，医者先在肘部痛点及其周围做按摩手法3～5分钟，然后医者一手握住患者腕部，另一只手托住患者肘内侧，使患肢旋前屈肘，然后旋后伸肘，同时左手向上用力推托肘尖，随之在肘内侧可感到有撕布样的声响（图3-24）。

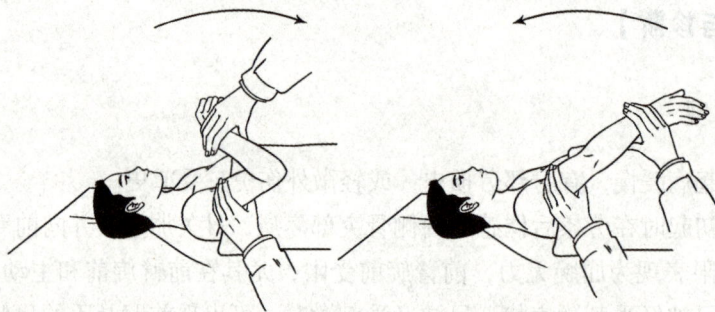

图3-24 屈伸旋转法（仰卧位）

（二）固定疗法

采用固定疗法时应将腕关节掌屈，前臂旋前位，使前臂屈肌和旋前圆肌充分松弛。疼痛严重者，可用三角巾悬吊患肢于胸前1～2周。

（三）练功疗法

疼痛缓解后，可进行主动握拳、伸屈肘关节和前臂旋转等功能活动锻炼。

（四）药物疗法

同"肱骨外上髁炎"。

（五）针灸疗法

可取少海、小海、阴郄穴等，强刺激，留针 3 ～ 5 分钟。

（六）针刀疗法

以肱骨内上髁压痛点为进针点，局麻满意后，将针刀顺屈肌纤维方向刺入局部，在肱骨内上髁部位纵向切割，刀口线和屈肌的肌纤维走向平行，刀体与皮肤呈垂直刺入，紧贴内髁骨面行纵行疏通、横行剥离，切割时避免损伤尺神经。

（七）手术疗法

肱骨内上髁有尺神经粘连者，可行尺神经松解术。如内上髁屈肌肌腱粘连严重者，可行粘连软组织松解术。

（八）其他疗法

同"肱骨外上髁炎"。

【预防与调护】

本病应尽量避免前臂旋转和屈腕动作的剧烈活动和过度劳累。疼痛发作期应减少活动，必要时可选择三角巾悬吊等适当固定，待疼痛明显缓解后及时解除固定，并逐渐开始肘关节功能锻炼。但要避免使屈肌总腱受到明显牵拉的动作。

四、尺骨鹰嘴滑囊炎

尺骨鹰嘴滑囊炎是指由外伤或劳损引起以尺骨鹰嘴滑囊充血、水肿、渗出和囊内积液而造成患部疼痛为特征的病证。本病属中医学"痹证"范畴，乃由气滞血瘀、筋络痹阻所致。尺骨鹰嘴部有两个浅深滑囊，一个在肱三头肌与皮肤之间，另一个在肱三头肌腱与鹰嘴突之间均不与关节腔相通，浅层滑囊炎易反复发作（图 3-25）。本病常见于矿工、学生，故又称为"矿工肘""学生肘"。

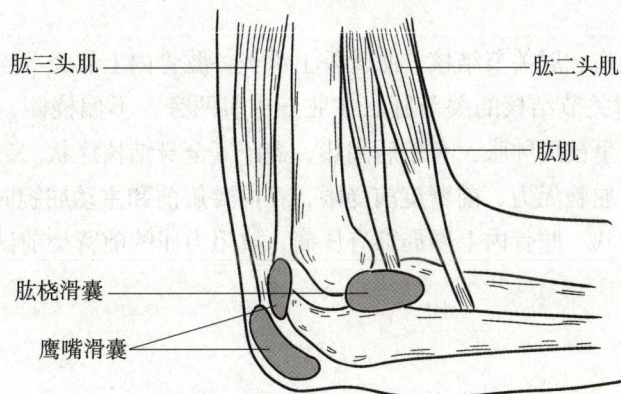

图 3-25　肘部滑囊示意图

【病因病机】

本病主要因急性损伤和慢性劳损所致。以急性损伤为多见。

急性损伤者，常因撞伤造成滑囊急性充血、水肿，渗出液增加，渗出液多为血性。渗液积聚，使滑囊膨胀，局部皮肤隆起，因疼痛而影响肘部屈伸活动。急性滑囊炎症若不及时治疗，可转化为慢性。

慢性劳损者，多因肘后部长期反复摩擦或压迫，引起两个滑囊充血、水肿、渗出液增加囊壁肥厚等慢性炎性反应。滑囊炎症反复刺激，可致囊壁肥厚，囊腔内绒毛样改变，同时伴有增生、纤维化或钙盐沉着，日久则硬结成块。积液可因活动、摩擦而不同程度减少，但难以完全吸收。有时活动多，反而使积液迅速增加。

"网球肘"与"高尔夫球肘"为肌腱附着点受病，"矿工肘"则为滑液囊组织受病。

中医学认为，本病与气滞血瘀、筋络痹阻有关。

【临床表现与诊断】

（一）临床表现

1.病史　一般有局部劳损史，或轻微外伤史、受凉史。

2.主要症状　伤后有疼痛、肿胀、局部压痛及波动感。急性损伤者，由于大量血性浆液渗出，可出现肘后局部红肿，皮温稍高，轻压痛；慢性劳损者，肿物为渐起，多位于鹰嘴部皮下，呈圆形或椭圆形，压痛不明显，有波动感，囊壁有肥厚感。肘后部隆起高度常为 1 ～ 2cm，囊内可抽出无色清亮黏液。

3.体征　主要表现为鹰嘴部皮下呈囊性肿物，直径 2 ～ 4cm，质软或如橡皮样，边界清楚，推之可移，无疼痛或轻微疼痛，肘关节屈伸不利。局部肿胀不明显，有压痛。肱三头肌抗阻力屈曲时疼痛。

（二）影像学检查

X 线检查　可见鹰嘴部皮下软组织密度稍高，或有钙化阴影。

（三）鉴别诊断

本病应与肘部扭挫伤、肘关节结核、肱骨外上髁炎、肱骨内上髁炎等疾病相鉴别。

1.肘关节结核　肘关节结核的关节肿胀在肱三头肌两旁，不偏桡侧，无肌肉痉挛。运动受限，肌肉萎缩，肘关节呈梭形肿胀，有午后潮热、盗汗等全身结核症状。X 线检查可见骨质破坏。

2.肱骨内上髁炎　屈腕无力，前臂旋前受限，在前臂旋前和主动屈腕时疼痛明显。有些患者可出现尺神经受刺激症状。肱骨内上髁局部有压痛，抗阻力屈腕前臂旋前试验阳性。

【辨证与治疗】

（一）手法治疗

1.急性损伤患者，手法多在伤后 1 周进行，慎用重手法，可用指揉法或弹拨法等。

2.慢性滑囊炎可用较重手法，先用揉法、散法，然后用刮法、挤法，使经络疏通。对于深部滑囊炎，可选用拨法及挤压法，先伸肘后屈肘数次。

（二）固定疗法

急性损伤症状较重者，可选用三角巾悬吊或用小夹板固定制动 1～2 周。

（三）练功疗法

适用于有肘关节活动受限者，可做前臂旋前屈伸与旋后屈伸各 10～20 次，每日 3 次。

（四）药物疗法

1. 中药辨证治疗

（1）内服药物

血瘀气滞证：肘部后方及尺骨鹰嘴上方有条索状肿胀，质软有波动感，肘关节自主运动有一定的范围受限，被动活动疼痛加剧，舌红，苔薄，脉弦数。治宜活血化瘀，行气止痛。方用正骨紫金丹或桃红四物汤加减。

气虚血瘀证：肘部后方及尺骨鹰嘴上方有肿胀，质稍硬，无波动感，局部有疼痛，肘关节活动受限，舌质淡，苔薄白，脉弦细。治宜补气活血通络，方用补阳还五汤加姜黄、鸡血藤、丹参等。

（2）外用药物　可用消瘀止痛药膏、云香精等外敷患处。或用损伤洗剂中药熏洗局部，局部有红肿用骨科外洗一方，局部酸胀痛用骨科外洗二方或上肢损伤洗方。

2. 西药治疗　服非甾体类消炎镇痛药，外用消炎镇痛类软膏。对于有细菌感染的尺骨鹰嘴滑囊炎，应配合针对性的抗生素治疗。

（五）针灸疗法

以局部取穴为主，常用小海、少海、曲泽、阿是穴等穴位。采用强刺激，留针 3～5 分钟。

（六）针刀疗法

患肢屈肘约 90°，选取局部压痛点及条索状物为治疗点。平行肌纤维垂直皮肤进针，层次至尺骨鹰嘴滑囊处后稍做纵行切割。

（七）手术疗法

若已并发感染，应切开引流。感染后滑膜囊切开者，部分患者能黏合自愈，但有的仍需做刮除囊壁术。久治不愈而又影响日常生活者，可手术切除滑膜囊。

（八）其他疗法

1. 物理疗法　可选用热疗、超短波、磁疗等方法治疗，以促进局部血液循环，减轻疼痛。
2. 封闭疗法　先行囊内抽吸积液，然后选用药物行囊内注射，或痛点封闭。

【预防与调护】

急性损伤患者，早期应减少肘关节活动，必要时可用三角巾悬吊或夹板固定。平时可做缓慢的肘关节屈伸活动锻炼，注意局部保暖，避免寒邪侵袭。预防复发的关键在于将滑囊彻底切除，未切除者应避免该部反复损伤。

五、旋前圆肌综合征

旋前圆肌综合征是指正中神经主干在经过肘窝及前臂上端时，由于多种因素的作用而受到卡压，产生的以前臂上端慢性疼痛、正中神经运动和感觉功能障碍为主要临床表现的神经卡压征。

旋前圆肌起点有两处，其一起自肱骨内上髁，称为肱骨头；另一处起自尺骨冠突，称为尺骨头，两头于下行汇合，肌束斜向外下方，先在肱肌和肱二头肌的浅面，后于桡骨掌侧面形成扁腱，止于桡骨中 1/3 的背面和外侧面（图 3-26）。此肌收缩时，能使前臂旋前和屈肘。正中神经在行经肘窝处，首先经过肱二头肌腱膜的深面，接着穿经旋前圆肌的两头之间，再穿过指浅屈肌腱弓，最后在指浅屈肌和指深屈肌之间下行。

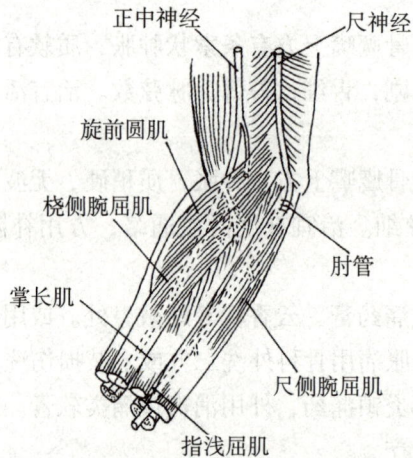

图 3-26　旋前圆肌

【病因病机】

旋前圆肌综合征是由于反复的肘部屈伸和前臂旋转而引起的一种慢性、劳累性损害，多见于长期紧握工具的操作者和常做旋转运动者。其病因有：肱二头肌腱膜增厚、旋前圆肌肥大、指浅屈肌纤维弓增厚、外伤血肿、软组织包块等，压迫正中神经，发生旋前圆肌综合征。

正中神经经旋前圆肌的位置关系并不十分恒定，随肱动脉分叉的高低、旋前圆肌尺骨头的缺如及联合腱板的有无而变化。80% 的人正中神经通过旋前圆肌两头间，其余 20% 的人正中神经与旋前圆肌的关系如下：①正中神经通过肱骨头深面，与旋前圆肌尺骨头无关，或仅有较小关系。②正中神经经过旋前圆肌两头会合成的肌腹深面。③正中神经穿过旋前圆肌任意一个头的肌腹。

压迫正中神经的腱性结构，主要有三种形式，即旋前圆肌联合腱板、旋前圆肌尺骨头腱和指浅屈肌的纤维弓或腱束（图 3-27）。腱性组织远比肌组织坚韧，一旦压迫正中神经及其肌支，就会产生相应的症状和体征。

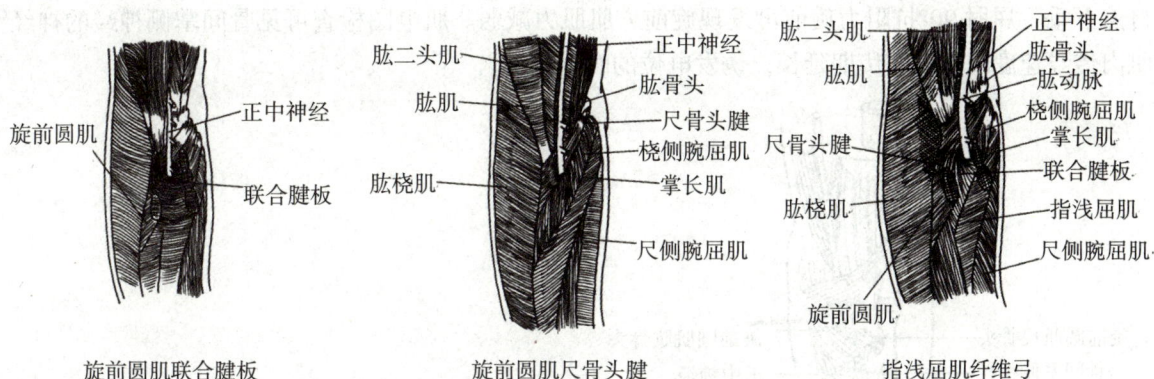

图 3-27 压迫正中神经的腱性结构

【临床表现与诊断】

（一）临床表现

1.病史 前臂可有不同程度的外伤史或劳累史，好发于男性手工业工人，单侧多见。

2.主要症状 前臂近端疼痛为患者发病早期主要的临床症状（患者常自诉前臂有疲劳感或沉重感），呈持续性疼痛但有间断性加重，夜间痛醒史不常见，休息和局部制动后缓解。患者常不能用患肢的拇指、食指握笔写字或用筷子夹菜吃饭。晚期疼痛减弱或有所缓解，同时手部的大鱼际肌和前臂屈侧肌群相继出现肌萎缩。

3.体征 旋前圆肌触痛，局部可摸到包块。旋前圆肌综合征诱发方式：①中指对抗阻力屈曲，前臂近端疼痛加重，提示正中神经在指浅屈肌腱弓处受压。②前臂抗阻力旋前时，前臂近端疼痛加重，提示正中神经在旋前圆肌平面受压。③前臂抗阻力旋后和屈肘屈腕时，前臂近端疼痛加重，提示正中神经在肱二头肌腱膜处受压。前臂掌侧近 1/3 处 Tinel 征阳性。

（二）影像学检查

1.X 线检查 一般无异常表现，严重者局部有骨膜增生改变。

2.MRI 检查 旋前圆肌附近的正中神经，于 MRI 影像检查中难以辨认。正中神经损伤可导致其所支配的前臂肌出现增厚或 MRI 信号异常。因此，可借助观察受正中神经支配的前臂肌的影像学改变来间接诊断，这些肌在 MRI 的 T_2 加权脂肪抑制成像、STIR 或 T_1 加权像上呈异常的高信号强度。

（三）其他辅助检查

肌电图检查结果可出现旋前圆肌、桡侧腕屈肌、指浅屈肌、屈拇长肌、拇短展肌去神经支配的表现，前臂运动神经传导速度减慢。

（四）鉴别诊断

1.骨间掌侧神经卡压综合征 骨间掌侧神经是正中神经穿过旋前圆肌两头之间时，自背侧发出的分支（图 3-28）。骨间掌侧神经损伤会引起手内肌不同程度瘫痪，典型症状是捏 – 握征（图 3-29）阳性（由于拇长屈肌和食指深屈肌瘫痪，拇指指骨间关节、食指远侧指骨间关节过伸引起）。患者在瘫痪发生前常感疼痛，疼痛部位多在前臂和肘前，但多无感觉障碍。检查时将上肢自然下垂，屈肘 90° 抗阻力旋前可发现旋前方肌肌力减弱。肌电图检查可见骨间掌侧神经的神经肌肉传导速度减慢，潜伏期延长，诱发电位的时限延长。

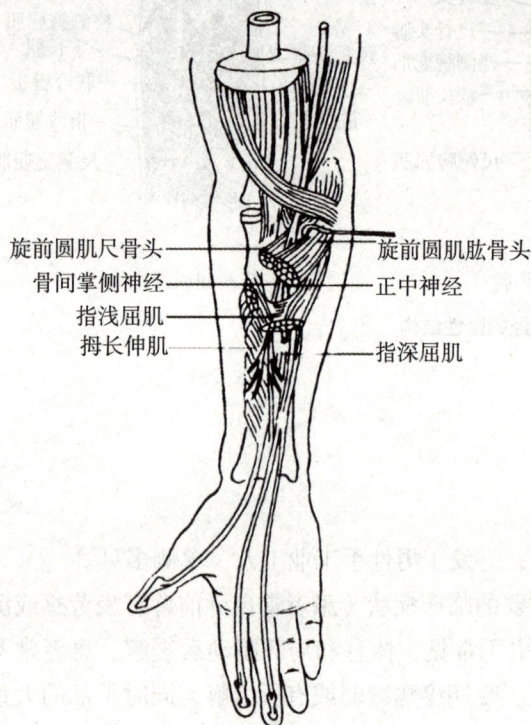

旋前圆肌尺骨头
骨间掌侧神经
指浅屈肌
拇长伸肌

旋前圆肌肱骨头
正中神经
指深屈肌

图 3-28　骨间掌侧神经示意图

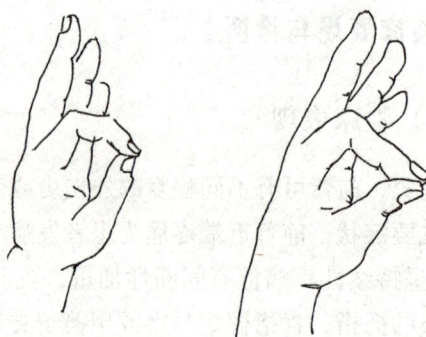

图 3-29　捏－握征

2. 腕管综合征　主要表现为腕管以下正中神经支配区的感觉、运动功能障碍。病程长者大鱼际肌萎缩，患指感觉减退，出汗减少，皮肤干燥脱屑。屈腕压迫试验阳性，腕管处 Tinel 征阳性，肌电图可见大鱼际出现神经变性，可协助诊断。

【辨证与治疗】

（一）手法治疗

以点穴配合揉捏和一指禅推法，顺旋前圆肌走行方向进行点按或弹拨，以疏通经络气血。

1. 揉摖前臂法　患者取坐位，医生面对患侧。患肢前臂屈曲向上，下垫软枕，医者先用揉法和摖法两种轻手法沿前臂上下往返交替操作 3 ～ 5 遍。

2. 弹拨旋前圆肌　用弹拨法对旋前圆肌肌腹呈垂直方向弹拨 1 ～ 2 分钟，注意弹拨力量要适度。

4. 痛点弹推法　选择较敏感的痛点用一指禅推法，每个痛点做 100 次以上。

5. 摖前臂法　用摖法沿正中神经和旋前圆肌投影区在前臂来回往返数次，以透热为度。

（二）固定疗法

早期患肢固定于屈肘 90°、旋前 60° ～ 90° 位，固定时间 5 ～ 6 周。

（三）练功疗法

主动练功可做双手托天法，以松解肘前软组织粘连。

（四）药物疗法

1. 中药辨证治疗

（1）内服药物　常用麻桂温经汤、乌头汤、大活络丹、小活络丹等内服。

（2）外用药物　初期以散瘀消肿为主，可用散瘀和伤汤、上肢损伤洗方加当归、制川乌、鸡血藤等外洗，或云南白药膏外贴、云香精外搽；后期则用海桐皮汤等熏洗以舒筋通络、温经止痛。

2. 西药治疗　可口服非甾体类消炎镇痛药，也可神经营养药物静脉输注。

（五）针灸疗法

可针刺尺泽、曲池、手三里、孔最、列缺及阿是穴，进针得气后留针 15 ～ 20 分钟，每日 1 次，10 次为 1 个疗程。

（六）针刀疗法

对卡压点行针刀松解，针刀术后，做肘关节屈伸旋转及过伸活动 2 ～ 3 次。常见的松解点如下：

1. 肱二头肌腱膜处卡压点　在肱二头肌肌腱止点，以 Tinel 征阳性点定位。

2. 旋前圆肌肌腹卡压点　在前臂前侧上 1/3 处，以 Tinel 征阳性点定位。

3. 屈指浅肌腱弓卡压点　在前臂前侧中上 1/3 处，以 Tinel 征阳性点定位。

（七）手术疗法

对反复发作的患者或因卡压而出现进行性神经损伤的患者，宜施行手术松解。手术解除正中神经受压，必要时做神经内松解。

（八）其他疗法

1. 封闭疗法　可选用药物行局部封闭，每周 1 次，2 ～ 3 次为 1 个疗程。

2. 物理疗法　可行磁疗法、干扰电疗法、经皮神经电刺激疗法（TENS）、微波疗法、超声波疗法、光疗法及蜡疗法等。

【预防与调护】

早期应避免肘和前臂过度劳累，发病后减少过度前臂旋转和腕部的屈伸活动，症状严重者患肢制动休息，注意保暖防寒。

六、旋后肌综合征

旋后肌综合征指前臂骨间背侧神经（桡神经深支）进入旋后肌处被卡压，产生部分神经支配肌肉肌力减弱及麻痹等为主的证候群，又称为前臂骨间背侧神经卡压征、旋后肌腱弓卡压综合征等，临床较为多见，好发年龄在 40 ～ 70 岁，以男性多见。

旋后肌起于肱骨外上髁、尺骨外侧缘的上部，肌束向外下，止于桡骨前面的上 1/3，肌束分为浅、深两层，深层近侧缘为腱性组织，呈弓状，称为旋后肌腱弓（Frohse 弓），旋后肌具有使前臂旋后的功能（图 3-30）。桡神经在肱骨中下 1/3 段紧贴肱骨，在肘关节上约 3cm 处分为深、浅两支。浅支主要为感觉纤维，分布在前臂远端的桡侧及桡背侧，但亦有运动纤维发出，如常有分支发出支配桡侧腕短伸肌。深支即骨间背侧神经，进入旋后肌深、浅两层之间，骨间背侧神经主要支配前臂伸肌群的运动。由该神经支配的肌肉有旋后肌、指总伸肌、小指固有伸肌、尺侧腕伸肌、拇长展肌、拇短伸肌、拇长伸肌及食指固有伸肌等。

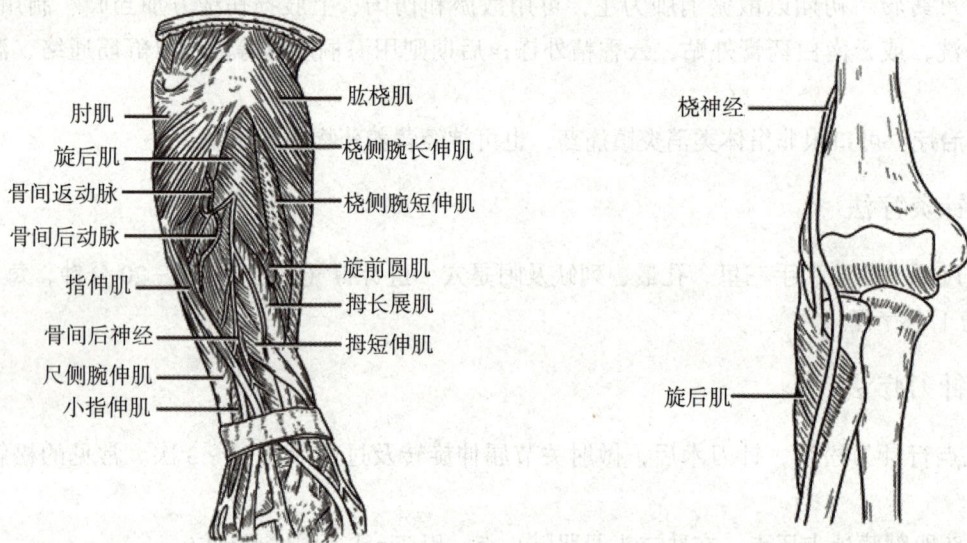

图 3-30 旋后肌

【病因病机】

发生在日常工作和劳动中肘关节旋转活动过多，尤其是运用前臂反复做旋转动作的职业人员，如手工作业人员、计算机操作人员、举重运动员等。常见病因有以下方面：

1. 陈旧性肘部软组织损伤 多因反复牵拉旋后肌而致肌肉损伤变性，使旋后肌腱肥厚或局部软组织损伤形成的瘢痕粘连。

2. 肘部的占位性病变 如脂肪瘤、血管瘤、血肿、腱鞘囊肿等占位性病变。

3. 肘关节病变或损伤 如类风湿关节炎、炎性肿胀、孟氏骨折等。

骨间背侧神经经过桡骨小头前方穿过旋后肌腱弓后进入旋后肌管。旋后肌管由入、出口及四壁组成。入出口主要为胶原纤维组成的旋后肌腱弓和旋后肌下缘。最常见的神经卡压部位为旋后肌腱弓（Frohse 弓）。由于反复运动如伸肘、前臂旋前、旋后等可引起上述结构的腱性部分增厚，先形成骨间背侧神经的动力性压迫，最终转变为机械性压迫。

【临床表现与诊断】

（一）临床表现

1. 病史 有长时间从事反复前臂旋转工作的病史，或有肘部外伤史。

2. 主要症状 起病多缓慢，主要表现为前臂骨间背侧神经支配的肌肉肌力减弱或麻痹。早期为前臂背侧近端局部持续疼痛，无放射感，在前臂活动时疼痛稍有缓解，静息时反而加重，常有夜间痛醒史。晚期前臂骨间背侧神经所辖肌肉肌力下降，伸腕、指伸功能严重障碍。

3. 体征　肘前外侧桡骨小头处（旋后肌腱弓压迫骨间背侧神经的投影处）压痛明显，重压可引起远端疼痛加剧，有时可发现局部肿胀或触及包块。伸指或外展拇指肌力减弱或无力，手指呈垂指状，伸掌指关节困难，腕背伸时腕向桡侧倾斜，腕背伸无力，一般没有感觉障碍。抗阻力旋后及中指伸直试验阳性（图 3-31）。

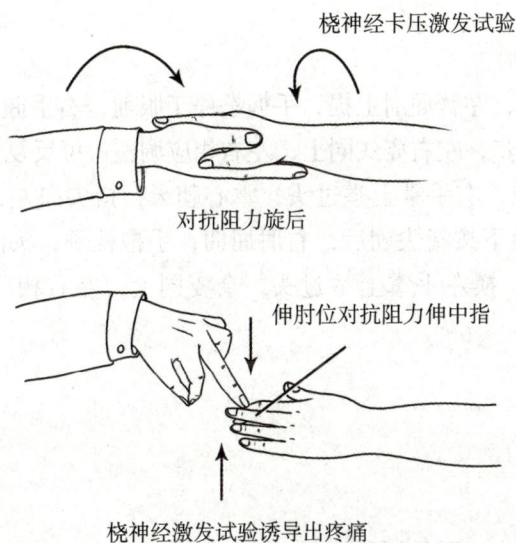

图 3-31　抗阻力旋后和中指伸直试验

（二）影像学检查

X 线检查　一般无异常表现，部分患者可见局部骨密度减低或软组织肿胀影。

（三）其他辅助检查

肌电图检查　显示神经传导速度减慢及神经元损害，可辅助诊断。

（四）鉴别诊断

1. 肱骨外上髁炎　肱骨外上髁炎无明显放射性疼痛，压痛点主要在肱骨外上髁部，中指抗阻力伸直试验阴性，无伸拇功能受限及各掌指关节功能障碍等。

2. 高位桡神经卡压　主要发生在臂腋角及上臂中段的外侧肌间隔处，是桡神经主干上的卡压，表现为垂腕，不能伸拇指，并伴有感觉障碍。

【辨证与治疗】

早期宜采用保守治疗，急性期患肢适当制动，避免前臂做过度的旋转动作。晚期已出现明显的神经麻痹症状，经保守治疗无效，通过检查确定有前臂骨间神经卡压，应手术治疗。

（一）手法治疗

1. 痛点分筋法　在疼痛部位，医者用拇指置于筋结之上，深压着骨，稳力分筋 2～3 次。

2. 屈肘旋转法　医者以手掌托患肘，手握患腕，做屈肘旋前、旋后各 20 次。

3. 提弹拨筋法 医者一手握腕，前臂托在患肘下，另一只手拇指、食指相对呈钳状，提弹患肘桡侧深浅诸筋，先弹深层再弹浅层，各做 5～7 次。最后用掌根轻揉患处，放松肌肉。

（二）固定疗法

症状严重者，应固定患肢，可用三角巾屈肘 90°前臂旋后位悬吊于胸前 3～4 周。必要时可行夹板或石膏固定。

（三）练功疗法

1. 屈肘前后 先左弓箭步，左臂屈肘上提，手握拳停于眼前，右手握拳屈肘向后，停于髋关节后，眼看左拳心。换右弓箭步，左右姿式同上，左右相应调整。可反复交替做 20～30 次。

2. 屈肘上下按掌 站立位，右手掌上举过头，掌心朝天，指尖向左，左手掌下按，掌心向下，指尖朝前。再左手移背后下按指尖朝后，右肘屈曲，手抱枕颈，头向后抬，手向下按，二力相争，背后五指翻转摸背。换左手掌上举过头，余姿同上，左右相应调整。可反复交替做 20～30 次。

（四）药物疗法

1. 中药辨证治疗

（1）内服药物

气滞血瘀证：有急性损伤史，肘外侧及前臂近端伸肌群处疼痛、肿胀、灼热，活动痛甚，压痛明显，或触及有肿物，舌暗红，苔薄黄，脉弦滑或弦细。治宜活血化瘀，消肿止痛。方用正骨紫金丹或和营止痛汤加减。

阳虚寒凝证：有反复劳损史，肘外侧及前臂近端伸肌群处轻度肿胀、疼痛、压痛，劳累后疼痛加重，休息后减轻，手背麻木，手指无力，舌淡，苔薄白，脉沉细。治宜活血止痛，温经通络。方用当归四逆汤加减。

（2）外用药物 早期宜活血化瘀，理气止痛；有瘀肿者，局部可外敷消肿止痛膏。后期用海桐皮汤，上肢损伤洗方加重祛风通络药物，如其中的千年健、刘寄奴、桂枝、川芎等煎水熏洗患肢。

2. 西药治疗 疼痛重者可口服非甾体类消炎镇痛药，也可神经营养药物静脉输注。另外，还要针对不同病因对症用药。

（五）针灸疗法

取曲池、手三里、外关、上廉、下廉、合谷等穴，进针得气后留针 15～20 分钟，每日 1 次，10 次为 1 个疗程。

（六）针刀疗法

对卡压点（Frohse 弓）行针刀松解，针刀术后，做肘关节屈伸旋转及过伸活动 2～3 次。

（七）手术疗法

有明显神经卡压症状，出现神经麻痹症状较重，经临床和肌电图检查确诊，并经系统的保守治疗后症状无改善者，宜尽早手术治疗。将旋后肌腱弓和浅头切开，或切除肿物，松解狭窄，解除粘连。术中注意保护桡动脉及桡神经。

（八）其他疗法

1. 封闭疗法 选用相应药物行局部痛点（Frohse 弓）封闭，每周 1 次，2～3 次为 1 个疗程。

2. 物理疗法 可行磁疗法、干扰电疗法、经皮神经电刺激疗法（TENS）、微波疗法、超声波疗法、光疗法及蜡疗法等。

【预防与调护】

本病早期应避免肘和前臂过度劳累，症状严重者应患肢制动休息。保守治疗无效者，宜尽早进行手术治疗，使受压桡神经得到充分松解。当病情好转后，应避免继续从事繁重的手工工作以及活动。

七、桡侧腕伸肌肌腱周围炎

桡侧腕伸肌肌腱周围炎，指桡侧腕伸肌肌腱在没有腱鞘保护下急剧频繁的活动摩擦，引起腱周围组织充血、渗出的无菌性炎症，又称前臂伸肌腱周围炎。

前臂桡侧伸肌群主要有桡侧腕长伸肌、桡侧腕短伸肌、拇长展肌和拇短伸肌。在前臂背侧中、下 1/3 处拇长展肌和拇短伸肌从桡侧腕长伸肌、桡侧腕短伸肌之上斜行跨过，该处没有腱鞘，仅有一层疏松的腱膜覆盖。由于腕伸肌活动频繁，又无腱鞘保护，使肌腱间相互摩擦增多，故容易引起肌腱周围组织的劳损。

【病因病机】

本病多见于木工、砖瓦工，亦常见于从事紧张地伸肘腕活动的劳动者。腕背伸活动是由腕伸肌舒缩活动完成，在桡侧腕长、短伸肌将腕关节固定于背伸位的情况下，用力握物或提重物时，与其交叉重叠的拇长展肌腱、拇短伸肌腱的运动方向不一致，而使桡侧腕长、短伸肌腱周围组织摩擦损伤，而引起肌腱及其腱旁组织水肿，纤维变性、粘连以及浆液渗出而发生本病。中医学认为，外伤筋经，气血运行不畅，则筋脉拘挛，瘀肿疼痛，屈伸不利。

【临床表现与诊断】

（一）临床表现

1. 病史 好发于青壮年，起病较快，右侧多见，有明显劳损史，发病与手及腕部过度劳累有关。

2. 主要症状 前臂远端背侧下 1/3 处的桡侧腕伸肌肌腱呈条索状肿胀、疼痛，有明显压痛、局部灼热感，腕部活动欠灵活。

3. 体征 嘱患者握拳并做腕关节强力伸屈时，腕部疼痛加重，并可闻及摩擦感或捻发音。

（二）辅助检查

X 线检查 一般无异常表现，部分患者可见局部骨密度减低或软组织肿胀影。

（三）鉴别诊断

1. 肱骨外上髁炎 压痛点主要在肱骨外上髁部，中指抗阻力伸直试验阴性，无伸拇功能受限及各掌指关节功能障碍等。

2.桡骨干骨折 有明确的外伤史，前臂畸形，有骨擦音。X 线及 CT 检查可作鉴别。

【辨证与治疗】

（一）手法治疗

患者正坐，一助手拿患者前臂上端，术者一手握大拇指与助手相对拔伸，另一只手用拇指沿桡侧腕伸肌腱自下而上反复用顺法、捻法，直到腕关节活动时捻发音消失为止。

（二）固定疗法

可用硬纸板、石膏托或两块小夹板固定腕关节于功能位 1～2 周，待捻发音消失后拆除。

（三）练功疗法

急性期可做握拳动作，恢复期可进行前臂旋转活动。

（四）药物疗法

1.中药辨证治疗
（1）内服药物
气滞血瘀证：有急性损伤史，前臂中下段背桡侧部肿痛，灼热，活动痛甚，压痛，可扪及捻发音。舌红苔薄黄，脉弦滑或弦细。治宜祛瘀消肿，舒筋止痛。方用身痛逐瘀汤，或正骨紫金丹。
阳虚寒凝证：有反复多次劳损史，前臂中下段背桡侧轻度肿胀，疼痛，压痛，劳累后疼痛加重，休息后减轻。舌淡苔薄白，脉沉细。治宜温经通络，消肿止痛。方用当归四逆汤加减。
（2）外用药物 宜活血化瘀，理气止痛。可用活血散或定痛膏、云南白药膏等调敷外贴。
2.西药治疗 疼痛明显者，可口服非甾体类消炎镇痛药。

（五）针灸疗法

取曲池、手三里、外关、合谷等穴，进针得气后行温针灸，留针 15～20 分钟，每日 1 次，10 次为 1 个疗程。

（六）其他疗法

1.封闭疗法 选用药物行局部痛点封闭，每周 1 次，2～3 次为 1 个疗程。
2.物理疗法 可行磁疗法、微波疗法、超声波疗法、光疗法及蜡疗法等。

【预防与调护】

避免腕关节做长时间的过度背伸活动。局部肿胀消退后，逐步恢复工作。若治疗及时，1～2 周即可恢复。亦有反复发作者，日久局部纤维变性可造成肌腱粘连。

八、肘关节骨化性肌炎

骨化性肌炎，又称外伤性骨化、创伤性骨化、关节周围骨化等。其特点为纤维组织、骨组织与软骨组织的增生及骨化。发病原因常与关节及关节附近的外伤有关。本病可见于肘部、髋部、踝部及肩部，但以肘部最为常见，是肘部外伤后较常见的并发症。

【病因病机】

肘关节骨化性肌炎多发生于儿童，其发病原因有以下几种：

1. 肘关节脱位、关节邻近骨折及严重关节扭挫伤后，由于骨膜被剥离，成较大的骨膜下血肿。

2. 儿童肘部损伤处理不当，反复粗暴手法整复，可加重骨膜及其周围软组织损伤，使骨膜下血肿更广泛地向肌肉组织内扩散和沟通，经钙化、骨化后，在关节邻近的软组织内可形成广泛的钙化或骨化组织。

3. 肘关节损伤后的康复期，强制性的被动活动或施行手法按摩，或利用悬吊牵引、重力牵拉以增加肘关节屈伸度，都可引起尚未紧贴骨皮质的骨膜被再掀起，骨膜的掀起将不可避免地导致骨膜下骨化。

上述病因使骨膜下血肿与周围软组织血肿相沟通，随着血肿机化和骨样组织的形成，引起骨化性肌炎。肘关节部的骨化性肌炎，病变往往位于肘关节的前方，多由于肱肌自尺骨上端撕脱或前臂肌自肱骨髁部撕脱，而出现该处肌腱和骨膜的损伤，又因该处肌肉的血运丰富，损伤后血肿极易形成。在日后血肿的吸收过程中，在肘关节前部极易发生血肿内骨化，成熟后形成骨桥，使肘关节变得僵直。

【临床表现与诊断】

（一）临床表现

1. 病史 本病多发生于儿童，多在肘关节后脱位、肘关节扭挫伤或肱骨下端骨折后发生。

2. 主要症状 早期肘关节局部肿胀较重，伴有疼痛，于 3～4 周后肿胀不见好转，肘关节活动受限。当外固定解除后，发现肘前有坚硬肿物隆起。约 8 周后关节疼痛减轻或消失，但关节功能受影响，甚至强直。

3. 体征 肘关节前可触及皮下肿物，质地较硬，表面不光滑，逐渐增大。

（二）影像学检查

X 线检查 早期除原始损伤外并无特殊表现，在 3～4 周后，肘关节周围可发现有云雾状的骨化团块，第 4 周后 X 线摄片显示肌腱附着部位或骨折处有骨化现象，通常持续 6～8 周。晚期骨化范围缩小，密度增高，界限清楚，X 线摄片显示骨化块形成，呈边缘整齐、密度均匀的肌腱骨及骨刺，如尺骨鹰嘴骨刺等。或者出现在肿胀肌肉处，可显示出羽毛状钙化；血肿沿肌束夹层分布，囊壁出现不规则钙化阴影。

（三）鉴别诊断

1. 进行性骨化性肌炎 是一种先天性、非损伤性疾病，在纤维组织内有反复的炎性反应，每次出现炎性反应后，在肌腱和肌肉纤维间隔内发生骨化，所有的横纹肌均可波及，多发于背部肌肉组织，以后逐渐蔓延全身。

2. 异位骨化 多为局限性，发生在离开骨膜和骨组织较远的组织内。凡是容易发生病理性钙化的结缔组织同样也是异位骨化最常见的部位。与进行性骨化性肌炎一样，异位骨化并非由直接损伤所引起。

3. 肘关节骨痂 与肘关节骨化性肌炎的鉴别如下（表 3-1）。

表 3-1 肘关节骨痂与骨化性肌炎的鉴别

	肘关节骨痂	肘关节骨化性肌炎
骨折	有	不一定有
部位	骨折附近	肌肉附近
与骨干关系	与骨干相连	不与骨干相连

【辨证与治疗】

肘关节骨化性肌炎是一种完全可以防止的并发症，其最主要的措施是停止一切足以使血肿扩大的疗法，以控制它的形成和发展。

肘关节骨化性肌炎确诊后，早期治疗应根据不同病情而定。如局部仍有肿胀、压痛和发热，活动时及活动后疼痛加剧，则不宜过多活动。若上述症状不明显，可进行适当手法治疗，禁用重手法。尽可能在骨化组织逐渐成熟及局限后，能保留一定程度的肘关节功能活动。

（一）手法治疗

应切忌施行粗暴的手法按摩，以免刺激局部组织毛细血管引起出血，加重病情。

1. 舒筋法 选用揉、搓、推、捋等手法缓解肘部肌痉挛，松解肘关节周围软组织粘连。

2. 摇揉法 在肘关节周围寻找压痛点，多见于肱骨内上髁、外上髁和肱二头肌腱附着点、鹰嘴等。医者一手拿患者桡腕关节做摇肘动作，另一只手分别在压痛点部位行揉、拨、弹等手法。屈侧痛点在伸肘位施行，伸侧痛点在屈肘位施行。在活动肘关节的同时进行痛点治疗，可解除肘关节周围软组织的粘连、挛缩，促进肘关节功能恢复。

（二）固定疗法

关节脱位或关节附近的骨折复位后必须固定，使撕裂的关节囊及剥离的骨膜重新附着于原处，以预防骨化。较重的关节扭伤必须给予固定，以防止发生这种并发症。可采用夹板或石膏固定。

（三）练功疗法

在未成熟期，练功要量力而行，仅允许在不痛的情况下做主动、轻缓的练功活动，使功能活动范围逐渐恢复。切勿做被动性牵拉或强力活动治疗，否则将引起广泛的损伤性骨化。

1. 屈肘环转法 屈肘位从健侧胸壁向上画圆，摸到肩、锁骨、胸骨和患侧锁骨远端。屈肘角度逐渐增加，直到最后恢复正常功能。练功要循序渐进，每日不少于 3 ～ 5 次，每次 10 分钟左右。

2. 伸肘撤"砖"法 适于伸肘障碍者。以患侧肘尖为支撑，上臂贴紧桌面，前臂远端翘起，用书本或木块在前臂背侧加垫，然后患者自己用健手向下推压患侧前臂，使肘关节尽量伸直并记录衬垫高度。每日降低高度，直至肘关节伸直功能恢复。

（四）药物疗法

1.中药辨证治疗

（1）内服药物

血肿瘀积证：肘部疼痛拒按，弥漫性肿胀，局部有瘀斑，肘关节活动受限。舌质暗或有瘀斑，苔薄黄，脉弱或弦数。治宜活血止血，消瘀止痛。方用桃红四物汤加蒲黄、五灵脂、田三七。

气虚血凝证：肘关节前方肿胀硬实，无波动感，关节拘急不舒，屈伸活动障碍。舌质暗红，脉弦细或涩。治宜补气活血化瘀，方用补阳还五汤加减。

（2）外用药物　早期宜活血化瘀，理气止痛。可外敷消瘀止痛药膏、消瘀散之类。成熟期可用上肢损伤洗方、骨科外洗二方，或海桐皮汤煎水熏洗患肢。中药外洗对骨化性肌炎有良好疗效。

2.西药治疗　疼痛重可用非甾体类消炎镇痛药，塞来昔布可以预防骨化性肌炎的进一步发展。

（五）针刀疗法

骨化性肌炎成熟期肘关节因为软组织粘连而活动受限患者，可用针刀松解粘连的软组织，以改善肘关节功能。

（六）手术疗法

骨化性肌炎早期不宜行骨块切除术，以免在原有的骨化区以外再形成术后新血肿，扩大骨化范围。至成熟期，骨化范围已稳定或缩小，若确有骨块妨碍关节活动者，可行手术切除。

（七）其他疗法

物理疗法　成熟期可采用超短波疗法、光疗法、泥疗法、蜡疗法等治疗。

【预防与调护】

在肘关节外伤后及时、精准、有效的治疗，减少局部血肿及血肿的扩散，康复训练中尽量以主动活动为主，可有效避免肘关节骨化性肌炎的发生和发展。

九、肘管综合征

肘管综合征，是尺神经在肘管内长期损伤受压而引起神经支配肌肉肌力减弱及麻痹等为主的证候群，又称迟发性尺神经炎。

肱骨内上髁、尺骨鹰嘴与两者之间的弓状韧带三者围成一骨性纤维鞘管，称为肘管。该管长 1.5～2cm，其上端开口于肱二头肌内侧头下极，下端开口于尺侧腕屈肌的肱头和尺头中间，外侧紧贴肘关节囊、尺侧副韧带及鹰嘴内侧面，内侧壁为连于肱骨内上髁与尺骨鹰嘴之间的纤维带，即弓状韧带，亦称肘管支持带，前壁为肱骨内上髁。肘管中有尺神经、尺侧上下动静脉的吻合系统。本病是肘部最常见的神经卡压综合征。

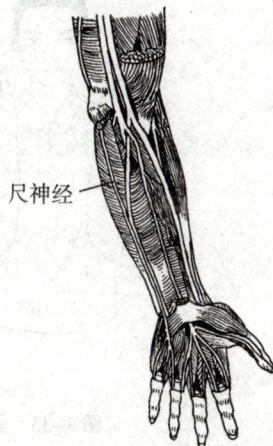

尺神经 ——

图 3-32　尺神经

【病因病机】

肘管综合征的常见原因有：

1. 尺神经脱位 因尺神经沟较浅，约半数患者在屈肘时尺神经滑出尺神经沟而位于皮下，患者在工作时多习惯将肘部内侧撑于桌面，致使尺神经处于慢性受压状态。

2. 肘外翻创伤或其他原因 肘外翻创伤或其他原因造成的肘外翻畸形，肘关节屈伸活动时尺神经张力增大而受到牵拉及摩擦，神经鞘逐渐肥厚而导致神经受压。

3. 其他因素 肘部陈旧性骨折造成血肿机化、骨块移位、异常骨赘等可造成尺神经受压；局部囊肿、肿瘤等也可压迫尺神经。

其发病机制主要是肘管狭窄，造成尺神经在肘管内受弓状韧带压迫所致，亦可因腱鞘囊肿和脂肪瘤等软组织肿块外在压迫所致。尺神经受压后可出现该神经支配区域的感觉和运动障碍。此外，由于弓状韧带撕裂或松弛而导致尺神经半脱位、尺神经沟过浅等引起的摩擦性神经炎，亦可出现类似肘管综合征的症状。

中医学认为，外感风寒、气血瘀阻是本病的重要病因。

【临床表现与诊断】

（一）临床表现

1. 病史 一般发病缓慢，逐渐加重。

2. 主要症状 早期：手指的精细动作不灵活，进而发展到无名指感觉迟钝及疼痛，肘管处有明显压痛，屈肘时疼痛加重。手掌内侧及小指感觉异常或麻木，多数患者有尺神经所支配的肌无力，表现为握物无力及手指外展无力。

晚期：尺神经麻痹引起骨间肌、蚓状肌瘫痪及尺神经支配区域痛觉减退，"爪形手"畸形。

3. 体征 早期：肘屈曲试验阳性（图3-33）。通过肱骨内上髁后方尺神经沟处触诊尺神经，有触叩痛及异常感，在肱骨内上髁的外侧触压尺神经时，触痛可达肘关节上。肘下 Tinel 征阳性（图3-34）。

晚期：夹纸试验阳性。

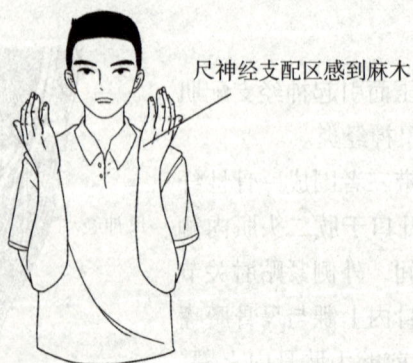

图 3-33 屈肘试验

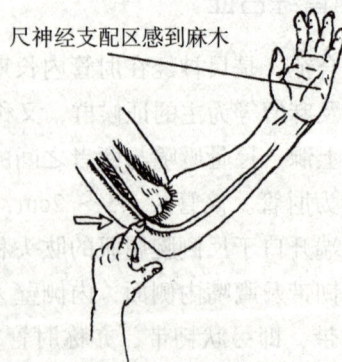

尺神经支配区感到麻木

尺神经支配区感到麻木

图 3-34 肘下 Tinel 征

（二）辅助检查

1. X 线检查　部分患者有肘外翻表现。

2. 肌电图检查　显示肘下尺神经传导速度减慢，小鱼际肌及骨间肌肌电图异常。

（三）鉴别诊断

1. 神经根型颈椎病　下颈段之颈椎病可因椎间孔狭窄而发生第 8 颈神经刺激症状，以手尺侧麻木、乏力为主要表现。主要区别在于颈椎病时肘管区无异常表现，肘管综合征无肘上颈项部症状。

2. 神经鞘膜瘤　肘部尺神经鞘膜瘤与肘管综合征有同样表现，检查时可扪及节段性增粗的尺神经，Tinel 征阳性，无肘部骨关节病变。鉴别困难时需经手术或病理检查来确定诊断。

【辨证与治疗】

肘管综合征是一种进行性损害疾病，如不及时解除对尺神经的压迫，可发生手内在肌的永久麻痹。

（一）手法治疗

早期可以单拇指沿肱骨内上髁尺神经沟部进行尺神经弹拨，在伸肘和屈肘位交替进行，但手法应轻柔。再顺尺神经方向按压小海、灵道等穴。最后揉捏患侧小鱼际、骨间肌及手指。反复 3～5 次，约 10 分钟。

（二）固定疗法

早期宜适当休息，患肢制动，可用三角巾悬吊固定于轻度屈肘前臂中立位 3 周。必要时可行夹板、石膏或支具固定。

（三）练功疗法

早期应多做握拳活动，促进患肢血液循环。若病程至晚期行手术治疗后更应多做用力握拳活动，配合手滚圆球锻炼，以尽快恢复手指功能。

（四）药物疗法

1. 中药辨证治疗

（1）内服药物　治宜行气消瘀，舒筋活络。方用补阳还五汤加减。若湿胜者，肌肉骨节酸痛，活动不利，肢麻重着，方用薏苡仁汤加减。

（2）外用药物　早期宜活血化瘀，理气止痛。局部可外敷消肿止痛膏、奇正止痛膏、云南白药膏、天和骨通贴膏、狗皮膏等；后期用海桐皮汤、上肢损伤洗方、骨科外洗二方加制川乌、干姜、艾叶，加重其中的细辛，水煎熏洗或热敷，以达到温经通络止痛、消肿止痛的目的。

2. 西药治疗　疼痛重者可口服非甾体类消炎镇痛药，可加服、静脉输注或局部注射神经营养药物。

（五）针灸疗法

取阿是穴，进针后行提插、捻转手法，得气后行温针灸，留针 15 ～ 20 分钟，每日 1 次，10 次为 1 个疗程。透刺针法在该病治疗中有重要意义，温针灸或局部灸法治疗有良好帮助。

（六）针刀疗法

可通过针刀松解肘部弓状韧带，松解尺神经卡压。注意不要损伤尺神经。

（七）手术疗法

经保守治疗无效者，应及时采用手术治疗。常用的手术方法有肘管切开减压术、尺神经前移术等。关节镜手术适用于肘关节无明显畸形，尺神经无明显变性的肘管综合征者。

（八）其他疗法

1. 封闭疗法 选用药物行局部痛点封闭，每周 1 次，2 ～ 3 次为 1 个疗程。

2. 物理疗法 可应用超短波、微波、红外线等温热疗法。亦可使用神经肌肉电刺激疗法，可选用三角形电流、直流电、调制中频、温热等进行治疗。

【预防与调护】

对肘关节创伤要及时、正确处理，尤其是肘部的骨折、脱位，要对位良好，避免对尺神经造成卡压。应加强上肢肌肉力量的训练，减少尺神经牵拉伤的发生概率。

思考题

1. 肘部扭挫伤要注意鉴别的疾病有哪些？
2. 简述肘部扭挫伤的早期固定方法。
3. 肱骨外上髁炎的诊断要点有哪些？
4. 肱骨内上髁炎的主要体征是什么？
5. 尺骨鹰嘴滑囊炎的体征是什么？如何进行药物治疗？
6. 旋前圆肌综合征的体征与受压部位的关系。
7. 旋后肌综合征的主要临床表现有哪些？
8. 桡侧腕伸肌肌腱周围炎的症状与体征。
9. 骨痂与骨化性肌炎如何鉴别？
10. 肘关节骨化性肌炎的治疗注意事项是什么？
11. 试述肘管综合征的病因与治疗方法的选择。

第三节　腕与手部筋伤

腕、手部是人体最复杂，功能最丰富的结构。腕关节和手部由 27 块骨组成，有至少 30 块肌肉及复杂的韧带和肌腱。

腕、手部关节主要有桡尺构成的桡尺远侧关节，桡骨远端及三角纤维软骨与近排腕骨构成的桡腕关节，两排腕骨构成的腕间关节，远排腕骨与掌骨基底部构成的腕掌关节，掌骨头与第 1 节指骨基底部构成的掌指关节，各指骨之间构成的指间关节。关节通过关节囊、韧带、筋膜以及肌肉和肌腱联系在一起，各关节连接的组织结构不尽相同，各有其组成特点。

腕关节主要有掌屈、背伸、内收（尺偏）、外展（桡偏）和环转等运动功能，掌指关节主要有屈、伸、收、展等运动功能，指间关节主要有屈、伸运动功能，掌指关节、指间关节和第1掌腕关节等共同完成对掌运动功能。桡尺远侧关节参与前臂旋转运动。腕间关节为微动关节，参与腕关节运动。

腕横韧带与腕骨沟构成腕管。通过腕管的有正中神经，指浅、深层肌腱各4条及拇长屈肌腱，共9条肌腱（图3-35）。腕背侧韧带与桡、尺骨远端形成的骨性纤维鞘管，容纳伸肌腱，由桡侧向尺侧依次为拇长展肌腱、拇短伸肌腱、桡侧腕长伸肌腱、桡侧腕短伸肌腱、拇长伸肌腱、指伸总肌腱、示指固有伸肌腱、小指固有伸肌腱，以及尺侧腕伸肌腱。上述各结构内均有滑膜鞘包绕肌腱。

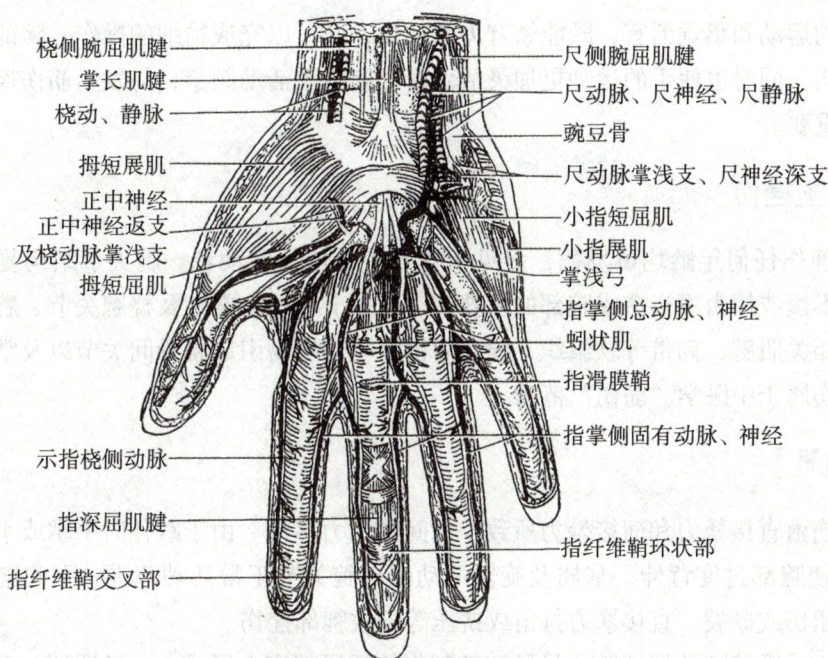

图 3-35 手部解剖示意图

手心下掌筋膜到掌骨有掌浅弓、正中神经和尺神经的分支，其深层为屈指肌腱与蚓状肌，手掌的间隙以及掌深弓及尺神经深支，还有拇收肌与骨间肌。

指浅屈肌腱有屈曲近节指骨的作用。它包绕指深屈肌腱向远侧，止于第二节指骨的两侧缘。指深屈肌腱有屈曲远侧指间关节的作用，止于第三节指骨的掌侧面。

指伸肌腱越过掌骨小头后，向两侧扩展包绕掌骨小头和第1节指骨的背面，称指背腱膜。它向远侧分成正中束止于第2节指骨底；两个侧束在第2节指骨的背侧，互相合并后止于第3节指骨底。在骨间肌与蚓状肌协同下，可屈掌指关节，伸指间关节。

手指并拢握拳，将前臂和拳平放在桌面上，食指的纵轴与前臂的纵轴在一直线上，这是手腕处于自然静止状态下的休息位（图3-36）；腕关节背屈（伸）30°，掌指关节屈曲30°～45°，指关节半屈位，而拇指微屈对掌位，各手指分开，第2～5指指尖均指向舟骨结节，这是手腕可以发挥拿、握东西等重要功能的功能位（图3-37）。

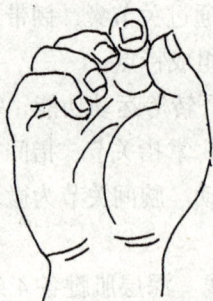

图 3-36　休息位

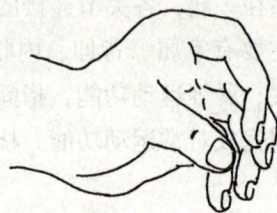

图 3-37　功能位

　　腕手部的肌腱或腱鞘等软组织主要由正中神经、尺神经、桡神经深支、浅支支配，桡动静脉、尺动静脉、头静脉、贵要静脉等血管营养支持。手指尺桡两侧均有动静脉与神经经过，针刀治疗时特别要注意。

　　手是重要的运动和感觉器官，既能做有力的动作，又可以完成精细的操作。腕部不仅是手和前臂的连接结构，同时也使手的运动更加灵活。由于腕与手活动频繁，易发生筋伤疾患，正确的诊断治疗非常重要。

一、腕部扭挫伤

　　腕关节扭挫伤任何年龄均可发病，多见于青壮年及体力劳动者。腕关节结构复杂、运动灵活，常因运动不慎或用力不当造成腕部的扭挫伤。腕关节扭挫伤常涉及桡腕关节、腕间关节、腕掌关节及其他相关肌腱、韧带等软组织，损伤后治疗不当容易引起腕骨间关节以及掌骨间关节紊乱。腕部扭挫伤属于中医学"筋伤"范畴。

【病因病机】

　　腕部扭挫伤由直接暴力和间接暴力所致，以间接暴力多见。由于跌仆时手掌或手背着地，或用力过猛，迫使腕部过度背伸、掌屈及旋转活动超出腕关节正常活动范围，引起腕部韧带、筋膜、关节囊的扭伤或撕裂。直接暴力打击或挤压等可致腕部挫伤。

　　中医学认为，手腕部的扭挫跌仆易导致腕部伤筋后局部瘀血形成，血运滞涩，引起疼痛和功能障碍。迁延日久，则瘀血凝结，血不荣筋，导致筋内挛缩、疼痛。

【临床表现与诊断】

（一）临床表现

1. 病史　患者通常有明确外伤史，如跌仆、腕关节扭挫等。

2. 主要症状　损伤部位疼痛明显，急性损伤者尤为剧烈，夜间常因剧痛而致寝不安。

3. 体征　轻者腕部酸痛无力，重则肿胀疼痛，压痛拒按，功能活动障碍，并且可伴有皮下或有呈弥散性的瘀斑。

（二）影像学检查

1. X 线检查　桡腕关节正侧位、斜位片一般无异常发现。如疑合并骨折，可在伤后 2 周再摄片复查。

2. CT 检查　可排除隐匿性骨折。

（三）鉴别诊断

腕部扭伤须与腕部的各种骨折、脱位相鉴别。

1. 桡骨远端骨折　桡骨远端骨折患者患肢疼痛、肿胀较剧烈，可有畸形，关节不能活动。必要时需结合 X 线、CT 等辅助检查排除隐匿性骨折。

2. 腕舟骨折　临床比较常见，表现为鼻烟窝肿胀（阳溪穴部位），患侧局部压痛明显。嘱咐患者将手向桡侧倾斜，微屈各指，以叩诊锤逐个叩诊各掌骨头，当叩击到第一掌骨头时，疼痛明显加剧。临床需结合 X 线检查或 CT 检查作参照。

3. 腕月骨骨折伴脱位　腕部掌侧肿胀隆起，多为腕月骨骨折同时向前脱位，局部压痛明显。握拳时第 3 掌骨头有明显的凹陷。手向尺侧倾斜，微屈各指，以叩诊锤逐一叩击各掌骨头时，其月骨掌骨头处明显疼痛。完善 X 光片可明确诊断。

【辨证与治疗】

（一）手法治疗

扭挫伤初期，腕部肿胀在特定的位置，压痛不明显时，可先做轻缓的按、摩、揉、捏等手法，再拿住拇指及第一掌骨左右摇晃数次，然后逐个拔伸数指，使筋急、筋挛得以松弛。最后屈伸腕部数次，理顺经筋（图 3-38、图 3-39）。

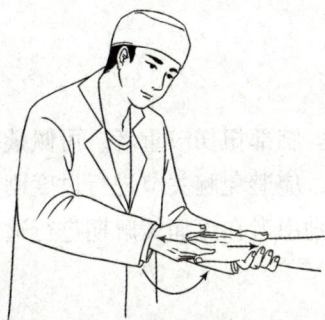

图 3-38　腕部单手摇法

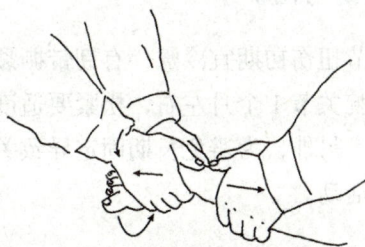

图 3-39　腕部双手摇法

（二）固定疗法

腕关节扭挫伤后应将腕部制动休息。损伤严重者，可用石膏托或石膏管型将腕关节固定在功能位，数周后去除外固定，或改用布绷带或护腕保护。

（三）练功疗法

由于腕部皮下组织结构松弛，伤后肿胀明显，手背皮肤张力增加，牵拉掌指关节及拇指使之过度背伸，有时很难一时将受伤腕部控制在功能位上。后期容易发生掌指关节侧副韧带挛缩，出现掌指关节僵硬，故桡腕关节扭挫伤后应以主动活动为主。如用一宽度适当的木板握于手掌内，以控制拇指及手指的掌指关节，也利于指骨间关节做屈曲位锻炼。或揉转金属球、核桃，以锻炼手腕部屈伸和桡、尺侧偏斜及环转运动。

（四）药物疗法

1. 中药辨证治疗

（1）内服药物

气滞血瘀证：多见于损伤早期，局部肿胀疼痛，皮肤灼热，按痛，腕部活动不利。舌质红，苔薄黄，脉弦数或弦涩。治宜活血化瘀，消肿止痛，方用活血止痛汤加减。

寒湿阻络证：伤后日久，手腕沉重冷痛，顽麻，肿胀反复，时轻时重，手腕屈伸不利。舌淡胖，苔白滑，脉沉弦或滑。治宜除湿散寒，祛风通络，方用薏苡仁汤加减。

（2）外用药物　早期可外用伤痛膏外贴，或外敷通络活血类止痛膏药如骨通贴膏，或外敷驳骨油纱。后期用苏木合剂、骨科外洗二方熏洗。驳骨油纱外敷结合弹性固定治疗急性腕关节扭挫伤有很好的疗效。

2. 西药治疗　可内服非甾体消炎镇痛药，外用消炎镇痛类药物。

（五）针灸疗法

取患侧腕部阿是穴及合谷、内关、外关、列缺、阳池、曲池、阳溪等穴位进行针刺，急性期采用强刺激，以酸麻感得气为佳。

（六）其他疗法

1. 封闭疗法　可选用药物在痛点及其周围行封闭治疗。

2. 物理疗法　后期可用中频理疗及冲击波治疗。

【预防与调护】

腕关节扭伤初期宜冷敷，有韧带撕裂者需予以固定。腕部扭伤较重者，可佩戴护腕或用绷带包扎固定腕关节1个月左右，松紧要适度。解除固定后，应避免腕关节进行过度剧烈的活动，防止再损伤。另外，为避免长期固定导致关节僵硬，应鼓励患者在疼痛缓解期进行适度的腕部屈伸以及旋转活动。

二、桡尺远侧关节损伤

桡尺远侧关节由桡骨远端尺骨切迹和尺骨小头的环状关节面组成。桡骨远端尺侧缘的前后侧各有一条韧带，附着于尺骨远端尺侧的前后侧，称为桡尺背侧韧带和桡尺掌侧韧带，两韧带较松弛。尺骨小头与桡骨远端尺侧缘由三角纤维软骨相连接。桡尺远侧关节的稳定主要依靠三角纤维软骨和桡尺掌、背侧韧带维持。

本病由于外力的作用导致腕三角纤维软骨与韧带撕裂，产生远侧尺桡关节距离增加等病理改变，临床以腕部疼痛、腕关节活动功能障碍为主要表现。本病又称"桡尺远侧关节脱位"，青壮年发病率较高。

【病因病机】

当患者跌摔，腕部于背伸位触地，受到旋转、剪式伤力，或长期做前臂回旋活动的工作（如洗衣服等），而致桡尺远侧关节的损伤。若损伤严重，破坏了该关节的稳定性，则可发生桡尺远侧关节损伤。

中医学认为，强大外力作用于桡尺远侧关节，导致局部筋伤，气滞血瘀，血运滞涩，血不荣筋，引起筋内挛缩、疼痛。

【临床表现与诊断】

（一）临床表现

1. 病史　患者通常有明确外伤史，如跌仆、腕关节扭挫等。

2. 主要症状　在桡尺掌侧或背侧部有局限性肿胀，压痛，前臂旋前或旋后受限，并且伴有疼痛，偶有弹响，腕关节背伸时医者下压尺骨小头部疼痛加重，患手不能举重物，自觉腕部无力。

3. 体征　局部压痛，桡尺远端前后被动活动增加，指压尺骨小头有浮动感或沙沙作响。慢性期腕部疼痛，前臂活动时加重，休息后减轻，尺骨小头较正常隆起，按压有松动感，腕三角软骨盘挤压试验阳性，即前臂旋前，用力将腕关节极度掌屈、尺偏，则桡尺远侧关节处疼痛。

（二）影像学检查

X 线检查　摄片一般无明显异常，部分患者正位片显示桡尺远侧关节间隙增宽，侧位片显示尺骨小头有前后轻度移位。可行双侧腕部 X 线摄片对比。本病应常规 X 线摄片排除腕部、桡尺远侧关节骨折。

（三）鉴别诊断

主要与腕部、桡尺远侧关节的各类骨折相鉴别。

1. 舟状骨骨折　多发生于青壮年，有明显外伤史，鼻烟窝处多呈肿胀，且有明显压痛，桡偏腕关节或叩击第二、三掌骨头部，腕部有剧烈疼痛。X 线检查可以确定诊断。

2. 腕月状骨无菌性坏死　有外伤史或慢性劳损史，腕部疼痛，腕背部稍肿，腕关节伸屈受限，以背伸受限显著。腕背正中相当于月骨处有明显压痛，X 线检查显示，早期月骨密度增高或囊性改变，但轮廓无明显改变；中期可见到月骨变形或碎裂；晚期有腕关节创伤性关节炎。

【辨证与治疗】

（一）手法治疗

1. 对桡尺远侧关节的一般性损伤手法治疗可参考 "腕部扭挫伤"。

2. 如有桡尺远端关节分离，尺骨小头突起者，可用手法复位。复位时患者掌心向下，将患臂伸平，医生右手拇食二指分别捏住桡骨远端背侧与掌侧，其余三指扶持手掌桡侧鱼际部；左手食指半屈曲，以末节的桡侧顶住尺骨小头，拇指扶持尺骨小头的背面，视尺骨小头移位情况沿顺时或逆时针方向环转腕关节，并将尺骨小头向桡侧和掌侧或背侧挤压靠拢。复位后无浮动感，患者自觉症状减轻。

（二）固定疗法

桡尺远侧关节损伤应进行有效固定。无明显桡尺远侧关节分离者，可用夹板固定，将腕部以衬棉包扎 3 ～ 5 层，然后放置大小适宜的夹板，用布绷带加压包扎固定，最后用三角巾屈肘 90° 前臂中立位悬吊于胸前。固定时间为 3 ～ 4 周。

因在前臂旋转时，桡尺近侧与远侧关节同步运动，单纯的前臂石膏难以控制前臂纵向旋转，势必造成固定不牢，从而影响治疗效果。所以，对部分伴有桡尺远侧关节脱位的患者在纠正脱位后，应采用上肢长臂石膏托屈肘 90°前臂中立位固定，必要时选用长臂石膏夹固定，固定时间 6 周左右。

（三）练功疗法

受伤 24 小时疼痛缓解后，练习手指伸屈活动。去除外固定后，进行腕关节屈伸及前臂旋转活动锻炼。练功活动应以不加重腕部的疼痛为度。

（四）药物疗法

1. 中药辨证治疗

（1）内服药物

气滞血瘀证：急性期肿痛明显者，治宜化瘀消肿，理气止痛。方用活血止痛汤加减。

湿邪阻络证：慢性期肿痛不明显，关节活动不利者，治宜舒筋活络，可服用舒筋丸。

（2）外用药物　急性扭挫伤局部瘀肿者，可选用消瘀止痛膏、双柏散等外敷。肿痛消减后，可选用上肢损伤洗方、海桐皮汤煎水熏洗。有分离脱位可加重其中的活血通络药物如乳香、当归、红花等。

2. 西药治疗　可内服非甾体类消炎镇痛药和消肿药物，外用消炎镇痛类药物。

（五）针灸疗法

取阿是穴、外关、阳池、阳谷、腕骨、养老、神门等腕部穴位，急性期以强刺激为主，以酸麻胀痛得气为佳；慢性期以轻刺激为宜，或加艾灸。

（六）其他疗法

1. 封闭疗法　多用于慢性期，选用药物做痛点封闭。每周 1 次，2～3 次为 1 个疗程。

2. 物理疗法　损伤 24 小时内采用冷敷，3 天后可以选用微波、超短波、红外线等治疗。

【预防与调护】

伤后早期宜冷敷，禁热敷。明确诊断桡尺远侧关节脱位后，应及时复位并进行有效固定。慢性期可佩戴护腕保护腕关节，及时指导患者进行握举及腕、肘关节屈伸和前臂旋转等练功活动锻炼。

三、腕管综合征

腕管综合征是由于正中神经在腕管中受压，引起的以手指麻木、疼痛、乏力为主的证候群。属于中医学"痹证""麻木"范畴。其主要临床表现为：正中神经支配区域的肢体麻木、疼痛，拇指外展无力，甚至大鱼际肌萎缩。本病好发于中年人，以女性多见。

【病因病机】

腕管是腕部由腕骨和腕横韧带共同构成的骨－韧带隧道，腕管有四壁：前壁为腕横韧带，后壁为一层覆盖于桡腕关节及腕横关节光滑韧带上的筋膜组织，桡侧壁为舟骨结节和头角骨结节，尺侧壁为豌豆骨、钩骨钩突及其韧带。通过腕管的有：拇长屈肌腱与 4 个手指的指浅、深屈肌腱及正中神经。正中神经居于最浅层，处于肌腱与腕横韧带间（图 3-40）。腕管内容物慢性病变、腕管内容物的增多、腕管容积缩小均可引起腕管内的正中神经受压，引起一系列的症状。

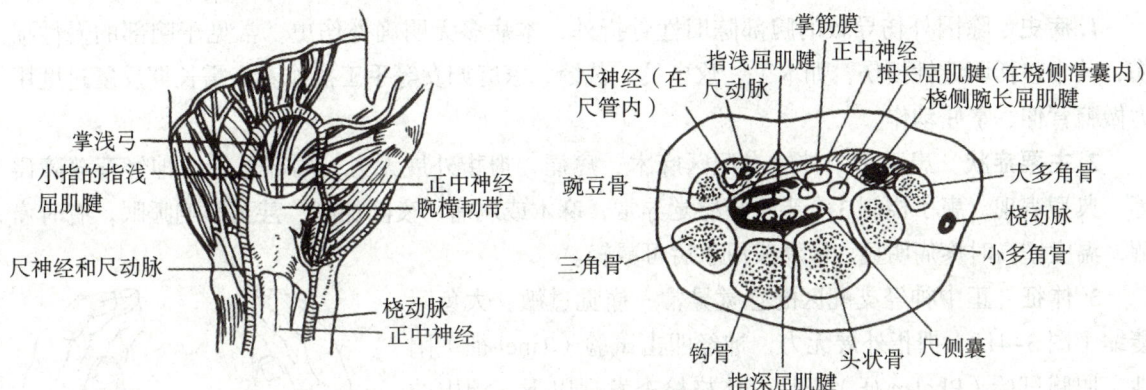

图 3-40 腕管解剖示意图

（一）腕管内容物慢性病变

长期反复、过度用力进行腕关节活动可使腕部发生慢性损伤，临床常见于木工、厨工、裁缝等，尤其是女性。腕部的活动范围较大，在掌指和腕部活动中，指屈肌腱和正中神经长期与腕横韧带来回摩擦，引起肌腱、滑膜和神经的慢性损伤。在握拳屈腕时，则更易受伤。大量肌腱、滑膜水肿使管腔压力增高，正中神经受压。风湿和类风湿性疾病、糖尿病、怀孕、产后或闭经期内分泌功能紊乱，以及胶原性疾病和掌长肌先天性肥大均可诱发正中神经受卡压。

（二）腕管内容物的增多

如常见的腱鞘囊肿、脂肪瘤、钙质沉着、痛风石等。肥胖亦可增加发病风险，可能的原因为肥胖者腕管内脂肪组织沉积，内容物增多使腕管内高压，正中神经受压，血液供应减少，引起神经损伤。

（三）腕管容积缩小

腕横韧带可因内分泌病变（肢端肥大症、黏液性水肿）或外伤后瘢痕形成而增厚，或月骨脱位、桡骨远端骨折畸形愈合等都可使腕管内腔缩小，腕横韧带的增厚亦可使腕管缩小，压迫正中神经。

中医学认为，腕管综合征的主要病因包括内因及外因。内因为正虚、年老体弱；外因为外伤、劳损、外感六淫。病机主要为在素体亏虚基础上，因感受风寒湿邪，或急性外伤、慢性劳损等使腕部经筋、脉络受损，气血运行受阻，血行不畅，"不通则痛""不荣则痛"；气血瘀阻，致使手部气血虚少，故见肢体麻木。素体亏虚复感外邪，久病致虚，恶性循环，疼痛、麻木导致肢体长期废用，出现肌肉萎缩。从腕管综合征的致病原因及临床表现来看，可分为实证与虚证。实证主要是因外伤，如腕部骨折等；虚证主要是因劳损、体虚，血不荣筋，或实证未经及时诊治，迁延不愈，久病而虚，从而出现手部肌肉萎缩等痿证表现。

【临床表现与诊断】

（一）临床表现

1.病史   除因外伤导致的腕部陈旧性骨折外，本病多无明确外伤史。常见于腕部的慢性损伤，其中包括职业性损伤，如木工、炊事员、裁缝、家庭妇女等手工操作者，需长期反复过度用力做腕背伸、掌屈动作。

2.主要症状   患手正中神经支配区麻木、疼痛，拇指外展无力，局部血管、神经营养障碍等。典型表现，患手桡侧3个半手指感觉异常，麻木或刺痛，夜间加剧，甚至影响睡眠，有时痛醒，温度增高时疼痛明显，活动或甩手后可减轻。

3.体征   正中神经支配区的感觉异常、痛觉过敏、大鱼际萎缩（图3-41）、拇指外展无力、神经叩击试验（Tinel征）阳性、屈腕试验（Phalen征）阳性。体格检查发现以下三项中的一项即应考虑腕管综合征：正中神经支配区的感觉异常、神经叩击试验（Tinel征）阳性、屈腕试验（Phalen征）阳性。

临床特殊体征：

（1）拇指外展无力测试   让患者抬起拇指于垂直手掌位，检查者在患者拇指末节指骨施加向下的力量，以检查只受正中神经支配的拇短展肌的力量。虽然正中神经主要支配大鱼际肌中的拇短屈肌、拇短展肌、拇对掌肌，当检查拇指力量时，应该更加关注拇指外展力量是否减弱，而不是屈曲或对掌。拇指外展力量减弱可作为诊断腕管综合征的一个重要依据。相反，拇指外展力量正常的患者基本可排除腕管综合征。

图3-41   右侧大鱼际肌萎缩

拇指外展力量
检查视频

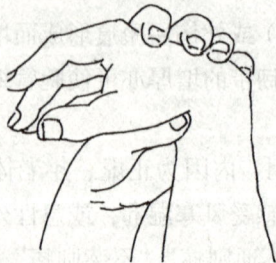

（2）屈腕试验（Phalen征）阳性   让患者将肘部置于检查台上，前臂与地面保持垂直，自然垂腕任由重力作用，如果在60秒内手部感觉异常则为阳性（图3-42）。其原理为屈腕时腕横韧带与屈肌腱之间的压力增高，诱发正中神经分布区感觉异常。

（3）神经叩击试验（Tinel征）阳性   轻叩腕管正中部位之正中神经（桡侧屈肌与掌长肌之间），如果出现正中神经支配区的放射性触电样刺痛或麻木，则为阳性（图3-43）。

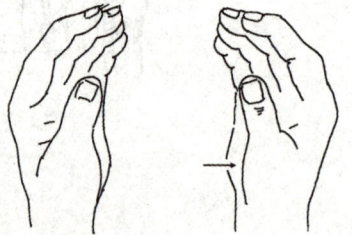

图3-42   屈腕试验

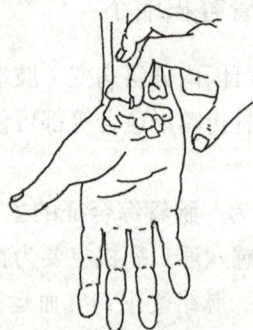

图3-43   神经叩击试验

（二）影像学检查

1.腕关节X线检查   检查可以了解腕关节骨性结构，可以作为腕管综合征的基础检查，用于排除骨性结构的创伤性病变，但无法直接诊断本病。

2. 肌骨超声　能清晰显示腕部肌肉、肌腱、韧带、神经等组织病变，发现卡压情况。

3. MRI 检查　可以直接观察腕部解剖结构的异常，发现正中神经受压的特征以及占位的情况，但无法对正中神经信号强度和韧带的增厚程度进行准确定量评估，目前本病诊断也缺乏此两项检查的统一标准。

（三）其他辅助检查

电诊断检查（包括神经传导测试和肌电图）被公认为是诊断腕管综合征的金标准，同时可辅助鉴别其他引起手部感觉迟钝的疾病，包括神经根型或脊髓型颈椎病、其他正中神经卡压综合征。

（四）鉴别诊断

本病应与颈肋、神经根型颈椎病、多发性神经炎、软组织风湿免疫性病等疾病相鉴别。

1. 颈肋　可有手部发麻或疼痛，但不局限于正中神经区，较多在患手尺侧，患者多伴有血管受压症状，如手指发冷、发绀，桡动脉搏动减弱，X 线摄片检查有颈肋可以鉴别。

2. 神经根型颈椎病　由于神经根受压引起的麻木区不单在手指，上臂、前臂也有感觉减退区。运动、腱反射也出现某一神经根受压的变化。但屈腕试验与神经叩击试验为阴性，叩顶试验、臂丛神经牵拉试验阳性。

3. 多发性神经炎　常是双侧发病，不局限于正中神经，尺神经、桡神经也同时受累，呈手套状感觉麻木区。

【辨证与治疗】

部分腕管综合征患者具有自限性，通过非手术治疗可缓解症状。

（一）手法治疗

1. 点穴按摩法　在患腕压痛点及外关、阳溪、鱼际、合谷、劳宫等穴位处，施以按压揉摩手法。

2. 腕部拔伸法　用适当的力度拔伸患部腕关节。

3. 旋转屈伸法　缓缓旋转、屈伸腕关节数次，最后理顺腕部、手指。局部不宜过多过重施用手法，以防进一步增加腕管内压。

（二）固定疗法

一般不需要固定，或只用腕部弹力带固定，严重者才用夹板、石膏托或腕关节支具，将腕关节固定于中立位，观察 2～4 周后，如症状缓解可解除外固定。

（三）练功疗法

固定 24 小时后疼痛减轻，在有外固定情况下，应加强练习各指伸屈活动；解除固定后练习手指、腕关节屈伸及前臂旋转活动，防止失用性肌萎缩及粘连。

（四）药物疗法

1. 中药辨证治疗

（1）内服药物

气滞血瘀证：腕部肿胀、压痛，手指麻木、刺痛，得热时痛增，腕部活动不利，舌质红，苔薄白，脉弦或涩。治宜活血通络，方用舒筋活血汤加减，或内服小活络丹、伸筋胶囊等。

阳虚寒凝证：腕部疼痛，手指麻木，遇寒冷者发冷、发绀，手指活动不便，舌质淡，苔薄白，脉沉细。治宜调养气血，温经通络。方用当归四逆汤加减。

风邪阻络证：腕部疼痛，手指麻木，疼痛游走不定，遇风加剧，舌质淡，苔薄白，脉弦。治宜祛风通络，方用小活络丸加减。

（2）外用药物　早期可贴消炎止痛膏、狗皮膏、云南白药膏等祛风消肿、活络止痛。去除外固定后可用八仙逍遥汤或海桐皮汤熏洗。

2. 西药治疗　包括类固醇激素、非甾体类消炎止痛药、神经营养药物等，其目的主要为减轻局部水肿、消炎止痛、营养受损神经。

（五）针灸疗法

取阳溪、外关、合谷、劳宫等穴，得气后留针15分钟，隔日1次。也可根据病情减少或增加。

（六）针刀疗法

主要通过对腕横韧带的切割松解，减轻腕管内对正中神经的压迫，从源头减轻腕管内压力，解除局部痉挛，应用得当，具有较好的疗效。操作时应避开正中神经，切勿损伤神经。

（七）手术疗法

病情严重或时间长久之患者，根据情况选择手术治疗。

1. 手术适应证　①手指麻痛，夜间麻醒，严重影响工作生活者。②桡侧三个半手指痛觉减退或手指感觉完全丧失者。③大鱼际肌萎缩，拇指对掌肌力减弱或不能对掌者。④MRI等检查明确腕部有肿物压迫正中神经者。⑤电生理诊断提示中、重度正中神经腕部卡压者。⑥经过系统保守治疗无效者。

2. 手术禁忌证　①伴有全身性疾病，不能耐受手术者。②局部有感染灶，术后可能感染者。

（八）其他疗法

1. 封闭疗法　选用药物于掌长肌腱与正中神经尺侧、腕横纹处进针进行腕管内封闭治疗。每周1次，2～3次为1个疗程。可配合手法与固定方法治疗。应注意不能将药物注入正中神经内，否则可因神经损伤，或类固醇晶体积累而产生化学性炎症，反而加重症状。

2. 物理疗法　康复期可以用微波、超短波、红外线等辅助治疗。

【预防与调护】

对腕部的创伤要及时、正确处理，尤其是腕部的骨折和脱位，要求对位良好。已发生腕管综合征者，急性疼痛期施理筋手法后要固定腕部，可用夹板、石膏或支具固定，也可以将前臂及手腕部悬吊，不宜做热疗，以免加重病情。经保守治疗无效者，应尽快进行手术治疗，防止正中神经长时间严重受压而变性。术后应尽早进行手腕部功能锻炼。

四、腕关节三角软骨复合体损伤

腕关节三角软骨复合体是腕尺侧维持远侧尺桡关节稳定性的重要结构，位于尺骨头与尺侧腕骨之间，由三角纤维软骨关节盘、类半月板、远侧尺桡关节掌、背侧韧带、尺侧副韧带及尺侧腕伸肌腱鞘等组成（图3-44）。腕关节三角软骨复合体因外伤或退行性变，从而出现远侧尺桡关节稳定性缺失、腕关节尺侧疼痛，称之为腕关节三角软骨复合体损伤。本病以青壮年为主，以外伤史或腕部过度使用者多见。

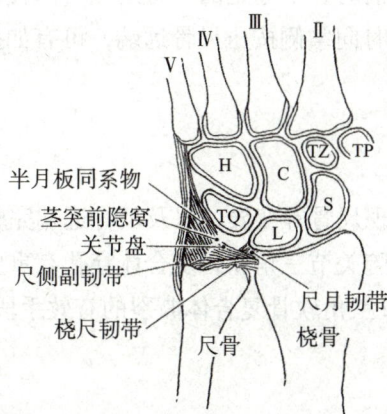

图 3-44 腕部解剖示意图

【病因病机】

腕关节三角软骨复合体损伤的基本病因是创伤或退行性变化。它可分成两大类：第一类为创伤性：由于上肢背伸位或从高处跌落手撑地，前臂猛烈旋转，腕关节尺侧轴过度负重或腕尺侧牵张损伤。第二类是退行性变所致：此类损伤由于腕尺侧反复负重，腕关节受压旋转引起，属于腕尺侧撞击综合征的变型。

腕关节三角软骨复合体的生物力学作用是承受和传递压力、维持尺侧腕关节稳定。腕关节三角软骨复合体通过各组成部分实现其具体功能：①复合体水平部：充当尺侧腕关节的衬垫，承受轴向力整体的20%左右。②掌侧和背侧桡尺韧带：远侧桡尺关节的主要稳定结构。③尺侧腕伸肌腱、尺侧副韧带：尺侧腕关节的稳定结构。前臂旋转时 TFCC（三角纤维软骨复合体）承受不同压力，旋后导致尺骨相对负向变异，而旋前导致尺骨相对正向变异。在完全旋前和旋后位 TFCC 的掌侧部分或背侧部分变得紧张，因而起着限制和稳定远侧尺桡关节的作用。

【临床表现与诊断】

（一）临床表现

1. 病史 常有明确外伤史，或腕部劳损史。网球运动员或体操运动员属于高危人群。

2. 主要症状 腕关节尺侧疼痛和机械性症状（如咯喇音）。疼痛常为慢性，休息后减轻，活动后加重，伴有腕部无力、酸胀、抓物无力、活动受限等。

3. 体征 腕关节尺侧、远侧尺桡关节处压痛，前臂中立位腕关节尺偏可产生腕关节尺侧疼痛和偶发喀喇音。检查者紧握和尺偏患者腕关节，然后反复旋前旋后，可引出疼痛性喀喇音。有腕部旋前、旋后、尺偏、屈伸受限和运动欠圆滑现象，手握力下降，关节弹响，以及关节松弛或僵硬。可伴有远侧尺桡关节半脱位及退行性关节炎、尺骨茎突骨折及骨不愈合，月骨三角骨不稳定及尺侧腕伸肌腱脱位及肌腱炎。

临床特殊体征：

（1）尺骨撞击试验　轴向压迫患者腕关节，过伸和尺偏腕关节，引发疼痛，为阳性。

（2）压力试验　患者取坐位，用患侧腕关节支撑身体重量脱离座椅时，因身体重量导致腕关节的轴向尺侧负重力，引发腕关节尺侧疼痛，为阳性。

（3）琴键征　患侧腕关节旋前时，不稳定的尺骨远端可向背侧移位，检查者可于腕关节背侧触及向背侧突出的尺骨远端，同时向掌侧按压尺骨远端，可有如按琴键之复位感，患者同时疼痛减轻，为阳性。

（二）影像学检查

1. X线检查　常规平片可发现尺骨等变异，以及尺骨远端完整性和腕部轴向力线的变化。

2. 关节造影　腕关节造影对腕关节三角软骨复合体穿孔有重要诊断价值。

3. MRI检查　是诊断腕关节三角软骨复合体撕裂的有效手段，冠状面的T_2加权象对于该复合体撕裂的诊断最有价值。

（三）损伤的分类

腕关节三角软骨复合体损伤可分为创伤性（1型）和退变性（2型）。

1. 创伤性（1型）　常发生于桡骨远端骨折，尤其是桡骨存在严重短缩时。1型损伤可分为4个亚型。A型为复合体中心穿孔；B型为复合体尺侧撕裂，伴或不伴有远侧尺骨骨折；C型为复合体远侧撕裂；D型为TFCC桡侧撕裂，伴或不伴桡骨C形关节切迹骨折。

2. 退变性（2型）　可分为5个亚型。A型为复合体磨损；B型为复合体磨损，并月骨和（或）尺骨软骨软化；C型为复合体穿孔，并月骨和（或）尺骨软骨软化；D型为复合体穿孔，并月骨和（或）尺骨软骨软化，且月三角骨韧带穿孔；E型为复合体穿孔，并月骨和（或）尺骨软骨软化，且月三角骨韧带穿孔，同时有尺腕关节炎。

（四）鉴别诊断

本病应与桡腕关节扭挫伤、腕尺侧副韧带损伤、腕部的各类型骨折等疾病相鉴别。

1. 桡腕关节扭挫伤　常因扭伤或直接挫伤导致腕关节疼痛，但疼痛部位集中在腕关节桡侧，通过仔细询问病史及查体可鉴别。

2. 腕尺侧副韧带损伤　与本病相似，可因外伤或劳损而出现腕关节尺侧疼痛，但腕尺侧副韧带损伤者通常疼痛部位较表浅，尺骨撞击试验为阴性，反而桡偏腕关节时可出现腕关节尺侧疼痛，结合关节造影、MRI、关节镜检查，可资鉴别。

【辨证与治疗】

三角纤维软骨复合体周围与中心部的营养血供不一致，周边营养充分，自行修复潜力较大，然而中心部损伤后自行修复可能性则很小。若系边缘损伤，有可能自行修复。对于1A型TFCC损伤，一般采取非手术治疗；1B型损伤，可制动6周后加强功能锻炼。

（一）手法治疗

1. 拔伸摇腕法 患者坐位，前臂伸直掌心向下。医者在患者前方，先行适当的相对牵引，在牵引下将腕部摇晃 2～3 次（图 3-45）。

2. 揉捏法 轻轻揉按、揉捏尺骨头与桡骨远端的尺侧缘，使其突出处复平，随之将分离的桡尺远侧关节捺正并保持稳定位置。

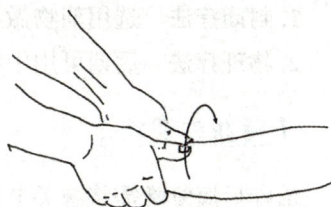

图 3-45 拔伸摇腕法

（二）固定疗法

对于急性外伤者，将腕关节置于中立位，前臂置于旋后位，以夹板、石膏托或腕关节支具固定 4～6 周。

（三）练功疗法

急性损伤早期，在固定下，患肢手指、肘关节、肩关节可做适当的屈伸活动，以防止发生相邻关节僵硬等并发症，以及肢体肌肉萎缩。解除固定后，逐步练习腕部功能活动。

（四）药物疗法

1. 中药辨证治疗

（1）内服药物

气滞血瘀证：损伤早期，局部肿胀疼痛，压痛，活动痛增，桡尺远侧关节松弛。舌苔薄白或薄黄，脉弦。治宜祛瘀消肿，活血止痛，方用定痛活血汤、七厘散等。

体质虚寒证：损伤后期，腕部酸痛，活动痛，桡尺远侧关节松弛，有弹响音。舌质淡红，苔薄白，脉细。治宜温经通络，方用当归四逆汤加减。

肝肾亏虚证：损伤后期，腕部酸楚疼痛，劳累后加重，同时伴有头晕目眩，腰膝酸软等症状。舌淡苔薄，脉沉细。治宜调养肝肾，方用补肾壮筋汤、补筋丸等。

（2）外用药物 初期宜祛瘀通络止痛，用三色敷药或消肿止痛膏外贴。后期宜温经通络止痛，用海桐皮汤、上肢损伤洗方等方剂，加重其中威灵仙、当归、川芎、桂枝的药量，煎水熏洗，每日 1～3 次。

2. 西药治疗 可用非甾体类消炎止痛药内服外用。

（五）手术疗法

对于 1A 型 TFCC 损伤，经非手术治疗后，如症状仍较明显，行关节镜下清创，可缓解症状；对于 1B 型 TFCC 损伤者，若非手术治疗后，症状持续，检查发现 TFCC 有进一步发生周边撕脱的趋势，以致后期下尺桡关节不稳，或已经出现 DRUJ 不稳者，可行关节镜下修复。1C 型 TFCC 损伤会导致掌尺侧腕骨"下垂"，开放手术或关节镜修复可改善疼痛和不稳的症状。1D 型损伤可能会伴有桡骨和尺骨远端骨折，若骨折复位后，韧带损伤仍然不稳，可采用开放手术或关节镜手术修复韧带从桡骨上撕脱的结构。2 型损伤，多伴有尺骨撞击综合征，当外固定、药物治疗及注射疗法无效时，可考虑行关节内的开放手术或关节镜手术，或采取尺骨短缩术来减少尺腕关节的负重。

（六）其他疗法

1.封闭疗法 选用药物做尺骨茎突与桡骨远端痛点间封闭治疗，每周 1 次，3 次为 1 个疗程。
2.物理疗法 后期可用中频理疗、红外线等辅助治疗。

【预防与调护】

治疗后康复常需将腕关节用石膏固定。固定期间做固定区以外的各关节大幅度运动及肌力练习，防止肢体失用性改变。解除固定后，做恢复腕部、手指活动度及肌力练习，并注意限制用手腕支撑及其他强力腕背伸动作。

五、手腕部腱鞘囊肿

腱鞘囊肿是发生于关节或腱鞘内的囊性肿物，内含有无色透明或微呈白色、淡黄色的稠冻样黏液。古称"腕筋结""腕筋瘤""筋聚""筋结"等。腱鞘囊肿不是肿瘤，腱鞘囊肿外壁由多方向的胶原纤维组成，因其内壁缺乏上皮细胞，故认为不是真正的囊肿。本病好发于腕背，以青壮年女性多见（图 3-46）。

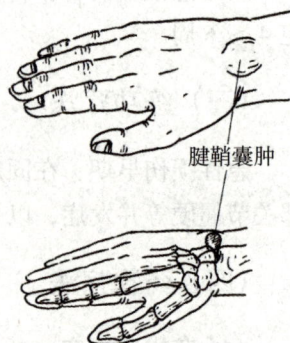
腱鞘囊肿

图 3-46 腕关节腱鞘囊肿

【病因病机】

本病病因目前尚不清楚，可能与外伤和慢性劳损有一定关系。现代医学认为，腱鞘囊肿可能与关节囊内及周围的退行性损伤、腱鞘周围滑膜疝、间叶组织化生、反复创伤或韧带损伤相关。目前多数人认为是关节囊、韧带、腱鞘中的结缔组织因局部营养不良，发生退行性变性而形成囊肿。腱鞘囊肿与关节囊或腱鞘密切相连，但并不一定与关节腔或腱鞘的滑膜腔相通。囊壁外层为致密硬韧的纤维结缔组织，内层为光滑之白色膜遮盖，无囊内壁细胞。囊腔多为单房，但也有多房者，囊内多为无色透明胶冻样黏液。

中医学认为，寒邪侵袭，或劳作损伤筋脉、气血运行不畅而致病。病机为气滞血瘀，寒邪凝聚。

【临床表现与诊断】

（一）临床表现

1.病史 腱鞘囊肿生长一般较为缓慢，常于无意中发现，部分有逐渐增大的趋势。
2.主要症状 多数患者除出现肿物外，无其他不适。少数有局部胀痛，腕部力量减弱，握物时有挤压痛。腕管内的屈指肌腱鞘囊肿压迫正中神经会出现手指麻木。
3.体征 囊肿发生的部位可触及囊性肿物，质软或韧，也有部分囊肿坚如骨质，但仍存一定弹性；囊肿小而张力大者压痛明显，囊肿大而柔软者多无明显压痛。手腕部腱鞘囊肿多发生于腕背侧，少数在掌侧。最好发的部位是指总伸肌腱桡侧的腕关节背侧关节囊处，其次是腕关节掌侧桡侧腕屈肌腱和拇长展肌腱之间，少数腱鞘囊肿可发生在掌指关节以远的手指屈肌腱鞘上，米粒大小，质地坚硬。腕管内的屈指肌腱鞘发生的囊肿易诱发腕管综合征。

（二）影像学检查

1. X 线检查 一般无明显异常发现，但可判断周围骨关节有无改变。

2. MRI 检查 囊肿特征表现是 T_1WI 呈低信号，T_2WI 呈高信号，边界清楚；MRI 能更好地显示囊肿周围的结构关系。

3. 肌骨超声检查 可确定肿物的性质为囊性结构，可显示与周围结构的关系。

（三）鉴别诊断

1. 脂肪瘤 是脂肪颗粒堆挤在一起，形成有包膜的包块，好发于脂肪丰富的地方。腱鞘囊肿是来源于关节腔里面的关节液，里面的是关节液，好发于关节周围，比如说腕关节。MRI、肌骨超声可以鉴别。

2. 掌骨颈骨折 特别注意第 2、3 掌骨颈骨折向背侧突起成角时亦可有掌背部肿胀。掌骨颈骨折时腕关节功能受限，骨折处可触及骨擦感。X 线检查可鉴别。

【辨证与治疗】

极少数腱鞘囊肿的病例囊肿可经自行吸收而消失。多数病例可经过非手术治疗而痊愈，而且疗效较好，但易复发。少数易复发的病例，需经过手术切除，预后效果好。

（一）手法治疗

对于发病时间短，囊壁较薄，囊性感明显者，可用按压法压破囊肿将关节掌屈，使囊固定和高凸，医者用双手拇指压住囊肿，并加大压力挤压，使囊壁破裂，捏破后局部按摩，以便囊内液体充分流出，散于皮下。但部分患者仍可复发。

（二）固定疗法

囊肿手法压破后，局部用绷带加压包扎固定 2～3 天。

（三）练功疗法

固定疗法治疗 24 小时后，疼痛减轻即可进行腕和手指屈伸活动锻炼。

（四）药物疗法

囊壁已破，囊肿变小，局部仍较肥厚者，可贴万应膏，使肿块进一步消散。

（五）针灸疗法

对囊壁厚、按压不破者，可加针刺治疗。患处消毒后，用三棱针垂直刺入囊肿内，起针后在肿块四周加以挤压，可使囊肿内容物挤入皮下，部分胶状黏液可从针孔中挤出，然后用消毒敷料加压包扎 2～3 天，以减少复发。

（六）针刀疗法

选取腱鞘囊质地较硬部位作为治疗点，刀身与局部肌腱走向平行刺入，深度到达囊内，做小幅度纵向切割。

（七）手术疗法

对于反复发作者，可行手术切除。术中应仔细分离并完整切除囊壁，如囊壁与关节相通者，应缝合关节囊，再将筋膜下左右两侧组织重叠缝合，术毕加压包扎。

（八）其他疗法

封闭疗法 患处消毒后，用大号注射针头尽可能地抽尽囊肿内黏液，然后固定针头，更换注射器，选用药物做封闭治疗，并局部加压包扎 1 ～ 2 天。

【预防与调护】

囊壁挤破后，在患部放置半弧形压片（如棉垫片等），适当加压包扎，以使囊壁间紧密接触，形成粘连，避免复发。患部的活动应掌握适当，避免使用不适当的按摩手法，以免增加滑液渗出，使囊肿增大。

六、桡骨茎突狭窄性腱鞘炎

桡骨茎突部有拇长展肌和拇短伸肌的共同腱鞘。而在日常生活和劳动中，桡骨茎突部的肌腱在腱鞘内经长时间的摩擦和反复的损伤后，滑膜呈现水肿、增生等炎症变化，引起腱鞘管壁增厚、粘连或狭窄者，称桡骨茎突狭窄性腱鞘炎（图 3-47），属中医学"筋伤"范畴。

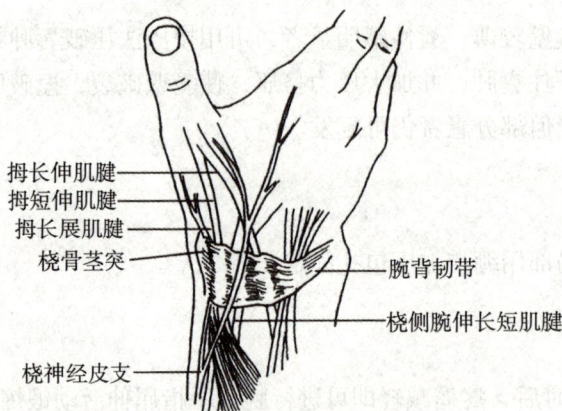

拇长伸肌腱
拇短伸肌腱
拇长展肌腱
桡骨茎突
桡神经皮支

腕背韧带
桡侧腕伸长短肌腱

图 3-47 桡骨茎突腱鞘解剖

【病因病机】

拇长展肌腱与拇短伸肌腱经桡骨茎突部浅在骨沟，上有韧带覆盖，形成一纤维骨性鞘管，因此造成腱鞘内相对狭窄，肌腱出鞘后折成一定的角度分别止于拇指及第一掌骨。当拇指及腕活动时，此折角增大，进一步增加肌腱与腱鞘的摩擦，造成劳损或引起创伤。因此腱鞘可发生损伤性炎症，致肌腱、腱鞘发生水肿、肥厚，使管腔变窄，肌腱在管内滑动困难而产生相应的症状。

中医学认为，患者体弱血虚、血不荣筋，加之长期劳损导致局部气滞血瘀，血气运行不通则痛，部分患者可因腕关节外伤导致劳损的肌腱局部气滞血瘀。临床上常见于产后常抱婴儿的妇女、从事轻工业的工人等。

【临床表现与诊断】

（一）临床表现

1. 病史　多有长期手腕部劳损病史，某些病例有外伤史；呈慢性发病，隐匿进行，亦有疼痛较重及进展较快者。

2. 主要症状　腕关节桡侧疼痛，持重时乏力，疼痛加重，部分患者疼痛沿手或前臂部传导，造成拇指软弱无力，并可因腕部的各种动作或拇指外展、伸展等动作而加剧。

3. 体征　与健侧对比可见到患侧桡骨茎突处有一结节状轻微隆起，扪之约为豌豆大小，压痛明显。如将拇指屈于掌心，然后握拳，将腕部轻度偏向尺侧，桡骨茎突部有剧痛者，为握拳尺偏试验阳性（图 3-48）。

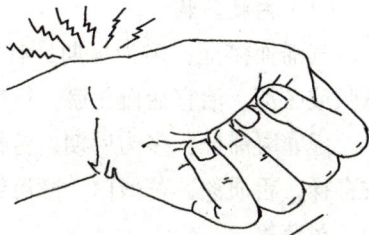

图 3-48　握拳尺偏试验阳性

（二）影像学检查

X 线检查一般无异常。

（三）鉴别诊断

本病需与腕背腱鞘囊肿、第一腕掌关节关节炎及舟骨、大小多角骨关节炎等疾病相鉴别。

1. 腕背腱鞘囊肿　桡骨茎突狭窄性腱鞘炎病位在桡骨茎突部，常由慢性劳损活动过度所致，临床表现主要以局部疼痛活动受限为主，腕背腱鞘囊肿临床表现为腕背桡侧皮肤圆形隆起、腕部酸胀、疼痛无力、活动受限等，常可触及皮下组织肿物，质韧，表面光滑，边界清楚（图 3-49）。

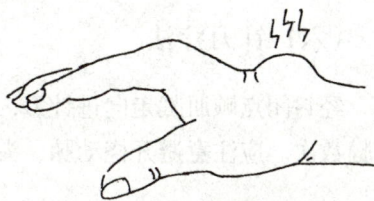

图 3-49　腕背腱鞘囊肿

2. 第一腕掌关节关节炎及舟骨、大小多角骨关节炎　相邻关节的骨性关节炎多有影像学方面的改变，如骨赘形成、关节软骨退变硬化，关节间隙改变等，结合影像学辅助检查等不难鉴别。

【辨证与治疗】

（一）手法治疗

术者一手托扶患手，另一只手在桡侧痛处做轻揉按摩、推拿，边做边拔伸牵引与旋转腕部，最后将拇指伸屈外展 5 ～ 6 次，并向远端牵拉。以上方法需缓慢而稳妥，可每天或隔天 1 次。

（二）固定疗法

疼痛重时，可用大小合适，能与拇指贴合的纸板或铝板，将拇指固定在背伸 20°，桡侧偏 15°和拇指外展位，根据患者情况可固定 3 ～ 4 周。

（三）练功疗法

拇指与腕部及其他各指的活动，应在不引起桡骨茎突部疼痛的情况下，循序渐进地进行。

（四）药物疗法

1. 中药辨证治疗

（1）内服药物

气滞血瘀证：多为早期，有急性劳损史。局部肿痛，皮肤稍灼热，筋粗，舌苔薄白或薄黄，脉弦或弦涩。治宜活血化瘀，行气止痛。方用活血止痛汤加减。

虚寒凝滞证：多为后期，劳损日久，腕部酸痛乏力，劳累后加重，局部轻度肿胀，筋粗，喜按喜揉，舌质淡，苔薄白，脉沉细。治宜温经通络，调养气血。方用桂枝汤加当归、首乌、威灵仙、黄芪等。

（2）外用药物　手法治疗后，在固定期间，可外敷三色药膏。去除外固定后，可用海桐皮汤熏洗，以舒筋通络、温经止痛。

2. 西药治疗　可口服、外用非甾体类消炎止痛药和乳剂，以减轻局部无菌性炎症而止痛。

（五）针灸疗法

取阳溪为主穴，配合谷、曲池、手三里、列缺、外关等，得气后留针 15 分钟左右，隔天 1 次，疗程为 4 周左右。

（六）针刀疗法

经封闭点顺肌腱走向进针刀，达骨面后，稍退针刀，纵行切开，疏通分离，再横向推移松解肌腱数次。应注意避开桡动脉、头静脉及桡神经浅支。该法可在封闭疗法后进行。

（七）手术疗法

对病程较长，鞘管壁较厚，影响工作和生活，经非手术治疗效果不佳者，可考虑行狭窄的腱鞘切开术。

（八）其他疗法

1. 封闭疗法　可选用药物做腱鞘内注射配合手法治疗。

2. 物理疗法　后期可用中频理疗、红外线、中药离子导入等辅助治疗。

【预防与调护】

本病早期仅觉局部酸痛，使用过度是该病的常见原因。因此应尽量减少拇指及腕部长时间重复性的动作，留意会诱发疼痛的动作并尽量避免，如果无法避免上述动作，必要时可在医师指导下使用护具。平常经常自行按摩手臂、腕、指，旋转腕部。对于须长期抱婴儿的患者，建议无论单手或双手抱婴，都应让五指平均分摊婴儿的重量，尽量避免仅由虎口及拇指承担婴儿的重量。

七、指屈肌腱狭窄性腱鞘炎

指屈肌腱狭窄性腱鞘炎又称弹响指、扳机指，是最为常见的手腕部筋伤疾病之一，其主要表现为患者在屈、伸指活动过程中，在掌指关节掌侧感觉酸胀、疼痛，比较严重者会出现弹响，甚至绞锁，导致屈、伸指功能障碍。这些症状以早晨起床时表现较重，午后部分症状有所减轻，寒冷刺激常可加重症状。以手工作业者和家庭妇女多见。

【病因病机】

解剖上指屈肌腱腱鞘是由掌骨颈和掌指关节掌侧的沟与鞘状韧带组成的骨纤维管道，指深、浅屈肌腱分别从各相应的管内通过，进入各个手指（图3-50）。手指活动频繁，使屈肌腱与骨性纤维管反复摩擦、挤压，致骨性纤维管发生局部充血、水肿，继之纤维管变性，使管腔狭窄，屈指肌腱受压而发为本病。腱鞘炎属中医学的"伤筋"范畴，系因局部劳作过度，积劳伤筋，或感受寒凉，致使气血凝滞，不能濡养经筋而发病。

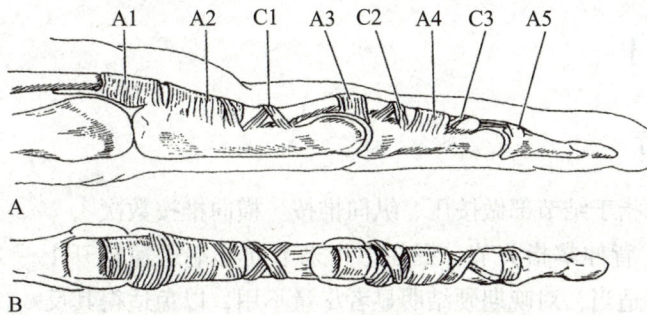

五个结实的环形滑车（A1、A2、A3、A4、A5）将肌腱附着在指骨上从而保证了手指有效的运动。三条薄的顺滑的交叉滑车（C1、C2、C3）可使腱鞘在保持完整性的前提下具备伸缩性（A）内外侧面观。（B）没有肌腱的腱鞘掌面观

图3-50 指屈肌腱腱鞘解剖结构图

【临床表现与诊断】

（一）临床表现

1.病史 一般有明确的劳损病史。

2.主要症状 患指不能屈伸，用力屈伸时疼痛，并出现弹跳动作，晨起、劳动后和用凉水后症状较重，活动或热敷后症状减轻（图3-51）。

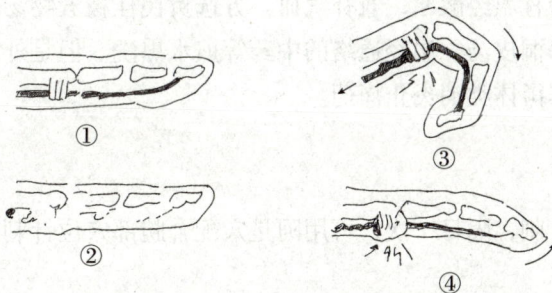

图3-51 指屈肌腱腱鞘炎临床表现

3. 体征 掌骨头的掌侧面明显压痛，并可触到米粒大的结节。有渐进性的屈指酸胀、疼痛、弹响和绞锁表现。

（二）影像学检查

本病 X 线检查一般正常。

（三）鉴别诊断

1. 掌腱膜挛缩症 掌腱膜挛缩症可见于手指挛曲难以伸直，但无明显疼痛，以活动受限为主，本病以疼痛为主，因疼痛而活动受限伴弹响。

2. 指骨骨折 损伤处疼痛、压痛、肿胀青紫，指间活动功能障碍，与扭挫伤近似，但指骨骨折可见损伤部位成角或缩短畸形，并有骨擦音、异常活动等特有体征。X 线摄片可明确诊断。

【辨证与治疗】

（一）手法治疗

1. 推按法 用拇指于结节部做按压、纵向推按、横向推按数次。

2. 背伸牵拉法 背伸掌指关节，握住患指末节向远端迅速拉开 1 ～ 2 次，每日或隔日做 1 次。施用理筋手法要适当，对晚期硬结明显者尽量不用，以免适得其反。

（二）固定疗法

一般不需固定，早期应减少局部活动，必要时用纸夹板固定，患指制动 2 ～ 3 周。

（三）练功疗法

局部疼痛减轻后，可进行腕部与手指的活动锻炼。

（四）药物疗法

1. 中药辨证治疗

（1）内服药物

气滞血瘀证：局部轻度肿胀、疼痛、压痛，扪及筋结，指屈伸不利，动则痛甚，有弹响声或闭锁，舌质红，苔薄黄，脉弦。治宜活血化瘀，消肿止痛。方用活血止痛汤加减。

阳虚寒凝证：局部有酸痛感，轻压痛，可扪及明显结节，指屈伸不利，有弹响声或闭锁，舌质淡，苔薄白，脉沉细。治宜温经散寒，兼补气血。方选黄芪桂枝五物汤，或当归四逆汤加减。

（2）外用药物 可用海桐皮汤、温经通络的中药等煎水熏洗。但是外洗只对轻症有效果。

2. 西药治疗 主要为非甾体类消炎止痛药。

（五）针灸疗法

取结节部及周围痛点针刺，隔日 1 次，可用阿是穴配合腕部穴位针刺。

（六）针刀疗法

局麻后，用针刀平行于肌腱方向刺入结节部，沿肌腱走行方向做上下挑割，切开狭窄处，不要向两侧偏斜，否则可损伤肌腱、神经和血管。如弹响已消失，手指活动恢复正常，则表示已切开腱鞘。若创口小者可不缝合，以无菌纱布加压包扎即可。

（七）手术疗法

保守治疗无效者，可考虑行狭窄的腱鞘切除术（图3-52）。

（八）其他疗法

封闭疗法　选用药物行局部鞘管内注射，每周 1 次，2～3 次为 1 个疗程。药物要求准确注入腱鞘内。

【预防与调护】

避免手指劳累，平时做手部动作需缓慢，连续工作时间不宜过长，工作结束后，要揉搓手指和手腕，再用热水泡手。发病时间短、疼痛严重的患者应充分休息，可轻轻握起拳头，然后张开，将手指伸直，反复练习可缓解刺痛，利于损伤筋腱的恢复。注意局部保暖。

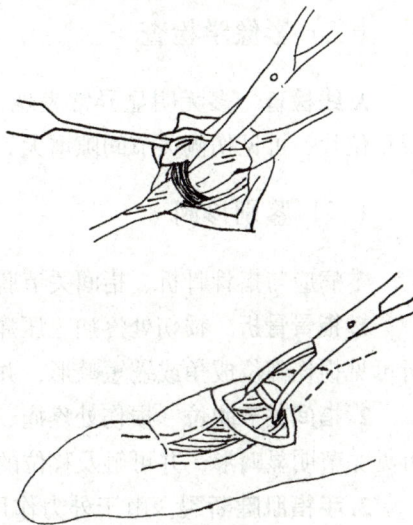

图 3-52　狭窄的腱鞘切除术

八、掌指与指间关节扭挫伤

掌指与指间关节扭挫伤是劳动和运动中常见的损伤之一，多发生于青中年人群。多因暴力导致关节过屈、过伸、扭转及侧方应力弯曲所致。以损伤掌指或指间关节部位的疼痛、肿胀、活动功能障碍为主要临床表现。如不及时处理或处理不当，可迁延不愈，并可导致关节肿胀、畸形甚至强直，影响美观及关节功能。

【病因病机】

掌指关节与指间关节两侧有副韧带加强，限制了掌指关节与指间关节的侧向活动。掌指关节屈曲时侧副韧带紧张；而指间关节在伸直时侧副韧带紧张，屈曲时松弛。掌指关节损伤发生机会相对较小，当掌指关节屈曲位时遭受侧方暴力则可损伤侧副韧带。当手指受到撞击、压轧或间接暴力而急骤地过度背伸、掌曲和扭转时均可引起指间关节损伤。如在进行各种球类运动时，当手指受到侧向的冲击外力，迫使手指远端向侧面过度弯曲，可引起指间关节深浅伸屈肌腱、关节囊及对侧副韧带的撕裂或关节软骨损伤，使掌指、指间关节疼痛、错缝、脱位或扭挫伤。

中医学认为，外力损伤是该病的主要病因，如损伤后风、寒、湿邪侵袭亦可使急性筋伤缠绵难愈或使慢性筋伤症状加重。皮肉筋骨损伤，必损及气血，血脉不畅，形成气滞、血瘀，早期以气滞血瘀为主；后期因风、寒、湿等外邪入侵、血气不足，则以阳虚寒凝为主。

【临床表现与诊断】

（一）临床表现

1.病史　外伤史明确，发生于损伤之后。

2.主要症状　受伤后关节剧烈疼痛，继而迅速肿胀；关节常呈现于近伸直位，但不能伸直，手指活动受限。

3. 体征 患处疼痛及压痛明显，做被动侧向活动时可使疼痛加重；当侧副韧带受损或关节囊撕裂时，可出现一侧疼痛，指间关节不稳并有侧向活动及侧弯畸形。

（二）影像学检查

X 线检查 多无明显异常表现，或可见关节被动屈曲位，如有侧副韧带断裂，做应力位 X 线正位片，可见伤侧关节间隙增大。

（三）鉴别诊断

本病应与指骨骨折、指间关节脱位、手指肌腱断裂等疾病相鉴别。

1. 指骨骨折 损伤处疼痛、压痛、肿胀青紫，指间活动功能障碍，与扭挫伤近似，但指骨骨折可见损伤部位成角或缩短畸形，并有骨擦音、异常活动等特有体征。X 线摄片可明确诊断。

2. 指间关节脱位 损伤处疼痛、肿胀、关节功能丧失等症状与扭挫伤近似，但指间关节脱位可见关节明显畸形，并可触及移位的骨端。

3. 手指肌腱断裂 由于外力作用，导致手指深浅屈伸肌腱发生断裂，以指伸肌腱断裂为常见，"锤状指"是指伸肌腱断裂的主要特征表现。

【辨证与治疗】

（一）手法治疗

取损伤手指关节周围部位及穴位，可选按揉法、掐法、拔伸法、捻法、摇法等治疗。

1. 牵引舒筋法 医者左手托住患手，右手拇、食指握住患指末节向远端牵引，使关节间隙拉宽，将卷曲的筋膜舒顺，而后将伤处轻轻伸屈、微微旋转，以滑利关节。

2. 推按理筋法 侧副韧带断裂者，顺韧带的方向轻轻推压，将分离组织推回原位，使其续接，并轻轻按压片刻，再在局部做推揉按摩，以局部轻松舒适为度。

（二）固定疗法

对于单纯扭挫伤、无侧向不稳定者，可用大小适宜手指的纸板、铝板条或外固定器，将患指固定于屈曲 35°～ 45°位 2 ～ 3 周。对于有侧副韧带损伤、存在侧方不稳定的患者，以上法固定 6 ～ 8 周。

（三）练功疗法

治疗后 24 小时疼痛减轻的患者，可先行练习腕及未受伤指的活动，但不能使伤指疼痛加剧；3 ～ 5 天后，练习伤指关节的活动，循序渐进，不能做被动的强烈运动。

（四）药物疗法

1. 中药辨证治疗

（1）内服药物

气滞血瘀证：损伤早期，局部肿痛，皮肤灼热、压痛，指关节屈伸不利，舌红，苔薄白或薄黄，脉弦或弦涩。治宜活血化瘀，消肿止痛。方用活血止痛汤加减，或七厘散加减。

阳虚寒凝证：损伤日久，局部按痛、酸痛乏力，指关节屈伸不利，舌淡红，苔薄白，脉细弱或沉细。治宜温经散寒，养筋通络。方用补筋丸加减。

（2）外用药物　初期以活血化瘀、消肿止痛为主，可用消肿止痛膏、三色敷药等外敷，或用正骨水、云香精、云南白药喷雾剂、消肿止痛酊等外搽，或骨伤外洗一方，上肢损伤洗方外洗。后期可用海桐皮汤、骨伤外洗二方等熏洗。外洗时根据辨证可加重桂枝、红花、当归、川芎、伸筋草等药物用量。

2.西药治疗　可内服非甾体类消炎镇痛药，外用消炎镇痛类软膏。

（五）手术疗法

对于侧副韧带完全断裂存在明显不稳定者，应考虑手术治疗，缝合损伤的侧副韧带、关节囊，必要时行韧带重建术；特别是食指、中指桡侧副韧带断裂，因用手捏、握时，上述部位承受从桡侧的外力较大，手术指征更加明确。如伴有骨折片妨碍关节活动，或经上述保守治疗后症状无改善者，考虑行骨片切除、侧副韧带修复手术。

（六）其他疗法

物理疗法　损伤 24 小时内可采用冷敷治疗。解除固定后，可选用微波、超短波或中药离子导入等方法配合治疗。

【预防与调护】

伤后早期宜及时冷敷及制动。掌指、指间关节损伤后容易发生关节强直，出现指间关节、掌指关节僵硬，应及时主动进行功能锻炼，如在去除外固定后积极行掌指、指间关节的屈伸活动等。恢复期应避免受寒，避免侧方搬弄手指及再次受伤，否则容易造成侧副韧带松弛、再次断裂，遗留指间关节长期梭形膨大。

思考题

1. 腕部扭挫伤首先要与什么疾病鉴别诊断？
2. 有桡尺远端关节分离的桡尺远侧关节损伤如何手法治疗？
3. 腕管综合征发生的解剖基础及主要症状是什么？
4. 腕关节三角软骨复合体损伤的体征检查重点是什么？
5. 手腕部腱鞘囊肿的好发部位和临床表现如何？
6. 桡骨茎突狭窄性腱鞘炎的预防调护要点与其病因的关系是什么？
7. 简述指屈肌狭窄性腱鞘炎的临床表现，如何针刀治疗？
8. 需要与掌指和指间关节扭挫伤相鉴别的疾病有哪些？

扫一扫，看PPT

第一节　髋与大腿部筋伤

《医宗金鉴·正骨心法要旨》曰："胯骨，即髋骨也，又名髁骨。若素受风寒湿气，再遇跌打损伤，瘀血凝结，肿硬筋翻，足不能直行。"说明髋骨是人体重要组成部分，中医历来重视髋部损伤的诊治。

髋关节是人体最深、最完善的一个杵臼关节，由髋臼和股骨头构成，髋臼周围有坚韧的髋臼唇盂，能增强髋臼对股骨头的包容（图4-1、图4-2）。髋关节周围有强大的坐股韧带、髂股韧带及耻股韧带和关节囊，对髋关节的稳定性起着重要作用。髋臼与股骨头表面的透明软骨，将作用力均匀分布，运动时起到减少摩擦与减震作用。髋关节主要功能是负重及多方位运动，吸收和减轻震荡，在机体活动中起到杠杆作用，能前屈、后伸、内收、外展和旋转。

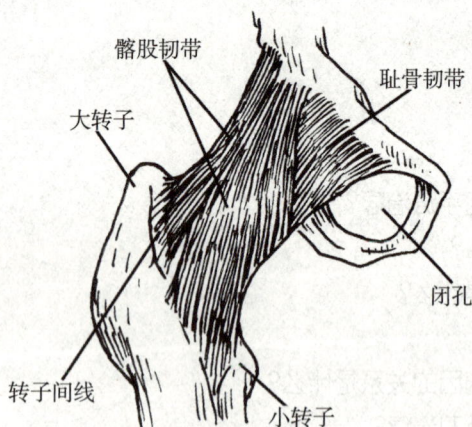

图4-1　髋关节前面观

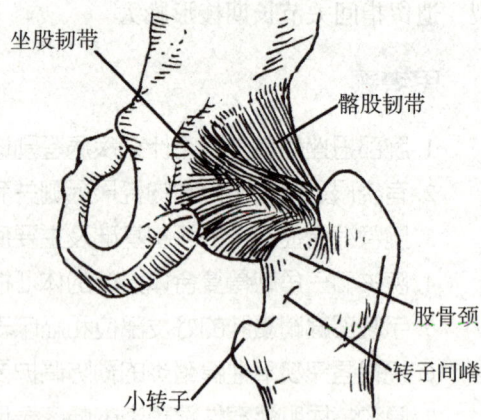

图4-2　髋关节后面观

股骨颈稍向前倾，中部较细，外侧有大转子，内侧为小转子，是多组肌肉的附着处。股骨距为股骨负重力点，在股骨干、颈结合部内侧内后方。

股骨头的血液供应主要由股深动脉分支旋股内、外侧动脉发出，形成支持带动脉。占股骨头血供70%，其中以旋股内侧动脉尤为重要。此外，由股深动脉发出进入股骨髓腔形成股骨滋养动脉供应股骨头血供25%；闭孔动脉或旋股内侧动脉发出股骨头圆韧带动脉，占股骨头血供5%。（图4-3）。

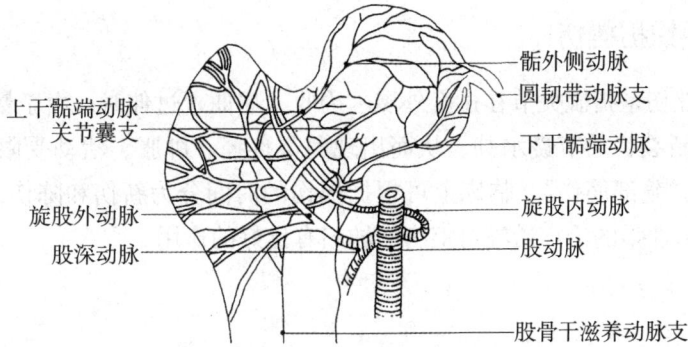

图 4-3 股骨头的血供

髋部及大腿的屈肌群有髂腰肌、股直肌和缝匠肌；伸肌群有臀大肌；内收肌群有长收肌、短收肌和大收肌；外展肌群有臀中肌、臀小肌和阔筋膜张肌，该肌群还能使髋关节内旋；外旋髋关节的肌群有梨状肌、上孖肌、下孖肌、闭孔肌和股方肌。

大腿的许多肌肉越过髋、膝两个关节。大腿深筋膜像一个紧身袜，包裹整个大腿肌肉，其远端与小腿深筋膜相延伸，其近端附着于髂嵴和腹股沟韧带以及坐骨、耻骨支、骶结节韧带。大腿的肌肉可分为三组：前群的缝匠肌、股四头肌有屈髋和伸膝功能；内侧群的耻骨肌、短收肌、长收肌、大收肌、股薄肌，使大腿具有内收、屈曲和旋转功能；后群的股二头肌、半腱肌和半膜肌，有伸髋和屈膝功能（图 4-4）。髋关节的运动范围：髋关节在矢状面运动的最大范围：屈曲 0°～ 145°，后伸 0°～ 40°；在冠状面能外展 0°～ 45°，内收 0°～ 30°；在横向平面内，屈曲时外旋 0°～ 50°，内旋 0°～ 40°。

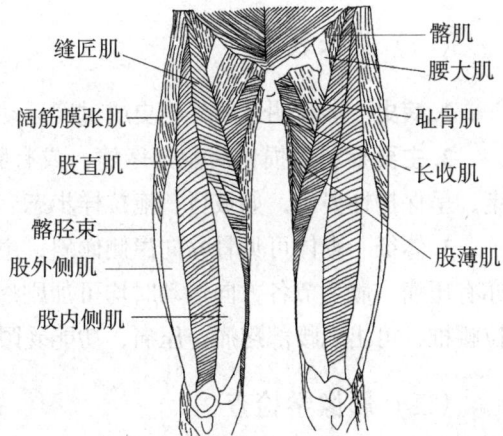

图 4-4 大腿肌肉前群

髋与大腿部前群的肌肉由股神经支配；内侧群的肌肉由闭孔神经、股神经、坐骨神经支配，其中耻骨肌由股神经、闭孔神经支配，长收肌、短收肌、大收肌、股薄肌由闭孔神经支配，大收肌坐骨部为坐骨神经内侧支配；而后群的肌肉由坐骨神经支配。大腿前内侧有重要的股动脉和股静脉。

髋关节的稳定性依靠髋臼的形态和方向、髋臼对股骨头的覆盖、关节囊的完整、关节周围肌肉的动力平衡等因素。髋关节面所承受应力正常情况下均匀分布到负重关节面上，正常时骨单位面积所受压力较小。关节软骨面破坏，臼头半径不一致，关节面不相适应时，将产生应力集中，促使软骨面受损而形成骨关节炎。髋关节在冠状面的平衡，是外展肌与内收肌之间的平衡。髋关节在矢状面的平衡，是伸肌与屈肌之间的平衡。髋关节的稳定性还与关节活动的位置有关。髋关节后伸，同时少量外展和内旋而产生交锁效应，此时关节最稳定。关节屈曲或内收时，股骨头进入髋臼内深度较小，关节稳定性就相应减弱。

髋关节的稳定性由骨性结构与髋部韧带肌肉共同维系。在治疗髋部筋伤的时候，一定从髋关节稳定性出发，恢复髋部骨性结构的稳定，再恢复髋关节周围筋的动态平衡，即中医骨伤科"动静结合""筋骨并重"的治疗理念。

一、髋部软组织扭挫伤

髋部软组织扭挫伤是指髋关节在过度外展、内收、屈曲、过伸时，由于暴力作用致髋部周围肌肉、韧带撕伤或断裂，关节囊水肿，从而出现髋部疼痛、肿胀、活动受限等一系列的临床症状。中医学通称为"髋部筋伤"。临床上可根据损伤的时间分为新伤和陈伤，以青壮年较多见。尽早明确诊断和针对性强的治疗措施对疾病的转归有良好的作用。

【病因病机】

由直接或间接暴力所致。直接暴力多为打击或撞击髋部造成髋部软组织挫伤。间接暴力多为激烈运动，或高处跌落时扭挫伤髋部周围的肌肉、韧带，使之造成组织的离断、撕裂，局部水肿，产生瘀血阻滞，脉络受损，平衡从而造成髋部疼痛、功能障碍。间接暴力常因髋部肌肉牵拉腰椎，而伴有腰部扭伤，造成腰部疼痛及其功能障碍。

【临床表现与诊断】

（一）临床表现

1.病史 多有明显的外伤史或过度运动史。

2.主要症状 损伤后髋部疼痛，或有肿胀，髋关节活动功能受限，患肢不敢着地及负重行走，呈保护性姿态，如跛行、拖拉样步态、骨盆倾斜等。

3.体征 查体可见骨盆向患侧倾斜，患侧腹股沟部有压痛及不同程度肿胀，股骨大转子后方亦有压痛，髋关节各方向运动时均可加剧疼痛，偶有患肢外观假性变长。部分患者因髋部肌肉牵拉腰椎，可出现腰部疼痛、压痛，功能受限。

（二）影像学检查

1.X 线检查 多无明显异常，但可排除骨折。

2.MRI 检查 可表现关节腔积液、肌肉间积液或肌肉、韧带、关节囊不连续信号。

（三）鉴别诊断

1.股骨头骨骺炎 年龄较小，外伤史常不明确，跛行较明显，局部压痛及肿胀不明显，晚期的 X 线片有明显的软骨损害，股骨头变扁。

2.髋关节结核 多见于儿童及青少年，症见消瘦，疲乏，食欲减退，常盗汗，体温升高，血沉加快，患髋可出现屈曲、内收、内旋畸形，髋关节功能受限，托马征阳性。晚期可出现脓肿、窦道。X 线片可见骨质破坏，关节间隙狭窄，或有死骨出现，常合并病理性髋脱位或畸形。

【辨证与治疗】

（一）手法治疗

中后期可适当对伤肢进行手法治疗。

1.点揉法 患者仰卧，术者立于患侧，点揉髋关节周围穴位，选阿是穴用拇指指腹轻柔揉按。

2. 屈髋顺筋法 术者近侧手按髂骨，远侧手握踝上，牵引下肢，并由下外向上内旋转摇晃5～7次。然后改用远侧上臂夹着小腿远端，手扶膝下后方，使其屈髋，同时移近侧手，四指在外，拇指指腹按在股直肌向近端推以顺筋。重点在肌腱处，反复屈髋顺筋数次（图4-5）。

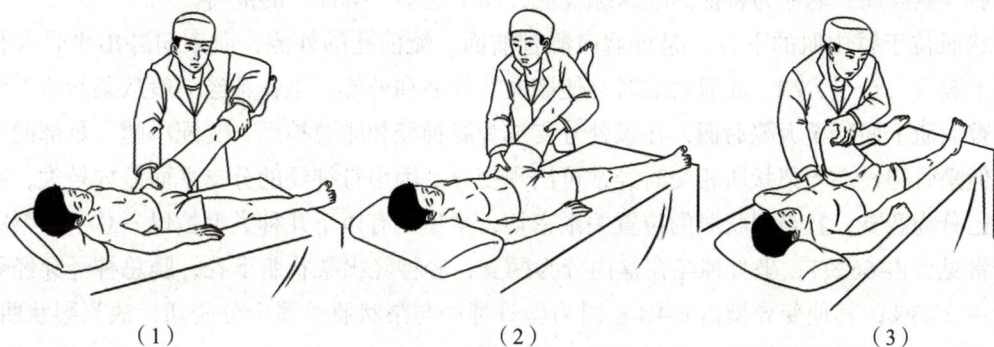

（1）　　　　　　　（2）　　　　　　　（3）

图4-5　髋部理筋手法示意图

（二）固定疗法

一般不用严格的固定，但患者应卧床制动，或患肢不负重，以利早日恢复。

（三）练功疗法

损伤初期以卧床休息，适当主动练功为主，损伤后期疼痛不明显时应做髋屈伸、收展和旋转等各个方向的活动锻炼，以尽快恢复髋部功能。

（四）药物疗法

1. 中药辨证治疗
（1）内服药物
气滞血瘀证：治宜行气活血止痛，方用活血止痛汤加减。
筋脉失养证：治宜养血壮筋，方用壮筋养血汤加减。
（2）外用药物　以活血化瘀、温经通络、解肌除挛为治则。早期可外敷消瘀止痛药膏或消肿止痛膏；后期可选用海桐皮汤外洗、热敷，气滞血瘀较重者可加重运用川芎、红花之品以增强活血化瘀消肿之效，或坎离砂热熨等。
2. 西药治疗　早期可选用非甾体类消炎镇痛药镇痛治疗。

（五）其他疗法

1. 封闭疗法　疼痛剧烈者可选压痛点封闭治疗。
2. 物理疗法　损伤早期可冷敷，中后期可选用中药离子导入、频谱治疗仪、红外线照射仪、超短波、磁疗、电疗等方法配合治疗。

【预防与调护】

本病多由髋部运动过度引起，因此在进行各种运动前应充分做好准备活动。损伤早期可冷敷，后期宜热敷。损伤早期以卧床休息为主，避免患肢负重。后期应加强腰髋膝部主动练功活动以增强肌力，以加速损伤修复。

二、梨状肌综合征

梨状肌损伤是临床上腰腿痛常见病证。本病是以梨状肌损伤刺激或压迫坐骨神经，引起臀后及大腿后外侧疼痛、麻痹为特征的临床综合征，属中医学"痹证"的范畴。

梨状肌位于臀中肌的下方。起自盆内骶骨前面、骶前孔的外侧，肌束向外出坐骨大孔达臀部，止于股骨大转子尖端。此肌收缩时，使髋关节外展和外旋。坐骨神经一般从梨状肌下缘出骨盆，于臀大肌下面降至大腿后面，在该处分支成为胫神经和腓总神经，支配小腿、足部的感觉和运动，但坐骨神经在与梨状肌相交时经常可出现变异。因坐骨神经的分支平面差异较大，有时在骨盆内已分为两支，且与梨状肌的位置关系密切，常见的有以下几种类型：以一总干穿梨状肌下孔者最常见，占 66.3%；坐骨神经在盆内分为两支，胫神经出梨状肌下孔，腓总神经穿经梨状肌肌腹者占 27.3%；其他变异型占 6.4%。因为坐骨神经与梨状肌关系十分密切，故当梨状肌损伤、出血肿胀时，易压迫坐骨神经（图 4-6）。

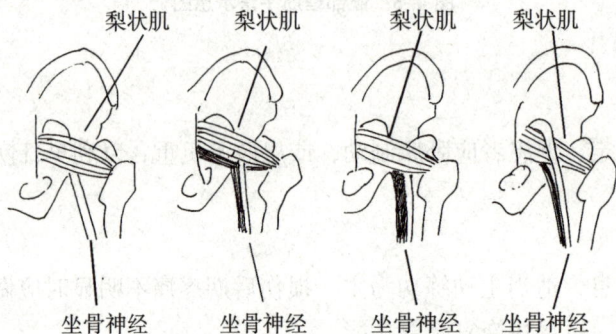

图 4-6　坐骨神经走向变异示意图

【病因病机】

梨状肌综合征分为急性损伤和慢性劳损两种类型，多由间接外力所致。如闪、扭、跨越等使髋关节急剧外展、外旋，梨状肌猛烈收缩，或髋关节突然内旋，使梨状肌受到牵拉，造成梨状肌损伤。反复下蹲等动作及其他慢性劳损，或感受风寒湿邪，或经历人工髋关节置换术后，或骨盆腔内炎症刺激等也可使梨状肌造成损伤而发病，特别是有坐骨神经走行变异者更易引发本病。

急性损伤可导致局部充血、水肿等炎症性反应及肌肉保护性收缩痉挛，使坐骨神经受到刺激、牵拉或挤压而出现臀及下肢疼痛等症状。慢性损伤的主要病理变化为局部肌纤维的变性、粘连与挛缩，因累及坐骨神经和臀下神经而出现臀部和下肢肌肉萎缩、肌力减退等一系列症状。久之则可引起臀大肌、臀中肌的萎缩。

【临床表现与诊断】

（一）临床表现

1.病史　大多数患者有过度旋转、外展大腿的病史，有些患者有夜间受凉病史。

2.主要症状　多发生于侧臀部，主要症状是臀部酸胀疼痛，向大腿后侧及小腿外侧放射，肌肉痉挛严重者，呈"刀割样"或"烧灼样"疼痛，咳嗽、喷嚏时可加重疼痛，睡卧不宁，甚至走路跛行，偶有会阴部不适、小腿外侧麻木。大腿内旋、外旋、牵拉坐骨神经的运动可加重疼痛，并出现放射痛。

3. 体征　查体可见梨状肌部位可触及条索状肌束或痉挛的肌肉，局部肌紧张者深压痛明显，并可出现反射痛。髋关节旋内、内收受限，疼痛加剧。梨状肌紧张试验阳性。

（二）影像学检查

X线摄片检查多无明显异常，但可用于排除髋部骨性病变。

（三）鉴别诊断

此病应与腰椎间盘突出症、骶髂关节错缝、臀部疮疡、盆腔内肿瘤等疾病鉴别

1. 腰椎间盘突出症　此病的坐骨神经痛症状是出自受压的神经根，脊椎旁可有压痛和放射痛，严重者脊椎生理弯曲改变，CT、MRI检查可资鉴别。梨状肌的局部封闭不能缓解神经根的疼痛。

2. 骶髂关节错缝　患者大多有外伤史，下腰部疼痛，并有单侧或双侧骶髂关节处臀外上方疼痛，查体可见患侧骶髂关节肿胀，较健侧突起。患侧髂后下棘的内下角有压痛、叩击痛，有时可触及痛性筋结。双侧对比触摸髂后上棘时，可感觉患侧髂后上棘有凸起或凹陷，单髋后伸试验、"4"字试验、床边试验等均为阳性。

【辨证与治疗】

（一）手法治疗

1. 局部揉按理筋法　通常首选理筋手法以缓解梨状肌痉挛。急性期手法宜轻柔和缓，以揉摩为主。

2. 局部弹拨分筋法　慢性期患者取俯卧位，医者先按摩臀部痛点，使局部略有发热，然后医者以双拇指相重叠，触摸钝厚变硬的梨状肌，用力深压并用弹拨法来回拨动梨状肌，弹拨方向应与肌纤维走向相垂直，对较肥胖患者力度不够时，可用肘尖部深压弹拨。弹拨10～20次后，再做痛点按压。最后由外侧向内侧顺梨状肌纤维行走方向做推按捋顺，再两手握住患肢踝部牵抖下肢而结束。每周2～3次，可连续2～3周（图4-7）。

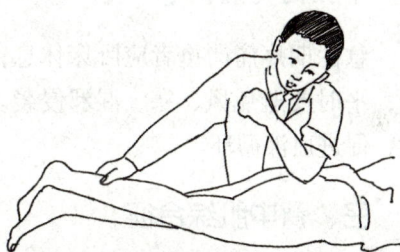

图4-7　梨状肌慢性期深部理筋手法示意图

（二）固定疗法

一般无需固定，但急性损伤初期患者应卧床制动，减少负重及行走。

（三）练功疗法

急性期疼痛严重者应严格卧床制动，疼痛缓解后可以开始髋关节及腰部活动和功能锻炼。

（四）药物疗法

1. 中药辨证治疗
（1）内服药物
血瘀气滞证：治宜活血化瘀，消肿止痛。方用桃红四物汤加减。

寒湿痹阻证：治宜散寒除湿，祛风通络。方用蠲痹汤、独活寄生汤之类。

湿热阻络证：治宜清热除湿，方用加味二妙散加减。

（2）外用药物　早期以活血化瘀、温经通络为主，可外敷消瘀止痛药膏或消肿止痛膏等，如属寒湿痹阻证可在原方基础上加威灵仙、细辛等以增强温阳散寒、舒筋活络；后期可选用海桐皮汤外洗、热敷或坎离砂热熨以活血解痉。

2.西药治疗　可选用非甾体类消炎镇痛药和肌松剂内服，外用非甾体类消炎镇痛药膏。

（五）针灸疗法

取患侧阿是穴、环跳、殷门、承扶、阳陵泉、足三里等穴，用泻法，以有酸麻感向远端放射为宜。针感不明显者，可加强捻转。急性期每日针1次，好转后隔日1次。

（六）手术疗法

保守治疗无效且症状严重，或诊断明确但症状反复发作的患者，可行手术治疗，解除坐骨神经压迫。

（七）其他疗法

1.封闭疗法　局部疼痛剧烈者可选压痛点进行封闭治疗，呈放射状疼痛可选用神经根封闭治疗。注意严格无菌操作，防止感染的发生。

2.物理疗法　损伤早期可冷敷，中后期可选用中药离子导入、频谱治疗仪、红外线照射仪、超短波、磁疗、电疗等方法配合治疗。

【预防与调护】

急性期疼痛严重者应卧床休息，以将伤肢保持在外旋、外展位为佳，避免髋关节的旋转活动，平时要避免风、寒、湿邪侵袭。疼痛缓解后应加强髋关节及腰部功能锻炼，以减少肌肉萎缩，促进血液循环。

三、臀中肌综合征

臀中肌综合征是指在日常生活中如行走、下蹲、弯腰等或突然改变体位，而引起臀中肌慢性劳损或急性损伤，以腰臀部疼痛、功能障碍为主，严重者可出现行走困难、跛行等临床表现的综合证候群。

臀中肌位于臀大肌深面，呈扇形，起自髂骨翼外面，肌束向下集中形成短腱，止于股骨大转子。可外展髋关节，前部肌束可使髋关节内旋，后部肌束使髋关节外旋。由臀上神经支配（图4-8）。

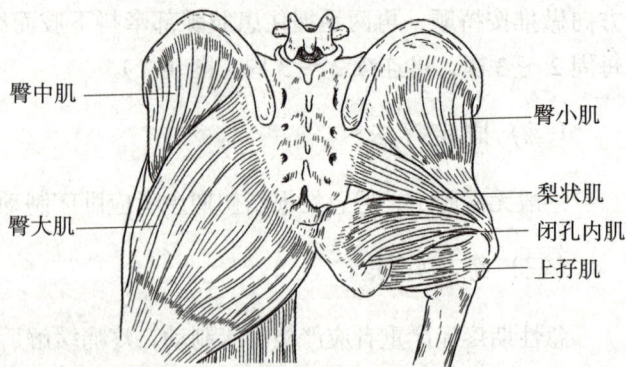

图4-8　臀部肌肉解剖示意图

【病因病机】

臀中肌综合征由急、慢性损伤或风、寒、湿邪侵袭所致，使臀中肌纤维组织损伤充血、痉挛，继而引起腰臀部疼痛、功能受限等症状。在以髋部为顶点的躯干侧方摆动和以髋部为轴心的腰臀部扭转，常导致此肌的劳损和牵拉伤，只是由于臀大肌和阔筋膜张肌有强有力的代偿能力，臀中肌损伤引起的部分功能障碍未产生明显的局部症状而被人们忽略。急、慢性损伤多为打击或撞击臀大肌、臀中肌导致局部充血、水肿等炎症性反应及肌肉保护性收缩痉挛；或因长时间弯腰、直立、行走、下蹲或突然改变体位时因用力过猛造成臀中肌的水肿、渗出，产生无菌性炎症或紧张、痉挛，引发单纯损伤症状。由于臀中肌的变性，后期常可形成条索样硬结。

本病属于中医学"痹证"的范畴，与扭挫损伤导致气血凝滞、经络闭阻有关。

【临床表现与诊断】

（一）临床表现

1.病史 有腰臀部闪挫扭伤史或慢性劳损史，一侧腰臀部疼痛或酸痛，活动受限，不恰当活动、劳累、冷、湿可诱发或加重症状，严重者可出现跛行。

2.主要症状 主要表现为臀中肌局部的酸痛、压痛，或是痛性筋束。无神经根性刺激症状，无真正的放射痛，疼痛局限于臀部。按压臀中肌局部时或可出现肢体远端酸、麻、胀感。急性发作期，患肢负重或外展时疼痛加剧，弯腰受限，大腿屈伸、内外旋受限；可有下肢牵扯样痛，疼痛可扩散至大腿外侧，少数可感小腿外侧不适，但无明确节段分布。

3.体征 查体可触及臀中肌内明显的痛性筋结筋束、压痛点，压痛点可在臀中肌前、中、后部，压迫此压痛点可有向臀部及向下肢后方的放射痛，单腿独立试验（Trendelenburg试验）可出现阳性。

（二）影像学检查

X线摄片检查多无明显异常，但可用于排除髋部骨性病变。

（三）鉴别诊断

此病应与腰椎间盘突出症、梨状肌损伤综合征、股骨颈病理性疾病相鉴别。

1.腰椎间盘突出症 两者都可能有腰背部疼痛、下肢痛等症状，但腰椎间盘突出压痛点位于棘突旁，臀中肌局部无明显压痛，放射痛多及膝以下，直腿抬高试验及加强试验阳性，伴肌力、感觉及腱反射改变。X线摄片可有椎间隙变窄，CT、MRI检查可见突出物而确诊。

2.梨状肌损伤综合征 均有腰痛和坐骨神经痛，在臀部有激痛点，故易混淆。梨状肌综合征的激痛点在梨状肌的体表投影处，即髂后下棘至尾骨尖连线的中点与股骨大转子顶点的连线，梨状肌紧张试验阳性，梨状肌的局部封闭可缓解神经根的疼痛。

【辨证与治疗】

（一）手法治疗

1.局部揉按弹拨法 患者取俯卧位或侧卧位，首先在患侧臀部及下肢施以推、按、揉法，对明显压痛及其周围组织施以轻快的弹拨手法。

2.局部深压弹拨法 然后医者以双拇指相重叠，触摸钝厚变硬的臀中肌，用力深压并用弹拨法来回拨动臀中肌，弹拨方向应与肌纤维走向相垂直；对较肥胖患者力度不够时，可用肘尖部深压弹拨。弹拨 10 ～ 20 次。

3. 局部点按理顺法　弹拨后再做痛点按压。最后顺臀中肌纤维走行方向捋顺。

4. 下肢按揉理顺法　用双手掌或掌根交替按压大腿后侧，至腘窝改为多指拿揉小腿后侧三头肌，反复 3 ～ 5 遍；掌指关节擦臀中肌及下肢后侧肌群 3 ～ 5 分钟；按压环跳、承扶、委中每穴 1 ～ 2 分钟。最后用两手握住患肢踝部牵抖下肢。

（二）固定疗法

一般无需严格的固定，但急性损伤初期患者应卧床制动，减少负重及行走。

（三）练功疗法

急性期疼痛严重者应卧床休息，疼痛缓解后应加强髋关节及腰部活动和功能锻炼，以减少肌肉萎缩，促进血液循环。

（四）药物疗法

1. 中药辨证治疗

（1）内服药物

血瘀气滞证：治宜活血化瘀，行气止痛。方用身痛逐瘀汤加减。

风寒湿阻证：治宜祛风散寒，除湿通络。方用独活寄生汤加减。

筋脉失养证：治宜养血壮筋，方用壮筋养血汤加鸡血藤。

（2）外用药物　以活血化瘀、温经通络为主，早期可外敷消瘀止痛药膏或消肿止痛膏等，如血瘀气滞较甚可加用川芎、红花、桂枝之品以增强活血化瘀消肿之效，后期可选用海桐皮汤外洗、热敷或坎离砂热熨以促进血液流通，解除肌筋挛缩。

2. 西药治疗　可选用非甾体类消炎镇痛药口服。

（五）针灸疗法

取患侧阿是穴、环跳、承扶、风市、阳陵泉、足三里等穴，用泻法，以有酸麻感向远端放散为宜。针感不明显者，可加强捻转。急性期每日针刺 1 次，好转后隔日 1 次，可加艾灸。

（六）其他疗法

1. 封闭疗法　疼痛剧烈者可选压痛点封闭治疗，严格无菌操作，防止感染的发生。

2. 物理疗法　损伤早期可冷敷，中后期可选用中药离子导入、频谱治疗仪、红外线照射仪、超短波、磁疗、电疗等方法配合治疗。

【预防与调护】

损伤早期不宜强行锻炼，以卧床休息为主，避免髋关节旋转动作，使臀中肌处于松弛状态，防止进一步损伤，并有利于组织修复；疼痛缓解后宜加强腰、髋关节活动及功能锻炼，以减少肌肉萎缩；注意劳逸结合，不要长时间弯腰、下蹲等；同时还要注意保暖，避免受风寒。

四、弹响髋

弹响髋是指髋关节在做某些动作时可以听见或感觉到"咔哒"的骨摩擦声。本病多见于青壮年，通常无明显症状，患者常因弹响声而感到不安。

【病因病机】

弹响髋以病变部位不同，可分为关节内及关节外两种。髋关节解剖图，见图4-9。

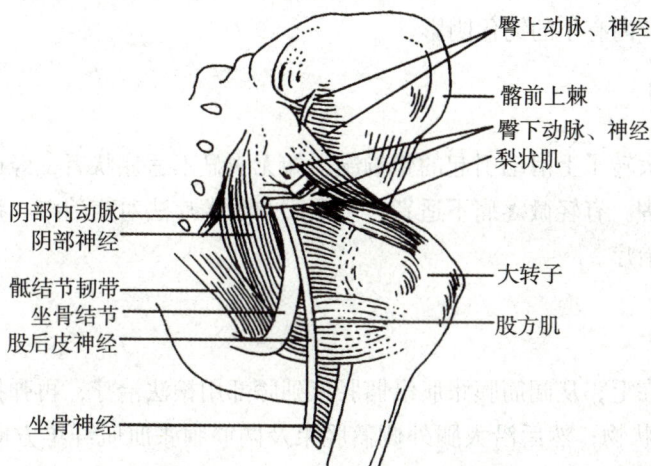

图4-9 髋关节解剖示意图

关节内弹响较少见，一种类型发生于儿童，这是由于股骨头在髋臼内的后上方边缘轻度自发性移位，大腿突然屈曲和内收而发生弹响；另一种见于成年人，由于髂股韧带呈条索状的增厚，在髋关节过伸，尤其是外旋时与股骨头摩擦而产生弹响声。

关节外弹响较常见，临床上的弹响髋多指这一种，也称为阔筋膜紧张症。是由于髂胫束的后缘或臀大肌肌腱部的前缘增厚，在髋关节屈曲、内收或内旋活动时，上述增厚的组织滑过大转子的突起而发生的弹响声。一般不痛或只有轻度的疼痛。日后由于增厚组织的刺激，可发生大转子部的滑囊炎。

中医学认为，本病是局部损伤后肌筋气血凝滞，血不濡筋，导致筋肉挛缩，产生活动弹响，甚至疼痛；也可因关节活动过度，积劳成伤，迁延日久，筋肌肥厚、粘连、挛缩，活动时有弹响声。

【临床表现与诊断】

（一）临床表现

1. 病史 多因外伤、劳损或风寒湿邪影响，使关节软组织发生炎性改变，也有因先天性发育不良造成。

2. 主要症状 一般无症状，患者因出现响声而感不安，通常很少引起不适。髋关节主动屈伸及行走时出现弹响声，不影响关节活动，疼痛不明显。若继发有大转子区滑囊炎可出现疼痛。

3. 体征 查体可有髋大转子部位有压痛；局部可触到条索状物，令患者主动伸直、内收或内旋髋关节，可摸到一条粗而紧的纤维带在大转子处滑动并发出弹响声。

（二）影像学检查

X线检查 无明显异常，但可排除粗隆部骨软骨瘤、关节滑膜骨软骨瘤或其他游离体等。

（三）鉴别诊断

1.先天性髋关节脱位 由于股骨头和关节囊发育不良，故患者在髋关节活动时，也可能有响声出现，经 X 线片检查可资鉴别。

2.关节内游离体 髋关节活动时弹响，但伴有交锁现象，患者感到关节内发出响声和有异物感。X 线摄片显示关节内有小的钙化阴影。

【辨证与治疗】

凡肌肉纤维索在大转子上滑动引起的弹响髋，如无明显不适症状者，经确诊并给予耐心解释后，一般无需特殊处理。有轻微疼痛不适者，可采用非手术疗法对症治疗。疼痛明显或患者过度不安者，可考虑手术治疗。

（一）手法治疗

患者侧卧，患肢在上，从阔筋膜张肌沿髂胫束到膝部用㨰法治疗；再弹拨髂前上棘上方的髂嵴部和大转子处的索状物；然后沿大腿外侧髂胫束及阔筋膜张肌肌纤维方向行揉顺法；点按环跳、殷门、阴市穴 1 ～ 2 分钟，最后两手握住患肢踝部牵抖下肢。

（二）练功疗法

在常规治疗的基础上鼓励患者进行练功活动以增强肌力，防止患肢肌肉萎缩。如做屈髋下蹲、四面摆腿、仰卧举腿、蹬空增力等动作的练习。

（三）药物疗法

中药辨证治疗

（1）内服药物

筋脉失养证：治宜养血荣筋，方用壮筋养血汤加减。

湿热壅盛证：治宜除湿通络，清热解毒，方用三妙丸合五味消毒饮加减。

（2）外用药物 以活血化瘀、温经通络为治疗总则，早期可外敷消瘀止痛药膏或消肿止痛膏，如兼有湿热壅盛之证，可加用苍术、厚朴以燥湿通络止痛，后期可选用海桐皮汤外洗、热敷或坎离砂热熨以活血解挛。

（四）针刀疗法

行痛点阻滞后，刀口线平行于髂胫束，垂直进针刀，针刀达髂胫束后，沿髂胫束两侧纵行 1 ～ 2 刀，稍退针刀，将刀口线旋转 90°达髂胫束最紧张处铲 2 ～ 3 刀并沿髂胫束分离，手下感觉病变处有松解感，出刀后双手拇指用力推拿 5 ～ 10 次，1 周内避免剧烈活动。

（五）手术疗法

如症状重，条索状增厚明显或引起患者过度不安，经非手术治疗无效者，应行手术治疗。手术采用局麻。患者侧卧，嘱患者做引起弹响的动作，切断或切除引起弹响的增厚肌腱和纤维组织。亦可将弹响的索状物分离，并将其固定于大转子上，以消除滑动所产生的响声。如大转子部骨突过大，亦可切除部分。术后早期可进行功能锻炼。

对关节内型，时常合并有髋臼后缘骨折，或关节内游离体时，可将游离体摘除。

（六）其他疗法

1. 封闭疗法 疼痛剧烈者可用压痛点封闭治疗，严格无菌操作，防止感染的发生。

2. 物理疗法 早期可冷敷，中后期可选用中药离子导入、频谱治疗仪、红外线照射仪、超短波、磁疗、电疗等方法配合治疗。

【预防调护】

本病一般不影响髋关节正常的功能活动，但关节弹响声对患者心理有一定影响，应做好心理疏导工作。平时应注意避免髋关节过度内收和内旋等活动，以减少弹响的发生。

五、髋部周围滑囊炎

髋部周围滑囊炎是指各种因素引起髋关节周围的滑膜囊积液、肿胀和无菌性炎症反应，导致局部疼痛、活动受限的一类病证。

髋部周围有较多滑囊，每个滑囊均可出现炎症，临床上以坐骨结节滑囊、股骨大转子滑囊和髂耻滑囊最常见。

【病因病机】

本病多与职业相关，多见于老年人及长期坐位工作者（如编织臀），可发生于任何年龄段。由于创伤、慢性劳损、感染、化学性刺激等均可致滑囊炎。

由于髋部滑囊处于特殊位置，长期持续的慢性刺激使囊壁增厚或纤维化而发生慢性无菌性炎症。少数因髋部剧烈活动，使附着在骨突上的肌腱损伤、牵拉或刺激周围滑囊而引起。部分患者或有局部感染病史。早期病理改变主要是浆液性渗出物聚集在囊内，形成局限性的肿胀。若诊治不及时，迁延日久，囊壁变厚渐至滑囊闭锁，致使滑囊形成一个慢性炎症肿块。

本病是关节部的软组织受到一次持久的或反复多次而连续的摩擦、扭转，使筋肌的负担超过了生理限度，导致气血阻滞、脉络受损，或局部组织长期受压、摩擦而致气滞血瘀、积聚化热，造成正常的筋肌生理功能失调，实质变性，而出现的劳损、筋伤之症。

【临床表现与诊断】

由于不同的滑膜囊位于不同的肌腱与骨之间，因此具有不同功能，所以不同的滑膜囊损伤引起不同位置的疼痛、肿胀及功能障碍。

（一）坐骨结节滑囊炎

坐骨结节滑囊位于两侧坐骨结节部，坐骨结节滑囊炎是一种常见病。滑囊是结缔组织中的囊状间隙，它的内壁为滑膜，囊内有少许滑液。

1. 临床表现

（1）病史 患者一般有长期坐位工作史或外伤史，中老年人尤其是体质瘦弱者多见。由于坐骨结节滑囊长期被压迫和摩擦，囊壁渐渐增厚或纤维化引起，少数因臀部蹲伤而引起。

（2）主要症状 常感臀部不适或疼痛，坐位尤其是臀部接触硬物时疼痛明显，站起疼痛即缓解，臀肌收缩时也可产生疼痛，疼痛可放射至臀部；当滑囊肿大时，坐骨神经受刺激时，可出现坐骨神经痛。

（3）体征　检查坐骨结节处压痛明显，摇旋髋关节时可引起牵扯痛。腰部、骶髂关节、髋关节及其周围组织阴性，患者坐骨接触椅子，尤其硬的椅子时，立即发生疼痛，起立即消失。试探性诊断，可在坐骨结节部局麻后嘱患者坐于硬椅子上，如无不适，即可确诊。

2. 影像学检查

（1）X 线检查　无异常表现。

（2）MRI 检查　可见脂肪抑制，T_2WI 呈明显高信号，信号均匀，边界清楚。

3. 其他辅助检查

（1）局部穿刺检查　此滑囊炎易出血，严格无菌条件下穿刺抽出液可为淡黄色黏性液体或血性液体。

（2）血常规检查　血白细胞总数及血沉均正常，偶见增高，细菌培养阴性；血白细胞总数和中性粒细胞升高，提示为感染性滑囊炎。

4. 鉴别诊断

（1）腰椎间盘突出症　腰痛伴有下肢放射痛，棘突间及旁可有压痛和放射痛，严重者腰椎生理弯曲改变，CT 会有椎间盘突出的典型征象。

（2）结核性滑膜炎　临床症状呈弥漫性肿胀，疼痛，可伴有午后低热、盗汗、周身乏力、消瘦等全身症状；细菌培养可能有结核菌杆菌生长。X 线片可见软组织肿胀，如果侵犯软骨或骨质，会出现关节间隙狭窄。如需要，必须在抗结核药物控制下，行滑膜囊切除术，病变已蔓延髋关节骨质者，应同时行病灶清除术。

（3）股骨大转子滑囊炎、髂耻滑囊炎　临床表现、影像学检查、实验室检查、鉴别诊断见数字化内容。

鉴别诊断word

【辨证与治疗】

治疗既要针对基本的病因，也要解除存在的症状，应根据患者的具体情况而采取不同措施。

（一）手法治疗

1. 局部摩揉法　急性期手法宜轻柔和缓，切忌暴力，以免加重病情。对于慢性损伤性滑膜囊炎，医者在患处先施以掌摩法、掌揉法、点按法放松局部。

2. 囊肿弹拨法　然后适当用力按压、弹拨囊肿数分钟，以消肿散结、活血化瘀。

3. 肌肉平推法　最后用掌摩法、平推法以缓解肌肉紧张从而达到舒筋止痛的目的。若关节活动功能障碍者，可在关节部施以屈伸旋转等手法，以恢复关节活动功能。

根据病变部位，可用不同手法进行治疗。①坐骨结节滑囊炎：患者俯卧位。医者用按揉法作用于坐骨结节部及其周围，然后弹拨局部，时间 10 ~ 15 分钟。患者侧卧位，患肢屈膝屈髋。医者掌擦坐骨结节部，以透热为度。②股骨大转子滑囊炎、髂耻滑囊炎：手法治疗见二维码。

手法治疗word

（二）固定疗法

急性期滑膜囊肿大甚者应适当卧床休息，避免髋关节被动屈曲和旋转活动，以减少对滑膜囊的刺激。

（三）药物疗法

1. 中药辨证治疗

（1）内服药物

瘀血留滞证：治宜活血散瘀，消肿止痛。方用活血祛瘀汤加减。

气虚湿阻证：治宜健脾利湿，佐以祛风散寒。方用健脾除湿汤加减。

（2）外用药物　取具有活血化瘀、温经通络、消肿止痛功效的中药外用，早期或急性滑囊炎、局部皮肤摸之不热的可外敷消瘀止痛药膏或消肿止痛膏，皮肤略有发热感的可外敷消瘀膏，或外搽云香精等药水，后期或慢性滑囊炎可选用海桐皮汤加制川乌、生姜等外洗，或坎离砂热熨。

2. 西药治疗　可选用非甾体类消炎镇痛药口服。

（四）手术疗法

慢性滑膜囊炎，经保守治疗无效者，或诊断明确，但疼痛严重，且反复发作者，可行滑膜囊切除术或病灶清除术。切除物需常规做病理检查，以排除其他原因所致的滑膜囊炎。

（五）其他疗法

1. 封闭疗法　疼痛剧烈者，可先行穿刺抽液后，再进行局部压痛点封闭治疗。

2. 物理疗法　损伤早期可冷敷，中后期可选用中药离子导入、频谱治疗仪、红外线照射仪、超短波、磁疗、电疗等方法配合治疗。

【预防与调护】

本病应注意减少坐位时间，对长期处于坐位的患者尤其是中老年人要注意更换体位和姿势，还可在座椅上加软垫。当患者有感染、类风湿等疾病时，应积极针对病因治疗，控制病情，防止本病的发生。发病后以卧床休息为主，减少局部压迫，禁食辛辣刺激食物。

六、臀肌挛缩症

臀肌挛缩症是由臀部肌肉及其筋膜的纤维变性挛缩，继发髋关节内收、内旋、屈曲功能障碍，进而表现为特有的步态、姿势异常的临床病证。本病多发于儿童时期，常见于反复臀部肌内注射的患者，故又称小儿臀肌挛缩症、注射性臀肌挛缩症。临床上以臀大肌挛缩多见，是一种医源性疾病。

【病因病机】

一般认为，本病是多种致病因素引起臀部肌肉组织局部的出血、水肿、变性、坏死，导致肌肉纤维化和瘢痕挛缩。其中反复多次的臀部肌内注射被认为是最主要的致病因素。

婴幼儿臀部肌肉薄弱，修复吸收能力较差，在进行反复多次的注射治疗后，受机械性、药物化学性等多种因素刺激造成肌肉组织局部的出血、水肿、变性、坏死，形成纤维瘢痕组织，从而使髋关节内收、内旋等活动受限，继而形成屈髋时强迫外展、外旋等特有体征。当挛缩波及臀中肌及髂胫束时，症状更加典型。

但并非所有具有多次注射史的患者都发生此病，因而本病的发生还与患者的体质因素、免疫因素、遗传因素、感染因素等有关。

中医学认为，本病是因正气受损、卫外不固、风寒湿毒乘虚而入，致使关节脉络不通、气血运行受阻而致。

【临床表现与诊断】

（一）临床表现

1. 病史　本病发病缓慢，常见于儿童，亦可见于青少年，可双侧或单侧发病。

2. 主要症状　常表现为臀部变尖，可有局部肌肉的明显萎缩，坐时双膝分开，不能靠拢，下蹲时由于臀大肌纤维挛缩，患儿不能在中立位屈髋，大腿必须分开呈外展外旋式，呈典型的"蛙式位"，行走时由于屈髋受限，步幅较小，且呈"外八字"步态，跑步时呈跳跃状，表现为当患肢落地，健肢迈步时，患髋向前冲，双髋病变者跛行尤为明显，表现"绕圈"步态。

3. 体征　在臀区外上 1/4 象限可见到皮肤凹陷，沿臀大肌肌纤维方向可触摸到条索状物或硬结，当髋关节内收、内旋时更为明显。在屈伸髋关节时，在股骨大转子部可触到条索状带滑过，并有弹响声。交腿试验（患儿坐位或平卧，嘱其在膝上交叉两下肢，则两下肢只能在膝下交叉，甚至不能交叉）与髂胫束试验（Ober 征）均为阳性。

（二）影像学检查

骨盆 X 线摄片，可见骨质多无异常改变，严重者可见骨盆倾斜和（或）脊柱侧弯，或见"假性双髋外翻"，股骨小转子明显可见，股骨颈干角大于 130°。

（三）鉴别诊断

本病应与弹响髋、小儿麻痹后遗症相鉴别。

1. 弹响髋　多见于青壮年，在大腿突然屈曲及内收时出现弹响，但无步态异常及髋关节活动受限。

2. 小儿麻痹后遗症　可出现相似步态异常，有臀肌挛缩，但肌萎缩还涉及下肢肌肉，且存在多处骨性畸形。

【辨证与治疗】

轻、中度患者以手法、药物治疗为主，辅以练功治疗。重度患者宜采用手术治疗。

（一）手法治疗

1. 臀肌松解法　患者俯卧，先用手指或手掌在臀部施以擦法、拿揉法及弹拨法 5 ～ 10 分钟，以充分放松臀部肌肉及其筋膜的纤维变性挛缩。

2. 髋部屈伸松解法　然后患者仰卧，握住患肢小腿，先屈髋屈膝，使其内收内旋，并向对侧斜形牵拉，然后伸直活动，范围由小到大，力量由轻到重，至患者所能承受的最大限度，如此反复数遍。双侧臀肌挛缩者，可同时进行交叉牵拉。

3. 揉按理顺法　最后患者再俯卧，医者用掌根自腰经臀向下至大腿后侧行按揉手法 2 ～ 3 分钟。

（二）练功疗法

除加强股四头肌锻炼和步行练习以防止患肢肌肉萎缩外，还应加强髋关节功能活动，如做屈髋下蹲、四面摆腿、仰卧举腿、蹬空增力等动作的练习。

（三）药物疗法

1.中药辨证治疗

（1）内服药物

瘀阻筋络证：伤后日久，髋部酸胀不适，髋关节屈伸不利，行走或跑跳时步态异常，臀部可触及筋粗筋结，舌质暗有瘀斑，苔薄，脉弦涩。治宜益气活血通络，方用补阳还五汤加减。

筋脉失养证：伤后迁延，步行乏力，肌肉萎缩，可触及有硬结，髋伸屈时有弹响，舌淡，苔薄，脉弦细。治宜养血壮筋，和营通络。方用壮筋养血汤加减。

（2）外用药物　局部可外擦红花油、万花油等温性的中药油剂，也可用海桐皮汤药物加重当归、川椒、川芎、红花、威灵仙、白芷的用量，布包外敷或外洗。

2.西药治疗　早期可给予口服非甾体类消炎镇痛药，以抗炎消肿，预防肌肉纤维化和瘢痕形成。但一定要注意只能运用适合儿童的药物品种和剂量，如布洛芬等，不能用双氯芬类药物。

（四）手术疗法

如果臀肌挛缩已形成，明显影响患肢功能，并经非手术治疗无效者，应选用手术治疗。主要术式有臀肌挛缩带切断并部分切除术、臀肌挛缩带"Z"形延长术、臀大肌起点下移术或止点松解术。无论何种术式，手术应在避免损伤神经血管前提下，彻底松解挛缩的肌肉。术中要不断检测，务必在手术台上达到满意的髋关节屈曲、内收、内旋角度。术后双下肢并拢固定2周，并尽早配合康复锻炼，避免已松解的变性纤维重新粘连，影响疗效。

【预防与调护】

反复多次的臀肌注射是导致本病的最主要原因，因此应尽量减少或避免对臀部肌肉注射毒性较大、刺激性强的药物。注射的方法和部位要合理选择，注射速度要缓慢，尽量避免同一部位连续注射，或采用两侧轮流交替注射，且注射后进行局部热敷，以促进药液的吸收和改善局部的血液循环，从而预防本病的发生。

七、儿童一过性滑膜炎

儿童一过性滑膜炎是一种非特异性炎症所引起的，以髋关节疼痛、肿胀，活动受限为主要特征的一种自限性疾病。目前对其发病机制尚无统一认识，故临床病名称谓很多，如髋关节暂时性滑膜炎、单纯性滑膜炎、小儿髋关节半脱位、应激髋综合征等。本病好发于3～10岁儿童，好发于右侧。部分患儿可自行恢复，但多数仍需要采取针对性治疗，若延误治疗，有继发股骨头骨骺缺血性坏死的可能，造成日后的发育障碍，所以早期诊断，及时治疗是本病的关键。

【病因病机】

本病病因至今未明，多数学者认为与过度运动、感染、外伤及超敏反应有关。儿童时期，其髋臼、股骨头发育尚未成熟，关节囊及周围韧带松弛，髋关节活动范围较大，当奔跑跳跃、不慎跌倒等使下肢过度外展或内收时，由于髋关节间隙增宽，滑膜被关节腔的负压吸入后并嵌顿其中，造成滑膜组织的充血水肿，继而出现髋关节的疼痛肿胀、活动障碍、跛行等症状。亦可由于外伤致下肢的内收或外展肌群肌肉痉挛，导致关节位置不正所致，如抗痛性肌痉挛可把骨盆强制在健侧高、患侧低的倾斜位，导致双下肢假性不等长。局部的挤压、牵拉亦可造成供血不全，久之则可产生股骨头缺血性坏死。

中医学认为，本病是由于正气受损，卫外不固，风、寒、湿邪流注关节，经脉痹阻不通所致。正如《医宗金鉴·正骨心法要旨》所述："若素受风寒湿气，再遇跌打损伤，瘀血凝结，肿硬筋翻，足不能直行。"

【临床表现与诊断】

（一）临床表现

1.病史 患者发病前多有蹦、跳、滑、跌等运动外伤史，或有上呼吸道感染史、痢疾史。学龄儿童多较活泼好动，一般都不能准确叙述病因。

2.主要症状 多数发病急骤，无明显全身症状，表现为突然发作的髋部疼痛、跛行，可伴有同侧大腿及膝关节的疼痛。

3.体征 腹股沟前方有压痛，主被动屈曲、内（外）旋髋关节时疼痛加剧。平卧床上，身体摆正可见骨盆倾斜，双下肢不等长，患肢假性延长在2cm以内。"4"字试验、托马斯征均阳性。

（二）影像学检查

1.X线检查 显示髋关节囊肿胀，关节间隙稍增宽，无骨质破坏。

2.肌骨超声 超声检查可见关节腔积液，关节囊肿胀，回声减低，欠均匀。

（三）其他辅助检查

1.血常规检查 白细胞总数可增高，血沉略增快。

2.关节囊滑液检查 髋关节穿刺检查见关节液透明，细菌培养为阴性。

3.关节囊滑膜组织病理检查 在必要的时候可做，可见非特异性炎症变化。

（四）鉴别诊断

1.髋关节滑膜结核 有明显的结核中毒症状，初起症状为髋部疼痛，患髋活动受限，跛行。托马斯试验阳性，血沉加快。X线检查可见关节囊肿胀，关节间隙稍宽或窄，晚期可发展为骨关节结核，可见骨质破坏X线征，甚者可形成死骨及窦道。

2.化脓性髋关节炎 发病急骤，突然高热，寒战，白细胞总数及中性粒细胞升高，血沉增快。髋关节疼痛，功能障碍。轻者关节周围不出现肿胀，病变严重者关节周围出现肿胀或脓肿。穿刺可抽出脓液，细菌培养可见化脓菌生长。

3.股骨头骨骺炎 髋关节活动轻、中度受限，X线片显示股骨头骨骺密度增高或碎裂，股骨颈变短、变宽。

【辨证与治疗】

因髋关节伸展及内旋可增加关节囊内压力而危及股骨头血供，故本病治疗重点是避免负重和限制关节活动。该病程较短暂，通常 3 ～ 4 天内症状消退，髋关节活动恢复。

（一）手法治疗

1. 髋部屈伸拔伸法　患儿仰卧位，助手立于健侧，一手压在健侧膝前，勿令屈膝翻身，另一只手压在健侧髂前上棘部固定骨盆。术者立于患侧，一手握患肢踝上，一手握膝关节。先轻轻做拔伸牵引再屈髋屈膝，出现疼痛即不强屈。

2. 髋部收展旋转法　在无痛范围内旋转摇晃髋部，至患儿肌肉放松并能主动配合活动时，腿长侧做屈髋内收内旋，腿短侧做屈髋外展外旋，然后伸直患肢，手法即完毕。待患者肌肉完全放松后，双下肢即可等长，功能亦可恢复。若不能恢复，可重复 1 次手法，复位后要尽量卧床休息（图 4-10）。

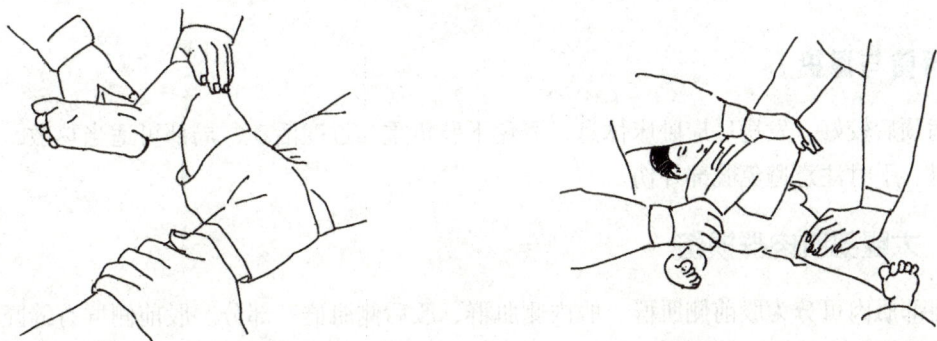

小儿髋关节滑膜炎下肢变短复位手法视频

小儿髋关节滑膜炎下肢变长复位手法视频

图 4-10　小儿髋部收展旋转法

（二）固定疗法

如出现患肢屈曲、外旋畸形，骨盆倾斜者，可采用下肢微屈位皮肤牵引，维持牵引时间为 1 ～ 2 周。

对陈伤患者复位后，应将双下肢并拢，在膝关节上方用三角巾或布带缠绕固定 3 ～ 4 周，不使两腿分开。

（三）练功疗法

如手法治疗后下肢假性变长仍未消失，局部症状仍未减轻，可让患儿坐在小凳上，髋关节屈曲 90°，在患肢足底蹬圆柱物来回滚动，活动下肢，有助于症状减轻。锻炼后应卧床休息，少走路，尤其患肢要避免做外展、外旋动作。

（四）药物疗法

1. 中药辨证治疗

（1）内服药物

肝火流筋证：患肢疼痛跛行，面红目赤，烦躁易怒，夜寝不安，低热，舌尖红，苔薄黄，脉弦数。治宜泄肝胆清热，方用龙胆泻肝汤加减。

湿热阻络证：患肢疼痛跛行，面垢目眵，口臭尿臭，便秘或便溏，不思饮食，舌质红或淡红，苔黄腻，脉滑数。治宜清热化湿，佐以疏风通络。方用三妙丸加海桐皮、防己、蚕砂、忍冬藤、桑枝等。

脾胃虚弱证：患肢酸痛跛行，痿软乏力，面黄无华，纳呆便溏，怠倦无力，神疲懒言，舌淡苔白或厚腻，脉缓。治宜调和脾胃，益气补中。方用香砂六君汤之类。

（2）外用药物　可在腹股沟部外用活血舒筋、通络止痛制剂如海桐皮汤去掉川椒湿热敷，亦可外敷消瘀止痛药膏。注意儿童局部皮肤过敏情况。

2. 西药治疗　可给予口服非甾体类消炎镇痛药，以抗炎消肿，缓解症状。

（五）其他疗法

物理疗法　可选用间动电、干扰电、微波电及光疗法，配合中药离子导入法等。注意控制刺激量。

【预防与调护】

本病预后较好。发病后应卧床休息，避免下肢负重与过度活动，局部可适当热敷，以利滑膜炎症消退。平时注意避免髋部外伤。

八、大腿部肌肉群损伤

大腿部肌肉可分为股前侧肌群、股内侧肌群、股后侧肌群三部分。股前侧群有缝匠肌和股四头肌。缝匠肌起自髂前上棘，止于胫骨上端内侧面。股四头肌有四个头，分别称为股直肌、股内侧肌、股外侧肌和股中间肌。四头合并向下移行至肌腱，包绕髌骨的前面和两侧，再下延至髌韧带，止于胫骨粗隆。股前侧群的共同作用是屈曲髋关节，股四头肌的主要作用是伸膝。缝匠肌屈膝、外旋大腿，内旋小腿；股内侧群共有五块肌，浅层自外向内有耻骨肌、长收肌和股薄肌。在耻骨肌和长收肌的深面有短收肌，在上述肌的深面有宽而厚的大收肌。内侧群均起自闭孔周围的耻骨支、坐骨支和坐骨结节等骨面。除股薄肌止于胫骨上端内侧外，其余各肌均止于股骨粗线。大收肌，还有一腱止于内上髁的收肌结节，此腱与股骨之间有一裂孔，称收肌腱裂孔，有下肢大血管穿过。内侧群肌的作用主要是使髋关节内收和旋外。股后侧群又称腘绳肌，由股二头肌、半腱肌、半膜肌组成。股二头肌长头起自坐骨结节，短头起自股骨粗线，两头合并至长腱，止于腓骨头。半腱肌和半膜肌亦起于坐骨结节，止于胫骨近端内侧面，半腱肌位于半膜肌的浅面，这三块肌肉是全身最长的双关节肌，共同的作用是伸髋、屈膝。当屈膝时，股二头肌能使小腿轻度外旋，半腱肌和半膜肌能使小腿轻度内旋。

大腿部肌群的损伤多与高强度运动有关，临床上好发生的损伤主要以股四头肌损伤、股内收肌损伤和股二头肌损伤多见。

股四头肌损伤

股四头肌损伤是指股四头肌遭受直接暴力打击而致的挫伤，以及因扭摔所致的肌纤维的撕裂伤，严重的撕裂伤有时可致肌肉完全断裂。

股四头肌是全身最大的肌肉，覆盖在股骨的前方，由股内侧肌、股外侧肌、股中间肌和股直肌四部分组成。股直肌呈梭形，是股四头肌群中最前面的一条，它起于髂前下棘，而腱的弓状部起于髋臼上方的髂骨，是股四头肌群中唯一越过髋关节而具有屈髋功能的肌肉。其他三肌的起点均始于股骨上端，在下部四肌互相融合成一坚强的股四头肌腱，总腱包绕髌骨，向下止于胫骨结节。肌腱的髌骨以下部分称为髌韧带。

【病因病机】

钝器击打或撞击等直接暴力造成的股四头肌损伤，轻者部分肌纤维损伤，甚者可使肌肉断裂。间接暴力引起的损伤包括两方面：一是股四头肌剧烈收缩，如超负荷举重、骤然的屈髋伸膝运动；二是反复蹲跳、牵拉所致慢性劳损，如登山、长途行军等。股四头肌损伤较轻或慢性劳损者，多见肌腱附着部或肌肉与肌腱交界处撕裂伤，继而形成小的血肿、粘连。损伤较重者可见肌肉部分甚至完全断裂，肿胀疼痛明显，功能受限，日久血肿机化，瘢痕组织形成，影响关节活动功能。

【临床表现与诊断】

（一）临床表现

1. 病史 多有明显外伤史，以中老年人多见。

2. 主要症状 伤后大腿前侧疼痛剧烈，肿胀明显，数小时后局部可见瘀斑，主动屈髋伸膝时疼痛加重；重者明显跛行或站立困难，或需扶拐行走，膝关节屈曲小于90°。

3. 体征 伤处压痛明显，压痛点范围相对固定。肌肉完全断裂可在髌上肌肉附着处触及因近端肌肉收缩所致的凹陷；单纯股直肌断裂因不易触及断端，易造成漏诊。股四头肌抗阻力试验阳性。陈旧性损伤或慢性劳损者，大腿前侧压痛轻微，但跟臀试验可诱发大腿前侧不同程度的牵拉痛。病程久者可见股四头肌萎缩和肌力下降。肌肉僵硬、血肿明显者，穿刺可见血性积液。

（二）影像学检查

1. X 线检查 可以排除附着处的骨质撕脱，陈旧损伤后出现钙化阴影，提示发生骨化性肌炎可能。

2. MRI 检查 可判断肌腱是否完全断裂。

（三）鉴别诊断

应与因半月板和梨状肌等损伤引起的股四头肌萎缩鉴别。

1. 半月板损伤 有外伤史，大腿内外侧缘无肿痛，肌肉萎缩伴有膝周边有压痛点，研磨试验、回旋挤压试验阳性，运动症状加重。

2. 梨状肌损伤综合征 肌肉萎缩伴有臀部酸胀、钝痛，大腿内外侧缘无肿痛，梨状肌深压痛，梨状肌紧张试验阳性。

【辨证与治疗】

对扭伤的病例，可做手法、药物和功能锻炼治疗。若有部分断裂，一般在股直肌，股内侧肌和股外侧肌完好，可加石膏固定6周。若完全断裂者，应早期手术，修复伸膝装置。

（一）手法治疗

中后期可适当对伤肢进行理筋手法。

1. 牵引旋摇患肢法　患者仰卧于床上，术者立于患侧，面向患侧髋关节，近侧手按髂骨，远侧手握踝上，牵引下肢，并由下外向上内旋转摇晃 5～7 次。

2. 屈髋顺筋法　在完成第一步后，改用远侧上臂夹着小腿远端，手扶膝下后方，使其屈髋，同时移近侧手，四指在外，拇指指腹按在股直肌向近端推以顺筋。重点在肌腱处，反复屈髋顺筋数次。

（二）固定疗法

扭伤患者早期应适当卧床休息，有部分撕裂或手术后的病例，应用石膏或夹板固定患肢髋、膝关节半屈曲位 6 周。

（三）练功疗法

早期以股四头肌的收缩活动为主，以预防该肌肉失用性萎缩，后期做主动的伸膝锻炼。手术修补后的患者，可在 2 周后开始股四头肌锻炼，解除固定后再主动进行伸膝功能锻炼。

（四）药物疗法

1. 中药辨证治疗

（1）内服药物

气滞血瘀证：突然强力收缩或直接暴力撞击致伤。局部疼痛、肿胀、瘀斑、压痛。如肌肉断裂伤者，疼痛剧烈，在断裂处可扪及肌肉凹陷，伸膝功能障碍，舌暗红，脉弦。治宜活血祛瘀，消肿止痛。方用活血舒筋汤加减。

瘀热阻络证：损伤后局部肌肉僵硬，关节强直，有条索状硬结，或灼热红肿，活动后肌肉疼痛加重，舌质红，脉弦数。治宜活血散瘀，清热解毒。方用仙方活命饮加减。

气血虚损证：股四头肌萎缩，伸膝无力，劳累后肌肉酸痛，面色苍白，少气懒言，舌淡，脉细无力。治宜补气血，壮筋骨。方用当归鸡血藤汤、健步虎潜丸等加减。

（2）外用药物　早期多属气滞血瘀证，局部可外敷双柏散或消肿止痛膏、消瘀膏、云香精、云南白药膏等以活血行气，消肿止痛；中后期多证见瘀阻筋络，可配合中药海桐皮汤外洗以活血舒筋，通络止痛。有瘀化热征象的，海桐皮汤去川椒、乳香，加大黄、栀子、黄柏等外洗。

2. 西药治疗　疼痛剧烈者可口服非甾体抗炎药，并配合应用肌肉松弛剂。

（五）手术疗法

完全断裂或有附着处撕脱分离者，早期可做手术修复缝合术。晚期修补可利用阔筋膜缝合，或行股四头肌延长术。

（六）其他疗法

1. 封闭疗法　一般不用封闭治疗，对于有紧急运动需要，或局部疼痛明显者可用此疗法。

2. 物理疗法　损伤早期先冷敷，中后期可选用中药离子导入、频谱治疗仪、红外线照射仪、超短波等方法治疗。

【预防与调护】

损伤早期应以卧床休息为主，先冰敷患处，不宜手法理筋治疗，以免加重损伤。中后期可理筋按摩配合适当的损伤肌肉的练功活动，加速肢体的功能恢复。平时应加强体质训练，在进行各种运动前应充分做好准备活动，以防损伤。

股内收肌损伤

股内收肌损伤多为大腿突然过度外展产生损伤，造成股内侧部疼痛、行走不便等症。过去以骑马者常见，故称之为"骑士损伤"。

股内收肌群构成股内侧肌群（图 4-11），是髋关节内收、屈曲和旋转的主要肌。其最内侧是扁而长的股薄肌，内侧由上而下并列着耻骨肌、长收肌、大收肌。长收肌和耻骨肌的深面是短收肌，其间夹有闭孔神经。

闭孔神经属腰丛的分支，通过闭膜管而分布于股内收肌群。

两足站立时，股内收肌群的主要作用是稳定骨盆。"立正"姿势时，股内收肌群强力收缩使两腿紧贴。在某些运动如骑马、滑雪、攀登、蛙泳中，股内收肌群亦起重要作用。

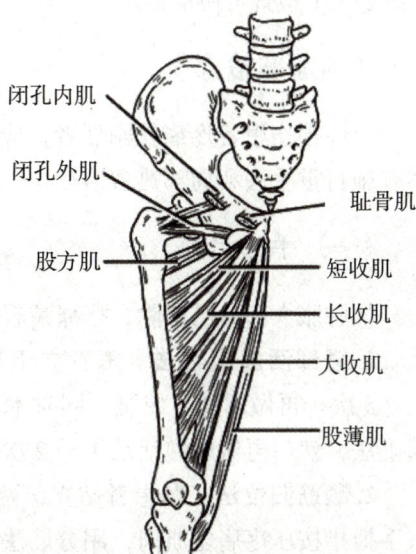

图 4-11　股内收肌群示意图

【病因病机】

股内收肌损伤多由于间接外力所致，可因一次或反复大腿过度外展牵拉产生损伤。由于长收肌起自耻骨上支，在大收肌起点的前方，向下斜行止于股骨粗线，跨度较长，起止点集中，故首先受累。损伤程度根据暴力大小而不同，轻者仅少数肌纤维断裂，重者肌肉可完全断裂。损伤后局部出血，继而纤维化。慢性的反复损伤可引起耻骨部止点处的病理性改变。

【临床表现与诊断】

（一）临床表现

1. 病史　多有大腿过度或反复外展牵拉受伤史，一般发病较急。

2. 主要症状　外伤后，大腿上端内侧疼痛，脚尖不敢着地，行走跛行，下肢呈半屈曲位，大腿内收、外展受限。

3. 体征　局部可有明显肿胀和皮下瘀斑，在耻骨上支或肌腹上常有明显压痛。完全断裂者在肌肉抗阻收缩时有异常隆起，并可触及断裂的凹陷和肌张力降低。部分撕裂伤者，可在大腿内侧触到条索状隆起。

（二）影像学检查

X 线检查　早期多无异常表现。急性损伤后期或慢性反复劳损 X 线摄片可显示股内收肌群附着部位的钙化阴影。另外，X 线摄片可排除肌起始处的骨块撕脱。

（三）鉴别诊断

1.股四头肌损伤　股四头肌损伤时疼痛部位位于大腿前侧，股四头肌抗阻力试验阳性。

2.股骨干骨折　股骨干骨折发生常伴有较高能量外伤史，伤后大腿肿胀疼痛，纵轴叩击痛，X线及CT检查可协助诊断。

【辨证与治疗】

急性损伤患者疼痛较剧烈者，应嘱患者暂时卧床休息，局部冰敷，以中药内服外用为主，暂不宜施行重手法和局部热敷治疗。

（一）手法治疗

如肿胀大部分已消除，疼痛减轻时可用。

1.髋部活筋松解法　术者立于患者的患侧，使患侧髋关节适度地被动外展、内收、外旋3～5次。再做屈膝、屈髋，同时术者用拇指顺有压痛或较硬的内收肌群做由远端向近端推的顺筋手法，然后再做屈髋活动1～2次。

2.顺筋归位法　嘱患者站立，两足跟着地，两脚分开，与肩等宽，助手稍搀扶。术者蹲下，双手拇指按压疼痛之肌肉，用分筋法左右分拨，然后顺肌肉走行方向上下疏理两次。

（二）固定疗法

一般不用严格的固定，但患者早期应卧床休息，利于损伤组织修复。

（三）练功疗法

部分肌肉断裂者，早期下肢外展位拉长受伤肌肉，主动练习髋、膝关节屈伸，防止疼痛性瘢痕挛缩形成；中、后期加强患肢的功能活动，以促进功能的恢复。

（四）药物疗法

1.中药辨证治疗

（1）内服药物

血瘀气滞证：有明显外伤史。局部肿胀明显，瘀斑，疼痛拒按，动则引痛，舌暗红，苔薄，脉弦。治宜活血化瘀，行气止痛。方用活血舒筋汤加减。

风寒痹阻证：反复劳损或伤后日久而发，局部筋紧，活动受限，静时痛增，动则痛缓，喜按喜揉，或见恶寒头痛，舌苔白，脉浮紧。治宜祛风散寒，除湿通络。方用蠲痹汤加减。

瘀热入络证：伤后迁延日久，局部可触及硬块，灼热红肿，活动受限，活动后疼痛加重，口干不欲饮，舌暗红，苔薄黄，脉弦数。治宜化瘀消肿，清热解毒。方用仙方活命饮等加减。

血不濡筋证：伤后日久未愈，肌萎筋缓，活动欠力，舌淡苔少，脉细。治宜养血壮筋，方用壮筋养血汤加减。

（2）外用药物　同"股四头肌损伤"，注意部位靠近二阴，避免运用刺激性药物和易过敏药物。

2.西药治疗　疼痛剧烈者可口服非甾体抗炎药，并配合应用肌肉松弛剂。

（五）手术疗法

肌肉完全断裂者，应手术修复，术后严格制动 4～6 周，并配合康复治疗。

（六）其他疗法

同"股四头肌损伤"。

【预防与调护】

同"股四头肌损伤"，注意中后期适当的理筋按摩配合内收肌拉伸和练功活动。

股二头肌损伤

股二头肌损伤是指由于间接外力或被动膝关节过伸，使股二头肌产生突然猛烈的强力收缩所造成的一种损伤性疾病。临床上多见于运动员，是常见的运动性损伤之一。

【病因病机】

股二头肌的损伤大多是由于膝关节于过伸位，股前侧受外力的作用而造成股二头肌的起止部撕拉伤，也可由于大腿外后侧的挫伤而致。损伤后小腿的屈曲功能下降。

【临床表现与诊断】

（一）临床表现

1. 病史　大多有膝关节过伸史，发病一般较急。

2. 主要症状　外伤后大腿后外侧及腓骨小头部疼痛、肿胀，髋、膝关节屈伸受限，活动时疼痛加重，行走跛行。

3. 体征　局部可见明显肿胀，在腓骨小头或肌腹上常有明显压痛。完全断裂者在屈小腿抗阻时肌肉有异常隆起，并可触及断裂的凹陷和肌张力降低；部分撕裂伤者，可在大腿后外侧触到条索状隆起。

（二）影像学检查

X 线检查可排除腓骨小头的撕脱性骨折。

（三）鉴别诊断

1. 腓骨小头撕脱性骨折　此时膝关节周围明显肿胀，疼痛，功能障碍，X 线及 CT 检查可协助诊断。

2. 半月板损伤　半月板损伤常有膝关节扭转外伤史或慢性劳损病史，研磨试验阳性。MRI 检查可协助诊断。

【辨证与治疗】

（一）手法治疗

早期损伤患者一般不宜用手法治疗，中、晚期患者可适当在局部采用理筋手法，除在局部做轻柔按摩外，还要进行膝关节的伸屈、转摇等动作。

（二）固定疗法

早期宜适当的制动，患者卧床休息，患肢不负重，以利早日恢复肢体的功能。

（三）练功疗法

应及早行股四头肌的舒缩锻炼，防止肌肉萎缩，中、后期可进行膝关节屈伸和步行练习。

（四）药物疗法

1. 中药辨证治疗

（1）内服药物

血瘀气滞证：突然强力收缩或直接暴力撞击致伤。局部疼痛，肿胀，瘀斑，压痛。如肌肉断裂伤者，疼痛剧烈，在断裂处可扪及肌肉凹陷，伸膝功能障碍，舌暗红，脉弦。治宜活血祛瘀，消肿止痛。方用活血舒筋汤加减。

瘀热阻络证：损伤后局部肌肉僵硬，关节强直，有条索状硬结，或灼热红肿，活动后肌肉疼痛加重，舌质红，脉弦数。治宜活血散瘀，清热解毒。方用仙方活命饮加减。

气血虚损证：股四头肌萎缩，伸膝无力，劳累后肌肉酸痛，面色苍白，少气懒言，舌淡，脉细无力。治宜补气血，壮筋骨。方用当归鸡血藤汤、健步虎潜丸等加减。

（2）外用药物　同"股四头肌损伤"。

2. 西药治疗

疼痛剧烈者可口服非甾体抗炎药，并配合应用肌肉松弛剂。

（五）手术疗法

肌肉完全离断伤者，应及早做手术修补，术后严格制动伤肢 6 周后配合康复训练，以促进功能恢复。

（六）其他疗法

同"股四头肌损伤"。

【预防与调护】

同"股四头肌损伤"，注意中后期适当的理筋按摩配合腘绳肌拉伸和练功活动。

思考题

1. 简述髋部软组织扭挫伤的病因与治疗方案。
2. 梨状肌综合征与腰椎间盘突出症的不同体征有哪几点？

3. 梨状肌综合征手法治疗方式是什么？

4. 臀中肌综合征、梨状肌综合征、腰椎间盘突出症三者的鉴别要点有哪些？

5. 列出关节外弹响引起的"弹响髋"与先天性髋关节脱位的鉴别要点。

6. 简述髋部周围滑囊最易出现髋部滑膜囊炎的三个滑囊及其临床表现。

7. 简述髋部滑膜囊炎病因病机及辨证治疗方案。

8. 臀肌挛缩症的病因病机与症状体征产生的关系是什么？

9. 儿童一过性滑膜炎需要与哪些疾病进行鉴别？

10. 儿童一过性滑膜炎调护特别要强调什么？

11. 儿童一过性滑膜炎的预后如何？

12. 大腿部肌肉群损伤的共同治疗要点是哪些？

第二节　膝与小腿部筋伤

膝关节是人体中最大、最复杂的关节之一。中医学认为"膝为筋之府"。

膝关节主要功能是：运动中调节骨盆与足之间的距离；在跑、原地起跳等活动中维持下肢长度和吸收震荡；在攀爬、跳跃前进中形成推进力并控制下肢的活动速度。膝关节要求必须有很好的稳定性。关节囊、韧带及半月板、肌肉等"筋"是维持膝部稳定的重要组织。

膝关节是由股胫关节和股髌关节构成的椭圆屈戌关节（图4-12）。股胫关节分内侧、外侧关节。内侧胫股关节凸起的股骨关节面和凹陷的胫骨关节面吻合，让膝关节得以在矢状面上做屈伸活动；外侧胫股关节面的前1/3为逐渐上升的凹面，后2/3则呈逐渐下降的凹面，使得其关节面不完全吻合，从而允许膝关节的屈伸活动是具有多个瞬时活动中心的运动。股髌关节是由股骨的髁面和髌骨关节面构成的屈戌关节。髌骨是最大的籽骨，与股骨髁前下方的鞍状关节面相关联，具有保护膝关节，避免肌腱摩擦股骨髁软骨面，传递股四头肌力量，参与构成伸膝装置的作用。

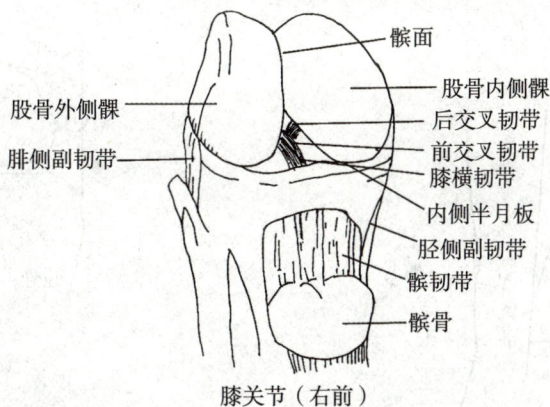

图 4-12　膝关节构成

膝关节内有内侧和外侧两个半月板，分别置于胫骨平台内、外侧髁关节面上。膝关节半月板外缘厚内缘薄。内侧半月板呈"C"形，前窄后宽，后部连于内侧副韧带，前半部松弛，后半部固定，扭转外力易造成交界处损伤。内侧半月板活动范围较小。外侧半月板呈"O"形，外侧不与外侧副韧带相连，相对活动度较大。半月板有加深关节窝，缓冲震动和保护膝关节的功能。

滑膜在髌骨上缘的上方，向上突起形成深达 5cm 左右的髌上囊于股四头肌腱和股骨体下部之间，部分滑膜层突向关节腔内，形成一对翼状襞，襞内含有脂肪组织充填关节腔内的空隙。翼状襞可增大关节稳固性，有缓冲震动、减少摩擦的功能。

膝关节周围的韧带对膝的静力稳定至关重要。内外侧副韧带具有防止膝内翻和外翻的作用；前交叉韧带和后交叉韧带可防止胫骨向前和向后滑动，还可限制膝内翻、外翻以及旋转。这两组韧带在膝关节伸直和完全屈曲时，处于紧张状态，可防止膝关节过伸和过屈。髌韧带为股四头肌腱的延续，可从前方加固膝关节和限制过屈。此外还有防止膝关节过伸的腘斜韧带。髌骨的内外侧支持带、髌股内侧韧带是维持髌骨静力性平衡的韧带。

膝部的肌肉可分为前群、后群和内侧群：前群的缝匠肌、股四头肌，有屈髋和伸膝功能；内侧群的股薄肌，使大腿具有内收、屈曲和旋转功能；后群的股二头肌、半腱肌和半膜肌，有伸髋和屈膝功能。

小腿的肌肉包括前群、后群和外侧群。前群为足的伸肌，包括胫骨前肌、踇长伸肌及趾长伸肌。后群为足的屈肌。后群肌通常分为浅、深两层。浅层为腓肠肌和比目鱼肌（小腿三头肌）、跖肌；深层为胫骨后肌、踇长屈肌、趾长屈肌、腘肌。外侧群为足外翻肌，包括腓骨长肌与腓骨短肌。

膝关节在屈膝 90°时可旋转范围最大，外旋 0°～45°，内旋 0°～30°；当屈曲超过 90°时，因为软组织的限制，内外旋的范围反而缩小。当膝关节完全伸直时，胫骨髁间隆起与股骨髁间窝嵌锁，侧副韧带紧张，除屈伸运动外，股胫关节不能完成其他运动。膝关节运动时，半月板可发生位移，屈膝时向后移，伸膝时向前移；小腿旋转时半月板随股髁位移，一侧滑向前，另一侧滑向后。当膝关节屈曲半月板后移时，股骨髁曲度较大的后部与半月板肥厚的外缘接触，若此时急剧伸膝，半月板可发生挤压伤或破裂。

股四头肌收缩时各肌肉之间的力学平衡是保持运动中髌股对合的动力结构。股四头肌的力线与髌腱纵轴之间存在一个外翻角度即股四头肌角（Q 角）。膝伸直时，男性平均 11°，女性 17°。Q 角测定有助于评定髌骨的稳定性、半脱位和脱位（图 4-13）。

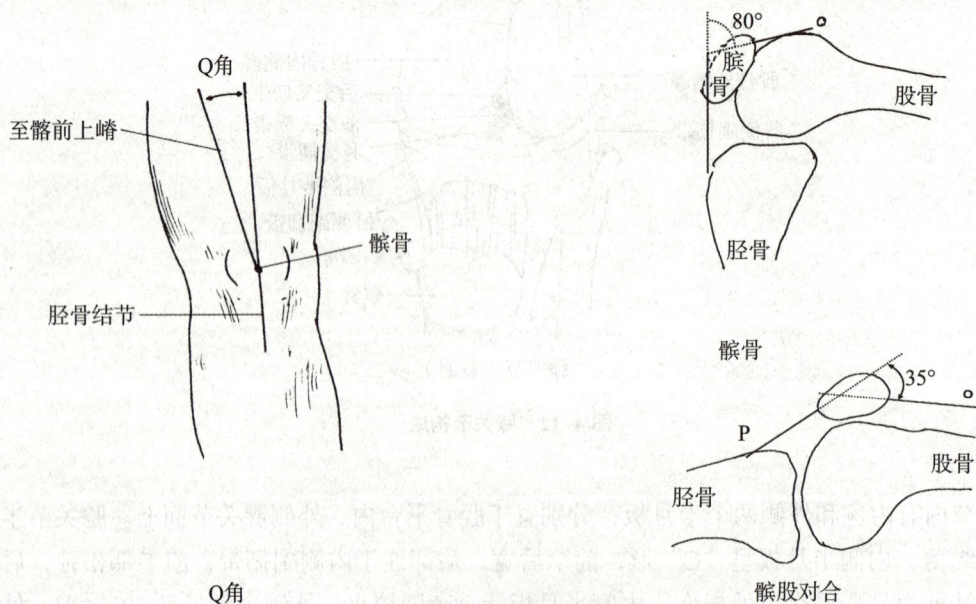

图 4-13　Q 角与髌股对合

髌下脂肪垫位于髌韧带及胫骨前上端所形成的三角区之间，有填充空隙、滑润关节的功能，水肿发炎则引起膝关节酸痛无力。鹅足滑囊位于缝匠肌、股薄肌及半腱肌的联合腱止点与胫骨内侧副韧带之间，发炎则引起膝关节内侧疼痛。

膝关节周围大血管主要有股动脉、腘动脉、胫前动脉和股深动脉，其分支形成丰富的血管网深入膝部，受伤后局部炎症反应重，水肿明显。膝关节前部有股神经的肌支、闭孔神经前支及隐神经支配，后部有坐骨神经及其分支胫神经、腓总神经及闭孔神经后支的分支支配。

小腿部的血管主要有前区的大隐静脉，胫前动、静脉和后区的小隐静脉，胫后动、静脉。膝的胫神经和腓总神经通过小腿下行，当胫神经损伤时，患者可出现足内翻力弱、"钩状足"畸形；腓总神经在腓骨颈外侧仅有皮肤覆盖，容易损伤而出现足下垂、背伸无力以及小腿外侧、前外侧、足背外侧麻木等临床表现。

膝部筋伤可导致关节周围乃至小腿的动静态稳定结构的破坏，恢复膝关节周围筋骨的完整与平衡，对膝关节的稳定与小腿功能发挥至关重要。

一、膝关节侧副韧带损伤

膝关节侧副韧带损伤是指由于外伤致使膝关节的侧副韧带发生挫伤、断裂，以膝部疼痛，步行时关节侧方不稳，出现内外翻畸形等为主要表现的膝部损伤。

膝关节的内侧及外侧各有坚强的副韧带附着，是膝关节组织的主要支柱。内（胫）侧副韧带由浅、深、斜三部分组成，浅（前）部起于股骨内髁，止于关节线下方的胫骨内髁上部，前缘明显易辨，深面下有膝内下动静脉和一滑囊。深部是关节囊的增厚部分，起止于靠近关节软骨边缘的股骨及胫骨内髁。该部纤维较短而厚实，其中段与内侧半月板相连。斜部起于股骨内髁浅部纤维的后方，向下呈扇形散开，止于关节线下方的胫骨内髁后半部，此部亦与内侧半月板相连。内侧副韧带是膝关节内侧的主要稳定结构。它的主要作用是防止膝外翻，同时还具有限制膝关节外旋的作用。外（腓）侧副韧带起于股骨的外髁结节，止于腓骨小头，呈圆索状，韧带与外侧半月板之间有腘肌腱和滑液囊相隔，其主要作用是防止膝内翻。膝关节伸直时侧副韧带较紧张，可防止关节侧向活动和旋转，膝关节屈曲时侧副韧带较松弛，使膝关节有轻度的内收、外展和旋转活动，但屈膝时旋转应力可造成侧副韧带损伤。

膝关节侧副韧带损伤，有部分和完全性损伤之分。内侧副韧带损伤较常见，若与交叉韧带损伤和半月板损伤同时发生时，则称为膝关节损伤三联症。

膝关节内、外侧副韧带损伤，中医古籍分别称之为"虎眼里缝伤筋"（内侧副韧带损伤）、"虎眼外缝伤筋"（外侧副韧带损伤）。

【病因病机】

膝关节内侧副韧带损伤最为常见，损伤多发生于膝关节轻度屈曲位时，膝或腿部外侧受到暴力打击或重物压迫，迫使膝关节做过度的外翻动作时，可使膝内侧间隙拉宽，内侧副韧带发生扭伤或断裂。如为强大的旋转暴力，则易合并内侧半月板或前交叉韧带的损伤，形成膝关节损伤三联征，还可合并股骨髁撕脱骨折。其病理变化分为部分断裂、完全断裂。

膝关节外侧副韧带损伤多因外力作用于小腿外侧使膝关节过度内翻所造成。因伸膝位时，膝关节外侧关节囊、股二头肌腱处于紧张状态，与前交叉韧带、后交叉韧带共同起到保护外侧副韧带的作用，所以膝外侧副韧带不易受到损伤。需强大暴力才能受伤，一般损伤严重，可伴有关节囊的撕裂，腓骨头骨折，有时合并腘绳肌、交叉韧带及腓总神经的损伤。

【临床表现与诊断】

（一）临床表现

1. 病史　有明确的膝关节外伤史。

2. 主要症状　膝关节内侧或外侧肿胀、疼痛、皮下瘀斑，膝关节呈半屈曲位，主动、被动屈伸功能受限。胫侧副韧带损伤时，若合并半月板或交叉韧带损伤者，可有关节内血肿，膝部可出现交锁征。一般腓侧副韧带损伤不合并外侧半月板损伤，而易合并腓总神经损伤，临床可见足下垂和小腿外下 1/3 及足背皮肤外侧感觉障碍。

3. 体征　胫侧副韧带损伤，压痛点可在股骨内上髁、关节间隙处或胫骨内侧髁。腓侧副韧带损伤，压痛点在腓骨头或股骨外上髁。韧带断裂时可触及裂隙或凹陷，膝关节侧方应力试验阳性。

膝关节侧方应力试验（膝关节分离试验）有重要的临床意义。胫侧副韧带部分撕裂时，在膝伸直位小腿做膝内侧分离试验时，膝关节无明显的外翻活动，但膝内侧疼痛加剧；完全断裂者，可有异常的外翻活动。反之，腓侧副韧带部分撕裂时，在膝伸直位小腿做膝外侧分离试验时，膝关节无明显的内翻活动，但膝外侧疼痛加剧；完全断裂可有异常的内翻活动。

（二）影像学检查

1. X 线检查　需要两侧膝关节同时拍摄 X 线片，以便对照。在内、外翻应力下摄片，可发现侧副韧带损伤处关节间隙增宽，有助于诊断；若有骨折撕脱，可在膝关节内见骨碎片。

2. MRI 检查　查明膝关节是否有胫侧或腓侧副韧带信号异常，或连续性中断。

（三）鉴别诊断

1. 半月板损伤　膝关节疼痛、活动受限，麦氏征、研磨试验阳性。MRI 检查可协助诊断。

2. 交叉韧带损伤　膝关节疼痛、活动受限，抽屉试验阳性。MRI 检查可协助诊断。

【辨证与治疗】

（一）手法治疗

1. 部分撕裂者，初诊时予伸屈一次膝关节，以恢复轻微之错位，并可以舒顺筋膜，但手法不可多做，新鲜损伤肿痛明显者手法宜轻，以免加重损伤。

2. 晚期以松解粘连为主。以内侧副韧带损伤为例，患者仰卧，伤肢伸直并外旋，医者先点按血海、阴陵泉、三阴交等穴。然后在损伤局部及其上下施以揉、摩、擦等法。

（二）固定疗法

侧副韧带有部分断裂者，先将膝关节内血肿抽吸干净，用弹力绷带包扎之，再以支具或石膏托固定膝关节于屈膝 20°～ 30°位 3 ～ 4 周。

（三）练功疗法

功能锻炼对于消除关节积液有良好作用。部分断裂者，固定后即可鼓励患者做股四头肌功能锻炼，防止肌肉萎缩和软组织粘连，固定期间可完全负重。后期或手术后，膝关节功能未完全恢复者，可做膝关节伸屈运动及肌力锻炼，如体疗的蹬车，或各种导引的功能疗法。

（四）药物疗法

1. 中药辨证治疗

（1）内服药物

瘀血阻络证：伤后肿胀严重，剧烈疼痛，皮下瘀斑，膝关节松弛，屈伸障碍，舌暗瘀斑，脉弦或涩。治宜活血化瘀，消肿止痛。方用桃红四物汤加牛膝、桑枝之类。

筋脉失养证：伤后迁延，肿胀未消，钝痛酸痛，喜揉喜按，肌肉萎缩，膝软无力，上下台阶有错落感，舌淡无苔，脉细。治宜养血壮筋，方用壮筋养血汤加减。

湿阻筋络证：伤后日久，肿胀反复，时轻时重，酸楚胀痛，或见筋粗筋结，屈伸不利，舌淡胖，苔白滑，脉沉弦或滑。治宜除湿通络，方用羌活胜湿汤、薏苡仁汤之类加减。

（2）外用药物 局部瘀肿者，可外敷消瘀止痛药膏或三色敷药，局部皮肤发热的，可外敷消瘀膏或外搽云香精、云南白药喷雾剂。伤后日久、湿阻筋络，可局部用下肢损伤洗方或海桐皮汤熏洗患处。

2. 西药治疗 疼痛剧烈者可口服非甾体抗炎药，并配合应用肌肉松弛剂。

（五）针灸疗法

侧副韧带损伤一般选阿是穴配合韧带附近的经络穴位治疗，外侧可选梁丘、外膝眼、足三里、阳陵泉、悬钟、解溪、丘墟等，内侧可选用血海、阴陵泉、三阴交、照海、太溪等，泻法为主，必要时可用透刺法、齐刺法，局部可加艾灸。

（六）针刀疗法

侧副韧带损伤引起的顽固疼痛点，可用针刀松解。进针的方向必须与韧带纤维方向平行。

（七）手术疗法

对侧副韧带断裂者，或合并有交叉韧带损伤、半月板损伤，一般应进行手术治疗，对断裂的韧带及破损的关节囊进行修补，而半月板的损伤则应以切除。若外侧副韧带损伤合并有腓总神经的损伤，并已确定为断裂者，应尽早进行手术探查，行神经断端吻合术。若合并有韧带附着部的撕脱骨折，应做固定术，尤其对关节内骨折，折端应达到解剖对位，才能避免韧带发生松弛现象。

对陈旧性内侧副韧带断裂的治疗，如已超过2～3周以上的断裂韧带，应行重建手术。可选用股薄肌腱、半腱肌腱修补法。外侧副韧带因有股二头肌和髂胫束的保护，不影响膝关节的稳定，所以修补术少用。

（八）其他疗法

1. 封闭疗法 由于部位表浅和组织单薄，一般很少用封闭治疗，必须用则要注意注射药量。

2. 物理疗法 可选用中药离子导入、频谱治疗仪、红外线照射仪、超短波等方法治疗。

【预防与调护】

本病经过积极治疗大多可以治愈，预后较佳。损伤早期可冷敷，以减少出血。治疗期间应限制患膝关节内、外翻动作，但应积极进行股四头肌舒缩活动锻炼，后期要加强膝关节的伸屈活动锻炼，以尽快恢复膝关节功能。

二、膝关节交叉韧带损伤

膝关节交叉韧带损伤是膝关节内较为严重的损伤之一。是由于外伤致使膝关节前后交叉韧带发生挫伤或断裂伤，以膝部肿胀、疼痛、屈伸障碍，步行乏力，关节不稳为主要临床表现的膝关节损伤。

膝关节交叉韧带连接股骨髁与胫骨平台，有前后两条，交叉如十字，常称十字韧带，相当于中医学骨骼的"内连筋"。前交叉韧带起于胫骨髁间隆突的前方内侧，与外侧半月板的前角附着，斜向后上方外侧，纤维呈扇形附着于股骨外侧髁的内侧，能限制胫骨向前移位。后交叉韧带起于胫骨髁间隆突的后方，斜向前上方内侧，附着于股骨内侧髁的外侧面，能限制胫骨向后移位。同时交叉韧带还协同内外侧副韧带等，共同发挥限制膝关节过伸、旋转及内外翻的功能。因此交叉韧带对稳定膝关节有重要作用（图4-14）。

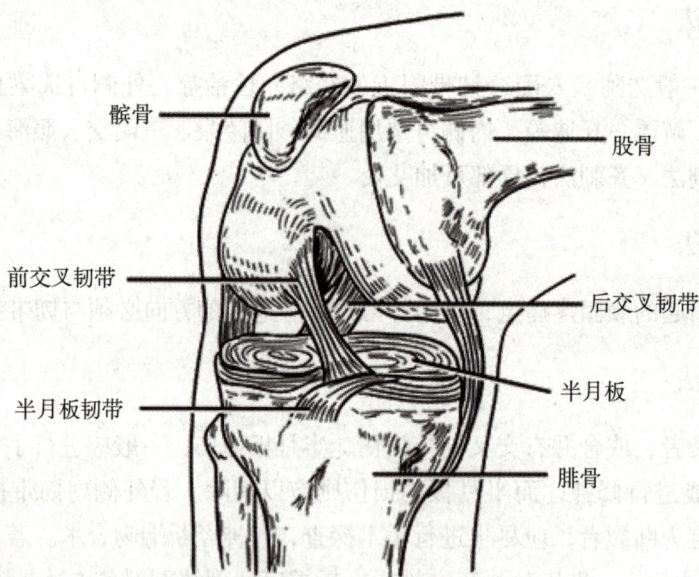

图4-14　膝关节交叉韧带

【病因病机】

交叉韧带位置深，非强大的暴力不易引起交叉韧带的损伤或断裂。一般单纯的膝交叉韧带损伤少见，多伴有其他损伤，如膝关节脱位、侧副韧带断裂等。临床中前交叉韧带损伤远较后交叉韧带损伤多见。

屈膝时，暴力从前向后作用于股骨下端，或暴力从后向前撞击胫骨上端，使胫骨发生相对于股骨的向前移位，可造成前交叉韧带损伤，有时伴有胫骨髁间隆突撕脱骨折、胫侧副韧带和内侧半月板损伤；屈膝时，暴力从后向前作用于股骨下端，或暴力从前向后撞击胫骨上端，使胫骨发生相对于股骨的向后移位，可造成后交叉韧带损伤，甚至发生膝关节后脱位，可伴有后关节囊破裂、胫骨髁间隆突撕脱骨折和外侧半月板的损伤。

【临床表现与诊断】

（一）临床表现

1.病史　本病有明显的外伤史。

2.主要症状　受伤时自觉关节内有撕裂感，伴剧烈疼痛并迅速肿胀，关节内有积血，关节松弛而失去原有的稳定。一般膝关节呈半屈曲状态，功能活动障碍。陈旧性损伤患者可出现关节反复肿胀，股四头肌萎缩，打软腿或错动感，运动能力下降等。

3.体征　抽屉试验是诊断交叉韧带损伤的重要方法。检查前先抽出关节内积血或积液，并在局麻下进行。患者仰卧，屈膝90°，足平放床上，检查者以一肘压住患者足背做固定，两手环握小腿上段做向前拉或向后推的动作。当前交叉韧带断裂或松弛时，胫骨向前移动度明显增大；当后交叉韧带断裂或松弛时，胫骨向后移动度明显增大。

（二）影像学检查

1.X线检查　一般无明显表现，但可鉴别胫骨隆突撕脱骨折或膝关节脱位。

2.MRI检查　膝关节MRI检查具有很高的敏感性和特异性，诊断正确率可达95%。

（三）其他辅助检查

关节镜检查　在冲净关节腔的积血后，膝关节镜可见前交叉韧带断裂端出血或小血块凝集。

（四）鉴别诊断

1.单纯性膝关节血肿　可有肿胀、疼痛、活动受限，但无关节松动不稳现象。抽屉试验阴性，X线摄片无胫骨前后过度移动，膝关节MRI可确诊。

2.半月板损伤　可有膝关节疼痛、活动受限，但抽屉试验阴性，研磨试验阳性，膝关节MRI检查可确诊。

【辨证与治疗】

（一）手法治疗

1.揉按法　损伤早期可在肿胀疼痛部位施以轻柔的揉、摩、擦等手法。

2.分理弹拨法　疼痛减轻，肿胀消退后，手法可逐渐加重，用分理、弹拨帮助理顺经筋、散瘀消肿。

3.关节屈伸法　损伤后期，有关节屈伸功能受限者，可采用关节屈伸手法，以缓解挛缩，松解粘连。

对韧带损伤严重或断裂者，单纯手法治疗效果较差。

（二）固定疗法

没有完全断裂的交叉韧带损伤，早期应先进行关节穿刺，抽出关节积血，再用弹性绷带加压包扎，以石膏托或夹板将患膝固定于屈膝 20°～ 30° 位 4 ～ 6 周，使韧带处于松弛状态，以便修复重建。也可固定 3 ～ 4 周后佩戴可调试功能支具，允许膝关节在 30°～ 60° 之间进行活动，以促进功能恢复，并指导患者早期进行股四头肌的功能锻炼，防止肌肉萎缩。去除外固定后，可加强膝关节屈曲锻炼，并逐步练习扶拐行走。

（三）练功疗法

膝关节固定期间应早期进行股四头肌等长收缩锻炼，防止肌肉萎缩。拆除石膏在支具保护下可逐渐增加膝关节活动范围，同时重点加强股四头肌和腘绳肌肌力训练。解除固定后，要加强膝关节屈伸活动锻炼，并逐步练习扶拐行走。

（四）药物疗法

1. 中药辨证治疗

（1）内服药物

瘀血留滞证：伤后膝关节肿胀严重，疼痛剧烈，皮下瘀斑，膝关节松弛，屈伸障碍，舌暗瘀斑，脉弦或涩。治宜活血化瘀，消肿止痛，方用桃红四物汤加味。

筋脉失养证：伤后迁延，肿胀未消，钝痛酸痛，喜按喜揉，肌肉萎缩，膝软无力，上下台阶有错落感，舌淡少苔，脉细。治宜养血壮筋，方用壮筋养血汤或补筋丸。

湿阻筋络证：伤后日久，反复肿胀，时轻时重，重坠胀痛，屈伸不利，舌淡胖，苔白滑，脉沉弦或滑。治宜除湿通络，佐以祛风，方用羌活胜湿汤、薏苡仁汤之类。

（2）外用药物　早期局部瘀肿，证属气滞血瘀者，可外敷消瘀止痛药膏或清营退肿膏以活血行气止痛。伤后日久关节活动不利者，证属瘀血阻络，筋脉失养。可用下肢损伤洗方加重三棱、莪术、木瓜、牛膝等熏洗患膝；或用海桐皮汤加重当归、川芎、海桐皮、威灵仙，并加藤类药物熏洗患膝，以活血舒筋通络，洗后还可以再外贴宝珍膏。

2. 西药治疗　疼痛剧烈者可口服非甾体抗炎药，并配合应用肌肉松弛剂。

（五）手术疗法

对于单纯性交叉韧带完全断裂者，或伴有半月板、侧副韧带损伤者，或合并有撕脱骨折显著移位者，经保守治疗后仍然存在膝关节不稳定者应进行手术治疗。交叉韧带损伤的手术方式常用的有附着点撕脱修复术、韧带断裂修复术和交叉韧带重建术。随着关节镜技术的发展，关节镜监视下进行韧带手术已基本代替了传统的切开手术。该技术具有创伤小、恢复快等优点。总之手术应贯彻稳定性功能重建与等长重建原则，防止膝关节功能障碍。

（六）其他疗法

物理疗法　后期可采用超短波、磁疗、蜡疗、光疗、热疗等方法配合治疗。

【预防与调护】

交叉韧带损伤，早期应固定制动，以利于损伤修复。固定期间应抬高患肢，并积极进行股四头肌舒缩锻炼。解除固定后，应循序渐进地做膝关节功能锻炼。后期膝关节不稳时，可佩戴护膝保护，并进行膝关节的稳定性训练。

三、膝关节半月板损伤

膝关节半月板损伤是运动损伤的常见病，膝关节的各种运动使半月板不断承受传导载荷的垂直压力、向周缘移位的水平拉力和旋转时的剪式应力。外侧半月板最大活动范围为屈膝5°～10°，内侧半月板最大活动度为屈膝17°～20°，后斜韧带牢固附着于内侧半月板后方，限制其移动与旋转，也增加了其损伤的危险，而外侧半月板又因其活动度较大，也容易损伤。由于年龄、职业和运动情况的不同，半月板损伤的方式、特点和类型也各异。

【病因病机】

内侧半月板前后附着点比较远，活动范围较小，后半部又连于内侧副韧带，故其前半部松弛，后半部稳定，在两部的交界处易受扭转外力，发生破裂。

外侧半月板前后附着点比较接近且外侧不与外侧副韧带相连，因而活动范围相对较大，正常的膝关节有轻度外翻，胫骨外侧髁负重较大，故外侧半月板所在股骨外侧髁做前后活动及旋转活动时，易发生破裂（图4-15）。

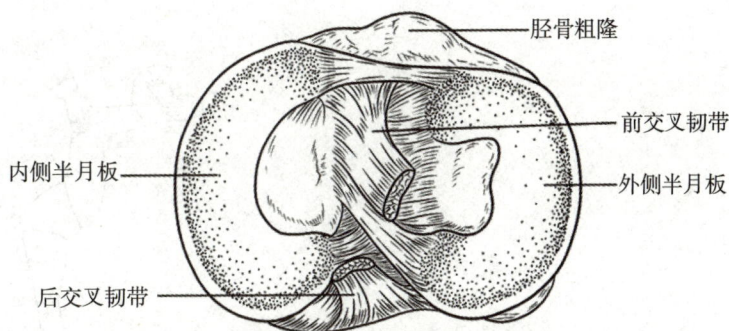

图4-15 膝关节半月板示意图

半月板的损伤常因膝关节部分屈曲负重状态下突发强力旋转，在承受垂直压力的同时，又遭受牵拉和剪力所致。屈膝状态下股骨髁在胫骨平台上强力旋转时，迫使内侧半月板向后及关节中央移动，此时半月板后方的附着可能被拉长或撕裂，半月板的后方即被挤向关节中央，嵌在股骨与胫骨之间，如果关节突然伸直，即可造成半月板纵行撕裂，由于外侧半月板弧度较大，不附着于外侧副韧带，故其不完全横裂的发生率大于内侧半月板。

半月板损伤的分型一般按照损伤的形状、部位、大小和稳定性，分为退变型、水平型、放射型、纵型、横型及前后角撕裂型、边缘撕裂型、混合型。

中医学认为，本病主要病机为外力作用于膝部，致筋肉损伤，经络受损，血脉破裂，血溢脉外，阻滞局部，致血瘀气滞，气血津液运行不畅，发为瘀血阻络，筋肉失荣，膝部经筋失其常道，不通则痛。

【临床表现与诊断】

（一）临床表现

1.病史 多有明显外伤史，特别是膝关节半屈曲位时突然内收或外展和旋转活动，是典型的受伤病史。

2. 主要症状 疼痛、关节交锁、失力症状，俗称"打前失"。半月板损伤所致的失力症状的特点是：发生于走凸凹不平的道路"突然感觉关节内有物滑动或感关节内有响动"等，并有突然膝关节的向内或向外不稳或软弱感、关节肿胀、股四头肌萎缩。

3. 体征 半月板损伤压痛部位常在外侧或内侧间隙，一般轻柔的屈曲膝关节并触压关节间隙可触及压痛点及半月板活动情况。约50%的患者有交锁征，一般多见于半月板纵行"桶柄样"撕裂或水平样撕裂后舌状瓣翻起者。病情长久可见股四头肌萎缩。

本病的特殊检查主要有：

（1）过伸试验 阳性则提示半月板前角损伤。

（2）过屈试验 阳性则提示半月板后角损伤。

（3）研磨试验 若疼痛发生在提拉时，表示韧带损伤；发生在挤压时提示半月板损伤。其中屈曲最大限度时疼痛，提示后角破裂；90°时提示中央破裂；伸直时提示前角破裂（图4-16）。

（4）回旋挤压试验 又称半月板弹响试验、麦氏征试验，此试验的要点是疼痛、有弹响。注意伤后3周内不宜实施，因假阳性率高（图4-17）。

（5）Smill试验 即在麦氏征试验中有弹响声，并伴明显疼痛（图4-17）。

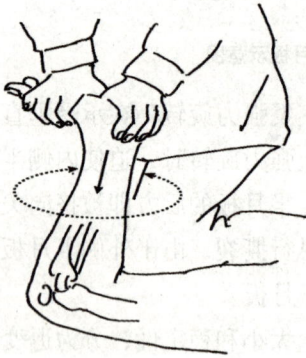

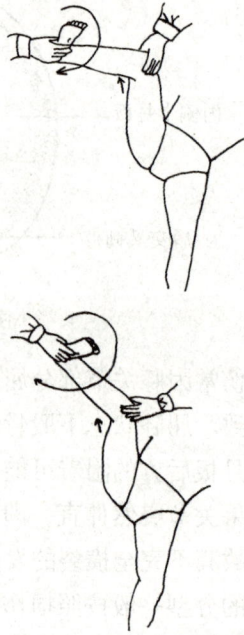

图 4-16 研磨试验   图 4-17 回旋挤压试验

（6）Fouche试验 在环转伸直时，闻及粗响声提示后角巨大破碎，低浊声提示内缘薄条撕裂（图4-18）。

（7）下蹲试验 又称鸭式摇摆试验，若有半月板损伤则下蹲时发生疼痛，具体见图4-19。

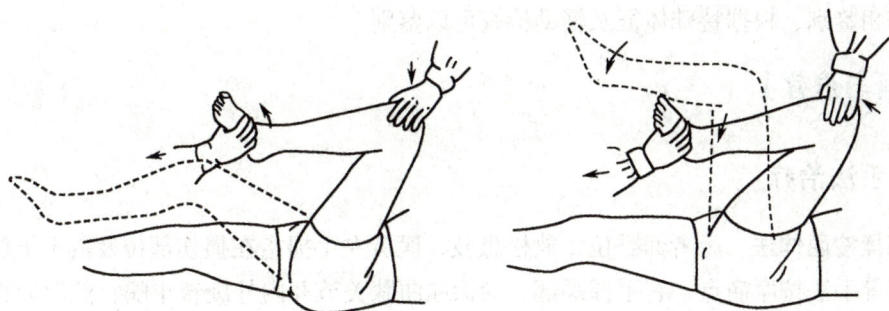

图 4-18　Fouche 试验

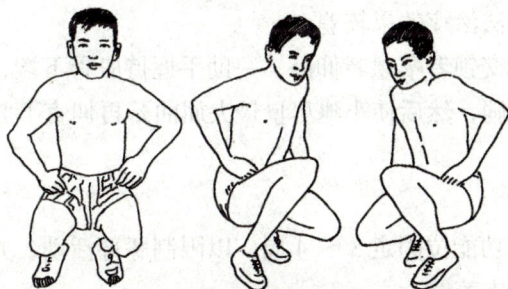

图 4-19　下蹲试验

（二）影像学检查

1. X 线检查　一般无明显异常表现，但可帮助排除其他骨性病变。

2. MRI 检查　是诊断半月板损伤的重要影像学依据。1 级信号：膝关节内、外侧半月板形态可，内侧半月板后角见点线状高信号，达关节囊缘。提示膝关节内侧半月板损伤。2 级信号：内侧半月板后角及外侧半月板前角、体部可见信号增高影，达关节囊缘。提示膝关节内侧半月板后角损伤，外侧半月板前角及体部损伤。3 级信号：内侧半月板增大，中心撕裂，内侧部分向胫骨髁间隆突移位，半月板内不均匀信号增高影达边缘提示内侧半月板撕裂。

（三）鉴别诊断

主要与侧副韧带损伤、髌骨软骨病、膝外侧疼痛综合征相鉴别，以及膝关节的髌股关节紊乱综合征、各类关节炎、剥脱性骨软骨炎、内侧滑膜皱襞综合征、特发性骨坏死、滑膜炎、肌腱炎、脂肪垫损伤等鉴别。

1. 侧副韧带损伤　压痛点多固定在内侧或外侧副韧带走行处，内、外翻应力试验阳性，应力位 X 线等辅助检查可帮助确诊。

2. 髌骨软骨病　半月板损伤与髌骨软骨病常并存，故在诊断半月板损伤时应详细检查有无髌骨软骨病。髌骨软骨病可引起滑膜肿胀，可有伸膝痛及关节间隙压痛，以及髌下假交锁，根据临床症状、体征及辅助检查即可鉴别。

3. 膝外侧疼痛综合征　多见于长跑及竞走运动员，系膝关节长时间屈伸运动，髂胫束沿股骨外侧髁边缘前后摩擦滑动，引起两者之间软组织、滑囊及疏松结缔组织的创伤性炎症并出现疼痛，又称为"髂胫束摩擦综合征"，由于屈伸关节时外侧有疼痛感，伴有脱膝感和压痛，故应与半月板损伤相鉴别，根据特殊体征及辅助检查可以鉴别。

【辨证与治疗】

（一）手法治疗

1. 局部揉按屈伸法 患者仰卧位，放松患肢，医者左手拇指在损伤部位及其上下施以轻柔的揉、摩、擦等手法按摩痛点，右手握踝部，徐徐屈曲膝关节并内外旋转小腿，然后伸直患膝。

2. 痛点理顺法 损伤中期，手法可逐渐加重，在膝关节周围和大腿前部施以擦、揉等法；然后用拇指按压关节边缘的痛点，在痛点周围做推揉拿捏，以理顺筋脉，散瘀消肿。

3. 粘连松解法 晚期对关节活动受限的患者，可进行屈伸手法，以缓解挛缩，松解粘连。对半月板损伤严重者，单纯手法治疗效果较差。

4. 交锁松解法 对关节交锁者嘱患者仰卧，一助手握持股骨下端，医者握持患者踝部，二人相对牵引，医者内外旋转小腿，然后使小腿尽量最大屈曲，再伸直下肢，即可解除交锁。

（二）固定疗法

急性损伤期应将膝关节功能位固定 3～4 周，以限制膝部活动，并鼓励患者同时进行下肢肌肉的主动收缩锻炼，防止肌肉萎缩。

（三）练功疗法

1. 伸膝抬腿法 患者仰卧，患腿伸直中立位。使下肢各部肌肉收缩紧张，足背伸，在用力伸膝关节的情况下，做抬腿动作（髋关节前屈）（图 4-20）。用以锻炼股四头肌力量及膝、踝关节的功能活动。有活气血、利关节、壮筋骨的作用。

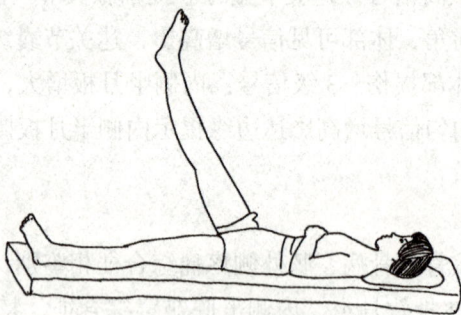

图 4-20 卧位伸膝抬腿法

2. 坐位伸膝抬腿法 患者坐于床边，屈膝，小腿下垂，绷紧肌肉伸膝抬腿（膝关节不要离开床）。随着肌力的增强，可于踝部负重物（重量根据肌力恢复情况和耐受能力而定）做对抗的抬腿伸膝活动（图 4-21），有补气活血、强壮筋骨、增强股四头肌力的作用。

3. 扶膝屈伸法 患者取站立位，患肢在前，用自己两手环抱患肢大腿下段。利用躯干的前倾力及下蹲力，迫使膝关节做屈曲活动（图 4-22）。可松解关节粘连及克服肌肉挛缩，疏利关节，恢复膝关节的屈曲功能。

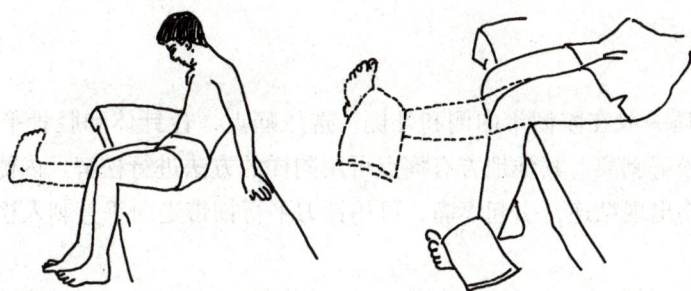

图 4-21 坐位伸膝抬腿法

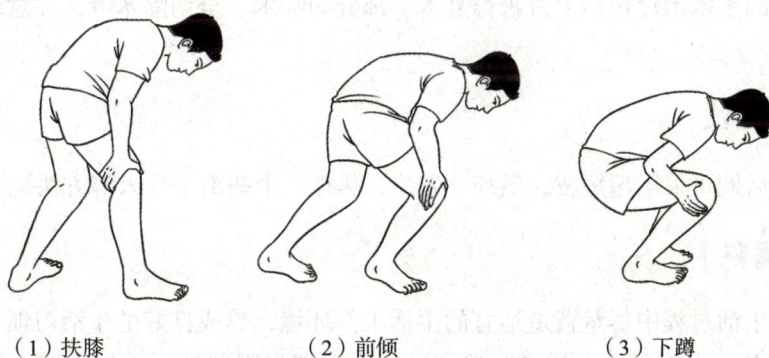

（1）扶膝　　　　　　　　（2）前倾　　　　　　　　（3）下蹲

图 4-22 扶膝屈伸法

（四）药物疗法

1. 中药辨证治疗

（1）内服药物

血瘀气滞证：膝关节疼痛肿胀明显，关节交锁不易解脱，局部压痛明显，动则痛甚，舌暗红，脉弦或细涩。治宜活血化瘀，消肿止痛。方用桃红四物汤或舒筋活血汤加减。

痰湿阻滞证：损伤日久或手术后膝关节肿胀明显，酸痛乏力，屈伸受限，舌淡胖，苔腻，脉滑。治宜温化痰湿，方用二陈汤之类。

肝肾亏损证：无明显的外伤史或轻微扭伤，肿痛较轻，静时反痛或损伤日久，肌肉萎缩，膝软无力，弹响交锁频作，舌红或淡，少苔，脉细或细数。治宜补益肝肾，方用补肾壮筋汤或健步虎潜丸。

（2）外用药物　早期可外敷消肿散、三色敷药或外搽正骨水、消肿止痛酊等药物，后期用海桐皮汤熏洗。疼痛显著者，可加用红花、川乌、草乌之品以增强活血止痛之效，注意川乌、草乌有一定毒性，用量不宜大，并叮嘱患者及时反馈过敏情况。

2. 西药治疗　可服用非甾体类消炎镇痛药物，外用消炎镇痛类软膏治疗。

（五）针灸疗法

损伤后期有明显股四头肌萎缩者，可选取血海、足三里、梁丘、阳陵泉、阴陵泉、委中、承山、三阴交、阿是穴等穴位进行针刺治疗，有助于疏通经络、顺行气血，可达到缓解局部肌肉痉挛及疼痛的目的。

（六）针刀疗法

半月板周围点疼痛一般在髌韧带内侧和外侧。选压痛点，让针体和胫骨平台大致成30°角，刺入关节内侧，进行松解剥离。其他地方有痛点可用同样的方法进行松解。内侧半月板后半部连于内侧副韧带处易损伤出现粘连，引起疼痛，可用针刀平行韧带走向垂直刺入松解。

（七）手术疗法

手术是半月板损伤的重要手段，近年来广泛开展的关节镜手术有良好疗效。陈旧性半月板损伤，反复发生疼痛、交锁着，应尽早手术治疗。

半月板损伤的手术治疗包括半月板修复术、部分切除术、全切除术等，注意理想的手术术式和指征选择。

（八）其他疗法

物理疗法 后期可采用超短波、磁疗、光疗、热疗、中药离子导入等方法配合治疗。

【预防与调护】

在日常起居生活过程中尽量营造适宜的生活工作环境，养成良好的生活习惯。劳逸有度，养成正确的活动姿势；劳逸结合，避免过度运动；康复期加强养护，动作协调，康复运动循序渐进，适可而止。注意膝部的防寒保暖很重要。

四、膝周滑囊炎

膝关节周围有许多肌腱，因此滑囊也较多，有的与关节腔相通，多数则是孤立存在。其作用是促进滑动，减少人体软组织与骨组织之间的摩擦和压迫，便于关节运动功能的灵活性。膝关节周围滑囊较多，主要可分为前侧、外侧、内侧三组。膝前侧滑囊：包括髌前滑囊、髌下滑囊、髌下皮下滑囊；膝外侧滑囊：包括股二头肌与腓肠肌之间滑囊、腓肠肌外侧头滑囊、腘肌腱与外侧副韧带间滑囊、股二头肌滑囊、腘肌滑囊；膝内侧滑囊：包括半膜肌与腓肠肌腱间滑囊、腓肠肌内侧滑囊、半膜肌滑囊、鹅足滑囊。遭受急性损伤或慢性劳损时可引起滑囊炎。临床常见的膝部滑囊炎有髌前滑囊炎、髌下滑囊炎、鹅足滑囊炎和腘窝囊肿等。膝周滑囊炎治疗方法基本相同，腘窝囊肿治疗方法有其特点，故另一节叙述。

【病因病机】

本病有急慢性之分，有伴感染及不伴感染之别。一般急性滑囊炎常因创伤或感染而发病。慢性滑囊炎多与从事的职业有关，亦即与膝关节剧烈运动或长时间的摩擦或压迫刺激有关。主要病理改变是滑囊滑膜渗出液增多，滑囊肿大。急性期囊内积液可为血性，以后呈黄色。慢性期囊壁水肿、肥厚或纤维化，滑膜增生呈绒毛状，有的囊底或肌腱内有钙质沉积。囊液被吸收消退后，有时可反复积液。

中医学认为，其病因一是劳损外损形体，内伤脏腑经络，引起气滞血瘀，阻滞不通，关节不利而致；二是损伤后筋脉受损，气机失调，水湿积聚，引起滑膜肿胀、渗出。

【临床表现与诊断】

（一）临床表现

1. 病史

（1）髌前滑囊炎 髌前滑囊位于皮肤与髌骨、髌韧带之间，覆盖于髌骨的下半部和髌韧带的上半部，急性滑囊炎常因外伤或感染而发病。

（2）髌下滑囊炎 髌下滑囊又称胫前深滑囊，位于胫骨结节与髌韧带之间，多因运动创伤所致。

（3）鹅足滑囊炎 鹅足滑囊位于缝匠肌、股薄肌及半腱肌的联合腱上点与胫骨内侧副韧带之间，由于三个肌腱有致密的纤维膜相连，形同鹅足而得名。滑囊炎常为局部反复的撞击摩擦所引起。

2. 主要症状

（1）髌前滑囊炎 髌前疼痛及肿胀，压痛轻微，波动征阳性，髌骨和膝关节受限不明显。慢性期可见肿胀、压痛和粗糙的摩擦音。

（2）髌下滑囊炎 半蹲位疼痛，髌韧带深部压痛，局部肿胀，可见髌韧带两侧生理凹陷消失并凸起，膝关节屈伸活动受限。

（3）鹅足滑囊炎 局部肿胀、疼痛，局部压痛，小腿外展外旋时加重。

3. 体征

（1）髌前滑囊炎 髌前肿块柔软，压痛轻微，波动征阳性，由于髌前滑囊不与关节腔相同，浮髌试验阴性。

（2）髌下滑囊炎 髌韧带深部压痛，局部肿胀，可见髌韧带两侧生理凹陷消失并凸起，膝关节屈伸活动受限。

（3）鹅足滑囊炎 膝内侧肿胀，其位于膝关节内侧，在平胫骨结节内侧胫骨内髁处压痛敏感，有时范围可较大（图 4-23）。

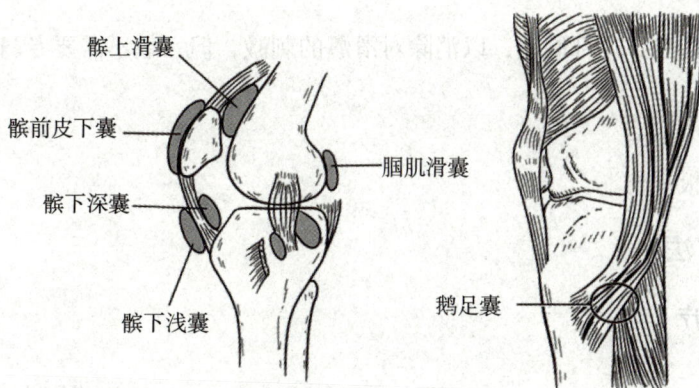

图 4-23 膝关节周围滑囊炎常见发生部位

髌前滑囊炎
MRI片

（二）影像学检查

1. X 线检查 一般无异常，对囊肿的诊断意义不大，但可排除膝关节病变

2. MRI 检查 有助于明确部位及程度。

（三）鉴别诊断

1. 结核性滑膜炎　患者多为儿童或青少年，常为单发，双侧很少同时受累，结核性滑膜炎也有肿胀、积液等特征。但关节呈弥漫性肿胀、疼痛、不红不热，浮髌试验阳性，穿刺液为黄色浑浊液体，细菌培养有可能有结核杆菌，患者可能伴有午后低热、盗汗、周身乏力、消瘦等全身症状。化验检查血沉增快，结核菌素试验阳性。X 线片仅见软组织肿胀，如果侵犯软骨或骨质，会出现关节间隙狭窄。

2. 色素绒毛结节性滑膜炎　多发于青壮年，以男性多见，无明显外伤史。有关节肿胀，可触及结节状肿块。新发病例关节积液多为血性，以后呈棕红或棕黄色，常见为咖啡色。X 线检查可发现膝关节骨质增生、囊变、滑膜肿胀肥厚。

3. 滑膜皱襞综合征　该病多见于青壮年，主要是由于创伤、慢性刺激、瘢痕化等原因造成膝关节周围的滑膜皱襞异常增大或肥厚所引起的临床症状。但大多数不产生症状。内侧皱襞异常时，可越过髌骨关节面内侧脊，被挤压于髌、股骨之间，产生所谓的内侧皱襞综合征。临床表现主要为膝内侧痛，膝关节活动时可有髌骨异常抖动。

【辨证与治疗】

（一）手法治疗

1. 晃膝法　患者仰卧位，屈髋，医者一手扶患膝，另一只手握踝部，按顺时针方向摇晃10～20次，以松解膝关节。

2. 刮髌法　医者一手拇指屈曲指关节，放于压痛点，另一只手手掌按于拇指之上，用臂力推动拇指与髌骨边缘垂直方向稳力分理、刮拨5～10次；

3. 点按推揉法　医者双手拇指在肿胀处点按，力量由轻到重，约1分钟；最后，医者一手扶小腿，另一只手推揉膝部10～20次而结束。

（二）固定疗法

急性期应适当休息，局部制动，以消除对滑囊的刺激，但一般不需要专门的外固定设施。

（三）练功疗法

同膝关节半月板损伤。

（四）药物疗法

1. 中药辨证治疗

（1）内服药物

瘀血留滞证：可有明显外伤史，伤后膝关节肿胀疼痛明显，广泛瘀斑，压痛较甚，膝关节活动受限，可触及如囊状物，扣之有波动感，舌淡有瘀点，脉弦或涩。治宜消肿散瘀止痛，方用活血祛瘀汤。

气虚湿阻证：损伤日久或反复长期劳损。关节局部呈局限性肿胀压痛，疼痛肿胀呈反复性，每因劳累后加重，面白无华，纳呆，舌淡胖，边有齿痕，苔白滑或腻，脉细无力或濡。治宜健脾利湿，佐以祛风散寒。方用健脾除湿汤加减。

湿热壅盛证：有感染病灶。关节红肿灼热，疼痛较剧，压痛，按之有波动感，可伴有发热、口渴，舌红苔黄，脉数。治宜清热解毒，活血止痛。方用仙方活命饮加减。

2. 外用药物 外伤引起的，治宜祛瘀消肿止痛，可局部外敷消瘀止痛药膏、双柏散之类。有感染性者，治宜清热解毒，散结消肿止痛。可外敷如意金黄散。

3. 西药治疗

可服用等非甾体类消炎镇痛药，外用消炎镇痛类软膏治疗，有感染的根据病菌种类，肌注敏感性强的抗生素治疗。

（五）针灸疗法

可选取血海、足三里、梁丘、阳陵泉、阴陵泉、委中、承山、三阴交、阿是穴等穴位进行针刺治疗。根据不同的滑囊分布情况，可以选用鸡足刺、围刺针法，以泻法为主。损伤后期有明显股四头肌萎缩者，可补泻兼施，加用灸法。

（六）针刀疗法

可以滑囊穿刺减压，或通过松解周围肌腱痛点调节滑囊平衡环境，改善局部循环，促进滑液交流而达到治疗目的。特别要注意无菌操作。

（七）手术疗法

慢性滑囊炎久治无效或反复发作者，可行手术切除病变滑囊。如感染性滑囊炎已化脓，应尽早切开排脓，并做引流。切口应选在滑囊的两侧。脓液可进行细菌培养和药敏试验。

（八）其他疗法

非感染性的急慢性滑囊炎均可穿刺抽吸加压包扎，并可向滑囊中注入强的松龙 12.5mg 加 1% 盐酸普鲁卡因 2mL，可缓解临床症状。

【预防与调护】

急性期应适当制动，以利于缓解疼痛和炎症的消退。症状缓解后进行股四头肌收缩锻炼，以免发生肌肉萎缩。平时应注意膝部保暖，避免跪姿工作和对髌骨前的摩擦。

五、髌骨软骨软化症

髌骨软骨软化症又称髌骨软骨炎、髌骨软骨病、髌骨劳损等，是髌股关节软骨的一种退行性病变。它不仅有髌骨软骨面的退行性改变，同时又可伴有股骨滑车部软骨面的退变。

【病因病机】

髌骨是由股四头肌肌腱骨化而形成的籽骨，其下端由髌韧带固定于胫骨结节。它的后侧面大部分为软骨覆盖，与股骨两髁和髁间窝形成髌股关节。当膝伸直而股四头肌松弛时，髌下部与股骨髁间窝轻轻接触；当膝屈至 90°时，髌上部与股骨髁间窝接触；当膝全屈时，整个髌骨的关节面紧贴髁间窝。因此，膝关节在长期伸屈活动中，髌股之间反复摩擦、互相撞击，致使软骨面被磨损而致本病。典型的如职业性长距离骑自行车的运动员易患此病。

由于力线不正，髌股关节的关系异常，如高位或低位髌骨，以及膝内翻或外翻畸形等，由于关节位置的改变，其异常应力作用于关节软骨，可促使关节软骨软化。其病理特点是初期髌软骨有纤维性变，鳞片状碎裂，最后软骨糜烂，暴露骨质；晚期在髌软骨边缘可形成骨刺。此外，关节滑膜及髌韧带也可有不同程度的充血、渗出增加等变化。

中医学认为，本病以积劳损伤为主，病位在于筋骨，与肝肾关系密切。患者素体肝肾亏虚，筋骨不利，复遭劳损，或风、寒、湿邪侵袭，以致经络痹阻，局部气血瘀滞，故有疼痛；肝主筋，肾主骨，筋骨失却濡养，故表现为患膝疼痛，酸软乏力，行走不利。湿邪留滞，则发为肿胀。

【临床表现与诊断】

（一）临床表现

1. 病史　起病较缓，患者多有膝关节半蹲发力过劳史或一次撞击史。

2. 主要症状　早期仅为膝软，上下楼无力，以后是髌骨深面间歇性疼痛，屈膝久坐或做下跪、下蹲等动作时加重，膝关节发软及不稳，上下楼梯及关节开始活动时明显。

3. 体征　膝部无明显肿胀，髌骨压痛，髌周挤压痛，活动髌骨时有粗糙的摩擦音，关节内有时可有积液，股四头肌有轻度萎缩。检查者用拇、示二指将髌骨向远侧推压，嘱患者收缩股四头肌，可发生剧烈疼痛。膝可有畸形，如膝内翻、外翻和高位、低位髌骨等。髌骨研磨试验阳性（图 4-24），即患膝伸直，检查者用手掌将髌骨推向股骨髁并做研磨动作，有粗糙摩擦感且疼痛加剧。下蹲试验阳性，即健足提起，患膝逐渐下蹲，患膝产生剧烈疼痛。

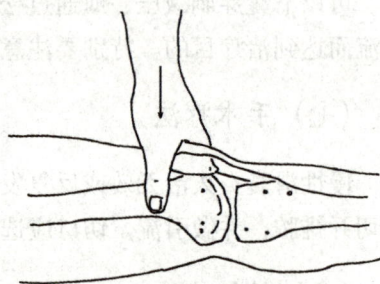

图 4-24　髌骨研磨试验

髌骨软骨病变
X 线片

髌骨软骨病变
CT 片

髌骨软骨病变
MRI

（二）影像学检查

1. X 线检查　膝关节侧位及切线位摄片检查，早期多无变化；晚期可见关节面骨质硬化，脱钙囊性变，髌股关节间隙狭窄，关节面边缘骨赘形成。

2. CT 检查　能够更清楚的显示髌骨关节面病变情况及髌股关节间隙狭窄程度，也可以显示部分髌骨软骨病变。同时，作为 X 线片诊断的补充手段，对髌股排列错乱及股骨髁发育不良有诊断价值。

3. MRI 检查　能够很好的显示软骨退变及软骨下骨的囊性变等表现。

（三）鉴别诊断

1. 骨关节炎　该病多见于中老年人。一般为双侧性，可具有髌骨软骨软化症的所有症状，但临床症状较为明显，疼痛、肿胀、活动受限，久行则困难，严重者膝关节畸形。X 线检查除可显示髌骨软骨面不平外，髌骨上下缘、胫骨棘及平台两侧还可见有骨刺形成。

2. 髌下脂肪垫损伤　伸膝时疼痛，痛点与解剖位置相符，即膝眼部位压痛。局部脂肪垫肥厚、膨隆。可单独发生或与关节内疾病合并存在。

3. 半月板损伤　半月板前角损伤、膝眼部位压痛，但髌骨研磨试验阴性，半月板的临床体征及特殊检查可以鉴别。

【辨证与治疗】

（一）手法治疗

1. 摩髌法　患者仰卧，患肢伸直，股四头肌放松。医者用手掌轻轻按压髌骨做研磨动作，以不痛为度，每次 5 ～ 10 分钟。

2. 捋髌法　然后用拇指、食指扣住髌骨两缘，上下捋顺，约 5 分钟。

3. 舒筋法　最后在膝关节周围施以㨶法、揉捻法、散法等手法舒筋。

（二）固定疗法

主要是限制引起疼痛的各种活动，如剧烈运动，过度屈膝、下跪、下蹲等。必要时可用拐辅助行走，但不必用石膏固定，因为关节软骨会产生失用性退变损伤。

（三）练功疗法

经常适当地做膝关节肌肉轻度等长锻炼，如股四头肌收缩、直腿抬高等运动。

（四）药物疗法

1. 中药辨证治疗

（1）内服药物

痰湿痹阻证：膝关节酸软不适或疼痛，并日渐加重，疼痛部位不确切，上下楼梯、下蹲时疼痛加重，局部肿胀，或浮髌试验阳性。伴体倦神疲，纳呆，舌淡胖，苔白腻，脉弦滑。治宜燥湿化痰，活血通络。方用二陈汤加桑枝、地龙等活血通络之品。

肝肾亏虚证：膝软乏力，上下楼梯时明显，或出现"打软腿"或"假交锁征"，推挤髌骨有压痛，大腿肌肉萎缩，舌淡苔薄白，脉细无力。治宜补养肝肾，温经通络。方用桃仁膝康丸或健步虎潜丸。

（2）外用药物　膝部隐痛可外敷舒筋膏，病程延久者治宜温经活血，舒筋利节，方用下肢损伤洗方加干姜、艾叶外洗；也可用活血止痛类外擦剂如消肿止痛酊外搽。软组织变硬时可用软伤外洗方外洗。兼痰湿痹阻者可加用苍术、威灵仙外洗以增强燥湿功效。

2. 西药治疗

急性期可服用非甾体抗炎药，主要起消炎镇痛的作用。平常多服用营养软骨药，主要为氨糖类软骨营养药。

（五）针灸疗法

肝肾亏虚者，可取内膝眼、犊鼻、膝阳关、阳陵泉、血海、梁丘，配三阴交、肾俞、太溪。痰湿痹阻者可取内膝眼、犊鼻、膝阳关、阳陵泉、血海、梁丘，配丰隆、足三里。

（六）手术疗法

经膝关节镜确诊髌骨软骨软化症损严重者，可考虑手术治疗。手术治疗包括关节外及关节内手术。关节外手术主要是调整髌骨的位置，使半脱位的髌骨回到正常位置，方法有外侧松解术、髌韧带转位术和胫骨结节前移术等，关节内手术包括髌软骨病灶环切、髌骨床钻孔、关节损毁面切除和病变软骨刨削等，但其疗效难以肯定。如整个髌骨的关节软骨已被腐蚀，则须切除髌骨，或者行髌骨置换术治疗。

（七）其他疗法

1. 封闭疗法　如合并脂肪垫损伤，可做局部痛点封闭。

2. 物理疗法　可用红外线、超短波等局部透热，以及中药离子导入治疗。

【 **预防与调护** 】

平时要减少膝关节剧烈的反复伸屈活动动作。症状明显时要减轻劳动强度或减少运动量，膝关节屈伸动作宜缓慢，尤其要避免半蹲位。注意膝部的保暖，勿受风寒。

六、膝关节创伤性滑膜炎

膝关节囊由两层组织构成，外层为纤维层，内层为滑膜，膝关节的滑膜上起自股骨髁关节软骨边缘，向上约四横指处再反折向下止于髌骨关节面的上缘，与髌上囊相通。两侧由股骨髁内外侧软骨缘向后延展，形成股骨髁两侧的滑液囊间隙再返回行于伸膝筋膜内面，止于髌骨两侧，两侧的下方止于胫骨平台关节缘稍下，前侧由髌骨下缘向下覆盖，脂肪垫翼状韧带止于胫骨平台前缘稍下，后侧起自股骨后髁关节软骨缘，向下止于胫骨平台的下缘。

膝关节的滑膜腔分为髌部及内、外髁部，内、外髁部以髁间隔为界，借髌部相交通，也可借髁间隔的小孔相交通。膝关节腔本身的容积并不大，但由于滑膜构成许多囊状隐窝，使体积增大，正常膝关节在伸直时容积为 60mL，在轻微屈曲时为 88mL。

膝关节滑膜具有分泌和吞噬两大作用，其分泌作用可制造和调节滑液，吞噬作用可从关节腔排除滑液及碎屑，从而起到润滑关节、营养关节软骨的功能。另外，膝关节负重大，运动产生的热量大，其滑膜面积也是全身最大，可扩散关节运动时产生的热量。

膝关节创伤性滑膜炎是由于急性创伤或慢性劳损引起的膝关节滑膜的无菌性炎症，以膝关节肿胀疼痛、屈膝活动受限为主要表现。本病的临床发病率为 2%～3%。

【 **病因病机** 】

膝关节滑膜本身血供丰富，很脆弱，易受伤出血、发生创伤性无菌性炎症反应。引起滑膜损伤的原因包括直接暴力和间接暴力。如膝关节直接受到暴力打击所造成的组织损伤，间接暴力造成的膝关节扭伤，膝关节长期慢性劳损致伤，膝关节周围骨折引起损伤，膝关节手术致滑膜损伤，膝关节内游离体所造成的损伤等。

膝关节受伤后，滑膜充血、水肿，形成关节腔积液，滑膜部分破裂出血，致血性渗出物积存，如不及时清除，则血液中的一部分有形物质如纤维素不能吸收，发生机化、纤维化，形成关节内粘连。正常的关节滑液为碱性液体，受伤后关节内酸性产物堆积，使其变为酸性，促使纤维素沉积。同时，血性渗出物可刺激滑膜，致其增生肥厚，纤维化、机化，从而影响关节活动。滑膜细胞内的溶酶体膜破坏，释放出各种水解酶，破坏溶解软骨基质的蛋白黏多糖，致关节软骨退行性变。

中医学认为，本病慢性滑膜炎多由痹证夹湿或湿气下注所致，气虚、脾虚或素体肥胖多湿之人多发，因膝关节负荷增大，易形成慢性劳损；同时脾不健运，水湿下注，导致膝关节滑膜肿胀、渗出及增生。急性滑膜炎则因创伤损伤经络，气血循行受阻，水湿积聚形成滑膜水肿、渗出；气血瘀结形成滑膜结节性肿胀疼痛、渗出。其他如寒痰或湿热流注，或风寒湿凝滞于膝关节均可致滑膜不同程度的肿胀、渗出、增生，甚至侵蚀骨质。

【临床表现与诊断】

（一）临床表现

1.病史 急性滑膜炎有明显的外伤史，慢性滑膜炎有劳损或关节疼痛病史。

2.主要症状

（1）急性创伤性滑膜炎 伤后膝关节肿胀、疼痛，一般呈膨胀性胀痛或隐痛，尤以膝伸直及完全屈曲时胀痛难忍；膝关节活动不利，跛行。

（2）慢性创伤性滑膜炎 膝关节肿胀、胀满不适、下蹲困难，或上下楼梯疼痛，劳累后加重，休息后减轻，肤温正常。病程久则股四头肌萎缩，滑膜囊壁增厚，摸之可有韧厚感，关节不稳，活动受限。

3.体征

（1）急性创伤性滑膜炎 膝关节伸屈活动受限，多置于轻度屈膝位，以保持关节腔最大容积；被动极度屈膝时，疼痛加重；压痛点不定，可在原发损伤处有压痛。肤温可增高，按之有波动感，浮髌试验阳性（图4-25），关节穿刺可抽出血性液体。

（2）慢性创伤性滑膜炎 经治疗症状减轻但易复发，增生肥厚的滑膜可触及摩擦音，局部压痛症状较轻；压痛点多在软骨边缘。长期慢性滑膜炎可致关节韧带松弛、关节软骨退化等症状；关节积液较多者浮髌试验阳性，关节穿刺可抽出淡黄色清亮的渗出液，表面无脂肪滴。

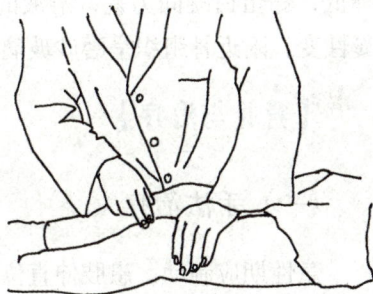

图4-25 浮髌试验

（二）影像学检查

1.X线检查 侧位片可见髌下脂肪垫密度有不同程度的增高，范围自后向前，累及部分或全部脂肪垫，可见髌上囊及髌前软组织肿胀，有时可见股骨髁前后长条状软组织样密度影，慢性病例可见膝关节呈退行性改变。

2.CT检查 一般横断扫描帮助不大，采取关节腔充气后CT扫描，对滑膜皱襞综合征、滑膜肿瘤、滑膜炎等滑膜病有重要鉴别诊断价值。

3.MRI检查 可以显示膝关节内少至1mL的积液，但难以鉴别关节积液是感染性的还是非感染性的。膝关节髌下脂肪垫在MRI矢状位上可显示清晰，但因脂肪组织在T_1WI及T_2WI均为高信号，轻微水肿时无明显的信号差异。

膝关节创伤性滑膜炎MRI片

（三）其他辅助检查

关节穿刺，抽出的积液为淡粉红色或深黄色，较黏稠，表面无脂肪滴，有时有絮状物，呈酸性。白细胞计数和红细胞计数明显增高，但细胞计数在500个/mm³以下。

（四）鉴别诊断

本病需与膝关节创伤性积血、化脓性关节炎、膝关节结核、类风湿性关节炎、色素绒毛结节性滑膜炎等疾病相鉴别。

1. 创伤性积血 表现为伤后即发生关节内积血，多伴随关节内骨折、韧带损伤及半月板损伤。关节周围青紫瘀斑明显，关节疼痛，活动受限，关节液为暗红色血性。

2. 化脓性关节炎 表现为关节的红肿热痛，活动明显受限，体温高，血白细胞总数及中性白细胞比率明显增高，关节液涂片可见脓球。

3. 膝关节结核 结核表现为低热、盗汗。X 线检查可见关节间隙狭窄或呈虫蚀样骨质破坏。血沉明显增快。

4. 类风湿性关节炎 好发年龄在 15 岁以后，以女性多见，病程发展缓慢。开始有多关节性疼痛，常见的受累关节依次为手、腕、膝、肘、足、肩和髋，多为双侧发病。常见的局部症状为隐痛、关节僵硬，晨起明显，称为"晨僵"，肌肉呈保护性痉挛，易形成关节畸形，甚至骨性强直。实验室检查血沉可增快，约 70% 的患者可出现类风湿因子阳性。关节滑液较混浊，黏稠度降低，黏蛋白凝固力差，滑液的糖含量降低。早期 X 线检查缺乏特异性，后期可见关节软骨下囊性变，附近骨组织呈磨砂玻璃样改变。

【辨证与治疗】

（一）手法治疗

急性期应制动，患肢伸直位，膝下垫薄枕。慢性期宜手法治疗，刺激关节周围肌肉充血，改善关节血管网的灌流量，使积液得以吸收。手法动作要轻柔，以防再次损伤滑膜组织。

1. 推揉点按法 患者取仰卧位，双膝伸直，医者从患肢大腿至膝部，由上而下顺经络方向反复进行推揉数次。点按痛点、双膝眼等 1～2 分钟。

2. 摇晃屈伸法 医者一手按住患肢髌骨上缘，另一只手握住踝部，嘱患者肌肉放松，先轻轻、小幅度地在牵引下来回摇晃、屈伸膝关节。

3. 刮髌法 最后将膝关节完全屈曲；然后伸直患肢，在髌骨外上方、髌骨内下方用拇指屈曲指关节，放于痛点内侧，另一只手掌按于屈拇之上，用臂力推动拇指向外刮数下。

4. 局部理顺法 在患者膝部周围施以擦法、揉捻法、散法、捋顺法等。

（二）固定疗法

急性期应将膝关节固定于伸直位，制动 2 周。卧床休息，抬高患肢，并禁止负重，以减轻症状。但不能长期固定，以免造成肌肉萎缩。

（三）练功疗法

急性创伤引起滑膜充血、水肿、渗出，继续大量活动会刺激滑膜，引发病情进一步加重。因此，受伤初期应正确处理休息与活动的关系，在积液未消退前，应暂停主动与被动活动，适当制动，过早活动可导致慢性滑膜炎。在休息与制动阶段，即应开始积极锻炼股四头肌（等长收缩），积液消退后，开始膝关节活动及行走，以利于关节功能的恢复，强调股四头肌锻炼是治疗中的关键。

（四）药物疗法

1. 中药辨证治疗

（1）内服药物

血瘀气滞证：伤后即肿，肿胀较甚，按之如气囊，广泛瘀斑，疼痛，活动时疼痛剧烈，舌质红，苔薄，脉弦。治宜活血化瘀，消肿止痛。方用桃红四物汤加减。

风寒湿阻证：进行性反复性肿胀，按之如棉絮。游走性痛为风重，重坠肿甚为湿重，固定冷痛为寒重。舌淡苔白腻，脉弦滑。治宜祛风除湿散寒，方用三痹汤。风胜者，方用防风根汤；湿胜者，方用羌活胜湿汤；寒胜者，方用当归四逆汤。

脾肾不足证：肿胀持续日久，面色少华，纳呆便溏，肌肉萎缩，膝酸软无力，舌淡胖，脉细无力。治宜健脾温肾，方用理中汤合四神丸之类。

痰湿结滞证：肿胀持续日久，肌肉硬实，筋粗筋结，膝关节活动受限，舌淡，苔白腻，脉滑。治宜温化痰湿，方用二陈汤之类。

（2）外用药物　湿热内蕴者可用骨科外洗一方外洗，气滞血瘀者可用骨科外洗二方加减外洗，也可用海桐皮汤加木香、艾叶等外洗。肿胀明显的，可加大戟、芫花、防己、甘遂外洗，但这些药物有毒，切勿入口。

2. 西药治疗　可服用等非甾体类消炎镇痛药，外用消炎镇痛类软膏涂抹。如创伤引起的感染，要服用对应的抗生素。

（五）针灸疗法

适用于慢性滑膜炎。取膝眼并由内膝眼透犊鼻，加刺阳陵泉、三阴交、太溪等，留针30分钟，或加艾灸；可加用高频热电针刺激。刺法上可用扬刺法。

（六）针刀疗法

适用于慢性创伤性滑膜炎。分别在外膝眼、内膝眼、支持带进行定位松解，或针对有明显酸胀疼痛点进行松解。尽量不要刺激滑囊。

（七）手术疗法

如果关节肿胀、疼痛持续2个月，经非手术治疗无好转，可行滑膜切除术治疗。适应证为未累及关节囊纤维层的所有早、中期滑膜炎。手术可能会使粘连加重，关节活动进一步受限。近年来，应用关节镜技术行滑膜切除，具有切口小、创伤少、基本不影响关节的活动、功能恢复快等特点，治疗效果满意。

（八）其他疗法

1. 封闭疗法　若有明显关节积液，应在无菌条件下对膝关节行穿刺抽液，再用生理盐水反复冲洗关节直至无血性渗出物。然后在关节内注入利多卡因加糖皮质激素或透明质酸钠治疗。

2. 物理疗法　常用的有热疗、磁疗、微波理疗等辅助治疗方法。

【预防与调护】

创伤早期，无大量关节积液之前应冷敷，使膝关节周围毛细血管收缩，减轻滑膜充血、水肿、渗出。急性期应休息，避免进行剧烈活动。慢性期关节内积液较多者，亦应多休息，减少关节活动，以利炎症的吸收和肿胀的消退。平时要注意膝关节的保暖，勿受风寒。

七、腘窝囊肿

腘窝囊肿是指由于多种原因导致的腘窝深部滑囊出现以滑液增多、滑囊肿大并引起膝后部发胀不适为主要表现的一种疾患。可触及有弹性的软组织肿块，是腘窝内滑囊炎的统称。腘窝内的滑液囊很多，多数腘窝囊肿发生在半膜肌腱滑囊和腓肠肌内侧头与半膜肌之间的滑囊，此处的囊肿也称贝克囊肿（baker cyst），并常与关节囊相通。有少数囊肿位于解剖较薄弱的部位，而且缺孔较大如腘窝肌腱陷窝处，此即称为滑膜憩室（图4-26）。

本病的发生与膝关节内压力升高致使关节囊在薄弱处突出有关，实际为关节囊后疝。腘窝囊肿常见于35～75岁人群，常伴有膝关节炎性疾病，如类风湿性关节炎、骨性关节炎、膝关节的损伤以及关节的过度疲劳等。

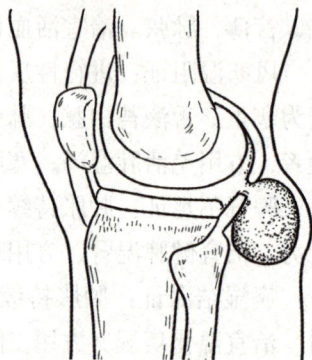
图4-26 腘窝囊肿示意图

【病因病机】

腘窝囊肿的发病原因较复杂，可分为原发性和继发性两类。由于致病因素使关节腔内压力增高，关节液经后关节囊的薄弱区——腓肠肌内侧头与半膜肌肌腱滑囊膨出，形成囊肿。

原发性腘窝囊肿多因膝关节慢性损伤，引起滑囊的慢性无菌性炎症，导致滑液积聚后发生囊肿。继发性腘窝囊肿多因膝关节疾病如骨关节炎、类风湿性关节炎及关节创伤等引起的关节滑膜炎产生较多渗出物，增加了关节内压力，迫使渗出液进入腓肠肌内侧的滑囊而继发囊肿，或经后方关节囊的薄弱环节突出形成滑膜疝，这种囊肿大多是与关节腔相通的。

在儿童或青少年患者中，除因关节损伤或关节感染而致的原因外，腘窝囊肿多由腓肠肌内侧头与半膜肌肌腱滑囊直接形成，并不与关节腔相通。

中医学认为，本病多由肝肾不足，筋失所养，湿邪阻络引起。

【临床表现与诊断】

（一）临床表现

1.病史 大部分无明显急性损伤病史，可有长期行走劳损病史。

2.主要症状 初期仅有腘窝部不适或胀感，有些有下肢乏力感；当囊肿增大，则可出现腘窝的肿块，无压痛或仅有轻压痛，影响屈膝功能。有些患者可伴有关节周围积液肿胀、肌萎缩、向下的放射性疼痛。

3.体征 查体时会发现腘窝的后方正中或者偏外侧有个圆形或椭圆形、光滑、有弹性的囊性肿块，大小不等，一般直径4～10cm，可有波动感，伸膝时肿块较明显而表面变硬，屈膝时肿块不明显且较软，对囊肿持续加压后肿块可以缩小。当囊肿越来越大时，患者膝关节屈伸受限，并且在活动或劳累后更加明显。当膝关节过伸时，能明显触摸到囊肿紧张，屈曲时又会变得柔软，称为Foucher征；继发性腘窝部囊肿有时可伴有骨性关节炎、关节损伤、积液的表现，可有股四头肌萎缩、胫神经或腓总神经放射性疼痛等。偶尔囊肿可以压迫阻碍静脉回流，引起小腿水肿。囊肿穿刺抽液，其内容物为淡黄色胶样黏液。

（二）影像学检查

1. 肌骨超声检查　肌骨超声对于诊断囊性疾病有着独到的优势，简单方便、经济、非侵入性并且无辐射。超声下可以清楚地评估囊肿的大小、分隔、囊内是否有游离体等，是用来诊断腘窝囊肿的常用检查。

2. X 线检查　X 线片对囊肿诊断帮助不大，往往只能观察到一些腘窝囊肿的伴发病变，如膝关节游离体、膝关节退行性变，或一些囊内的颗粒性沉积物，但可排除其他疾病。

3. MRI 检查　腘窝囊肿在膝关节 MRI 中不但能准确显示囊肿，了解囊肿开口与关节腔及周围结构的关系，还能观察到关节内并存的病变，如半月板撕裂、韧带损伤等，对于指导手术方案和评估预后有重要意义。

（三）鉴别诊断

1. 腘窝脂肪瘤　腘窝脂肪瘤质地较软，无囊性感，一般不随膝关节体位改变。
2. 腘窝动脉瘤　主要临床症状表现出腿部的酸胀不适，可触及搏动性、无痛性的包块，动脉瘤内由于血液流动出现变化，产生涡流，会在动脉瘤内形成血栓，血栓脱就会导致下肢动脉的栓塞症状，患者会突然出现腿部的麻木、苍白、疼痛、麻痹、运动障碍。

【辨证与治疗】

（一）手法治疗

1. 局部揉推法　早期宜用轻手法按摩、揉、推压患部上下，并在局部用指掐、刮按压等手法，并加用揉、弹拨等手法治疗，以达到通经活络的目的。

2. 挤压法　对滑囊与关节腔不通、囊肿明显者，可试行挤压法。患膝屈曲位，术者用手把囊肿推挤到一边，最好能压在骨性的壁上，然后用拇指用力把囊壁挤破，加压揉挤，使黏液分流，囊壁闭锁。再予以加压包扎。

（二）固定疗法

一般无需固定，急性期应适当休息，局部制动，以消除对滑囊的刺激。

（三）练功治疗

恢复期可进行膝关节屈伸训练、直腿抬高运动、足背伸运动，主要是锻炼股四头肌。后期在合适的时候可进行半蹲和适当的深蹲运动。

（四）药物疗法

1. 中药辨证治疗

（1）内服药物

瘀血留滞证：可有明显外伤史，伤后膝关节肿胀疼痛明显，广泛瘀斑，压痛较甚，膝关节活动受限，可触及如囊状物，扣之有波动感，舌淡有瘀点，脉弦或涩。治宜消肿散瘀止痛，方用活血祛瘀汤加减。

气虚湿阻证：损伤日久或反复长期劳损。关节局部呈局限性肿胀、压痛，疼痛肿胀呈反复性，每因劳累后加重，面白无华，纳呆，舌淡胖，边有齿痕，苔白滑或腻，脉细无力或濡。治宜健脾利湿，佐以祛风散寒。方用健脾除湿汤加减。

湿热壅盛证：有感染病灶。关节红肿灼热，疼痛较剧，压痛，按之有波动感，可伴有发热、口渴，舌红苔黄，脉数。治宜清热解毒，活血止痛。方用仙方活命饮加活血祛瘀药物如桃仁、红花、三七等。

（2）外用药物　外伤性者，局部外敷消瘀止痛药膏、双柏散、消炎散之类。伴感染性者可外敷如意金黄散。如囊壁已破，囊肿变小后，为使肿物进一步消散，可在局部擦万花油、正红花油等。

（五）手术疗法

对于慢性滑囊炎，久治不能好转者，在无禁忌证的情况下可以进行手术切除。腘窝囊肿的目前手术方式主要针对以下几点开展：①腘窝囊肿囊壁的处理。②交通口的处理。③关节内疾病的处理。手术的方式主要有传统开放手术和关节镜手术，手术切除囊肿的同时要治疗膝关节疾病，否则易复发。如已化脓的感染性腘窝囊肿，应尽早切开排脓，并做引流。切口应选在滑囊的两侧。脓液可进行细菌培养和药敏试验。

（六）其他疗法

1.非感染性的急慢性囊肿均可穿刺抽吸加压包扎，并可向滑囊中注入醋酸曲安奈德 40mg 加 1% 利多卡因 2mL 做囊内注射。

2.感染性滑囊炎肢体适当制动，肌注敏感性强的抗生素。

【预防与调护】

本病通过积极治疗，预后较好。治疗期间应减少膝关节屈伸活动。对继发性腘窝囊肿要积极治疗原发膝关节损伤与疾病。一般原发病治愈后，囊肿可自行消失。

八、髌下脂肪垫炎

髌下脂肪垫位于髌骨下面、髌韧带后面与关节囊之间。膝关节的滑膜在髌骨下方两侧向后突，形成皱襞，其内夹有脂肪组织，称为脂肪垫，主要作用是加强关节稳定和减少摩擦。髌下脂肪垫炎属于临床常见的膝关节疼痛及功能受限性疾病，是劳损、外伤、受凉原因引起髌下脂肪组织充血、水肿、肥厚，甚或无菌性炎症刺激周围软组织粘连的疾患。多发于运动员及膝关节运动较多者，女性多于男性。

【病因病机】

本病多因运动或劳动中反复的膝关节挫、碰、扭伤引起。当髌下脂肪垫过多或股四头肌张力降低时，伸膝时脂肪垫可被挤压于胫骨与股骨之间而造成损伤，反复损伤可使脂肪垫发生水肿、充血、肥厚、机化，继发退行性改变。也可由于因跌倒跪地或膝前受到直接撞击，造成髌韧带和脂肪垫的急性挫伤，而引起局部出血、肿胀，甚至关节积液，髌下脂肪垫亦随之出现纤维化、粘连、肥厚等改变。亦可继发于髌骨软骨软化症及其他膝关节的退行性病变。

本病属中医学"痹证"范畴。老年患者还有肾气不足，化水无力，兼外邪侵袭，阻遏经络之因。

【临床表现与诊断】

（一）临床表现

1. 病史 多有膝关节反复的挫、碰、扭伤病史，大部分患者有膝关节劳损、受凉病史。

2. 主要症状 患者自觉膝部疼痛，膝关节完全伸直时疼痛加重，并有酸痛无力感，髌韧带及两侧（膝眼）肿胀、膨隆，并有压痛。往往劳累后症状加重，一般不影响关节活动，有时膝痛可向后放射至腘窝。

3. 体征 膝过伸试验阳性：患者平卧，膝关节伸直平放，术者一手握伤肢踝部，另手按压膝部，使膝关节过伸，髌下脂肪处有疼痛。髌腱松弛压痛试验阳性：患者平卧，膝伸直，术者一手拇指放在内膝眼或外膝眼处，另一只手掌根放在前一拇指指背上，放松股四头肌（髌腱松弛），逐渐用力向下压拇指，压处有明显疼痛感。若令患者收缩股四头肌（即髌腱紧张），重复以上动作，且压力相等，出现疼痛减轻者，为髌腱松弛试验阳性。

（二）影像学检查

1. X 线检查 膝关节侧位片可见脂肪支架纹理增强，并由髌骨下向股胫关节放射。

2. MRI 检查 能较准确的反应髌下脂肪垫损伤的情况和程度。

3. 肌骨超声检查 可见脂肪垫肿胀、增厚、内部回声减弱、存在低回声区或无液暗区。

（三）鉴别诊断

1. 髌骨软骨软化症 膝关节过伸有痛感，当对髌骨加压则痛更明显。膝关节半蹲试验阳性可以区别。

2. 单纯性膝关节血肿 可有肿胀、疼痛、活动受限，但无关节松动不稳现象。抽屉试验阴性。X 线摄片无胫骨前后过度移动，膝关节 MRI 检查可确诊。

【辨证与治疗】

（一）手法治疗

1. 局部点穴法 患者仰卧位，将膝关节屈曲 90°，医者先点按梁丘、血海、膝眼、阳陵泉、阴陵泉、足三里等穴。然后将患肢伸直，医者施以一指禅推法或揉法于膝关节髌骨下方 5 ～ 10 分钟。

2. 捻推髌韧带 以术者的手掌根部对髌韧带处，做轻度揉捻、压、推，用力从轻到重，应使局部有酸、胀、热感为度。

3. 捋顺法 再将膝关节屈至 140°左右，用拇指捋散两膝眼处，由韧带向两侧分散捋开，再将小腿及大腿的肌肉理顺。

（二）固定疗法

一般无需特殊固定，疼痛较重者，应适当制动，佩戴护膝可减轻症状。

（三）练功治疗

急性期避免剧烈活动；慢性期应进行膝关节屈伸活动和股四头肌收缩锻炼，可预防关节粘连和肌肉萎缩。

（四）药物疗法

1. 中药辨证治疗

（1）内服药物

血瘀气滞证：有膝过伸史，局部轻度肿胀，或有皮下瘀斑，双膝眼压痛明显，步行以下楼梯为甚，膝过伸试验阳性，舌红，脉弦。治宜活血散结，消肿止痛。方用桃红四物汤加牛膝、白术、防己等。

肝肾亏损证：膝关节疼痛逐渐加重，膝部酸痛乏力，双膝眼持续肿胀隆起，舌淡苔薄白，脉缓滑。治宜补益肝肾，方用补肾壮筋汤或健步虎潜丸加减。

（2）外用药物　可用消瘀止痛药膏局部外敷，亦可用海桐皮汤熏洗，可加用艾叶、桂枝以增强通络消肿之效，也可根据辨证加牛膝、大黄等药物。

2. 西药治疗　以非甾体类消炎镇痛药口服为主，配合乳膏剂外用。

（五）针灸疗法

针灸具有舒筋通络、行气止痛、活血化瘀的功效，能促进受损脂肪垫无菌性炎症的吸收，缓解膝关节周围肌肉痉挛，以阿是穴、内外膝眼、阳陵泉为主穴施治。

（六）针刀疗法

针刀能松解粘连及挛缩，从而促进局部微循环，恢复关节的动态平衡。在髌骨下缘和胫骨粗隆之间的压痛点进针，刀锋穿过髌韧带后，即开始松解，将髌韧带与脂肪垫剥离开来。注意进针不可穿过脂肪垫、损伤膝关节滑膜和软骨。

（七）手术疗法

使用保守治疗无效者，可手术切除肥厚的脂肪垫。

（八）其他疗法

1. 封闭疗法　局部采取痛点封闭治疗。
2. 物理疗法　常用的热疗、磁疗、微波理疗等可促进血液循环，缓解症状。

【预防与调护】

避免膝部剧烈活动，可佩戴护膝保护，防寒保暖。平时应加强股四头肌的锻炼。

九、腓肠肌损伤

腓肠肌损伤，与肌肉主动收缩的强大应力和外力的对抗有关。常发生于奔跑、跳跃或跨越等运动中。本病可发生于任何年龄，青壮年活动多、运动量大，所以发病率也最高。除意外创伤以外，常发生在青壮年剧烈活动中，特别是运动员多见。由于本病有碍行走，严重影响患者的正常生活。

【病因病机】

腓肠肌在人体行走等活动中有至关重要的作用，它通过内外侧头和比目鱼肌共同组成小腿三头肌，可以为踝后方提供力量支撑，但如果人体在活动过程中出现严重外翻、内旋时，可造成腓肠肌撕裂。

中医学认为，腓肠肌损伤是由于肌肉损伤而致气滞血瘀，气血运行不畅所致。也有外伤复感风寒之邪，寒邪凝滞收引，侵犯经络，引起筋脉收缩挛急；或因年老、妊娠、过劳等导致肝血不足，筋脉失养而致挛急。

【临床表现与诊断】

（一）临床表现

1.病史　有急性运动损伤史或间接暴力损伤史。

2.主要症状　急性损伤，伤后数小时出现局部肿胀、疼痛、压痛、功能障碍。大多发生在肌腱联合处。一般有广泛性皮下出血，患者多以足尖着地走路，不敢用全足负重，严重者丧失走路的功能。慢性劳损，多发生于股骨髁的附着部或跟腱部位，局部疼痛、肌肉萎缩，肿胀不太明显，当受伤肌肉主动收缩或被动拉长时疼痛加重。

3.体征　肌肉收缩抗阻力试验阳性，即抗阻力疼痛加剧或有断裂的凹陷出现。急性期肿胀明显，并可触及断裂部的间隙，即所谓两端有结节，中间有空虚感，其上端由于断裂肌纤维的收缩可出现包块（结节），肌腱固有的条索弹性感消失。慢性期被动牵拉或主动收缩小腿后部肌肉均感觉损伤部位疼痛，触诊可发现有肌肉僵硬感。

（二）影像学检查

1.X线检查　无异常发现，可排除胫腓骨骨折等病变。

2.MRI检查　依据损伤程度可出现区域性水肿，部分肌束连续性中断，局部具有不规则撕裂，存在腓肠肌和比目鱼肌间隙增宽等。

3.肌骨超声检查　超声下腓肠肌损伤主要表现为肌肉回声异常，伴有或者不伴有肌肉萎缩，局部血流增多，肌肉增厚，肌纤维结构显示欠清晰、内部回声减低、欠均匀，甚至伴随不规则的无回声区。

（三）鉴别诊断

1.腓肠肌撕裂　由于肌腱受损，无力支撑负责支持及伸展的跗骨及跗骨关节。如果只有一个肌腱受损伤，则症状轻微；如果两个跗骨肌腱都断裂，会使跗骨接合面被磨平。

2.腓肠肌痉挛性疼痛　腓肠肌痉挛性疼痛是指一侧或双侧小腿因寒冷，或姿势突然改变等引起的腓肠肌痉挛，出现局部疼痛，不能活动。

【辨证与治疗】

（一）手法治疗

1. 擦法 患者取俯卧位，术者用擦法在大腿下部之后侧至跟部施用擦法，使之达到舒筋活血，改善局部新陈代谢，促进组织修复。

2. 揉法 术者以拇指沿腓肠肌之肌纤维及腱部走行方向运用揉法，以消肿、止痛、理顺挛缩、消散粘连。

3. 叩击法 术者以双手小鱼际部，手指微分开对小腿部进行由轻至重的叩击，使肌肉振动，以加速局部血运，解除局部粘连，促进机能恢复。

以上疗法每日 1 次，5 次为 1 个疗程。

（二）固定疗法

适当休息，减少活动，以利于损伤的修复。严重者可给予托板或石膏托固定。

（三）练功疗法

腓肠肌损伤急性期应多休息，减少活动，以利于损伤恢复。托板或石膏托固定期可进行静力性肌肉收缩训练。在恢复期，无负重状态下膝关节屈伸活动、踝关节背伸与跖屈运动，逐渐恢复下肢功能。

（四）药物疗法

1. 中药辨证治疗

（1）内服药物

气滞血瘀证：急性损伤者以气滞血瘀为主，可服活血祛瘀，消肿止痛中药如活血祛瘀汤、活血止痛汤等。

寒邪内侵证：局部冷痛，行走不便，以桂枝汤、独活寄生汤加红花、干姜、牛膝等内服。

肝肾亏虚证：年老体衰，行走后局部疼痛，可用独活寄生汤加复元活血汤化裁内服。

（2）外用药物 局部可外贴伤湿止痛膏；中药骨科外洗一方、下肢损伤洗方外用熏洗，酌情增加桂枝、川乌、生姜等温经通络止痛，或加羌活、独活、海风藤、络石藤等舒筋活络祛湿。

2. 西药治疗 以非甾体类消炎镇痛药口服配合扶他林等软膏外敷为主。

（五）针灸疗法

针灸治疗腓肠肌损伤多选用足三阳经穴位，且多在腓肠肌上及其附近，如足太阳膀胱经的承山、承扶、委中、束骨，足少阳胆经的环跳、阳陵泉，足阳明胃经的足三里等。亦可配合用电针刺激。

（六）手术疗法

腓肠肌损伤，包括小腿三头肌断裂者，可行手术缝合。

（七）其他疗法

1. 封闭疗法　对慢性劳损性损伤，可在疼痛局部行痛点封闭。

2. 物理疗法　可用中药离子导入、红外线、频谱仪等方法治疗。

【预防与调护】

首先注意运动方式，避免损伤；损伤后及时就诊和休息，后期可自行热敷，康复期练功应在医师根据病情制定方案指导下进行。可补充丰富的维生素促进肌肉康复。

思考题

1. 膝关节侧副韧带损伤的体征与主要检查试验是什么？

2. 膝关节侧副韧带损伤主要检查试验如何操作？

3. 膝关节交叉韧带损伤的诊断要点是什么？

4. 半月板损伤的机理有哪些？

5. 常用的半月板损伤的体格检查有哪些？

6. 膝周滑囊炎的病因有哪些？

7. 对于感染性膝周滑囊炎应如何治疗？

8. 产生髌骨软化症的原因有哪些？

9. 髌骨软化症的临床表现是什么？

10. 膝关节创伤性滑膜炎的病因病机是什么？

11. 膝关节创伤性滑膜炎急、慢性期的治疗有哪些区别？

12. 腘窝囊肿的病因与体征主要有哪些？

13. 腘窝囊肿的治疗如何选择？

14. 髌下脂肪垫炎的病因与治疗方案之间的关系如何？

15. 如何根据腓肠肌损伤的症状和体征的轻重设计治疗方案？

16. 腓肠肌损伤与小腿三头肌损伤是什么关系？

第三节　踝与足部筋伤

足为精气之根，其循行的六条经脉与手部的六条经脉关联而影响全身。《儒门事亲》曰："肾主两足。"《万病验方》云："脚为肾之外候，司于下体者也。"

踝关节（胫距关节、下胫腓关节）以及后足三关节（距下关节、距舟关节、跟骰关节）统称为踝足四关节。踝关节是人体接触地面的第一个负重大关节，维系着人体的各种运动与平衡，在人体所有的大关节中最为稳定。足部共有 41 个关节，占双下肢关节数量的 84%，具有复杂微妙的运动功能。

胫距关节由胫、腓骨的下端的踝关节面与距骨滑车组成。胫骨下端内侧向下的骨突称为内踝，胫骨下端后缘向下突出者称为后踝，腓骨下端的突出部分称为外踝。外踝比内踝窄，但较长，其尖端在内踝尖端下 0.5cm，比内踝偏后约 1cm。内、外、后三踝构成踝穴。距骨位于踝穴内，有 6 个关节面，与胫骨下端关节面、内外踝、跟骨、舟骨构成关节。下胫腓关节由胫腓两骨下端构成，被坚韧而有弹性的骨间膜、胫腓前、后韧带及横韧带联结在一起。

　　踝关节的活动范围一般背伸可达 70°，跖屈可到 140°，当踝关节背伸时，胫腓骨有轻微分开，腓骨相对外旋并向后上移动，踝穴增宽 1.5 ～ 2mm 以容纳较宽的距骨体前部进入踝穴，同时下胫腓联合韧带相应紧张，距骨内、外侧关节面与内、外踝关节面紧密相贴，踝关节稳定。踝关节跖屈时距骨体转换为较窄部分进入踝穴，腓骨相对内旋并向前下移动，踝穴变窄，距骨与两踝关节面仍然接触，但下胫腓联合韧带变松，踝关节相对不稳定。处理踝部损伤时，既要保持其负重的稳定性，又须注意活动的灵活性。

　　足是由 26 块骨与错综复杂的韧带、跖腱膜、肌肉、肌腱等软组织形成了稳定的关节结构和足弓结构。各足部骨组成跗跖关节、跖趾关节、跗骨间关节、趾间关节。跗跖关节包括距跟关节（距骨与跟骨）、距跟舟关节（距骨、跟骨与足舟骨）与跟骰关节（跟骨与骰骨）。跟骰关节与距跟舟关节又称为跗横关节。跗跖关节由楔骨、骰骨与跖骨底构成，属于微动关节。跖趾关节由跖骨头与近节趾骨底构成，各节趾骨之间有趾间关节，均可做屈伸运动。

　　胫距关节的关节囊前后松弛，两侧较紧；胫距关节的前后韧带较薄，这样的解剖结构有利于胫距关节的屈伸活动。踝关节韧带组成包括 3 个部分。①外侧副韧带：其中的距腓前韧带起自外踝前缘，向前内侧走行，止于距骨颈。距腓后韧带起自外踝后面，向后内侧走行，附于距骨的外侧结节及附近；跟腓韧带起自外踝尖端，止于跟骨外侧面的一个小隆起。②内侧副韧带（亦称三角韧带），分浅深二层，浅层起于内踝前丘部，远端大部分止于舟骨和载距突的上部，小部分止于距骨，亦称跟胫韧带。深层粗大（包括距胫前韧带、胫舟韧带、距胫后韧带），起于内踝后丘及前、后丘间沟，止于距骨、舟骨及跟舟跖侧韧带，能限制距骨侧向移位。③胫腓下联合韧带，包括骨间韧带、下胫腓前韧带、下胫腓后韧带与下横韧带。下胫腓前韧带、后韧带深层对下胫腓关节稳定性作用最大。

　　足部韧带按解剖部位可以分为距跟韧带、足背韧带与足底韧带。距跟韧带包括距跟前、后、内韧带、距跟韧带外侧束、距跟斜束、距跟骨间韧带等。主要作用是稳定距跟关节，限制关节的过多内翻和外翻。足背韧带包括距舟背侧韧带、分歧韧带、跟骰背侧韧带、楔舟背侧韧带、骰舟背侧韧带，主要作用是稳定距跟舟关节、跟骰关节等跗骨间关节的结构。足底韧带包括跖长韧带、跖短韧带、楔舟足底韧带、楔骰足底韧带、跟舟足底韧带（弹簧韧带）。主要作用是维持足弓正常形态（图 4-27）。

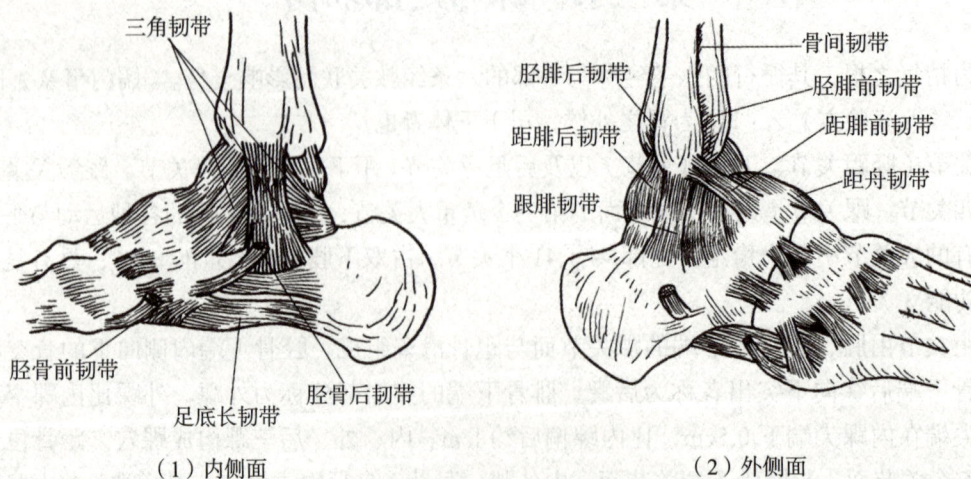

（1）内侧面　　　　　　　　　　　　（2）外侧面

图 4-27　踝关节的韧带结构

除关节、韧带外，肌肉、肌腱也加强足踝关节的稳定性。踝部后方有跟腱、前方有蹈长伸肌和趾伸肌，前内方有胫骨前肌，后内方有胫骨后肌，外侧有腓骨长、短肌。足部的肌肉包括足背肌与足底肌：足背肌较弱小，包括蹈短伸肌和趾短伸肌，主要起伸蹈趾和伸第 $2 \sim 4$ 小趾作用。足底肌由浅到深可分四层，主要有蹈展短肌、趾短屈肌、小趾展肌、足底方肌、蚓状肌、蹈短屈肌、蹈收肌、小趾短屈肌和骨间肌等，主要维持拇趾关节的稳定和足弓。

为了负重行走和吸收震荡，足跗骨和跖骨借助韧带牢固相连，构成具有少许活动的凸向上方的弓形骨骼结构，称为足弓。在负重、运动时，足部会发生不同程度的变形。人体站立时，足弓保持弓状结构，支撑人体重量；步行时，足弓吸收部分体重及步行时的能量，然后在后跟离地过程中转化为推动身体的能量。足弓的弹性对身体重力下传和地面反弹力间的节奏有着缓冲作用，同时还可保护足底的血管和神经免受压迫。足弓的形态和功能由韧带、足底筋膜、肌肉及骨骼系统共同维系。足弓分为纵弓及横弓。纵弓又分为内侧纵弓和外侧纵弓（图 4-28），横弓包括前横弓和后横弓。

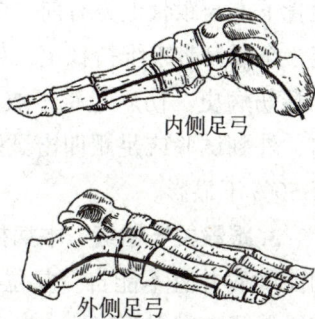

内侧足弓

外侧足弓

图 4-28 内侧足弓及外侧足弓

踝前区和足背的浅筋膜内有足背静脉弓及其属支，此弓内、外侧端向后分别延续为大、小隐静脉。皮神经为足背内侧的隐神经和外侧的腓肠神经终支（足背外侧皮神经）。两者之间的部分有腓浅神经终支（足背内侧皮神经和足背中间皮神经）。足背动脉在踝关节前方行于腓长伸肌腱和趾长伸肌腱之间，位置表浅，易于摸其搏动。腓深神经行于足背动脉的内侧。

足踝关节稳定性主要靠骨结构与足踝部周围筋的完整，所以治疗足踝部筋伤"筋骨并重、动静结合"的原则非常重要。

一、踝（足）关节扭伤

踝关节扭伤是常见病，可发生于任何年龄，但以青壮年较多。临床上一般分为内翻扭伤和外翻扭伤两大类，前者多见。

踝关节周围主要的三组韧带中，内侧副韧带又称三角韧带，主要限制踝关节的外翻外旋，距骨体的后外侧移位；外侧副韧带有三条，主要限制踝关节的内旋、趾屈以及过度背伸和内翻；下胫腓韧带又称胫腓下联合韧带，为胫骨与腓骨下端之间的骨间韧带，是保持踝关节稳定的重要韧带。踝关节扭伤主要损伤这些韧带和其他软组织。

【病因病机】

踝关节扭伤的发生大多是因行走或跑步时突然踏在不平的地面上，或上下楼梯、走坡路不慎失足，或骑自行车、踢球等运动中不慎跌倒，足的过度内外翻和旋转而产生踝部扭伤。

跖屈内翻损伤时，容易损伤外侧的腓距前韧带，单纯内翻损伤时，则容易损伤外侧的跟腓韧带。外翻损伤时，由于三角韧带比较坚强，较少发生损伤，但可以引起下胫腓韧带撕裂。若为直接的外力打击，除韧带损伤外，多合并骨折和脱位。

踝关节扭伤常合并踝关节错缝、距下关节错缝、跟骰关节错缝、距舟关节错缝。

1. 踝关节错缝 本病指胫距关节因外力而发生微小移动，引起疼痛和功能障碍，并且不能自行复位。踝关节属屈戌关节，背屈和跖屈为主要功能。距骨前宽后窄，当踝关节跖屈时，距骨前方伸出关节面外，关节处于不稳定状态，活动时容易扭伤踝关节，踝关节的前后关节囊松弛，如果跖屈或背屈过度，关节囊虽未破裂，但在关节复归正常体位的刹那间可将松弛的滑囊挤入关节间隙中，从而引起关节功能障碍。伤后踝关节前后肿胀、屈伸受限、不能负重，足跟着地站立时可有剧烈疼痛，踝关节有压痛。X 光片有时可显示关节的前方或后方的间隙略宽于正常。

2. 距下关节错缝   本病指距骨下方与跟骨上方构成的关节因受外力而发生微小错动或半脱位，出现疼痛和功能障碍，并且不能自行复位。又称跟距关节错缝。临床较少见，容易被忽视。距骨下方与跟骨上方有前、中、后三个关节，这三个关节的接触面虽有微小的凹凸吻合面但不稳定，全靠韧带来维持稳定，如果遭受较大外力使足过度内翻或外翻，即可引发本病。有足内翻或外翻伤病史。伤后足跟不敢着地负重，无肿胀或微肿，内踝下后方和外踝后方有压痛，足强度内、外翻试验或足跟叩击试验都有疼痛。轻微小错缝在 X 线片上不显影。关节半脱位在 X 线上有 50% 不显影。

3. 跟骰关节错缝   本病指跟骨远端与骰骨近端构成的关节，因受外力发生离错，引起疼痛和功能障碍并且不能自行复位。本病临床较常见。误诊误治可引起骨关节炎。由高处落下时，足前段外侧内翻内旋着地，自身重力和地面反冲力交集在跟骰关节，导致跟骰关节背侧韧带被撕裂或拉松，使关节不稳而发生关节的轻微移动（即骰骨移向背侧）而成本病。伤后在足外侧近踝处（即外踝前下方）迅速出现肿胀，肿胀根底界限清楚，好像半个乒乓球扣在上面，压之张力较大，用力按压也能散开，局部压痛，足前段不敢负重，足前段内翻内旋试验可引起疼痛。X 线片可无异常发现。

4. 距舟关节错缝   本病指距骨远侧与舟骨近侧构成的关节因外力而引起关节轻微离错，有功能受限并且不能自行复位者，临床较少见。活动时，当足内前背侧触地呈外翻外旋位，自身重力与地面反作用力集中于距舟关节处，可将距舟关节背侧韧带撕裂拉松而导致关节不稳，病情轻者为本病。少数病情重者可引起足舟骨脱位。在足外翻外旋时可引起疼痛，在足前部内侧负重时也可引起疼痛，局部无肿或微肿，有时可见舟骨结节处比健侧突起，舟骨结节及距舟关节的背跖侧均有压痛。X 线检查多不显示异常。

【临床表现与诊断】

（一）临床表现

1. 病史   有明显的踝关节扭伤史。

2. 主要症状   伤后踝部即觉疼痛，轻者仅局部肿胀，重时整个踝关节可肿胀，并有明显的皮下积瘀，皮肤呈青紫色。

3. 体征   活动功能障碍，跛行步态，伤足不敢用力着地，活动时疼痛加剧。内翻损伤时，外踝前下方压痛明显，若将足部做内翻动作时，则外踝前下方疼痛；外翻损伤者，内踝前下方压痛明显，强力做踝外翻动作时，则内踝前下方剧痛。严重损伤者，在韧带撕裂处，可摸到有凹陷，甚至摸到移位的关节面。

（二）影像学检查

1. X 线检查   踝关节正侧位片，可以排除内外踝的撕脱性骨折，若损伤较重者，应做强力内翻、外翻位的照片，可见到距骨倾斜的角度增大，甚者可见到移位现象。

2. CT 检查   可排除足部各骨骼内部细微骨折和撕脱骨折。

3. MRI检查　可排除病理骨折的原因，明确较大韧带断裂情况，骨髓是否水肿，跗骨窦有无病变。

（三）鉴别诊断

1. 踝关节骨折　查体可见踝关节畸形，可触及骨擦感及异常活动，X线检查可明确诊断。
2. 距下关节脱位　伤后足呈内翻、内旋畸形，弹性固定。X线检查可明确诊断。

【辨证与治疗】

（一）手法治疗

损伤重者，局部瘀肿较甚者，不宜做重手法。对单纯的踝部伤筋或部分撕裂者，可使用理筋手法。恢复期或陈旧性踝关节扭伤者，手法宜深透，特别是血肿机化，产生粘连，踝关节功能受损的患者，可施以牵引摇摆、摇晃屈伸等法，以解除粘连，恢复其功能。

1. 踝部屈伸摇晃法　患者平卧，术者一手托着足跟，一手握住足尖部，缓缓做踝关节的背屈、跖屈及内翻、外翻动作，然后用两掌心对握内外踝，轻轻用力按压，理顺筋络，有消肿止痛作用（图4-29）。

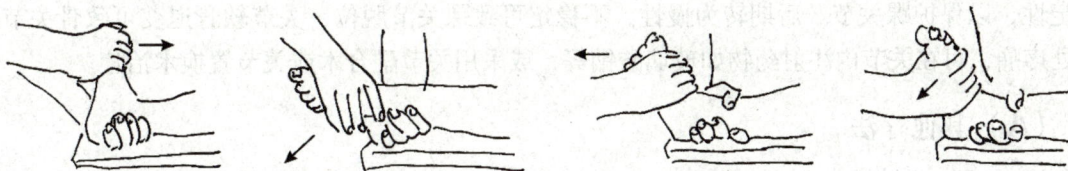

图4-29　踝部屈伸摇晃法

2. 点穴法　在商丘、解溪、丘墟、昆仑、太溪、足三里等穴按摩，以通经络之气。

（二）固定疗法

理筋手法之后，可将踝关节固定于损伤韧带的松弛位置，外翻损伤固定于内翻位，内翻损伤固定于外翻位。若为韧带断裂者，可用石膏托或管型石膏固定，6周后解除固定，下地活动。若为韧带的撕裂伤可用胶布固定，外加弹力绷带包扎，一般固定2～3周。

（三）练功疗法

固定期间，应尽早练习跖趾关节屈伸活动，进而可做踝关节背屈、跖屈活动。肿胀消退后，可指导患者做踝关节的内翻、外翻的功能活动，能防止韧带粘连、增强韧带的力量。

（四）药物疗法

1. 中药辨证治疗
（1）内服药物
血瘀气滞证：损伤早期，踝关节疼痛，活动时加剧，局部明显肿胀及皮下瘀斑，关节活动受限，舌红边瘀点、脉弦。治宜活血祛瘀，消肿止痛。方用七厘散或桃红四物汤加味。
筋脉失养证：损伤后期，关节持续隐痛，轻度肿胀，或可触及硬结，步行欠力，舌淡，苔薄，脉弦细。治宜养血壮筋，方用补肾壮筋汤或壮筋养血汤加减。

（2）外用药物　初期肿胀明显者，可外敷消肿化瘀散、三色敷药、双柏散之类药物，或外搽红花油、正骨水等药物。中后期肿胀较微，可用外贴伤湿止痛膏，并可配合活血舒筋的外洗药物，如海桐皮汤、骨科外洗二方等，酌情增加桂枝、当归、川芎、细辛的用量。

2.西药治疗　急性踝关节扭伤可服非甾体抗炎药，以减缓疼痛、炎症及肿胀。局部外贴双氯芬酸钠外用凝胶等治疗。

（五）针灸疗法

以踝部取穴为主，用泻法。常用解溪、昆仑、丘墟配合阿是穴。伤势较重者，应采用循经近刺和远刺相结合的方法。陈伤可用灸法。

（六）针刀疗法

针刀治疗足踝关节损伤的机制是松解粘连，调节软组织的动态平衡，通过对压痛点软组织的减张，解除皮神经的卡压。主要根据损伤机制和压痛点选择进针点松解。

（七）手术疗法

对反复损伤韧带松弛、踝关节不稳定者，宜采用自体肌腱转移或异体肌腱移植修复、重建踝稳定性，以保护踝关节。后期转为慢性，不稳定可致踝关节脱位，关节软骨退变可致骨关节炎。患处疼痛，可在关节内注射药物如玻璃酸钠等，或采用关节融合术或关节置换术治疗。

（八）其他疗法

1.封闭疗法　损伤中期，关节疼痛或局部压痛者，可做痛点封闭。
2.物理疗法　可采用超短波、磁疗、中药离子导入等方法配合治疗，以减轻疼痛。

【预防与调护】

踝部扭挫伤早期肿胀严重者，可局部冷敷，忌手法按摩，避免反复扭伤；中期应积极进行跖趾关节的活动；后期应逐步增大踝关节的屈伸旋转活动。

损伤后应马上冰敷1～2天，但手法和用药后则要注意防止寒邪内侵，以免造成疼痛、寒邪滞留。

二、跗跖关节扭伤

跗跖关节是跗骨与跖骨相邻的关节，是由第1、2、3楔骨，骰骨与1～5跖骨底组成的一个微动关节。由于足的内翻损伤机会多，所以外侧的跗跖关节损伤比较常见，而且常合并跗跖关节的错缝或脱位。

关节的背面及跖面均有长短不一的韧带将足骨紧密地连接在一起。有的韧带构成关节囊的一部分。背侧韧带所受压力较小，较薄；跗跖足底韧带较坚韧，其中有维持足弓的重要韧带跟舟跖侧韧带、跖长跖短韧带、三角韧带和跖腱膜。跗跖足底韧带的主要作用是拉紧跟骰关节和跟距关节，防止其脱位。三角韧带一方面稳定胫距关节，不使其分离，同时亦向内上拉紧跟骨，使其不向外翻，间接地防止距骨的下陷内倾，限制了足前部的外展。跖腱膜为一坚强腱膜，维持足弓犹如弓弦，同时保护跖侧的肌肉和血管、神经。

【病因病机】

跗跖关节扭伤多由道路不平时，行走不慎，或上、下楼梯时踏空，足内翻致扭伤，亦可在运动中如跑、跳等情形下扭伤。在足内收、内翻时，可使跗跖关节韧带撕裂，部分或全部跗跖关节错缝及半脱位，使关节失去稳定性。由于关节的错缝及韧带撕裂，可出现局部疼痛剧烈，血肿较明显。而足内翻跖屈位扭伤机会较多，所以临床上多见外侧的跗跖关节扭伤。跗跖关节扭伤也可与踝关节扭伤同时发生。暴力较大时可合并骨折或脱位，以合并第5跖骨基底部骨折为多见。

跗跖关节扭伤在外力作用下使足内收内翻时引起跗跖关节韧带撕裂，或发生跗跖关节错缝及半脱位，从而造成损伤。

【临床表现与诊断】

（一）临床表现

1.病史 有外伤或扭伤史。

2.主要症状 外伤后跗跖关节局部压痛明显，足背肿胀、疼痛，局部皮下瘀血。

3.体征 跗跖关节被动活动时或重复受伤机制的内、外翻动作时，伤处疼痛加剧。足的活动功能受限，不敢着地走路，负重行走时疼痛加重，跖部或前足着地时用力困难，出现足跟着地跛行。局部压痛，足内翻损伤时，第4、5跗跖关节处压痛明显。足外翻损伤时，第1楔骨与第1跖骨组成的跗跖关节处压痛明显。

（二）影像学检查

1.X线检查 多无异常，轻微的骨错缝亦难以显示，合并骨折或脱位时可见相应表现。

2.CT检查 有助于骨折的鉴别诊断。

3.MRI检查 能明确诊断跗跖韧带损伤程度，排除骨折、骨髓水肿。

（三）鉴别诊断

1.跗跖关节脱位 局部肿胀畸形，压痛，活动明显障碍，X线、CT检查可明确诊断。

2.第5跖骨基底部骨折 内翻损伤时，应注意是否合并有第5跖骨基底部骨折，其压痛部位主要在第5跖骨基底部。X线或CT检查可以显示各类足踝部骨折。

【辨证与治疗】

（一）手法治疗

1.拔伸摇足法 患者平卧，伤足伸于床边。助手用双手固定踝部，术者双手握住足的跖骨部位，先做对抗拔伸，然后在拔伸下做轻微摇摆，再做足内翻跖屈、外翻背屈。

2.足部理筋法 用理筋手法理顺足部筋肌。

3.内外翻挤按法 此手法适用于骰骨与第4、5跖骨组成的外侧跗跖关节及第1楔骨与第1跖骨组成的内侧跗跖关节损伤。以外侧跗跖关节损伤为例，患者正坐，伤足伸出床边，医者坐在伤肢内侧，一手拿握骰骨部位将跗骨固定，一手拿握第4、第5跖骨，双拇指相对，拿跖骨之手做轻微摇法，并同时做相对拔伸，再使伤足内翻跖屈，在持续拔伸下，将足外翻背屈、双拇指向内下方用按法，然后拉住第 4、5 足趾牵引，另一只手在伤处轻轻地用捋顺法，使轻度脱位的关节复位，撕裂的韧带捋顺，积聚的瘀血消散。

4. 跖屈挤按法　此法用于整个跗跖关节扭伤，尤其是第 2 ~ 4 跗跖关节损伤的患者。患者正坐，伤足伸出床边。一助手用双手固定患者的跗骨，医者双手拿住跖骨，同时拇指压患处摇拔跖屈牵引，然后背伸，双拇指将跖骨向下戳按，最后再用理筋手法理顺筋肌。

手法术后患足适当包扎固定，并卧床休息 1 周，尽量减少下地活动。

（二）固定疗法

急性期应制动休息，必要时可以用石膏托固定。

（三）练功疗法

损伤急性期，在疼痛减轻后，应尽早进行跖趾关节屈伸活动。解除固定后进行踝关节的屈伸功能锻炼，并逐步练习行走。

（四）药物疗法

1. 中药辨证治疗

（1）内服药物

血瘀气滞证：早期多见。治宜活血祛瘀，消肿止痛。方用七厘散或桃红四物汤等加减。

筋脉失养证：治宜养血壮筋，方用补肾壮筋汤或壮筋养血汤加减。

筋脉阻滞证：损伤的中、后期多见，治宜舒筋活络，方用伸筋胶囊或舒筋活血汤。

（2）外用药物　早期可外敷消肿止痛膏，或外搽云南白药喷雾剂、云香精、跌打万花油等，中后期可用下肢损伤洗方、海桐皮汤等熏洗，根据需要增加艾叶、干姜、桂枝等药物加强温经通络作用。

2. 西药治疗　以非甾体类消炎镇痛药内服外用为主，可以配合肌松药内服。

（五）针灸疗法

取太白、束骨、行间、足临泣等局部穴位及阿是穴。疼痛较重配合谷、太冲，瘀血肿胀甚者配血海、三阴交。针法以泻法为主，亦可行灸法治疗。

（六）针刀疗法

针刀疗法不宜在急性损伤期使用，若在恢复期损伤局部出现酸痛、活动不适、易于疲劳等症状，可考虑进行局部痛点针刀松解治疗。

（七）其他疗法

1. 封闭疗法　中、后期仍有疼痛者可用痛点封闭治疗。

2. 物理疗法　可配合频谱仪、红外线、超短波、超声波、中药离子导入等方法治疗。

【预防与调护】

急性期局部宜冷敷。固定期间应抬高患肢，以利消肿。早期应避免下地行走。解除外固定后，积极进行踝关节的屈伸功能锻炼，并逐步练习行走。康复期应热敷，避免寒邪内侵。

三、跟腱损伤

跟腱损伤是由于直接暴力与间接暴力导致跟腱组织的部分撕裂。跟腱是人体最长和最强大的肌腱之一，由腓肠肌与比目鱼肌肌腱合成。成人跟腱长约 15cm，起始于小腿中部，止于跟骨结节后面的中点，肌腱由上而下逐渐变厚变窄，从跟骨结节上 4cm 处开始向下，又逐步展宽直达附着点。跟腱能使踝关节做跖屈运动，承受负重步行、跳跃、奔跑等的强烈牵拉力量而不易被拉伤。跟腱损伤多发生于 20 ～ 40 岁男性。

【病因病机】

直接暴力与间接暴力、劳损均可造成跟腱损伤。

直接暴力伤多为跟腱突然受到直接外力的撞击、挤压、钝挫，致使跟腱受到损伤，轻者局部瘀血、肿胀，重者肌肉、肌腱、韧带发生撕裂，更严重者发生跟腱的全部断裂。

间接暴力与劳损多由于跟腱本身集聚的病理变化引起，如职业性运动损伤造成的小血管断裂、肌腱营养不良、发生退行性改变或跟腱钙化等，再受到骤然猛力牵拉，如从高处跳下前足着地或剧烈奔跑等，均可使跟腱受过度牵拉而发生跟腱部分撕裂。撕裂端可参差不齐，一般损伤在跟腱的附着点以上 2 ～ 3cm 处，腱包膜可能完整。多见于演员及运动员。

直接与间接暴力所致的联合损伤多发生于跟腱处于紧张状态时，如足部受到垂直方向的重物砸伤，加之小腿三头肌的突然猛力收缩造成的跟腱撕裂。局部皮肤挫伤较严重，周围血肿较大，或跟腱断端参差不齐。

中医学对此病早有描述。《杂病源流犀烛·跌仆闪源流》指出："忽然闪挫，必气为之震。震则激，激则壅……血本随气以周流，气凝则血亦凝矣。气凝何处，血亦凝何处矣。夫至气凝血凝，则作肿作痛，诸变百出。"

【临床表现与诊断】

（一）临床表现

1. 病史　有跟腱部受到直接或间接暴力因素损伤史。

2. 主要症状　小腿部后侧肿胀、疼痛不能维持站立，大多会在跟腱和跟骨连接处上方 2 ～ 6cm 的位置感觉到疼痛、局部肿胀明显、跖屈困难、踮脚站立困难、跛行。患者或可在休息时感到持续性疼痛，活动时疼痛伴活动受限明显加重。

3. 体征　按压跟腱和跟骨连接处上方 2 ～ 6 cm 的位置患者压痛阳性，局部可见皮下瘀斑、跖屈活动受限，触诊无明显凹陷及肌腹上移，外观形态无明显改变。检查小腿腓肠肌，嘱患者跖屈踝关节，肌腹收缩反应减弱。捏小腿三头肌试验及提踵试验均为阴性。

（二）影像学检查

1. 肌骨超声检查　轻度拉伤，可见跟腱增厚，前后径大于 6 mm，肌腱纤维依旧清晰；部分跟腱断裂：肌腱增厚，前后径大于 10 ～ 15mm，腱内异常回声，部分肌肉纤维缺损；完全跟腱撕裂：跟腱纤维完全中断，内部积血呈无回声区域。

2. X 线检查　多无异常发现，部分患者距小腿关节侧位片上可见跟后方的透亮三角区模糊或消失。病程长而影响行走者，可见局部脱钙、骨质稀疏表现。

3. MRI 检查 ①无跟腱撕裂 MRI 示：跟腱在 T_1WI、T_2WI 序列上均呈低信号影，其内可有条状高信号影，条状信号升高影与跟腱平行，宽度小于 1.5mm。②部分撕裂 MRI 示：肌腱局部中断，撕裂处 FSPD、FSE、T_2WI 和 STIR 均表现为高信号，T_1WI 为低信号，异常信号从肌腱边缘向肌腱内延伸，边缘如螺丝锥状，也可呈波浪状。T_1WI 和 T_2WI 均为高信号时提示有出血。

（三）鉴别诊断

1. 完全性跟腱断裂 局部有压痛，断裂处可摸到裂陷，肌腹上移，嘱患者跖屈距小腿关节时，看不到肌腹的收缩反应；提踵试验阳性。

2. 跟骨骨折 常有高处坠下或挤压致伤损伤史。足跟部剧烈疼痛，局部肿胀、瘀斑明显、压痛、畸形或摸到骨擦音，足跟不能着地行走，跟骨压痛。X 线检查可明确诊断。诊断困难者可行 CT 扫描或 MRI 检查，尤其是 CT 扫描在该骨折分型诊断及预后判定上作用较大。

【辨证与治疗】

跟腱损伤的治疗目的在于恢复跟腱的功能，以保持足踝的跖屈力量。在治疗过程中尽力设法保持跟腱的平滑，以利跟腱的活动。

（一）手法治疗

石膏固定一周后，可以做跟腱损伤推揉法（图 4-30）。患者取俯卧位，将患足跖屈，在肿痛部位做较轻的按压、顺推，并在小腿三头肌肌腹处做按压揉拿，使肌肉松弛以减轻跟腱近端回缩，有利于促进功能恢复。隔日 1 次，10 次 1 个疗程，2～3 个疗程为宜。

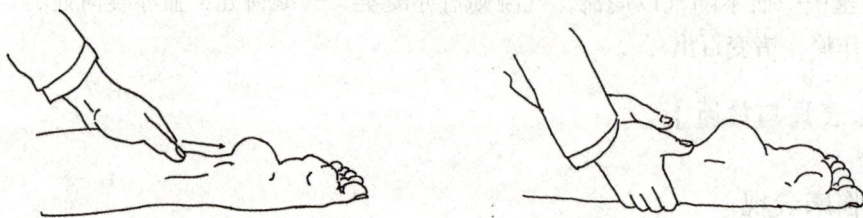

图 4-30 跟腱损伤推揉法示意图

（二）固定疗法

急性期及 1 周之内的损伤以固定为主，可采用前后石膏托的固定方法，于膝关节屈曲、踝关节跖屈位固定，使跟腱处于放松状态。1 周后拆卸石膏予理筋手法治疗，手法后继续以石膏固定。3 周后将踝关节改为中立位固定，继续固定加手法治疗 2～3 周。

（三）练功疗法

固定期间积极进行股四头肌的收缩锻炼及足趾屈伸活动锻炼。外固定解除后应逐步进行踝关节的屈伸活动及下地行走锻炼。

（四）药物疗法

1.中药辨证治疗

（1）内服药物

气滞血瘀证：早期以气滞血瘀为主。治宜活血祛瘀，消肿止痛。方用续筋活血汤、七厘散、活血丸、舒筋丸等。

肝肾亏虚证：后期以肝肾亏虚为主。方用六味地黄丸、壮筋续骨丹等以补肾滋肝。

（2）外用药物　早期可用活血化瘀药物，如跌打万花油、正骨水外擦，后期可配合运用海桐皮汤、下肢损伤洗方、骨科外洗二方等外洗，可根据病情需要增加温经通络药物如海风藤、艾叶、干姜等。

2.西药治疗　根据情况选用口服及外用非甾体消炎药以消炎止痛对症治疗。

（五）手术疗法

保守治疗无效、损伤严重者以及跟腱完全断裂者，宜及早行手术治疗。手术方法包括直接缝合法、筋膜和腱膜瓣修补术等。

（六）其他疗法

物理疗法　后期可选用红外线、超短波、中药离子导入、冲击波、干扰电等配合治疗。

【预防与调护】

注意局部防寒保暖，避风、寒、湿邪。早期应在医生指导下做股四头肌的收缩锻炼，禁止做踝关节背伸活动。外固定解除后，改穿鞋跟高而稳定使跟腱处于松弛状态的鞋，逐步练习踝关节屈伸及小腿三头肌的肌力。半年内不做剧烈运动。

四、腓骨长、短肌腱滑脱

腓骨长、短肌腱滑脱，是指腓骨长、短肌腱滑脱至外踝前方而产生临床症状的一种疾病。本病属中医学"离位伤筋"之疾。

腓骨长肌位于小腿外侧皮下，紧贴腓骨的外面，下方遮盖腓骨短肌，其前面有趾长伸肌、后面为比目鱼肌，属于双羽状肌。起自腓骨头、腓骨上 2/3 的外侧面和小腿深筋膜，肌束向下移行于长的肌腱，经腓骨短肌的后面，行于外踝的后方，经腓骨上支持带的深面的骨性纤维管，弯至足底内侧，止于内侧楔骨和第一跖骨基底部跖侧面的外侧。此肌腱在功能上与胫骨前肌腱共同形成一环形缰绳，对维持足的横弓及调节足内翻和外翻有着密切关系。此肌收缩时，使足外翻、跖屈及外展。腓骨长肌受腓浅神经支配。腓骨短肌位于腓骨长肌的深面，为双羽状肌，较腓骨长肌短。起自腓骨下 2/3 及小腿前、后肌间隔，其肌腱与腓骨长肌腱一同下降，先居其内，后居其前，然后行之外踝后方，腓骨上支持带的深面，沿跟骨外侧向前行止于第五跖骨粗隆。其作用使足外翻、跖屈及足外展。腓骨短肌受腓浅神经支配（图 4-31）。

正常情况下，腓骨长、短肌腱一起通过外踝后侧的腓骨上下支持带深面的骨性纤维管向前进入足部外侧，若纤维带断裂，肌腱滑出浅沟，则产生滑脱，出现临床症状。

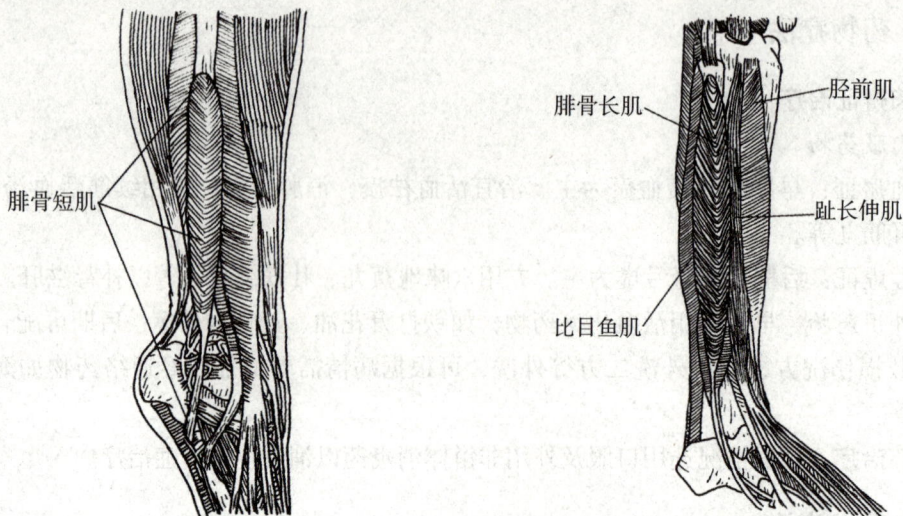

图 4-31　腓骨长短肌腱解剖示意图

【病因病机】

常见于运动损伤，如在滑雪、滑冰、踢足球等剧烈运动中，足处于轻度内翻位，当受到突然强大背屈的外力时，引起腓骨肌猛烈地反射性收缩，腓骨肌腱冲破其上支持带的限制，滑向外踝前方。或由于腓骨肌上、下支持带及骨性纤维管韧带发育不良，或慢性损伤产生退变，使韧带变脆，往往在足急剧内翻背屈而腓骨肌又紧张之下，可造成骨性纤维管韧带断裂，腓骨长、短肌腱向前滑脱（图4-32）。

急性损伤常易被漏诊或诊以踝部扭伤而误诊。至晚期，每当踝背屈时，腓骨肌腱滑向外踝前方，伴有弹响、疼痛，当踝跖屈时则可自行复位，临床上称为习惯性腓骨肌腱滑脱。

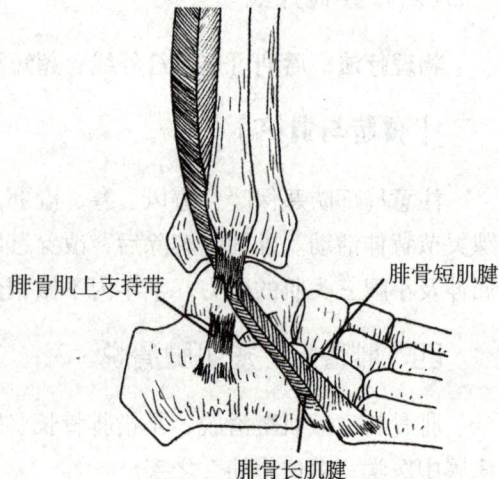

图 4-32　韧带断裂导致腓骨长短肌腱向前滑脱

【临床表现与诊断】

（一）临床表现

1.病史　多数病例有剧烈运动而引起的外伤病史。

2.主要症状　急性损伤时，主要症状为跛行步态，外踝处疼痛、肿胀，外踝前方可用手触到移位的腓骨肌腱，并有明显的压痛。在慢性期，足部易发生疲劳，局部疼痛，轻度跛行，局部或有肿胀，伸屈足时，可听到肌腱滑动弹响声，并可触到滑脱的肌腱及压痛。患者自述每当踝背屈时有异物滑向外踝前方，伴有弹响、疼痛，当踝跖屈时异物可自行复位。

3.体征　外踝前方可用手触到移位的腓骨肌腱，局部软组织肿胀，皮下有瘀血斑，外踝下端压痛。激发试验（抗阻力背屈外翻踝关节）可诱发脱位，即使踝关节背屈外翻时，局部疼痛加重，可扪到腓骨肌腱的滑动性弹响及疼痛，跖屈时可自行滑回原位。

（二）影像学检查

1. X线检查 一般无异常表现，但可排除外踝后缘小的撕脱骨折。

2. CT检查 可显示腓骨外踝窝的形态及肌腱位置。

3. MRI检查 可显示腓骨短肌肌腱的正常或损伤移位，外踝部软组织挫伤上腓支持带松弛，腓骨短肌肌腱损伤，腓骨长、短肌腱向外侧半脱位，外踝部软组织挫伤等。

腓骨长、短肌腱
损伤MRI片

（三）鉴别诊断

1. 踝关节外侧韧带损伤 外踝扭伤后出现疼痛、肿胀、皮下瘀斑，活动后踝关节疼痛加重。检查可发现局部压痛，外踝未触及肌腱滑脱，在加压情况下的极度内翻位行踝关节正位X线检查，可发现外侧关节间隙显著增宽，或在侧位片上发现距骨向前半脱位，多为外侧韧带损伤，踝关节正、侧位拍片可排除有没有撕脱骨折。

2. 距骨骨折 多由直接暴力压伤或由高处坠落间接挤压所致。以局部肿胀、疼痛、皮下瘀斑、不能站立行走为主要表现。X线检查可资鉴别。

【辨证与治疗】

（一）手法治疗

1. 拔伸晃踝法 患者仰卧，一助手固定小腿中下段，术者一手握住足跟，另一只手握住足的跖跗关节部，先做拔伸摇晃踝关节。

2. 推挤复位法 然后使足跖屈外翻，握足之手的拇指从外踝的前上向后下方推脱位的肌腱，使其复位。之后使足内翻背屈，按压肌腱之手再用力沿肌腱向后上方推按，使肌腱回纳原位。腓骨长短肌腱滑脱复位示意图（图4-33）。

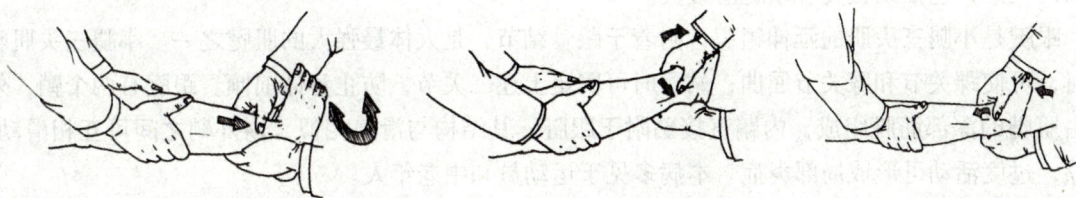

图4-33 腓骨长短肌腱滑脱复位示意图

（二）固定疗法

手法复位之后，可用棉垫压住外踝后方，并以胶布贴紧，外加绷带包扎并用内、外侧超距小腿关节夹板固定，可固定于轻度外翻位、跖屈位4周。亦可用短腿管形石膏固定。

（三）练功疗法

早期主要练习股四头肌的功能和足的跖屈，去除外固定后可穿垫高鞋跟的矫形鞋进行步行锻炼，慢慢恢复足的正常功能。

（四）药物疗法

1. 中药辨证治疗

（1）内服药物

气滞血瘀证：外踝后方肿痛，皮下瘀斑，踝关节受限，外踝后上方可触及移位的腓肠肌肌腱，并有明显压痛，舌红或有瘀斑，脉弦。可内服活血化瘀止痛的七厘散、活血丸。

筋脉失养证：局部轻度肿胀，隐痛，步行欠力，足伸屈时肌腱滑脱，可触及脱位的肌腱并有压痛，舌淡苔白，脉弦细。可用舒筋丸，或壮筋续骨的六味地黄丸、八珍汤等药物治疗。

（2）外用药物　早期可外敷双柏散膏、接骨散，或外搽云香精、云南白药喷雾剂等药物；后期可外贴狗皮膏、麝香关节止痛膏等药物；晚期去除外固定之后并可配合中药外洗，如骨科外洗二方、下肢损伤洗方等。

2. 西药治疗　西药可根据情况选用非甾体消炎药以消炎止痛对症治疗。

（五）手术疗法

对早期损伤，手法治疗无效者，或早期延误治疗转为慢性的习惯性滑脱，影响踝关节活动者，均应采用手术修补、复位治疗。方法可选用跟腱固定法、骨膜附着术、腓骨肌沟加深术、肌腱成形术、骨阻挡术、肌腱改道术。

【预防与调护】

平时体育运动要注意保护自己，充分放松后再进行活动；注意保暖，避免风寒；注意选用舒适的鞋，防止踝关节扭伤；避免剧烈运动；发病早治疗。

五、跟腱周围炎

跟腱周围炎是指跟腱及其周围的腱膜、腱下滑囊、脂肪等组织因受到外伤或慢性劳损引起的无菌性炎症，包括跟腱炎、跟腱滑囊炎。

跟腱是小腿三头肌的延伸组织，附着于跟骨结节，是人体最强大的肌腱之一。小腿三头肌收缩时，可使踝关节和膝关节屈曲；站立时可固定上述二关节，防止身体前倾。跟腱有两个鞘，外鞘由肌腱的深部筋膜组成，内鞘直接贴附于跟腱，其结构与滑膜相似，内外鞘之间可互相滑动、摩擦，过度活动可形成局部炎症。本病多见于运动员和中老年人。

【病因病机】

直接暴力、间接暴力和慢性劳损均可引起本病。直接暴力撞击、挤压、顿挫造成跟腱本身及周围组织的充血、水肿等炎性改变。间接暴力多为人体在弹跳、急跑中，由于小腿三头肌用力过猛，急剧的肌肉收缩造成跟腱的撕裂、挫伤，引起跟腱及周围组织充血、水肿等炎性改变。慢性劳损为长期跟腱与周围组织摩擦或反复牵拉损伤跟腱，可以形成慢性的局部炎症性改变，有时可累及腱下滑囊而发生滑囊炎。

【临床表现与诊断】

（一）临床表现

1. 病史　有跟腱受到挤压牵拉等外伤病史，或长距离行走劳损史。跟腱及周围组织疼痛、肿胀，局部压痛明显。

2. 主要症状　在起跳、落地、站立，甚至在行走时，跟腱及其周围组织疼痛，以酸痛为主，走路、劳累、受凉加重，休息、热敷后疼痛减轻。晨起严重，多长期且持续存在；在急性炎症时，手握跟腱两侧，过度伸屈患者踝关节可感到腱周围的摩擦感，有时有捻发音，伴有疼痛。早期沿跟腱周围有肿胀、压痛，痛点不集中，可触到硬结或条索状肌束，此处多有明显压痛，距小腿关节屈伸可引起疼痛。晚期由于周围组织增生粘连，可感到跟腱增粗、变硬，触诊见三头肌发僵、紧张，距小腿关节屈伸受限，此时疼痛可能减轻，但距小腿关节活动不便，上、下楼梯时更觉困难。

3. 体征　小腿三头肌抗阻力试验阳性：令距小腿关节背伸后加阻力于足掌，再让患足跖屈，患足跟腱部疼痛，即为该试验阳性。踝关节屈伸时在肌腱周围可闻及捻发音。

（二）影像学检查

1. X 线与 CT 检查　摄片可见软组织肿胀或无异常发现，病程长者可见跟骨骨质疏松，晚期可见跟腱周围钙化影。

2. MRI 检查　可见四种组织学变性表现：

（1）乏氧性纤维瘤病（hypoxic fibromatosis）　最常见，位于乏血管区。MRI 矢状位和轴位显示，跟腱局灶性或梭形增粗，轴位像前缘隆突。FSPD、FSE 表现为均匀性低或中等信号。

（2）黏液变性（myxoid degeneration）　较常见。MRI 显示，跟腱内的黏液样变在 T_1、FSPD、FSE 和 STIR 均表现为高信号。

（3）脂样变性（lipoid degeneration）　常见于年长者。MRI 显示，抑脂和不抑脂的 T_1 加权像，有助于诊断和鉴别诊断。

（4）钙化和骨化肌腱病　X 线和 CT 检查可辅助诊断。

4. 肌骨超声检查　见跟骨后滑囊和跟腱后滑囊异常扩展，伴有邻近跟腱病变和跟骨后上部显著突出，被称为 Haglund 综合征。

（三）鉴别诊断

1. 闭合性跟腱断裂　跟腱断裂多发生于年轻人，一般在骤然运动或劳动时，因足用力跖屈所致，感觉跟腱部位骤然疼痛，有受沉重打击之感。此后走路时跖屈无力，检查时发现在跟腱止点上约 3cm 处有压痛，断裂处可摸到凹陷，足跖屈功能丧失，伤腿单站立时不能抬起足跟。提踵试验阳性。

2. 跟骨骨骺病　多见于 11～15 岁儿童，原因不明，跟骨结节下方疼痛、压痛，肿胀不明显。X 线摄片跟骨骨骺较正常变小、变窄，密度增高。

跟后滑囊炎
MRI片

跟腱附着处炎症
MRI片

跟后滑囊炎肌骨
彩超图

【辨证与治疗】

（一）手法治疗

手法应轻柔，因此时肌腱变性、钙化，手法过重可人为造成跟腱断裂。

1. 理筋揉按法　患者俯卧于床，小腿及足踝部垫枕。医者以按揉法放松小腿后部肌肉，以擦法自小腿后部承山穴向下擦至跟腱，理顺经络。手法由轻渐重，由浅及深，以有明显酸胀感为宜。再用拇、示指沿跟腱走行方向顺推，拿捏跟腱部。见图4-34（1）、（2）。

2. 点穴牵抖法　让患者仰卧，小腿垂直于大腿，用力使患侧足背伸，使跟腱被动牵拉，同时用手指按压跟腱两侧的昆仑穴和太溪穴，有助于跟腱周围粘连组织的松解。如此反复10余遍，最后，一手握住踝关节，另一只手抖动小腿，结束治疗。每次治疗时间约30分钟。见图4-34（3）。

3. 提推擦按法　早期局部较肿胀可用拇、示二指在跟腱两侧轻揉推擦，每天1～2次。中后期肿胀消退，但跟腱局部变性硬化，可使用提、推、拨、按等手法。

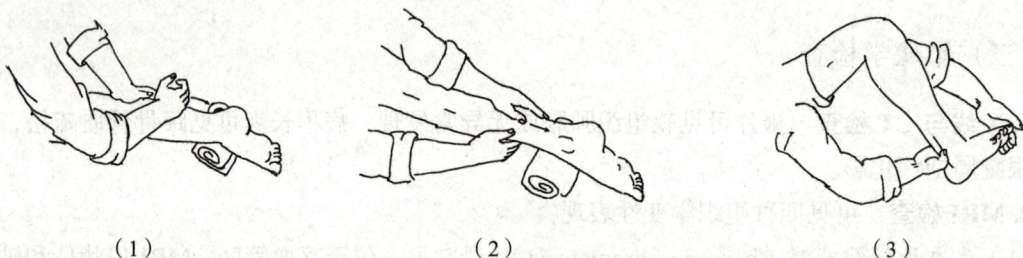

（1）　　　　　　　　　　（2）　　　　　　　　　　（3）

图4-34　跟腱周围炎理筋示意图

（二）固定疗法

保守治疗一般无特殊固定；急性炎症发作期应局部制动休息，有利于炎症的消退；手术治疗后，应用石膏固定踝关节跖屈位4～6周。

（三）练功疗法

早期可做股四头肌的收缩锻炼，外固定解除后可行踝关节的屈伸活动及行走锻炼。

（四）药物疗法

1. 中药辨证治疗

（1）内服药物

气滞血瘀证：见于急性期，治宜活血化瘀、消肿止痛，方用七厘散或桃红四物汤加减。中成药可用活血丸、跌打丸。

筋脉失养证：多见于慢性期，宜养血壮筋，方用补肾壮筋汤，或壮筋养血汤，或舒筋汤加减。

（2）外用药物　可选用海桐皮汤，每天热洗局部。平时可用骨伤外洗二方、茴香酒等外擦患处，每天3～5次。外用药膏可选用风湿止痛膏、追风膏外贴，以助祛风湿，行气血，消肿痛。

2.西药治疗　可选用口服或者外用的非甾体类消炎镇痛类药物。

（五）针灸疗法

寒凝筋脉者以温经散寒、舒筋通络为法，选取太溪、昆仑、阳溪、中泉；瘀血阻络者以活血化瘀、通络止痛为法，选取血海、委中、曲泽、承山；气血亏虚者以补气养血、濡养津精为法，选取足三里、气海、关元；肾精亏虚者以补肾填精、荣络荣津为法，选取太溪、大钟、涌泉、足三里、三阴交。

（六）针刀疗法

患者取俯卧位，足伸出床沿，踝前垫一小软枕。选取跟结节附件、跟腱附着处、压痛点、软组织增生粘连处为进针点，针刀方向与跟腱长轴方向一致，针刀平面与跟腱平面相互平行，依次突破皮肤、皮下组织、跟腱的腱围、跟腱或跟腱滑囊，行横行摆动或扫散的刺法（图 4-35）。

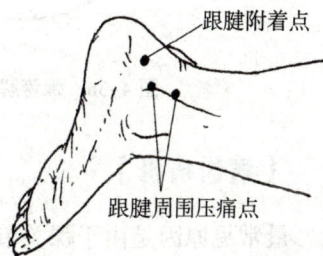
图 4-35　肌腱周围炎针刀治疗点

（七）其他疗法

1.封闭疗法　可用局部封闭注射。每周 1 次，2 ～ 3 次为 1 个疗程。
2.物理疗法　可选用超短波、磁疗、中药离子导入、冲击波、干扰电等方法配合治疗。

【预防与调护】

要慎避邪风，损伤后可在患足鞋后帮内衬置棉垫，以减少与跟腱部位的摩擦。局部宜热敷，或经常用热水浸泡，洗脚。急性期宜相对静止休息，症状好转后仍宜减少活动。运动结束后要注意放松大腿后肌群及小腿肌肉，特别是从事重体力工作者或运动员要防止下肢局部负荷量过于集中，注意劳逸结合，减轻局部的疲劳。

六、踝管综合征

踝管综合征是指由于各种原因使胫后神经通过踝管时受压而产生的证候群。踝管系距小腿关节内侧之纤维骨性隧道，长 2 ～ 2.5cm。其顶部由屈肌支持带构成，起于内踝尖，向下向后止于跟骨内侧骨膜。踝管内有胫骨后肌腱、趾长屈肌腱、胫后血管、胫后神经以及踇长屈肌腱，肌腱周围有腱鞘（图 4-36）。在神经、血管和肌腱之间，有纤维间隔和少量脂肪、结缔组织。胫后动脉通过内踝后面，在屈肌支持带下面发出分支，供应足内侧皮肤。胫后神经通过踝管后发出的踝内侧神经，则支配踇外展肌、5 个趾短屈肌、第 1 蚓状肌内侧 3 个半足趾的感觉。踝外侧支潜入踇外展肌深面，通过踇长屈肌腱旁纤维弓，经过足踝面，支配踝方肌（跖方肌）、外小趾展肌和外侧的 1 个半足趾的感觉。因此，若胫后神经在踝管内受压，可产生 3 个分支的相应症状（图 4-37）。

本病主要发生于青少年，年龄在 15 ～ 30 岁之间，男性多见，多数为从事体力劳动或体育运动者。

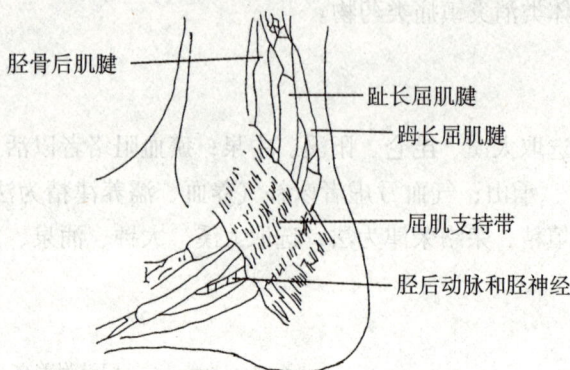

图 4-36　踝管解剖示意图　　　　　　　图 4-37　胫后神经受压足底反射图

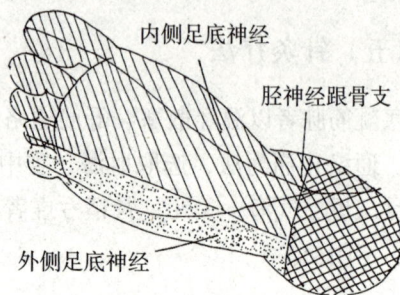

【病因病机】

最常见原因是由于踝关节反复扭伤，足踝部过度活动或突然急剧活动，增加踝管内肌腱摩擦而产生腱鞘炎，使肌腱水肿、增粗，屈肌支持带充血肥厚，踝管内压力增加，造成胫后神经受压，并产生一系列临床症状。另外，踝部骨折畸形愈合、骨关节炎骨赘形成、足外翻畸形、扁平足、踝管内腱鞘囊肿、神经鞘瘤等可造成踝管狭窄，容积变小，内容物增加，使胫后神经受压而发病。

《医宗金鉴》中说："伤损之证，肿痛者，乃瘀血凝结作痛也……筋骨间作痛者，肝肾之气伤也。"本病因为损伤导致气滞血瘀，或失治、误治导致患者病情长期不愈，熬伤肝血。

【临床表现与诊断】

（一）临床表现

1.病史　多数病例呈慢性发病，多数患者有反复的踝关节扭伤史以及足踝部过度或突然急剧活动的受伤史、慢性劳伤史。

2.主要症状　多单侧发病。轻者只在内踝后下方有疼痛、麻木症状，劳累后加重，休息后减轻，局部有压痛。重者疼痛呈持续性，波及足底部，休息后不缓解，逐渐可出现胫神经在足底支配区的感觉减退或消失，两点分辨能力降低。约有 1/3 患者疼痛可向小腿内侧放射。

3.体征　踝管附近出现梭形肿块，叩击肿块可引起明显疼痛并向足底放射，症状加重。神经支配区可出现皮肤干燥、发亮、汗毛脱落、少汗等自主神经功能紊乱症状，或可见足蹈展肌或小趾展肌和第 1、2 骨间肌萎缩。本病若累及跟内侧神经则有足跟疼痛症状。神经干叩击试验阳性。止血带试验阳性。

（二）影像学检查

1.X 线检查　多无异常，少数可显示跟距骨桥、骨赘的存在及踝关节、跟骨骨折移位等。

2.肌骨超声检查　踝部内侧超声检查可以明确踝部神经卡压的部位、受压的程度和与周围组织的关系。

3.MRI 检查　可发现踝管内的占位性病变，左侧踝管内（屈肌支持带外侧）见一异常信号，T_1WI 呈低信号，T_2WI 呈高信号，其内信号均匀，冠状位显示病变呈椭圆形，边界清晰、光滑。

（三）其他辅助检查

肌电图检查 显示足大姆趾和踝管之间的感觉神经传导和（或）运动神经传导异常。

（四）鉴别诊断

1. 踝关节扭伤 伤后迅即出现扭伤部位的疼痛和肿胀，随后出现皮肤瘀斑。严重者患足因为疼痛肿胀而不能活动。外踝扭伤时，患者在尝试行足内翻时疼痛症状加剧。内侧三角韧带损伤时，患者在尝试行足外翻时疼痛症状加剧。

2. 跗骨窦综合征 踝关节或跗骨窦部位的疼痛，部分患者可有踝关节不稳，行走无力感觉。有时疼痛向足外侧放射，行走、足内翻时疼痛加重。让患者足稍背伸，按压跗骨窦三角引发疼痛，有时可见局部肿胀。踝关节及距下关节活动正常。

【辨证与治疗】

（一）手法治疗

以推、按、揉、弹拨、擦等手法为主，进行手法治疗。

1. 点穴舒筋法 患者仰卧，患肢外旋，医者点按阴陵泉、三阴交、太溪、照海、金门等穴。

2. 一指禅推揉法 以一指禅推法或揉法于小腿内后侧，由上面下推至踝部，重点在踝管局部，沿与踝管轴相垂直的方向推、揉5～10分钟。

3. 舒筋理顺法 一指禅在局部配合弹拨法疏理经筋，最后顺肌方向用擦法放松（图4-38）。

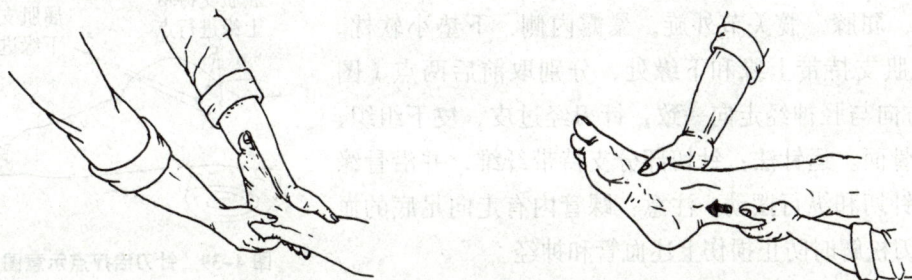

图4-38 踝部理筋手法示意图

（二）固定疗法

一般不需要固定。如果需要，一般使用支具控制畸形的踝部。

（三）练功疗法

1. 背屈 下肢伸直只活动脚踝，做背屈动作，脚尖指向鼻头至最背屈的位置，坚持5秒钟。

2. 跖屈 下肢伸直只活动脚踝做跖屈动作，脚尖向下至最跖屈的位置，坚持5秒钟。

3. 内翻 下肢伸直脚趾向上，只活动脚踝使脚内翻至极限的位置，坚持5秒钟。

4. 外翻 下肢伸直脚趾向上，只活动脚踝使脚外翻至极限的位置，坚持5秒钟。

（四）药物疗法

1. 中药辨证治疗

（1）内服药物

气滞血瘀证：由外伤、劳损所致，轻者步行久或久坐后内踝后方出现酸胀不适，休息后消失，重者足底灼痛，有麻木或蚁行感，夜重日轻，舌红苔薄，脉弦。治宜活血化瘀，舒经通络，消肿止痛。方用舒筋活血汤或活血舒筋汤。

肝血不足证：局部皮肤发白，发凉，或皮肤干燥，漫肿见皮肤发亮变薄，趾甲失泽变脆，足底肌萎缩，内踝后方可有胀硬感，或可扪及棱形肿胀，压痛，伴放射状麻木感，舌淡，脉弦细。治宜滋补肝阴，养血壮筋。方用壮筋养血汤、左归丸之类。

（2）外用药物　可用活血消肿药物如消肿化瘀散、金黄膏、五虎丹等外敷。也可用骨科外洗二方进行熏洗，根据病情可增加方中桂枝、细辛、威灵仙的用量，或酌情增加川乌、海风藤、海桐皮等药。

2. 西药治疗　可选用非甾体消炎药内服外用以消炎止痛治疗。

（五）针灸疗法

患侧取涌泉、太溪、然谷、公孙、商丘、三阴交穴。瘀血阻滞者配昆仑、承山穴；气血不足者配血海、足三里穴。常规针刺，进针深度 0.5 ～ 0.8 寸，瘀血阻滞者用泻法，气血不足者用补法，其中涌泉不行针，太溪、三阴交穴以出现向下放射感为佳。

（六）针刀疗法

患者仰卧，屈膝，髋关节外旋，暴露内侧，下垫小软枕。治疗点：在屈肌支持带上缘和下缘处，分别取前后两点（图4-39）。针刀方向与胫神经走向一致，针刃经过皮、皮下组织、屈肌支持带、骨面。运针法：针切部分支持带纤维，并沿骨缘做刃剥，纵行针切和纵行摆动。注意：踝管内有走向足底的血管和神经，针刀松解时防止损伤上述血管和神经。

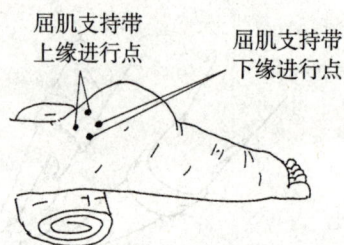

图 4-39　针刀治疗点示意图

（七）手术疗法

经保守治疗 1 ～ 2 个月后仍无好转者，可考虑胫神经松解术。

（八）其他疗法

1. 封闭疗法　选取封闭药物进行踝管内注射，每周 1 ～ 2 次，2 ～ 3 周为 1 个疗程。
2. 物理疗法　红外线照射、电针治疗、蜡疗、冲击波等方法治疗。

【预防与调护】

防寒保暖，避免鞋跟过高。避免踝关节周围的慢性损伤。急性损伤应及时制动，早治疗。可用热水泡脚或中药外洗。运动练功应循序渐进。

七、跟痛症

跟痛症是足跟部周围疼痛的疾病的总称。好发于 40～60 岁的中老年人，临床上 60 岁以上的老人，跟痛者少见。足跟部是人体负重的主要部分，从解剖上看，跟下部皮肤是人体中最厚的部位，因皮下脂肪致密而发达，又称脂肪垫。在脂肪与跟骨之间有滑液囊存在。跖筋膜及趾短屈肌附着于跟骨结节前方（图 4-40）。另一方面，足的纵弓是由跟骨、距骨、舟骨，第一楔骨和第一跖骨组成，而维持纵弓的跖腱膜，起自跟骨跖面结节，向前伸展沿跖骨头面附着于 5 个足趾的脂肪垫上，止于骨膜上。它们的关系有如弓与弦，在正常步态中，跖趾关节背屈、趾短屈肌收缩、体重下压之重拉力，均集中于跟骨跖面结节上。上述的各种解剖结构和在人体中的重要作用，随着机体素质的下降、长期慢性的劳损，以及某些持久的站立、行走的刺激，均可发生跟骨周围的痛症。

根据受累组织和结构不同可将跟痛症分为跖腱起点筋膜炎、跟骨下脂肪垫炎、跟骨下滑囊炎等（图 4-41）。

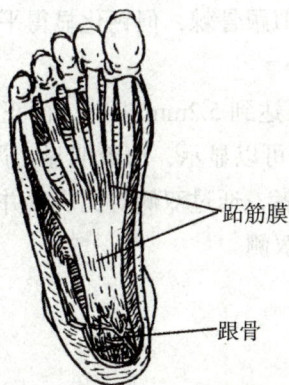

图 4-40　跖筋膜解剖示意图　　　　　　图 4-41　跟痛症发病部位示意图

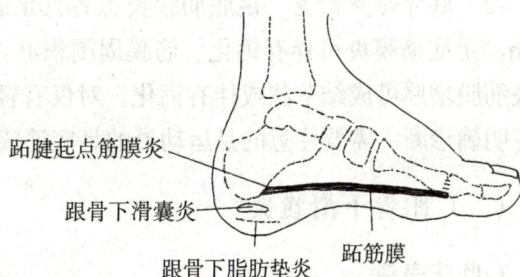

【病因病机】

中医学认为，劳累过度、肾气不足可引起腰脚痛。张介宾在《类经》中注解《素问·痹论》认为："营卫之行涩，而经络时疏，则血气衰少，血气衰少则滞逆亦少，故为不痛。"说明老人气血衰少，活动减少，可以少发生跟痛。《诸病源候论》述："夫劳伤之人，肾气虚损，而肾主腰脚。"说明劳累过度、肾气不足、风寒湿可引起腰脚痛。

1. 跖腱起点筋膜炎　多由于长期站立工作或长期从事跑跳工作等慢性劳损引起，或本身属扁平足，以致跖腱膜长期处于紧张状态，在跟骨附着处产生充血性渗出，钙化性改变进而产生跟骨结节前缘骨刺。

2. 跟骨下脂肪垫炎　多有跟部外伤史，如因走路时不小心，足跟部位被高低不平的路面或小石子硌伤，以致引起跟骨下脂肪垫损伤，产生充血、水肿、增生、肥厚性改变。跟骨下脂肪垫炎是脂肪垫本身退变而引起的脂肪组织部位及周围的炎性刺激的表现。

3. 跟骨下滑囊炎　是长期慢性劳损，或突然的外力致急性损伤，或者两者结合。在跟骨的结构异常突出的部位，由于长期、持续、反复、集中和力量稍大的摩擦和压迫，使滑囊劳损导致炎症，是产生跟骨下滑囊炎的主要原因。有些患者穿鞋后帮过硬、过紧，活动量过多可造成跟骨下滑囊炎。滑囊在慢性损伤的基础上，也可因一次较大伤力而使炎症加剧，滑膜小血管破裂，滑液呈血性。

【临床表现与诊断】

（一）跖腱起点筋膜炎

1.临床表现

（1）病史　多有长期站立或从事跑跳工作等慢性劳损病史，患病时间可有数月至数年。

（2）主要症状　晨起踏地行走时足跟刺痛，行走片刻后疼痛可缓解，行走过多时又会加重。病程日久者足跟局部可有肿胀或持续性疼痛，甚至步行时足跟部疼痛难忍，尤其在不平路面或踩在石头上时疼痛尤甚。

（3）体征　可触及足跟部软组织坚韧，跟骨结节中点及内侧压痛阳性。

2.影像学检查

（1）X线检查　跖腱膜跟骨附着处可能有钙化，其形类似跟骨棘，但钙化显得平而小，而跟骨棘突则大一些。

（2）肌骨超声检查　足底筋膜炎患者其足底筋膜增厚可达到5.2mm以上，而正常一般小于4mm。足底筋膜炎可伴有钙化、筋膜周围积液。多普勒超声可以显示，血流明显。严重情况下，足底筋膜增厚可成结节状或伴有钙化。对仅有轻微改变的患者，通过双侧对比观察并结合临床症状可明确诊断。需要注意的是运动员的足底筋膜异常可能是双侧。

（二）跟骨下滑囊炎

1.临床表现

（1）病史　有长期的行走、站立、跑步等长期慢性劳损病史，或高处坠落足跟部着地的急性损伤病史。

（2）主要症状　以足跟下部疼痛，时重时轻，尤其是在起跳落地，或长时间站立，或长时间行走时，可引起跟骨下疼痛，在足跟部受凉时加重，休息、热敷后疼痛减轻。

（3）体征　跟骨结节下方局部肿胀，皮温稍高，可有压痛、叩痛明显，按之可有囊性感。

2.影像学检查　X线检查摄片无异常表现，但可协助排除骨性疾病。

（三）跟骨下脂肪垫炎

1.临床表现

（1）病史　多数病例有高空跌落史或劳损史，呈急性发病，突然疼痛，足跟不能着地，足尖支撑跳跃行走。亦有因站立或走路时跟骨下方疼痛加重而不能行走者。亦有患者疼痛自己缓解不予诊治，进而引起慢性疼痛病史。

（2）主要症状　以跟骨下疼痛为主，可伴有跟部的肿胀。因疼痛而不能站立，踮脚尖行走。

（3）体征　检查按压时有浅在、范围广、可触及肿胀性硬块感，并有负重处压痛。

2.影像学检查　X线检查摄片无异常表现，但可协助排除骨性疾病。

3.鉴别诊断　跟痛症主要与跟骨骨折、跟骨骨骺病、跟骨肿瘤等疾病鉴别。

（1）跟骨骨折　常有高处坠下或挤压致伤损伤史。足跟部疼痛剧烈，局部肿胀、瘀斑明显，压痛，畸形或摸到骨擦感，足跟不能着地行走。X线片一般即可明确诊断。诊断困难者可行CT

扫描或 MRI 检查，尤其是 CT 扫描在骨折分型诊断及预后判定上作用较大。本病的辅助检查主要是影像学检查。

（2）跟骨骨骺病 多见于 11～15 岁儿童，原因不明。表现跟骨结节下方疼痛、压痛，肿胀不明显，X 线摄片显示，跟骨骨骺较正常变小，变窄，密度增高。

【辨证与治疗】

（一）手法治疗

1. 松筋点穴法 以按、揉、弹拨松解舒缓小腿至足底部的筋肉；点按太溪、昆仑、三阴交等穴位，以疏通肝、肾、膀胱经；点按阿是穴以散瘀止痛。

2. 掌推足跟法 掌推足跟部至足心。

3. 跟骨下滑囊炎可用劈法 患者俯卧，患肢膝关节屈曲90°，术者一手拿住患足做背屈固定，使跟腱紧张，另一只手用小鱼际处对准滑囊用力劈之。目的是促进局部气血流通，消肿止痛，或击破滑囊，使液体吸收（图 4-42）。

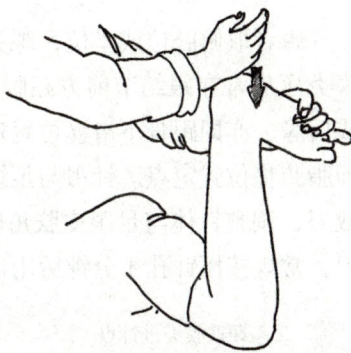

图 4-42 劈法示意图

（二）固定疗法

本病一般无需特殊固定，急性炎症发作期应局部制动休息，尤其是当劈法击破滑囊后禁止足跟部着地，以利于炎症的吸收。

（三）练功疗法

适当功能锻炼，如膝、踝关节的伸屈锻炼，以增强下肢的肌力，继之可进行步行，逐渐加大运动的时间，使之逐渐恢复人体的正常功能和预防跟骨的骨质疏松，避免筋肌的痿弱。

（四）药物疗法

1. 中药辨证治疗

（1）内服药物

风寒湿痹证：足跟部疼痛，畏风恶寒，或下肢有沉重感，复感风寒之邪痛增，得温痛缓，舌质淡，苔薄白或腻，脉弦滑或弦紧。治宜祛风除湿散寒，通络宣痹止痛。方用宣痹汤加减。

气滞血瘀证：外伤筋络，瘀血留着，足跟部肿胀，疼痛拒按，或按之有硬结，踝关节活动受限，动则痛甚，舌质暗或有瘀斑，苔白或薄黄，脉弦或细涩。治宜活血化瘀，行气止痛。方用身痛逐瘀汤加减。

气血亏虚证：足跟部酸痛日久，行走后疼痛加重，伴头晕目眩，气短懒言，四肢乏力，舌质淡，苔少或白，脉细弱或沉。治宜补气养血，舒筋通络。方用黄芪桂枝五物汤加减。气血亏虚复感风寒者，可用独活寄生汤加减。

肝肾亏虚证：年老体弱或久病长期卧床不起，以至肝肾不足，骨痿筋弛，行走、站立时觉双腿酸软无力，双跟部酸痛，行走时间越长酸痛越明显，舌质红，苔少，脉细弱。治宜补益肝肾，强壮筋骨。方用六味地黄丸、金匮肾气丸加减。

（2）外用药物 可选用骨科海桐皮汤热洗局部。洗时尽量做背屈跖屈等动作。平时可用茴香酒外擦患处，每天 3 ～ 5 次。也可选用损伤风湿膏、天和追风膏等外敷。

2.西药治疗 可选用非甾体消炎镇痛药内服外用。

（五）针灸疗法

根据《黄帝内经》的"肝主筋，肾主骨"，以及《灵枢·五邪》的"邪在肾，则病骨痛"。跟痛症与脏腑言，与肝、肾相关；于经络言，与足六经相关，尤与足太阳膀胱经、足少阴肾经、足太阴脾经密切联系。可选阿是穴、肾俞、太溪、照海、昆仑、申脉、悬钟。

（六）针刀疗法

患者取俯卧位或坐位，踝关节前或下垫软枕，保持足跟稳定。在足跟下压痛最明显处，跖腱膜炎压痛常在跟结节前方跖腱膜附着处和跖腱膜；跟骨下滑囊炎压痛处常位于跟骨下的外侧缘或后缘，亦即跟骨下滑囊位置定点；跟骨下脂肪垫炎压痛的部位常位于跟骨跖面结节的内侧，亦即脂肪垫位置定点。针刀与足纵轴平行，针体垂直足跟皮肤刺入，深度至根骨表面，做垂直切割数刀，调整针体与足跟皮肤角度，呈约90°角，向足尖以及后跟方向纵向切割剥离数刀，迅速出刀，常规按压针孔 1 分钟后用创可贴贴敷伤口（图 4-43）。

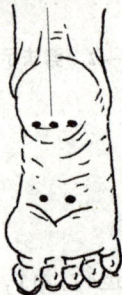

跖筋膜炎进针点　　　　　　　　　　　　　　跟骨下脂肪垫炎进针点

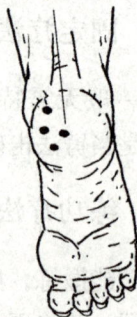

跟骨下滑囊炎
进针点

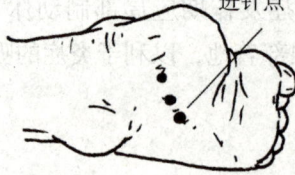

跖筋膜炎进针点　　　　　　跟骨下滑囊炎进针点　　　　　　跟骨下脂肪垫炎进针点

图 4-43　跟痛症各型进针点

（七）其他疗法

1.封闭疗法 选取痛点进行封闭，每周 1 ～ 2 次，连续 2 ～ 3 周。
2.物理疗法 可选用红外线、超短波、中药离子导入、冲击波、干扰电等方法配合治疗。

【预防与调护】

注意足部保暖，避免久立及久行，工作中应及时休息放松。体育运动要避免突然过量运动而引起损伤。急性期宜休息，并抬高患肢。穿鞋要宽松，鞋底要软，以减少足底部压力。

八、跖痛症

前足横弓劳损或跖骨头压迫跖神经所引起的前足底跖骨干及跖骨头跖面疼痛称为跖痛症。本病好发于 30 ～ 50 岁的中年妇女、非体力工作之男性、足部瘦小松弛者，或某些消耗性疾病之后。本病多为单侧发病，青少年少见。

【病因病机】

临床上将跖痛症分为松弛性跖痛症和压迫性跖痛症。前足是承受身体重量机械应力结构之一，当站立及行走时，重力经足弓的传导分散传达至前足的跖面。5 个跖骨头在正常负重时处于同一水平，其中第 1 跖骨头受到的压力最大，是负重的重要解剖结构。松弛性跖痛症多因足内在肌的肌力减弱，或因第 1 跖骨先天性畸形，如第 1 跖骨过短或内翻等，第 1 跖骨不能有效的负重，第 2、3 跖骨代偿性负重，承重时足横弓下塌，第 2、第 3、第 4 跖骨头下垂，进而挤压跖神经发生疼痛。压迫性跖痛症，又称为 Morton 跖痛症，则由于跖骨头长期受到外力挤压，如穿高跟鞋、窄头鞋等，跖骨头向中间靠拢，跖神经长期受压或刺激引起间质性神经炎，或神经纤维瘤样增生粗大所致。

【临床表现与诊断】

（一）临床表现

1. 病史 可有跖骨头长期受到外力挤压，如穿高跟鞋、窄头鞋等病史。

2. 主要症状 松弛性跖痛症的患者行走时前足跖面疼痛，为持续性灼痛，长久站立、行走和劳累之后跖骨头部疼痛明显，同时也可向趾尖延伸，第 3、4 跖骨头明显。部分病情严重患者症状可累及小腿部位，出现酸困和疼痛，亦可牵扯胫前疼痛。压迫性跖痛症的患者行走时前足疼痛为阵发性放射痛，呈刺痛或刀割样痛，疼痛放射到第 3、4 趾，有时因剧痛而迫使停止行走或站立。

3. 体征 松弛性跖痛症查体可见跖面压痛，而侧方挤压跖骨头可减轻疼痛。第 1 跗跖关节可有异常活动，并出现疼痛。压迫性跖痛症患者足多细长，前足有被挤压现象，查体时跖面有压痛，而侧方挤压跖骨头可加重或引起疼痛。第 3、4 趾可有感觉异常，有时趾蹼间感觉麻木。跖痛症多伴有跖骨头跖侧的疼痛性胼胝。查体跖骨头底部压痛，如为肌腱和跖板的损伤时压痛可位于跖趾关节远方。跖间神经瘤压痛位于跖骨头之间。跖骨的直接压痛，应怀疑疲劳骨折的可能。

（二）影像学检查

1. X 线检查 包括正位、斜位和侧位，从不同的方向上可以对跖趾关节间隙、跖骨的斜率、跖骨的相应长度及排列关系等进行测量评估。松弛性跖痛症 X 线检查可见第 1、2 跖骨头间隙增宽，第 1 跖骨头内翻；压迫性跖痛症常无明显的影像学改变。

2. CT 检查 可以进一步明确跖骨头塌陷程度。

3. MRI 检查 可以对周围的软组织情况进行评价，对隐匿性跖痛症的诊断具有重要意义。

（三）鉴别诊断

本病需与跖骨头无菌坏死、平足症、跖筋膜炎、足底囊肿、莫顿氏瘤等病变相鉴别。

1. 跖骨头无菌坏死 多见于第 2 跖骨头，患趾呈梭形肿胀，出现锤状趾或叠趾畸形。

2. 平足症 足部呈外翻、外展、背伸位，X 线检查可见足弓塌陷。

3. 跖筋膜炎 疼痛多在足跟底及足心处，整个跖筋膜可有压痛。

【辨证与治疗】

本病治疗目的为矫正畸形，恢复和维持前足横弓，应避免跖骨头受压。

（一）手法治疗

1. 点穴法　患者仰卧，下肢伸直。医者先点按阴谷、阴陵泉、三阴交、太溪、照海等穴位，再以拇指点按，揉按痛点。

2. 擦法　医者用手掌紧贴皮肤，稍用力下压并做直线往返摩擦，使足部皮肤产生一定热量，起到温通经络、散寒止痛的作用。

（二）固定疗法

部分跖部疼痛严重者的患者，宜适当休息，并抬高患肢，避免过久的站立和行走。

（三）练功疗法

加强足部肌肉锻炼，主要锻炼跖趾关节运动，做跖趾关节跖屈、背伸活动。步行时前足用趾腹触地，站立时足趾向内侧滚动，距下关节做内翻动作。

（四）药物疗法

1. 中药辨证治疗

（1）内服药物　治宜活血舒筋，通络止痛。方用活血舒筋汤加减。常用中药有当归、赤芍、姜黄、羌活、独活、红花、牛膝等。

（2）外用药物　可用海桐皮汤、骨科外洗二方熏洗，每日2～3次。或外搽红花油、跌打万花油。常用中药有海桐皮、牛膝、当归、乳香、没药、川芎、威灵仙、桂枝、苏木等，根据病情增减。

2. 西药治疗　可选用非甾体抗炎药，以抑制局部炎症反应，缓解疼痛。

（五）针刀疗法

痛点明确的患者可选用针刀治疗。选跖骨头下或趾蹼之间压痛点为进针点，周围局部麻醉，刀刃与足趾纵轴平行，刀体垂直皮肤进针。在跖间可触及束状硬结为跖骨间横韧带，刀刃紧贴骨面进行剥离松解。

（六）手术疗法

保守治疗无效者，应考虑手术治疗。手术治疗的目的是恢复前足正常的应力负荷。松弛性跖痛症可行跖骨头悬吊术、跖骨截骨术、跖骨头切除术等。压迫性跖痛症可行神经松解术，或行趾神经瘤切除术等。

（七）其他疗法

1. 封闭疗法　可选择压痛点做局部药物注射，每周1次，2～3次为1个疗程。

2. 物理疗法　可选用超短波、红外线、中药离子导入等方法配合治疗。

【预防与调护】

不宜长期穿高跟鞋或窄头鞋，避免过久的站立和行走，特别是负重行走。应穿柔软、宽松的鞋子，必要时可以选择合适的矫形鞋，垫高跖骨头近端，使跖骨头减少承重，缓解疼痛。积极锻炼以增强足部肌力。

九、踇趾滑囊炎

踇趾滑囊炎是踇趾外翻畸形的并发症，为第一跖趾关节内侧滑囊出现疼痛、红肿等症状的无菌性炎症。又称踇趾滑液囊肿、跖趾滑囊炎，为成人的足部常见疾病之一，多见于中年女性（图4-44）。

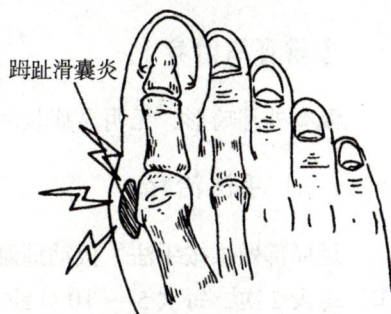

图4-44 踇趾滑囊炎

【病因病机】

大部分踇趾滑囊炎与外翻畸形，或长期穿紧小尖头鞋压迫有关。由于内侧楔骨、第1跖骨与其他楔骨、跖骨联结较松弛，在长期或不适当的负重下，内侧楔骨和第1跖骨向内移位，引起足弓的塌陷，踇趾因受踇收肌和踇长伸肌的牵拉向外移位（图4-45）。踇趾的跖趾关节呈半脱位，内侧关节囊附着处因受长期牵拉，可产生骨赘。跖趾关节突出部亦因长期受鞋帮的摩擦而产生滑囊炎，局部出现红肿热痛、囊内积液、滑囊壁增厚，则形成本病。

中医学认为，本病以外感风寒湿邪、外伤劳损筋骨为主要致病因素。

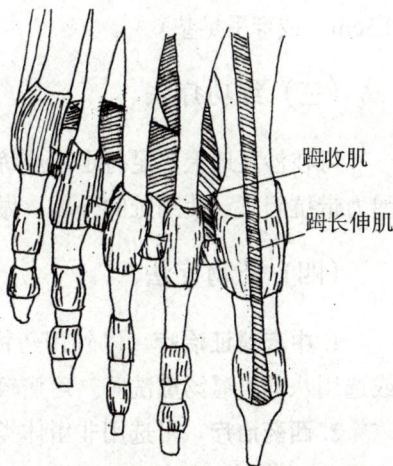

图4-45 踇收肌和踇长伸肌牵拉致踇外翻

【临床表现与诊断】

（一）临床表现

1.病史 多有平足症病史，部分病例可见家族遗传史。平素穿小尖头鞋者好发。

2.主要症状 早期症状常不明显，仅觉局部微红或稍肿，穿尖头紧鞋时感觉有受压感，活动时有疼痛，行走较多时则因疼痛较甚而就诊。

3.体征 可见跖趾关节外突，皮肤有发红、肿胀、压痛、皮厚的感觉，并可触到一壁厚的滑囊，晚期可继发跖趾的骨性关节炎，影响关节的活动。

（二）影像学检查

X线检查 可见第1、2跖骨夹角大于10°，或第1跖趾关节的半脱位，骨质无异常。

（三）鉴别诊断

主要与类风湿性关节炎、痛风、骨折、骨囊肿等疾病相鉴别。

1.类风湿性关节炎　关节疼痛呈多发性、游走性、对称性，可遗留关节畸形。实验室检查类风湿因子阳性。

2.痛风　可以与姆趾滑囊炎疼痛部位一样，但与饮食有关，血尿酸检测高于正常。

【辨证与治疗】

仅有外翻畸形，无明显症状的患者，可以选择保守治疗。

（一）手法治疗

足局部做揉按手法，扳动姆趾向足内侧；或在两侧第一趾上套橡皮带做左右相反方向牵引动作。每天2次，每次5～10分钟。

（二）固定疗法

选择合适的鞋子，鞋跟不宜太高、前部不应太紧，内缘应平直，在骨突周围放一软垫圈。年轻患者，夜间可用小夹板固定于足的内侧，以逐渐矫正外翻畸形。合并平足者可将内缘垫高0.5cm，或穿平足垫。

（三）练功疗法

可在沙土地上赤足行走，或练习脚趾抓毛巾动作，强化足底屈肌以锻炼足肌。同时可以在小弹力带抗阻下，使姆趾向外展，做等长收缩。

（四）药物疗法

1.中药辨证治疗　以外用药物为主，治宜祛风散寒除湿，舒筋通络止痛。可外敷双柏散膏，或选用八仙逍遥汤熏洗等。疼痛较明显时也可用海桐皮汤外洗。

2.西药治疗　可选用非甾体类消炎镇痛药，缓解疼痛，对症配合治疗。

（五）手术疗法

非手术治疗后，症状无改善者，可选用手术治疗。畸形较轻者可选用骨赘切除术、姆内收肌腱切断术，以解除压迫，减少摩擦，消除临床症状。畸形较重者可采用截骨矫形术。

（六）其他疗法

1.封闭疗法　可选择滑囊内或压痛点进行封闭治疗，每周1～2次，2周为1个疗程。
2.物理疗法　可选用超短波、磁疗、蜡疗等方法帮助消肿止痛。

【预防与调护】

平时应注意穿大小合适的鞋子，不宜穿尖高跟鞋。应当积极锻炼，做足内翻跖屈动作。

十、跗骨窦综合征

跗骨窦综合征是指由于创伤、炎症性反应等引起的外踝前下方跗骨窦开口部出现酸痛不适、压痛、无力感等症状，足部跖屈时向足背前外侧放射痛，常有后足不稳定及距下关节不稳。最常见的病因是由踝关节内翻扭伤，其他原因包括医源性损伤、痛风、腱鞘囊肿、类风湿关节炎、强直性脊柱炎、足部畸形、关节退变等。

【病因病机】

跗骨窦是一个自后内侧向前外侧走行的圆锥形的空腔，由跟骨沟和距骨沟上下对合而形成的漏斗形结构，由 4 个壁 2 个口组成，其上壁是距骨的前下缘，下壁是跟骨的前上缘，内侧壁是由距骨的头和颈组成，外侧壁是由距骨体组成；外口即前口宽大，朝向外侧方向，内口即后口狭小，朝向内侧（图 4-46）。

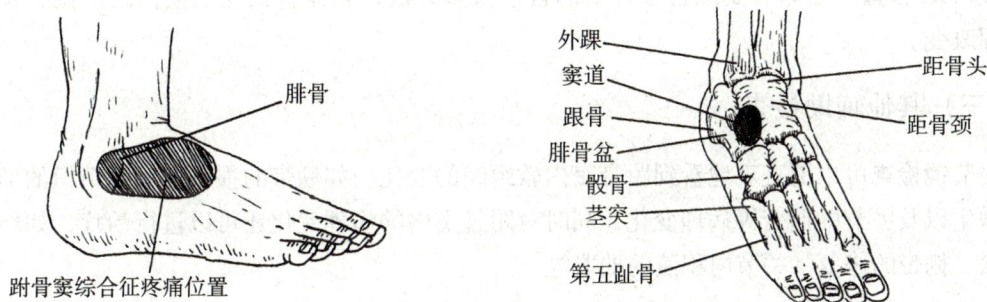

图 4-46　跗骨窦综合征疼痛体表投影部位

本病约有 70% 是由创伤所致，如跗骨窦周围肌腱韧带损伤及关节创伤后纤维化；其余多为炎症性反应，如强直性脊柱炎、类风湿关节炎、痛风、腱鞘囊肿及足部畸形（高弓足、平足症）等，足部肿瘤也可能引起跗骨窦综合征。此外，足踝部损伤后长期外固定治疗不当也是导致本病的病因之一。

跗骨窦综合征的发病机制尚不明确，目前主要有窦间韧带损伤和窦内压力增高两种假说机制。距跟骨间韧带对于休息和活动时距下关节稳定起着重要作用，它位于距骨与跟骨之间的中心，并居于小腿延长线上，身体重量自小腿经距骨滑车及滑车下方关节面传导至跟骨，因此距跟骨间韧带承受强大应力，并易受到牵拉和扭伤。踝关节内翻扭伤时牵拉韧带，可使窦口相对增大，距下关节内脂肪垫、滑膜等软组织发生嵌顿并瘢痕化或挛缩，从而引起疼痛。窦内压力增高的可能机制，一是踝关节内翻扭伤时窦内脂肪垫和滑膜组织受到外力挤压，以后发生无菌性炎症并异常增生、肥厚、渗出，局部组织粘连引起跗骨窦内压增高，窦内软组织镜检可见纤维组织高度透明变性；二是血管损伤后出血，尤其是静脉壁及其周围软组织创伤后纤维化改变，使窦内血流进出失衡，局部瘀血，血肿机化压迫，引起窦内压力升高。

本病当属中医学"痹证"范畴。由风、寒、湿等外邪侵袭、急性扭伤、慢性劳损，或因为肝肾亏虚，复感风寒湿邪，足踝气血凝滞、脉络瘀阻、筋脉濡养不足，致"不通"和"不荣"而痛。

【临床表现与诊断】

目前尚无公认的跗骨窦综合征诊断标准，主要参考 Brown 提出的诊断标准，见二维码。

跗骨窦综合征
Brown诊断标准

（一）临床表现

1.病史　多有踝关节内翻扭伤、痛风、类风湿关节炎等病史。

2.主要症状　局部水肿，外踝前下方疼痛及深压痛或伴足底痛，常有后足不稳定；行走、跑步或负重时疼痛可加重，休息后缓解，但关节活动时不会使疼痛明显加剧；遇天阴下雨、气候转凉时发作，小腿发凉或发软，足趾足底发麻。

3.体征 患足背伸时，跗骨窦三角处有压痛。

（二）影像学检查

1.X 线检查 难以清晰显示踝关节及跗骨窦内的软组织，在合并骨折时才有异常表现。

2.CT 检查 可清晰的显示踝关节的结构，同时测得跗骨窦的容积。

3.MRI 检查 是跗骨窦综合征诊断的首选检查方法，它能直接显示损伤的部位、程度及相关病理改变。

（三）其他辅助检查

关节镜检查可以更直观地看到跗骨窦内软组织的变化，如韧带的损伤、瘢痕组织的形成、滑膜的增生以及关节的退变等病理变化，同时对跗骨窦内的病理变化还可以进行治疗，如增生组织的切除、韧带的修复、关节内积液的抽取等。

（四）鉴别诊断

1.踝关节外侧副韧带陈旧损伤 以踝关节不稳为主，距腓前韧带或跟腓韧带处有压痛，踝部抽屉试验和内翻试验发现踝关节稳定性差，MRI 可显示韧带陈旧损伤。

2.跗骨窦瘤 症状体征与跗骨窦综合征类似，但 MRI 可以显示瘤体的大小与性质。

【辨证与治疗】

（一）手法治疗

1.点揉弹拨法 以持续深透的点揉、按压等手法选择刺激踝关节周围穴位，昆仑、申脉、金门、阳陵泉、照溪、然谷、太溪等及阿是穴施法约 10 分钟；踝关节周围紧张或痉挛部位，用提拉、弹拨等手法予以松解理顺，反复进行 10 分钟。

2.旋转牵抖法 以左侧跗骨窦综合征为例。术者用左手托住近踝端小腿下部，右手由跖趾关节背面向跖面将足握固；右手将左踝部极内翻后恢复到中立位将足端正；右手握固足跖将左足极背伸；迅速准确用力将左足跖屈，随即听到轻微"咯咯"声；将双手掌心持握患足内外侧向远端、足背、足跖及内外侧牵拉数次，再用力牵抖以松解附骨窦内组织粘连。反复进行 10 ～ 15 分钟。

3.捋顺回松法 在患足四周以捋顺、轻柔、拍击等手法进行软组织放松。

（二）药物疗法

1.中药辨证治疗

（1）内服药物 治宜活血化瘀，行气止痛，祛风除湿。可选四物汤、独活寄生汤加减。

（2）外用药物 治宜活血化瘀，行气止痛，祛风除湿。可选用海桐皮汤加减熏洗。常用中药有红花、当归、川芎、威灵仙、白芷、透骨草、桂枝、海桐皮等，根据病情进行加减。

2.西药治疗 可选用非甾体药物消炎药镇痛，对症治疗。

（三）固定疗法

急性期可使用胶带或支具固定，限制距下关节的活动。

（四）练功疗法

对于有不稳定感觉的患者进行腓骨肌腱的锻炼和本体感觉的训练。

（五）针灸疗法

鱼际、腕骨、阿是穴配合运动针法，或者配合局部梅花状深刺。慢性期可配合灸法。针灸对急性期的止痛效果比较好，但对慢性期的长远疗效不确定。

（六）针刀疗法

选取外踝前下方 2cm 处，一般是患者压痛最明显处，局部浸润麻醉后，取针刀垂直皮肤进针，直抵骨面，退出少许后，首先松解跗骨窦内脂肪组织及滑囊，旋转式操作，然后分别剥离窦前后韧带跟骨面附着处，注意勿伤及距腓前韧带及跟腓韧带。

（七）手术疗法

病程长、症状重，或者疼痛暂时缓解又复发的患者可以考虑手术治疗。手术方式有跗骨窦瘢痕组织和软组织清除术、跗骨窦去神经支配术、距下关节镜微创治疗及关节融合术等。

（八）其他疗法

1.封闭疗法 于跗骨窦外口注入适量局部麻药和糖皮质激素，不超过 4 次；也可向跗骨窦内浸润注射 0.25mL 氟羟强的松龙（40mg/mL）与 1mL 含 1∶100000 肾上腺素的 2% 利多卡因。

2.物理疗法 局部红外线、超短波等治疗有辅助作用。

【预防与调护】

预防踝关节内翻损伤，损伤后要注意足踝保暖。选择宽松合适的鞋子，减少长时间行走或高强度运动。康复期可以进行跖屈、背屈、内翻、外翻等训练。

思考题

1. 简述踝关节扭伤的机理与治疗注意事项的关系。
2. 跗跖关节扭伤与踝关节扭伤部位有什么不同？
3. 简述跟腱损伤的临床表现与手法治疗要点。
4. 为什么会引起腓骨长短头肌滑脱？
5. 简述腓骨长短头肌滑脱的手法治疗的要点。
6. 简述跟腱周围炎的针刀治疗。
7. 简述踝管综合征的解剖结构。
8. 踝管综合征与跗骨窦综合征如何鉴别？
9. 简述跟痛症的中医辨证治疗。
10. 简述跟痛症的针刀治疗要点。

11. 松弛性跖痛症和压迫性跖痛症的病因是什么?

12. 踇趾滑囊炎和压迫性跖痛症如何鉴别?

13. 跗骨窦综合征与踝关节外侧副韧带陈旧性损伤症状有何异同?

第一节　皮神经卡压综合征

皮神经卡压综合征是皮神经在走行过程中，由于轻微的外伤或经过特定的解剖部位等，使该神经受到慢性卡压而引起一系列神经分布区不同程度的感觉障碍、自主神经功能障碍、营养障碍，甚至运动功能障碍为特征的一系列证候群。多发生在颈肩背腰臀及四肢关节的骨突部位。属于中医学"痹证""痛证""麻木""不仁""痿痹"等范畴。

【病因病机】

本病的发生与解剖因素、全身因素、职业因素、应力集中、筋膜间室内高压等有关。因皮神经走行途经某些解剖部位，如经过骨性隆起和纤维骨性管道时，易遭遇反复摩擦刺激或受压。若再遭受急慢性损伤、腱鞘滑膜炎、骨关节病、肿物生长等局部因素，则更易发病。活动少和肢体惯于长时间维持在某种使神经受压或牵拉的姿势不动，或工作中神经反复受压、摩擦均可引起本病。更年期妇女、老年人及某些全身性疾病的患者也易发病。以上因素可导致神经功能障碍，引起肌力减退、肌肉僵硬、水肿、感觉异常和疼痛等。

周围神经卡压的病理过程分早期、中期和晚期。卡压早期，由于局限性缺血使神经血管通透性增加，表现为间断性感觉异常，即肢体疼痛或不适，时好时坏，当肢体处于能引起神经功能障碍的特定体位时才出现症状，即动力性神经卡压。卡压中期，神经纤维出现结缔组织改变和部分脱髓鞘，表现为持续性感觉异常，患肢无力，触觉和震动觉异常。卡压后期，神经出现瓦勒变性，神经纤维缺失，神经分布密度减低，表现为完全麻木、肌无力、肌肉萎缩及两点辨别觉异常。

中医学认为，本病与风、寒、湿、热、痰、瘀有关，病机为正气内虚、气血阻滞、痰湿积聚、脉络不和。

【临床表现与诊断】

（一）临床表现

1. 病史　可有相应部位外伤史或持续劳损病史。

2. 主要症状　疼痛，多发生在颈、肩、背、腰、臀及四肢关节的骨突部，疼痛性质为规律性或阵发性跳痛，常剧痛难忍，或灼痛，可为静息痛。以无明显诱因出现疼痛和不适为临床特点。

3.体征　主要有压痛、感觉异常、肌肉紧张、神经干叩击试验阳性等。压痛点往往是病灶所在，局部可触及痛性结节或条索状包块。感觉异常为感觉过敏、减退或缺失，其特点是范围较小，往往在一个神经皮支支配的范围之内，但界限模糊，一般多无运动障碍。肌肉紧张为疼痛刺激的保护性反应。神经干叩击试验检查，若在其远端分布区出现感觉异常，以及沿此神经走行的窜痛感和麻痛为阳性，据此可推断皮神经卡压的位置。

（二）影像学检查

X线检查无异常改变。

（三）其他辅助检查

体感诱发电位和肌电图检查有传导异常，对本病的诊断有参考价值。

（四）鉴别诊断

1.神经干卡压　神经干由感觉和运动神经纤维组成，一旦发生卡压，不仅感觉障碍，还有相应的运动功能障碍表现，如肌力减退、关节活动受限或某些动作受限。查体时可以发现病变位置较深，多位于肌间隙，且被深筋膜所覆盖。可有神经干牵拉或压迫试验阳性。

2.周围神经炎　周围神经炎系指由于中毒、感染后，或变态反应引起的周围神经病变，表现为多发性或单一性的周围神经麻痹，对称性或非对称性的肢体运动，感觉和自主神经功能障碍。任何年龄均可发病，但以青壮年多见。

3.腱鞘炎　多见于手及前臂，临床以劳损性腱鞘炎为主，多因腕部或手指长期过度活动所致。病变的腱鞘局部疼痛、肿胀、压痛及功能障碍，可触及捻发或轧砾样感觉，也可闻及弹响声，病久者局部可触及硬性结节。

【辨证与治疗】

中医手法、针刀有良好疗效，必要时行手术以松解卡压。由感染性炎症引起者，应积极抗感染治疗。

（一）手法治疗

多在病变局部施以按法、揉法、拿法、擦法、弹拨法为主，目的是解除肌肉痉挛，松解软组织粘连。

（二）练功疗法

根据皮神经卡压部位的不同，积极进行有针对性的练功活动，以主动活动为主、被动活动为辅，以促进气血循行，防止粘连。

（三）药物疗法

1.中药辨证治疗

（1）内服药物

气滞血瘀证：治宜舒筋活血，行气止痛。方用舒筋活血汤加减。

风寒湿阻证：治宜温经散寒，祛风除湿。方用羌活胜湿汤或葛根汤加减。

痰湿凝滞证：治宜温化痰湿，通络止痛。方用温胆汤加减。

（2）外用药物　以舒筋活络、消肿止痛药物治疗。可局部外敷消炎止痛膏，外喷云南白药喷雾剂、正骨水，或用海桐皮汤、八仙逍遥汤、上肢损伤洗方、下肢损伤洗方等熏洗治疗，特别应该注意加重温经通络药物如桂枝、川芎的运用。

2. 西药治疗　可选用甲钴胺、维生素 B_1 等营养神经药物口服，局部有水肿卡压可加用非甾体类消炎镇痛药。

（四）针灸疗法

取阿是穴或循经取穴、局部配穴针刺治疗，或加艾灸。可用循经透刺的方法疏通经络。

（五）针刀疗法

可用针刀在卡压部位做松解或剥离，进行局部减压。

（六）手术疗法

保守治疗无效者，可行手术治疗，以松解皮神经的卡压。

（七）其他疗法

1. 封闭疗法　用药物注射于痛点及穴位进行封闭治疗。
2. 物理疗法　可选用电疗、磁疗、光疗、超声波、蜡疗等配合治疗。
3. 抗感染疗法　根据筋伤感染细菌的不同，选择相应抗生素治疗。

【预防与调护】

纠正不良的工作姿势，避免肢体过度劳累。注意局部保暖，避免因风、寒、湿邪侵袭而加重病情。积极进行练功锻炼，增强肌力，防止粘连。

思考题

1. 什么是皮神经卡压综合征？
2. 皮神经卡压综合征的诊断要点是什么？
3. 列举 10 个以上易受卡压的皮神经名称。

第二节　纤维肌痛综合征

纤维肌痛综合征是一种病因不明的全身广泛性疼痛以及明显躯体不适的临床综合征，且伴有疲劳、睡眠障碍、晨僵及焦虑、抑郁等精神症状的特发性疾病。分为原发性和继发性两类。在临床上比较常见，属于中医学"痹证"之"肌痹""肝痹"范畴。发病年龄多在 20～70 岁，女性发病率大于男性。本病对患者的生活质量和工作能力影响较大。

【病因病机】

本病的确切病因和发病机制尚不清楚。一般认为是由于遗传易感性、外伤、病毒感染、风湿、过敏、情感伤害、睡眠障碍、长时间姿势不良、工作过度、营养不良等多种因素共同作用的结果。中枢神经系统、神经内分泌系统、免疫系统及肌肉骨骼系统的异常在本病的发病机制中起着重要的作用。纤维肌痛综合征的肌肉疼痛源于神经末梢疼痛感受器，机械性的牵拉和挤压，以及缓激肽、钾离子等化学刺激及缺血性肌肉收缩等刺激神经末梢引起的肌肉疼痛。

中医学认为，阴阳失调，肝脾肾亏虚是本病的内因，而风、寒、湿、热诸邪合而致病是本病的外因，七情内伤、饮食不节为不内外因。病邪侵犯人体，留于肌表，阻滞经络，气血运行不畅，筋脉失养，不通则痛，故见全身多处肌肉疼痛、僵硬等。若痹病日久，五脏气机紊乱，升降无常，脏腑失和，邪恋正损，则疾难除，故临床所见病情复杂。因此，本病病本在肝、脾、肾，病位在肌肉筋脉，基本病机为经络阻滞，气血不畅，筋脉失养，乃至不通则痛，不荣则痛，不松则痛而发本病。

【临床表现与诊断】

（一）临床表现

1.病史　可有疲劳、睡眠障碍、焦虑、抑郁等病史，或特发性疾病相应部位外伤史或持续劳损病史，局部长期受寒病史。

2.主要症状　纤维肌痛综合征的症状表现呈多样性，有主要症状、特征性症状、常见症状和混合症状等。主要症状是全身广泛存在的疼痛。一般起病隐匿，大部分患者就诊时不能准确回忆起疼痛开始的时间。也有部分患者疼痛出现于外伤之后，并由局部逐渐扩散到其他部位。本病有以下特点：其一，本病的疼痛呈弥散性，一般持续 3 个月以上，很难准确定位，常遍布全身各处，以颈部、肩部、脊柱和臀部最常见。疼痛性质多样，疼痛程度时轻时重，休息常不能缓解，不适当的活动和锻炼可使症状加重。劳累、应激、精神压力以及寒冷、阴雨气候等均可加重病情。其二，压痛点是唯一可靠的体征即全身对称分布的压痛点。

3.体征　在压痛点部位，患者对"按压"反应异常敏感，会出现痛苦的表情或拒压、后退等防卫性反应。这些压痛点弥散分布于全身。常位于骨凸起部位或肌腱、韧带附着点等处，仔细检查这些部位均无局部红肿、皮温升高等客观改变。大多数纤维肌痛综合征患者压痛点的分布具有一致性，已确定的 9 对（18 个）解剖位点为：枕骨下肌肉附着点两侧、第 5 ～ 7 颈椎横突间隙前面的两侧、两侧斜方肌上缘中点、两侧肩胛棘上方近内侧缘的起始部、两侧第 2 肋骨与软骨交界处的外上缘、两侧肱骨外上髁远端 2cm 处、两侧臀部外上象限的臀肌前皱襞处、两侧大转子的后方、两侧膝脂肪垫关节褶皱线内侧。18 个解剖位点中至少有 11 个部位存在压痛。检查时医生用右手拇指平稳按压压痛点，相当于 $4kg/cm^2$ 的压力，力度以医生拇指指甲变白为度，恒定压力持续几秒钟。

（二）影像学检查

影像学检查无客观异常发现，但可以排除合并其他疾病。

（三）鉴别诊断

本病应与系统性红斑狼疮、多发性肌炎、类风湿关节炎、甲状腺功能减退症、精神性风湿痛、慢性疲劳综合征、风湿性多肌痛、肌筋膜炎、强直性脊柱炎等疾病相鉴别。

1.系统性红斑狼疮　是一种多发于青年女性的累及多脏器的自身免疫性炎症性结缔组织病，有以下特征：

（1）特异性皮损 有蝶形红斑、亚急性皮肤红斑狼疮、盘状红斑。

（2）非特异性皮损 有光过敏、脱发、口腔溃疡、皮肤血管炎（紫癜）、色素改变（沉着或脱失）、网状青斑、雷诺现象、荨麻疹样皮疹等。

（3）骨骼肌肉表现 有关节痛、关节炎、关节畸形（10% 病例 X 线检查骨质有破坏）及肌痛、肌无力、无血管性骨坏死、骨质疏松等。该病晚期可累及到心、肺、肾内脏及神经消化等系统。诊断主要靠临床表现、实验室检查、组织病理学和影像学检查综合判断。

2. 强直性脊柱炎 以 20 ～ 40 岁的成年人居多，男多于女。骶髂关节最先发病，腰骶部肌肉筋膜以酸痛为主，疼痛逐渐从下至上波及整条脊柱，脊柱僵硬，活动障碍。血液检查 HLA-B27 阳性。晚期 X 线或 CT 检查可见脊柱"竹节样改变"。

【辨证与治疗】

目前本病仍以药物治疗为主，辅以非药物疗法如对患者进行宣教以及认知行为治疗、水浴疗法、需氧运动等，可以明显提高疗效，减少药物不良反应。因此，最佳治疗方案应由骨伤科、风湿科、神经科、医学心理科、康复科及疼痛科等多学科医生共同参与制定，针对不同个体采取药物和非药物联合的协同综合治疗。

（一）手法治疗

通过在颈、背、腰、臀部应用点穴镇痛法、分筋疏理法、整脊通督法及脊柱调衡法等理筋手法治疗，达到缓解肌肉痉挛、改善局部营养供应、调理脏腑、平衡阴阳的作用。每周 2 ～ 3 次，可连续治疗 3 ～ 4 周。

（二）练功疗法

倡导有氧锻炼法，如游泳、散步、耐力及伸展姿势训练等，强度以患者能耐受为度。对整体健康水平、躯体功能及疼痛症状均具积极的改善作用。

（三）药物疗法

1. 中药辨证治疗

（1）内服药物

气滞血瘀证：治宜行气化瘀，通络止痛。方用柴胡疏肝散合活络效灵丹加减。

寒湿阻络证：治宜散寒化湿，舒筋通络。方用蠲痹汤加减。

气血两虚证：治宜益气养血，舒筋活络。方用八珍汤合舒筋汤加减。

肝肾亏虚证：治宜温补肝肾，舒筋活络。方用补肾壮筋汤加减。

肝郁脾虚证：治宜疏肝健脾，舒筋活络。方用逍遥散加减。

（2）外用药物 采用中药熏蒸疗法为主，以达到温通经络、活血止痛的目的，可用八仙逍遥汤、海桐皮汤加减。或外贴麝香止痛膏，或局部涂搽红花油等。

2. 西药治疗 对于中枢神经系统症状严重者，可用西药如三环类抗抑郁药、肌肉松弛药、抗惊厥药及镇痛类药等，以改善睡眠、减轻晨僵和阻断疼痛等。

（四）针灸疗法

要辨证处方配穴，或选择疼痛触发点即阿是穴针刺。

（五）其他疗法

1. 封闭疗法　复方倍他米松注射液 1mL 加 1% 利多卡因 5mL 痛点封闭可缓解疼痛痉挛。

2. 物理疗法　常用的方法有经皮神经刺激、干扰电刺激、超声疗法、频谱治疗等，可改善局部血液循环。

3. 精神疗法　目前多采用认知行为疗法，能降低中枢神经系统的敏感性，有助于缓解疼痛、疲劳、不良情绪和身体功能。

【预防与调护】

加强医患沟通与交流，给患者适当的解释和安慰，解除思想顾虑，树立战胜疾病的信心和决心。坚持有规律的体育运动，注重劳逸结合。培养兴趣，畅达情志，防寒保暖，禁用冷水洗浴。避免思虑过度，以防引起大脑功能紊乱，继发机体免疫力下降而影响疗效。

思考题

纤维肌痛综合征的诊断标准是什么？

第三节　周围神经损伤

周围神经系统是分布于全身的神经和神经节的总称，包括 12 对脑神经、31 对脊神经和自主神经。周围神经把全身各部与中枢神经系统联系起来，保证各种生理活动的正常进行。

周围神经支配肢体的正常功能活动。如周围神经损伤不能恢复，可使四肢功能活动部分或完全丧失。如没有正中神经、尺神经和桡神经支配的手，没有坐骨神经支配的足，其功能活动将完全丧失。

神经损伤后应通过采集病史、体检和电生理检查等以判定损伤的性质及程度，治疗方法的选择应是争取神经功能最大限度的恢复。同时，也要注意关节与肌肉的功能恢复。

四肢神经损伤多发生于尺神经、正中神经、桡神经、坐骨神经和腓总神经等。上肢损伤较下肢损伤为多，占四肢神经损伤之 60% ～ 70%，常合并骨关节、血管、肌腱等损伤。四肢神经损伤只要早期处理得当，多数可获得较好疗效；晚期修复神经也可取得一定疗效。

周围神经损伤属中医学"痿证"范畴，可归于肉痿类，又名肢痿，多因外伤引起。唐代蔺道人的《仙授理伤续断秘方·乌丸子》中曰："打扑伤损，骨碎筋断，瘀血不散……筋痿力乏，左瘫右痪，手足缓弱。"指出了四肢瘫痪与打扑伤损的关系。

【周围神经损伤的分类】

1. 神经断裂　神经发生完全或不全断裂，多见于开放性损伤。完全断裂是最严重损伤，表现为感觉、运动完全丧失，并伴肌神经营养不良性萎缩。不全断裂表现为不完全瘫痪。

2. 轴突断裂　轴突断裂但鞘膜完整，多发生于挤压伤或较轻的牵拉伤。如止血带压迫损伤，多在数月内完全恢复。

3. 神经失调　神经轴突和鞘膜完整，但功能丧失。表现为有关肌群运动障碍及分布区皮肤感觉减退，而电生理反应正常，肌营养正常。因为神经受压或挫伤引起，大多可恢复。但如挫伤过重或压迫过久，可造成永久性瘫痪。

4.神经刺激　为四肢神经受到不完全损伤所引起的疼痛，多发生于正中神经和胫神经，可出现烧灼样神经痛、四肢血管舒缩功能紊乱和肌神经营养不良改变等。

【病因病机】

一般多为闭合性损伤，但开放性损伤亦不少见。战时多为火器伤。

1.开放性损伤

（1）锐器伤　如刀、玻璃等割伤，多发于手部、腕部或肘部等。损伤多发于指神经、尺神经、正中神经等。

（2）撕裂伤　为钝器损伤，如挫伤、机器轧伤等。由于牵拉、挤压造成局部神经断裂，甚至一段神经缺如。

（3）火器伤　如枪弹或弹片伤等，多合并骨折和肌肉、血管损伤。

2.闭合性损伤

（1）牵拉伤　神经弹性有一定限度，过度牵拉可引起损伤。如肩关节、肘关节、髋关节脱位和长骨骨折，可并发神经牵拉伤。或由钝性暴力引起，神经纤维及其鞘膜多完整，可自行恢复。

（2）挤压伤　如止血带缚扎过久和小夹板、石膏压迫等，造成缺血性挛缩或骨折、脱位而压迫神经。损伤多发于正中神经、尺神经和腓总神经等。

（3）刀切割伤　由于锐利的骨折断端刺伤神经而造成神经断裂。如肱骨中、下段骨折和肱骨髁上骨折，其锐利的骨折断端常会刺伤桡神经和正中神经。

（4）电烧伤　电流累及神经，可造成神经广泛烧伤，甚至可影响到脊髓前角细胞及脊神经节细胞。这种严重病例，修复神经几乎是不可能的。

（5）压迫性损伤　神经长时间受压可引起麻痹。

【临床表现与诊断】

（一）运动功能障碍

神经损伤后，其所支配的肌肉即发生麻痹，严重的可见肌肉萎缩。临床上可见到多种体位畸形，如尺神经损伤后的爪形手畸形，桡神经损伤后的垂腕、垂指畸形，正中神经和尺神经损伤后的扁平手畸形，腓总神经损伤后的足下垂畸形等。如未及时采取适当措施，患者长时间水肿，关节长期处于畸形位置，缺乏被动活动，不能控制在功能位置上，久则发生继发性畸形，如肌肉挛缩、关节固定畸形或关节脱位等。

（二）感觉功能障碍

感觉功能包括痛觉、触觉、温度觉及实体感觉等。特别是手部，感觉非常灵敏，一旦神经损伤，即使修复非常理想，恢复也满意，感觉功能也不易恢复到原来正常的程度（恢复如初）。每一感觉神经对应皮肤上的一定分布区域，且相互重叠，如无重叠，则称单一神经分布区。如尺神经感觉支分布在尺侧一个半手指上，正中神经感觉支分布在桡侧三个半手指上。正中神经损伤后，只有食、中指远端一节半手指感觉完全丧失，正中神经分布的其他部位只是感觉减退。也就是说，虽然正中神经感觉支分布广泛，但单一神经分布区只有示、中指远端一节半手指。同理，尺神经损伤时，只有小指远端一节多的感觉完全丧失；桡神经损伤时，只有拇指蹼背侧一小块方法感觉完全丧失，上述区域也叫神经的绝对感觉支配区。某一神经损伤后，初期感觉丧失区范围较大，可能是附近未受伤的神经末梢发生暂时性抑制作用的关系。数天后感觉消失的区域迅速缩小，直至缩小到单一神经分布区的范围，然后损伤的神经修复后方可逐渐恢复。

（三）周围神经损伤的检查

了解损伤的原因、受伤部位、麻痹发生时间和伤后是否有恢复的情况等。

1. 运动功能检查 神经损伤后所支配的肌肉不能再做随意动作，神经部分损伤可保存部分运动功能。一般用 6 级法区分肌力来判定神经损伤情况，但应注意某一动作的完成亦可由其他肌肉代替。

2. 感觉功能检查 神经的感觉纤维在皮肤上有一定分布区，检查感觉减退或消失的范围可判断是何神经损伤，一般检查痛觉及触觉即可。各感觉神经分布区的边界有互相重叠现象，因此在受伤后短时间内感觉消失应出现的区域略小，这是附近神经的代替作用而非损伤神经的再生现象。深感觉为肌肉和骨关节的感觉，可检查手指或足趾的位置觉，以及用音叉检查骨凸出部的震颤感。

3. 出汗试验 交感神经损伤后其支配区域的皮肤会出现少汗或无汗现象，据此可推断出损伤神经。方法：

伤肢先涂 2% 碘溶液，干后涂抹一层淀粉；然后用强光（100W）照射数分钟，嘱患者饮热水并适当运动，使患者出汗。未出汗区表面未变为蓝色者，则表明该处交感神经受损伤。

4. 神经干叩击试验（tinel 征） Tinel 征是指叩击神经损伤（仅指机械力损伤）或神经损害的部位或其远侧，而出现其支配皮区的放电样麻痛感或蚁走感，代表神经再生的水平或神经损害的部位。

5. 肌电图检查 肌电图检查可以协助鉴别是否存在下运动神经元损害或肌源性疾病。通过记录肌肉静止及不同程度自主收缩时所产生的动作电位及声响变化，而分析肌肉、运动终板及其所支配神经的生理和病理情况。此外，肌电图尚可间接排除脑性麻痹，判断功能性麻痹等。

【辨证与治疗】

周围神经损伤后及时治疗对于恢复肢体功能至关重要，但不同类型的损伤其治疗不尽相同。如开放性火器伤，若损伤后污染严重者应及早清创，不宜一期缝合伤口及神经。对闭合性牵拉伤初期宜采取非手术治疗，根据恢复情况再决定探查时机。对于横断型神经断裂伤应及时吻合神经断端，而轴突断裂伤则宜观察一段时间后再考虑探查手术等。周围神经损伤的治疗主要包括非手术疗法和手术疗法两大类。

（一）手法治疗

手法治疗主要在神经修复后康复阶段应用，要注意适应证与禁忌证。

患者伤在上肢取坐位，患者伤在下肢取卧位。可在患肢涂上中药油剂或酊剂。用捏法和揉法，由肢体近端到远端，反复数遍，强度以肌肉有酸胀感为宜。如瘫痪较重可用弹筋法，并可根据肢体不同部位取穴推拿。上肢取肩井、肩髃、曲池、尺泽、手三里、内关、合谷等穴，下肢取环跳、承扶、殷门、血海、足三里、阳陵泉、阴陵泉、承山、三阴交、解溪、丘墟等穴；用指尖推或掐，强刺激以得气为度。最后，在患肢来回揉、擦、点、按 1～2 遍。

（二）固定疗法

如神经损伤后合并肌肉瘫痪，与之拮抗的肌肉因失去拮抗而将关节牵向一侧，引起关节僵直，此时可用夹板、石膏等将患肢固定于功能位。如桡神经损伤引起腕下垂，用掌侧板固定患腕于背伸位。

（三）练功疗法

肢体瘫痪患者应练习瘫痪肢体各个关节的各方向运动，如肌力较弱，可帮助患者进行各关节被动屈伸运动。肌力逐步恢复后，可练习抗阻力活动。

（四）药物疗法

1. 中药辨证论治

（1）内服药物 神经损伤后经络阻隔，气滞血瘀，筋脉失养。症见肢体瘫痪，张力减弱，感觉麻木，皮肤湿冷，肤色苍白、发亮，汗毛脱落，指甲松脆，舌紫暗或有瘀斑，脉涩。治宜活血化瘀，益气通络，滋补肝肾。可用补阳还五汤或圣愈汤加味。

（2）外用药物 可采用化瘀通络洗剂或舒筋活血洗剂熏洗，如上肢损伤洗方、下肢损伤洗方、骨科外洗二方熏洗。或用云香精、正骨水、云南白药喷雾剂等外擦。

2. 西药治疗 可用维生素 B 族类药和非甾体类药物如双氯芬酸钠、昔布类等配合口服。可配合运用神经营养药物，如成纤维细胞生长因子（FGF）、胰岛素样生长因子（IGF）以及神经节苷脂、甲钴胺等药物。

（五）针灸疗法

可循经取穴或沿神经干取穴，采用强刺激手法或电针。多在损伤中、后期应用。

1. 正中神经损伤 取手厥阴心包经穴，如天泉、曲泽、郄门、间使、内关、大陵、劳宫、中冲等。

2. 桡神经损伤 取手太阴肺经穴，如中府、侠白、尺泽、孔最、列缺、鱼际、少商等。

3. 尺神经损伤 取足少阳胆经穴和足阳明胃经穴，如阳陵泉、外丘、光明、悬钟、丘墟、足窍阴，以及足三里、丰隆、上巨虚、下巨虚、解溪、冲阳、内庭等。

4. 胫神经损伤 取足太阳膀胱经穴和足太阴脾经穴，如委中、合阳、承筋、承山，以及阴陵泉、地机、三阴交、商丘、公孙、太白、隐白等。

（六）手术疗法

神经损伤后，选择修复的时机十分重要。原则上越早越好，但时间不是绝对因素，晚期修复也可以取得一定疗效。

锐器伤在早期清创时即可进行一期神经吻合术；火器伤早期清创时对神经不做一期修复，待伤口愈合后 1～3 个月再行神经吻合术。

1. 神经缝合术 适用于能直接缝合的神经损伤，或通过关节屈曲可直接缝合的神经。其缝合方法有外膜缝合法及束膜缝合法。

2. 神经移植术 适用于神经缺损大而断端不能靠近，或者吻合后可能引起血供障碍者。

3. 神经移位术 在不得已的情况下，有必要采用神经移位。如将尺神经从尺神经沟分离出来向前移位等。

4.神经转移袢手术 神经转移袢手术是牺牲尺神经，恢复正中神经的手术，适用于正中、尺神经广泛损伤及坏死的病例。

【预防与调护】

对于术后患者，要注意伤肢保暖，禁用冷水洗浴；防范肢体外伤及医源性损伤；注意劳逸结合，加强功能训练；避免思虑过度，以防继发机体免疫力下降，影响神经损伤的修复。

思考题

神经的根性疼痛和干性疼痛的鉴别点有哪些？

附一 上肢神经损伤

上肢神经发自臂丛，起自颈 5～颈 8 和胸 1 神经根的前支。颈 5、颈 6 组成臂丛上干，颈 7 为中干，颈 8 和胸 1 组成臂丛下干。上干和中干的前股形成臂丛的外侧束，下干的前股为内侧股，上、中、下三干的后股组成臂丛的后侧束。约在喙突平面分出上肢的重要神经，外侧束形成肌皮神经和正中神经的外侧头，内侧束形成尺神经和正中神经的内侧头，后侧束形成腋神经和桡神经。

臂丛神经损伤

臂丛神经损伤在临床上并不少见，其发病率远超过颈、腰、骶等神经丛损伤。本病之所以比较常见，是因为上肢与躯干之间仅依靠锁骨与肌肉相联系。上肢活动度甚大，而臂丛神经比较固定，易遭受牵扯性损伤。同时，臂丛神经位置较为表浅，易受直接暴力损伤。

【病因病机】

直接外伤如刺伤、挫伤及锁骨和第 1 肋骨骨折均可引起臂丛损伤。间接外伤见于强力牵拉上肢、头颈过度弯向对侧或强力将肩部下压时，如重物打击或产伤等。此外，尚有局部挤压损伤，如附近的肿瘤压迫或肩关节前脱位等。

【临床表现与诊断】

（一）临床表现

1.臂丛神经完全损伤 运动障碍，表现为手、前臂和上臂肌肉全瘫；感觉改变，表现为手、前臂和上臂的一部分感觉消失。颈 8、胸 1 神经根近椎间孔处损伤，可出现霍纳综合征。

2.臂丛上部损伤 此型较多见，为颈 5、颈 6 神经根损伤所致。多因外伤使头肩过度分离，肩部下压或产伤所引起。

运动障碍表现：若三角肌、小圆肌、冈上肌、冈下肌和胸大肌锁骨头瘫痪，此时上肢由于背阔肌和胸大肌胸骨头的牵拉作用呈旋内位；若肱二头肌和肱桡肌瘫痪，肱前肌肌力减弱，肘关节因肱三头肌作用而伸直；若旋后肌和旋前圆肌瘫痪，前臂因旋前方肌作用而旋前；若桡侧腕伸肌群瘫痪，手向尺侧偏斜。

感觉障碍表现：颈神经前支损伤时感觉不受明显影响。如颈 6 神经受损则出现前臂外侧麻木，无霍纳综合征。

3. 臂丛下部损伤　主要是颈 8、胸 1 神经根损伤，多因上肢过度上举或伸展及臀位产时牵拉躯干过重等引起，主要症状为手内肌瘫痪，出现"爪形手"畸形。在臂丛神经下干损伤时，手指屈肌和伸肌瘫痪，手和前臂尺侧麻木，上臂内侧有一小带状麻木区，可出现霍纳综合征。

（二）影像学检查

1. X 线检查　有助于臂丛神经损伤的定位诊断。

2. 肌电图检查　神经损伤一般 3 周后显著变性，故肌电图检查一般应在损伤 3 周后进行。隔 3 个月复查，观察有无神经功能恢复现象。

【辨证与治疗】

上臂丛神经损伤采用外展支架保护患肢以松弛神经，有利于神经功能的恢复。对于利器伤应争取一期进行神经修复术。火器伤争取伤口一期愈合，3 周后进行神经修复术或移植术。对于局部挤压性损伤应及早解除外在压迫。对于牵拉性损伤，除椎间孔内损伤外均可进行手术探查，但应结合病情详细考虑。适当配合中药、理筋、针灸等治疗。

只有少数患者在 3 个月内可获得满意恢复，一般在 1～2 年内逐渐恢复。臂丛神经上部损伤时，因手的功能尚好，故治疗恢复效果较好。臂丛神经下部损伤时，手的功能受累较重，恢复较差。臂丛神经完全损伤则恢复不佳。

桡神经损伤

桡神经在臂部分出分支支配肱三头肌、肱桡肌和桡侧腕长伸肌。该神经在肱骨外上髁前方分出骨间背侧支及桡神经深支和桡神经浅支。深支为运动支，在前臂支配旋后肌、肘后肌、桡侧腕短伸肌、尺侧腕伸肌、指总伸肌、示指固有伸肌、小指固有伸肌、拇长展肌、拇长伸肌和拇短伸肌。桡神经浅支为感觉支，分布于腕背和手背外侧部以及二个半手指背侧皮肤。

【病因病机】

桡神经在肱骨中、下 1/3 处贴近肱骨骨干的骨面，此处肱骨骨折时桡神经易受损伤。骨痂生长过多或桡骨头前脱位可压迫桡神经；或肘关节处被利器损伤时可伤及桡神经深支。

【临床表现】

桡神经上臂主干损伤后其所支配的上肢所有伸肌均瘫痪，主要表现为垂腕征。桡神经浅支损伤后手背及虎口处皮肤感觉消失。桡神经深支损伤后则出现患肢所有指伸肌及拇长展肌功能丧失，而肱桡肌和桡侧腕长伸肌不受影响。或腋部桡神经因拐杖受压，或晚间麻痹所致。即患者从熟睡中醒来发现不能伸腕，常见于睡眠时以手臂代枕、手术时上臂长时间外展、酗酒或药物成瘾者熟睡时桡神经在肱骨螺旋沟长时间受压等；竞技垒球投掷动作可致投掷手桡神经病，士兵长时间跪位射击训练也可在螺旋沟损伤桡神经，铅中毒及酒精中毒可选择性损伤桡神经，出现上肢伸肌完全性瘫痪，垂腕、不能伸掌指关节，但上臂伸侧感觉通常存在。

【辨证与治疗】

可用活血化瘀、舒筋通络之中药内服外用，并口服维生素 B 族营养神经，根据需要采用神经减压术、松解术或缝合术。如不能修复神经，可采用前臂屈肌群肌腱转移术以改善功能。腕下垂应给予腕背伸 30° 夹板或功能位短臂石膏托，保护桡腕关节于功能位；并练习掌指关节及指骨间关节活动，避免关节僵直；配合中药、针灸、理筋等治疗。如肱骨闭合性骨折并发桡神经损伤多为神经挫伤，断裂伤较少，可先行保守治疗，3 个月无效后可行手术探查，并行神经减压术、松解术或缝合术。

正中神经损伤

正中神经在肱二头肌内侧沟内与肱动脉伴行。该神经在上臂无分支，进入前臂后分出运动支，支配前臂的旋前圆肌、桡侧腕屈肌、掌长肌、指浅屈肌、指深屈肌（食指、中指）、指长屈肌及旋前方肌；至腕部以下又分出返支，支配鱼际肌群（拇内收肌除外）及第 1、第 2 蚓状肌。感觉支（皮支）分布于桡侧三个半指及背侧三个半指远节的皮肤。

【病因病机】

正中神经在腕部较表浅，易被锐器伤及。肱骨髁上骨折与月骨脱位常合并正中神经损伤，多为挫伤或挤压伤，继发于肩关节脱位者为牵拉伤。此外，正中神经可因腕部骨质增生、腕横韧带肥厚或旋前圆肌肥大而产生慢性神经压迫症状。

【临床表现】

正中神经损伤于肘关节以上，则出现患肢屈腕、屈拇和屈示、中指等深层肌肉功能丧失，鱼际肌群（拇内收肌除外）萎缩，拇指对掌功能丧失，桡侧三个半指感觉消失。

【辨证与治疗】

神经断裂者应及早缝合。神经缝合后功能恢复时间，若为肘部损伤者，平均需 8 ～ 9 个月；若为腕部损伤者，需 4 ～ 5 个月。骨折造成的损伤多非切割伤，可行非手术疗法，并用石膏托或夹板固定，拇指于对掌位。如 3 个月无恢复现象或有骨痂压迫者应行手术探查，可配合中药内服外洗、针灸、理筋等治疗。如神经恢复不佳，可采用对掌肌成形术及其他肌转移术，以改善屈拇、屈指、拇对掌功能。

尺神经损伤

尺神经进入上臂后在腋后皱襞平面的腋动脉内侧，向下行于喙肱肌和肱三头肌之间，下至内上髁与鹰嘴之间；在肘部尺神经内上髁背侧的尺神经沟中，过肘部后，在尺侧腕屈肌的两头间进入前臂，从指深屈肌的表面出。尺神经在肘部以下分出肌支，支配尺侧腕屈肌、指深屈肌（环指、小指），至腕部行于腕横韧带的前面，在豌豆骨的外侧和尺动脉的内背侧进入掌部，又分成深浅两末梢支。浅支为感觉支，支配掌短肌和小指及环指尺侧半指；深支为运动支，支配小指外展肌、小指屈肌、小指对掌肌、第 3 和第 4 蚓状肌、拇内收肌、拇短屈肌深层及所有骨间肌。

【病因病机】

尺神经在腕部易受切割伤，在手指及掌部尺神经易被割伤或挫伤。在肘部尺神经常受直接外伤或骨折脱白时合并损伤，严重肘外翻畸形所引起的尺神经损伤又称慢性尺神经炎。全身麻醉时如不注意保护，使手悬垂于手术台边，可因压迫过久而引起瘫痪。患颈肋或前斜角肌综合征时，以尺神经受损为最多见。

【临床表现】

尺神经低位（腕部）损伤主要表现为小指及环指尺侧半指感觉消失，小鱼际肌、骨间肌萎缩，以第 1 背侧骨间肌为显著，各指不能做内收、外展动作，因环、小指的骨间肌与蚓状肌丧失功能，失去与其他肌肉的平衡作用，因此出现掌指关节过伸、指骨间关节屈曲的典型爪状畸形。尺神经高位（肘部）损伤，除出现上述症状外，尺侧屈肌和环指、小指的指深屈肌的功能亦丧失。检查可见夹纸试验阳性，此为手内在肌的广泛瘫痪，致手指内收、外展功能障碍。

【辨证与治疗】

根据损伤情况可做神经松解术、减压术或吻合术。为了获得足够的长度，可将尺神经移向肘前，尺神经吻合术的效果不如桡神经和正中神经好。在尺神经远侧单纯缝合感觉支或运动支，效果良好。如无恢复，可转移示指、小指固有伸肌及指浅屈肌代替手内在肌，晚期功能重建主要是矫正爪形手畸形。治疗中配合中药内服外洗、针灸、理筋等治疗，可促进恢复。

附二 下肢神经损伤

下肢神经发自腰丛和骶丛。腰丛由胸 12 神经前支一部分、腰 1～3 神经前支和腰 4 神经前支一部分共同构成，主要的分支有股神经和闭孔神经。骶丛由腰 4 神经前支一部分、腰 5 神经前支和全部骶、尾神经前支共同构成，主要的分支有坐骨神经，坐骨神经再分为腓总神经和胫神经，腓总神经又分为腓深（胫前）神经和腓浅神经。

坐骨神经损伤

坐骨神经由腰 4 神经前支的一部分、腰 5 神经、骶 1～2 神经前支、骶 3 神经前支的一部分共同构成。在坐骨大孔的下部梨状肌下方穿出骨盆，进入臀部，分布于闭孔内肌、上下孖肌和股方肌的表面，为臀大肌覆盖。在股骨粗隆和坐骨结节之间进入股后部，垂直而下，至股骨下 1/3 处分为胫神经和腓总神经。

【病因病机】

按病变部位分为根性和干性坐骨神经损伤。根性坐骨神经损伤多为椎管内和脊椎病变，常见腰椎间盘突出症、腰椎肥大性脊椎炎、脊柱结核、椎管狭窄、腰骶管内肿瘤或蛛网膜炎等；干性坐骨神经损伤为腰骶丛及神经干邻近病变，如骶髂关节炎、关节结核及半脱位、腰大肌脓肿、盆腔肿瘤、子宫附件炎、妊娠子宫压迫、臀部肌肉注射不当等，或由股部或臀部火器伤引起，有时髋关节脱位和骨盆骨折亦可合并坐骨神经损伤。

【临床表现】

1. 运动障碍 坐骨神经完全断裂时膝以下肌肉全部瘫痪，但腘绳肌一般受影响不大。其分支损伤如腓总神经损伤引起的瘫痪程度轻，而胫神经损伤引起的瘫痪程度重。

2. 感觉障碍 膝以下除小腿内侧及内踝处隐神经分布区外，感觉均消失。

3. 营养障碍 有严重营养改变，足底常有较深的溃疡。

坐骨神经损伤引起灼性神经痛者较多。

【辨证与治疗】

首先应考虑针对病因治疗，兼行对症治疗，所有的坐骨神经损伤患者均宜卧床休息，睡硬板床。应用活血化瘀、舒筋通络中药内服，配合维生素 B 族营养神经、镇痛治疗等。坐骨神经断裂后神经缺损往往较大。手术应充分显露，常须广泛游离神经，并使膝关节屈曲或使髋关节过伸，使神经缝合处不受过大张力影响。大腿肌恢复时间平均约需 1 年，小腿肌需 2～3 年；神经感觉功能恢复亦需 1～2 年。恢复期可配合中药内服外洗、针灸、手法理筋等治疗。

神经缺损太多不能缝合，或缝合后功能长期不能恢复者，可考虑行足三关节融合术及距小腿关节融合术。

胫神经损伤

胫神经自坐骨神经分出后垂直下行，自股二头肌内侧缘穿出，沿腘窝中线下行至腘肌下缘，进入比目鱼肌的深面。胫神经在此行程中有肌支至腓肠肌、比目鱼肌、跖肌、腘肌、胫骨后肌、趾长屈肌和姆长屈肌。下行至跟腱与内踝之间，通过屈肌支持带深面，进入足底分成足底内、外侧神经。

【病因病机】

胫神经位于股部及小腿深部，发生损伤的机会较少。常见的病因多在腘窝、足部的外伤、局部缺血或肿瘤所致。胫骨上端骨折有时会伤及，但少见。贯通伤时可伤及胫神经及其主要分支，受损伤部位常在内踝与跟腱之间。

【临床表现】

胫神经损伤后小腿后部及足底肌肉瘫痪，足不能跖屈和内翻，出现仰趾外翻畸形，行走时足跟离地困难，不能快行。足内肌瘫痪可引起弓状足和爪状趾畸形。感觉丧失区为小腿后外侧、足外侧缘、足跟及各趾的足底面和背侧，故称拖鞋式麻痹区，足底常有溃疡。

【辨证与治疗】

根据损伤情况，做神经松解术、减压术或缝合术，一般效果较好。足底感觉很重要，即使有部分恢复亦有助于改进足的功能和防治溃疡。恢复期可配合理筋、中药、针灸等治疗。

腓总神经损伤

腓总神经自坐骨神经分出后，沿股二头肌内侧缘斜向穿过腘窝外上方，达股二头肌腱与腓肠肌外侧头之间，经腓骨长肌深面绕过腓骨颈，分为腓深神经和腓浅神经两终支，支配腓骨长短肌、胫前肌、跛长伸肌和趾长伸肌等。

【病因病机】

腓总神经在腓骨小头处最表浅，易受损伤，如夹板或石膏固定过紧所致的压伤、手术损伤。临床常见于持续长时间蹲位时，如草莓采摘者垂足，我国常见水稻插秧者垂足，做瑜伽可引起瑜伽垂足等。踢足球时，由于踝部用力内翻与跖屈可导致腓骨头处牵张诱发腓神经病，称为踢足球麻痹。分娩时在截石位腓总神经被髋和膝屈曲牵拉可引起产后垂足。重症患者长期卧床，下肢在旋外位时，该神经也可能受压。膝关节外脱位、腓骨头骨折时，亦可伤及该神经。

【临床表现】

腓总神经损伤后由于小腿及足的伸肌群的胫骨前肌、长伸肌、趾长短伸肌和腓骨长短肌瘫痪，出现足下垂。且由于感觉支分布于小腿外侧和足背，故该区感觉消失。

【辨证与治疗】

神经挤压伤应及时解除外在原因，神经断裂应及早缝合，多数效果好。如无恢复，可用转移胫后肌或短腿支架纠正足下垂。恢复期可配合中药、针灸、理筋等治疗。

重视预防，如上夹板或石膏时腓骨头处要加衬垫保护，腘窝或腓骨头处手术时要防止损伤腓总神经。

第四节　周围血管损伤

周围血管损伤是指由于外伤导致血管断裂、栓塞、受压等病理改变，而引起肢体远端血液循环障碍的疾患。是外科急诊常见的一种损伤，重要的血管伤常常伴有大出血、休克及肢体缺血坏死。周围血管损伤无论在平时或战时都较常见，发生率在1%～3%，动脉损伤多于静脉，以肱动脉、腘动脉与股动脉最常见，常与四肢骨折脱位和神经损伤同时发生，也可见伴行的动静脉合并损伤和静脉的单独损伤。血管损伤常易导致致命的大出血和肢体缺血性坏死或功能障碍。过去，四肢血管损伤常采用结扎止血法挽救生命，截肢率高达50%以上。随着血管外科修复技术的发展、休克和多发伤诊疗技术的提高，使周围血管损伤的死亡率和截肢率显著下降。

血管损伤紧急处理原则：抢救生命和保存肢体。故要求临诊医生必须熟悉四肢血管分布，掌握周围血管损伤的类型和病理生理、诊治原则、急救技术方法及各种并发症、继发症的处理原则。

【病因病机】

周围血管损伤一般是由于直接暴力或间接暴力导致血管的连续性中断或血管壁的损伤，亦可见于热力、压力等物理因素以及继发病变（血栓、动脉瘤）等引起的损伤。但开放性损伤明显多于闭合性损伤，刀、玻璃碎片、枪弹等锐性物所致的贯通伤，会造成血管壁的部分或全部断裂；

非贯通伤往往是由于锐性或钝性物直接挫伤或压迫血管所引起的，如因骨折、脱位、血肿、异物、夹板、包扎或止血带止血等引起。此外，挤压伤、高压力的爆震浪冲击伤、肢体的过度牵拉、扭曲等均可造成血管损伤。血管损伤后常伴有不同程度的血管痉挛，并继发血栓形成。

根据血管损伤的原因和发病机制，可分为以下病理类型。

1. 血管断裂

（1）部分裂伤　动脉可发生纵形、横形或斜形的裂开或撕破，但不完全断裂，由于管壁纵肌的收缩使裂口敞开，不能自行闭合，常可引起持续性出血或大出血。因此有时比完全断裂出血更为严重。部分可形成假性动脉瘤或动静脉瘘。

（2）完全断裂　四肢主要动脉断裂多有短时喷射样大出血，可合并休克或肢体缺血坏死。下肢侧支循环差，断裂后发生坏死的机会较上肢多。由于管壁的环肌和弹力组织的收缩作用，血管两端回缩在血管外膜或周围组织内，同时管腔缩小，较易发生血栓而使出血减少或自停。

2. 血管挫伤　血管内膜挫裂伤或血管中层断裂分离，由于损伤刺激或内膜组织挛缩，血管组织内有出血，易引起血管痉挛或血栓形成。还可因血管壁变薄而发生假性动脉瘤，动脉内血栓脱落堵塞末梢血管，因无出血，易被忽视。

3. 血管痉挛　血管因牵拉伤、骨折端或弹片等异物压迫、寒冷刺激或手术刺激均可引起血管痉挛，此时血管呈细条索状，血流受阻。长时间血管痉挛常导致血栓形成，血流中断，可造成肢体远端缺血，甚至肢体坏死，其后果可与血管完全断裂相同。但更多地发生于血管被牵拉压迫刺激所造成，如肩、肘或膝关节附近的骨折或脱位。多发生于动脉，可表现为节段性或弥漫性痉挛。

4. 创伤性动脉瘤和动静脉瘘　当动脉部分断裂加之伤口狭小时，出血易被局部组织张力所限，可形成搏动性血肿，如血肿与破裂的动脉交通，则形成创伤性假性动脉瘤。如伴行的动、静脉同时部分损伤，其内腔发生直接交通，则可形成创伤性动静脉瘘。

5. 血管受压　可因骨折、关节脱位、血肿、异物，甚至夹板、包扎固定和止血带止血等引起。动脉严重受压可使血流完全受阻，血管壁因此受损伤，引起血栓形成及远端肢体坏死。

【临床表现与诊断】

周围血管损伤的诊断，主要根据受伤史和临床检查，应做到诊断及时准确，防止漏诊，力争早期处理。主要临床表现是出血、休克和患肢缺血。出血现象变异很大，周围动脉的开放性部分裂伤常引起持续性大量出血伴休克，较小动脉的完全断裂或穿通伤则出血少，且很快自行停止。如在组织间隙出血可出现搏动性肿块，发展成假性动脉瘤。患肢的缺血表现为局部疼痛、皮肤苍白、发凉、感觉减退，肢端动脉搏动减弱或消失及肢端活动受限。

（一）一般症状和体征

1. 病史　多有外伤病史，如骨折、脱位、挫伤、火器伤或切割伤时均应考虑是否合并血管损伤。

2. 主要症状

（1）出血　肢体主要血管断裂或破裂均有较大量出血。开放性动脉出血呈鲜红色，多为喷射性或搏动性出血；如损伤的血管位置较深，可见大量鲜血涌出。闭合性的主要血管损伤时，损伤部位肢体常因内出血而明显肿胀，时间稍长者有广泛皮下瘀血，有时形成张力性或搏动性大血肿。

（2）低血压与休克 出血较多者因血容量减少，可出现低血压及休克，四肢动脉损伤休克发生率约为40%。

3. 体征 主要动脉损伤、栓塞或受压，肢体远端可出现血供障碍，应注意与健侧肢体对比。临床表现为肢体远端动脉（如桡动脉、足背动脉等）搏动微弱或消失，不一定是动脉伤，而搏动正常也不能完全排除动脉伤的可能，如有的动脉部分断裂或动静脉部分断裂伤，仍可触及远端动脉搏动；而肢体暴露受外界寒冷气候的影响或伤员处于休克状态时，远端脉搏可变弱或摸不清；皮肤苍白、皮肤温度下降、毛细血管充盈时间延长及静脉充盈差均是血供障碍表现。肢体疼痛、肢体呈套式感觉障碍和肌肉主动收缩差均为肢体缺血表现，应与肢体缺血的其他表现一并考虑，并应排除周围神经损伤，如经上述观察和检查仍不能确定肢体有无血循环，可在伤肢末端（手指或足趾）消毒后用粗针或小尖刀刺一小创口，观察有无活动性出血和出血的颜色。主要表现是：①肢体远端动脉搏动微弱或消失。②远端肢体完全缺血或血供严重不足，表现为皮肤苍白，皮温下降。③毛细血管充盈时间延长。④远端肢体疼痛是神经对缺血的早期反应，约缺血30分钟后出现。⑤感觉障碍多呈手套或袜套状。⑥运动障碍随缺血时间延长而肌力下降以至完全消失。⑦远端做小切口无活跃性充血。

（二）辅助检查

1. X线检查 了解有无导致血管损伤的骨折、脱位或异物等。

2. 动脉造影术 早期血管损伤如诊断定位明确，在战时或平时一般均可不做动脉造影。对诊断、定位困难的病例，有条件时可做动脉造影术，有时可发现动脉多处受伤。对晚期血管伤、假性动脉瘤或动静脉瘘，应做动脉造影，以明确损伤部位、范围和侧支循环情况。但动脉造影可引起严重并发症，应谨慎进行。

3. 彩色Doppler超声波检查 对血管伤的诊断，为一种无害诊断法，准确性较高。

（三）手术探查

临床症状显示主要动脉伤可能性较大而不能确诊的病例，即在急性肢体缺血、不能明确诊断时，不应采取消极观察与保守治疗，应及早做血管造影或手术探查术。虽有阴性探查的可能，但如漏诊或延误处理，可造成肢体坏死或生命丧失。

【辨证与治疗】

周围血管损伤发生后，首先重在及时止血，防治休克，挽救患者生命；其次是做好伤口的清创，防治感染，妥善处理损伤血管，力争尽早恢复肢体血液循环，保全肢体，降低致残率；再者，应认真处理好骨关节及神经等合并伤及危及生命的脏器伤，积极防治相关并发症，以改善肢体功能。

（一）急救止血

周围血管损伤大多可用加压包扎止血。对股动脉、腘动脉和肱动脉引起的大出血，不能用加压包扎止血时，应立即使用止血带。但应注意正确使用止血带，掌握好使用止血带的适应证、上止血带的部位、时间和松紧度；若止血带使用不当，可带来严重并发症，以致肢体坏死、肾功能衰竭，甚至死亡。对无修复血管条件而需长途运送者，可先做初步清创、结扎血管断端，缝合皮肤，不上止血带，迅速转运。止血法有下列几种：①压迫止血法：手指按压损伤血管近端或以多层纱布或用棉垫直接压迫受伤血管的伤口，外加压力包扎以控制出血。②填塞止血法：在受伤血管的伤口内填塞纱布或明胶海绵等止血剂，外加压力包扎。③钳夹止血法：用止血钳夹住破裂的血管加以结扎或留钳包扎急送至医院或手术室。④止血带止血法：应用止血带必须记录时间，每隔 0.5 ～ 1 小时放松 1 次，以免肢体远侧缺血时间过长，引起组织坏死。⑤血管结扎法：对无修复条件而需长途运送者，可做初步清创，结扎血管断端，不用止血带，迅速转运救治。

（二）防治休克和感染

受伤血管暂时止血后，应以先整体后局部为指导原则，迅速防治休克。积极建立可靠的静脉补液通路，适当补充血容量，包括输血、血浆、右旋糖酐及其他电解质溶液，纠正脱水和电解质失调。同时可给予抗生素、抗破伤风血清或类毒素，以预防感染；还需尽早处理危及生命的内脏伤和多发性损伤。而血管修复手术须待受伤者全身情况改善后进行。

（三）血管损伤的清创

对于开放性血管损伤，及时完善的清创术，是预防感染和成功修复血管组织的基础及重要环节，应争取 6 ～ 8 小时内尽快清创，要求细致、彻底，由浅入深，保护重要组织；去除污染、异物、失活及坏死组织，彻底切除血管挫伤部分，防止术后血栓形成。若创口污染严重，可敞开，不予缝合，待 4 ～ 7 天后延期缝合；如清创不彻底，即使血管修复完善，亦可因伤口感染或组织坏死，使血管外露、感染、出血而导致失败。对损伤的血管断端，如为火器伤，因实际损伤比肉眼所见范围大，应在肉眼观察到损伤部位以外，再切除 3mm，以防修复后因清创不彻底造成血栓形成。

（四）血管损伤的修复

四肢动脉损伤的修复，不论完全或大部分断裂，或挫伤后栓塞均以切除损伤部分，并进行端端吻合效果为最好。对大静脉如髂外静脉、股静脉和腘静脉伤，条件允许时应在修复动脉的同时，予以修复，以免血液回流不足，肢体肿胀，肌肉坏死而最终导致截肢。绝大多数血管损伤均应考虑采用血管修复术，以改善和恢复患肢血运。对于非主干血管可予以结扎处理，主干血管应进行修复处理，包括侧壁修补、补片修补、切除吻合、血管移植等。

血管损伤修复的时间：力争在伤后 8 ～ 12 小时内，最好在 4 ～ 6 小时内。修复的原则：①对血管损伤诊断明确者应立即手术。对诊断有怀疑或难以确定的血管损伤，可行有限时间的动态观察，必要时也应早期探查，以明确诊断，采用确切有效的治疗方法。②在切入血肿或假性动脉瘤以前应钳夹血管远近断端，防止出血。③应该修复所有大的或主要的血管，根据动脉的重要程度分为三类：第 1 类动脉，结扎后必会引起严重并发症的血管，如主动脉、颈总动脉、肾动脉、髂总动脉、股动脉等，损伤后绝对不能结扎，一定要给予修复；第 2 类动脉，结扎后有时也会产生严重后果的动脉，应力争修复而不要轻易结扎，如锁骨下动脉、腋动脉、肱动脉及大部分腹腔内的动脉等；第 3 类动脉，除上述各类动脉以外的动脉损伤，如单纯的尺或桡动脉、胫前或胫后动脉等损伤时，因条件所限可以行单纯结扎术。④大静脉损伤，如股静脉和腘窝静脉损伤，宜行修复。⑤对血管损伤后的动、静脉瘘或假性动脉瘤应切除，并行血管移植修复。⑥对于血管以外的组织损伤应同期恰当处理。⑦预防筋膜室间隔综合征的发生。

1. 血管部分损伤修复术 适用于血管被锐器整齐切割不超过血管周径 1/2，不适用于火器伤与需要清创的锐器伤或挫伤。修复方法是先用无创动脉夹夹住受损血管的两端以阻断血流，再用肝素溶液冲洗血管腔，去除凝血块，剪除少许不整齐创缘，根据管径大小选用 6-0 ～ 8-0 尼龙单丝线将裂口连续缝合，以横行缝合为好。注意尽量不缩小管径，防止缝合处狭窄和栓塞。

2. 血管端端吻合术 适用于重要对血管断裂，行端端吻合，要求吻合处无张力。

操作方法：伤口及血管做好清创后，用无创动脉夹夹住损伤血管的两端，剪除血管端的外膜，用肝素溶液或用 3% 枸橼酸钠溶液冲洗断端血管腔去除血栓，并于术中不时冲洗，以保持血管组织湿润，防止血栓形成。吻合前要做好评估，缝合处不可有张力，以免损坏组织或缝线崩断，吻合时屈曲关节可减少张力。对腕部、踝部以上直径大于 2.5mm 的血管，可采用三褥式或二褥式定点连续缝合法，细小血管可用简单间断缝合法。完成血管吻合术及止血后，应用健康组织覆盖，不可使血管裸露。对战伤或感染危险较大的伤口，在血管缝合及用肌肉覆盖后，定点缝合或不缝合皮肤，保持引流，伤口留待延期缝合或植皮。

3. 自体静脉移植术 适用于断裂血管有缺损或估计对端吻合处有明显张力者。

操作方法：取用健侧股部大隐静脉，注意移植时必须将静脉倒置，以免静脉瓣（向心开放）阻塞血流，不能向远侧通过。如用静脉移植修复静脉则不需将静脉倒置。

4. 血管结扎术 对四肢主要血管损伤都应争取修复血管，恢复肢体循环，而不采用血管结扎术。四肢主要动脉结扎后截肢率很高，即使不发生肢体坏死，也往往因肢体缺血而造成不同程度的残废。动脉结扎术的适应证：①肢体组织损伤广泛而严重，血管无法修复或修复后也不能保存肢体。②病情危重，有多处重要脏器伤，伤员不能耐受血管修复术。③缺乏必要的修复血管技术，或输血血源不足而需迅速转运者。④次要动脉伤，如尺、桡动脉之一，或胫前、胫后动脉之一断裂，另一根血管完好，可试行结扎损伤血管，但如肢体循环受影响仍应修复。操作方法是对较大血管要采用双重结扎，其近侧宜采用贯穿结扎法，以免滑脱；不全断裂的动脉结扎后应予切断，以免远侧动脉痉挛；不宜在有感染的伤口内结扎血管，以免继发出血，而应在稍高位较正常组织处做切口结扎血管，对没有损伤的伴行静脉不应结扎。

由于动脉受伤时间过长，肌肉广泛坏死，出现毒血症病象，如高热、肾功能不全等，虽经筋膜切开术等处理而仍不能改善病情时，为抢救患者生命，需考虑截肢术。

5. 血管移植术 如缺损过大不能端端吻合者，或估计端端吻合时张力过大者，即用自身静脉或人造血管行移植术。

（五）血管损伤的术后处理

术后最常发生的主要问题有血容量不足、急性肾功能衰竭、患肢血循环障碍、伤口感染和继发性出血等。

1. 密切观察患者全身情况 除四大生命体征外，有并发症损伤者应密切观察全身情况、专科情况，发现异常情况要及时对症处理。注重防治急性肾功能衰竭、纠正水电解质紊乱、补充血容量。

2. 妥善固定 四肢血管损伤手术修复后，需用石膏托或管形石膏固定关节于功能位 4 ～ 5 周，务必使吻合处无张力。以后逐渐伸直关节，但不可操之过急，以免缝线崩开或形成假性动脉瘤等并发症。

3. 体位适合 保持伤肢稍高于心脏平面，不可过高或过低，如静脉回流不足，可稍抬高伤肢。

4. 密切观察伤肢血液循环 术后 24 小时密切观察患肢脉搏、颜色、温度、感觉、肌肉活动和毛细血管充盈时间等是否正常。如病情突然出现变化，肢体循环不良，多系血栓形成或局部血肿压迫，应立即进行减压或手术探查，改善患肢血供。

5. 防治感染　血管损伤修复术后感染率一般为 5%，如有伤口感染，要及时正确处理，具体方法是正确使用抗菌药物，适当处理伤口，保持引流通畅。

6. 防止继发性大出血　这是一种严重的并发症，出血时间多在伤后 7 ～ 14 日，原因多为初期处理止血不良，感染，吻合张力过大致血管破裂；被修复血管裸露无健康组织覆盖，受引流物压迫坏死，或动脉损伤漏诊和使用抗凝药物不当等。临床必须严密观察，注意预防，及时处理，做好清创，充分引流，防止感染，以免发生生命危险。

7. 抗凝药物的使用　血管修复的成功与否，主要是要按照规范细致的操作流程处理，不全在于术后使用的全身抗凝剂。为防止增加出血危险，一般不使用全身抗凝剂，而是在局部适当使用抗凝剂。目前临床多应用低分子右旋糖酐，或中药活血类药物。

8. 血管痉挛的处理　预防为主，如用温热盐水湿纱布覆盖创面，减少创伤、寒冷、干燥及暴露的刺激，及时解除骨折端及异物的压迫等。在手术探查或开放性伤口血管已显露时，发现一段动脉或动脉吻合后痉挛，即用等渗盐水注入痉挛段血管内以扩张血管。

9. 中医治疗　用于后期康复或者细小血管损伤。一般分为三型。

（1）寒凝脉络型　四肢怕冷，发凉，疼痛，麻木，遇冷后症状加重，遇暖减轻，肤色苍白，舌淡紫，苔薄白，脉沉紧或涩；以肢体寒凉为主症。治宜温经散寒，活血通脉。方选当归四逆汤合桃红四物汤加减。

（2）瘀血化热型　肢体灼热，疼痛，肤色紫红，舌紫暗，有瘀斑，舌尖或红，苔薄黄，脉弦紧；以肢体灼热，痛剧为主症。治宜清热化瘀，活血止痛。方选四妙勇安汤合桃红四物汤加减。

（3）湿阻脉络型　肢体水肿，胀痛，抬高肢体症状可减轻，舌淡紫，舌体胖大，苔白腻，脉沉紧；以肢体水肿，胀痛为主症。治疗以益气活血，利湿通络。方选济生肾气丸或五苓散加减。

此外，根据证情、病程等恰当应用中药擦搽剂、熏洗剂，应用手法按摩舒筋理筋，指导患者积极进行主动或被动肢体功能锻炼等，以预防关节僵硬、肌肉萎缩，利于肢体消肿、血管通畅。

10. 康复治疗　给予动态干扰治疗仪或骨创伤治疗仪等电刺激治疗，以促进感觉、运动功能的恢复。

【预防调护】

周围血管损伤往往有严重并发症，术前、术后应严密观察，对症处理。应密切医患合作，坚定信心，自我减压，共御疾患。再者要医护联动，给予专科专病的治疗与护理，防止并发症的出现。

思考题

简述周围血管损伤的处理要点。

第五节　颞下颌关节紊乱症

颞下颌关节紊乱症又称颞下颌关节紊乱综合征，是由精神因素、不良咀嚼习惯、外伤及咬合因素等导致颞下颌关节和咀嚼系统出现功能、结构改变的一组疾病的总称。颞下颌关节解剖图（图 5-1）。该病是口腔颌面部常见病之一，好发于 20 ～ 40 岁的青壮年，女性多见。临床分为咀嚼肌紊乱疾病、关节结构紊乱疾病、炎性疾病和骨关节病 4 类，多数属关节功能失调，愈后良好，但极少数病例也可发生器质性改变。其临床表现为颞下颌关节区疼痛、运动异常、弹响、张口受限、咀嚼时疼痛等。因从不同角度熟悉这些疾病的临床医师多分散在不同临床专业与学科，故而易导致误诊或漏诊。

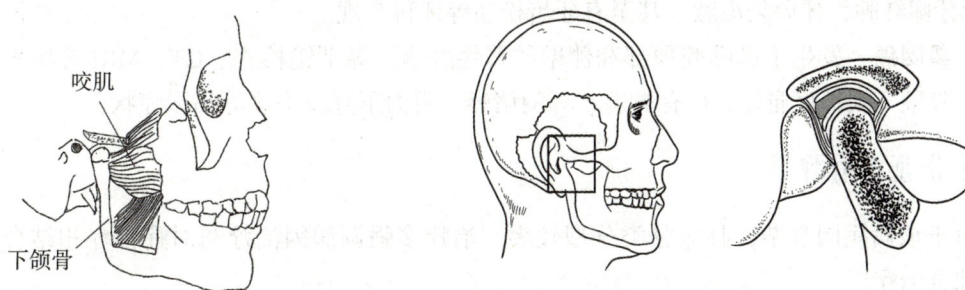

咬肌

下颌骨

图 5-1　颞下颌关节解剖图

【病因病机】

本病的发生一般认为与精神因素、关节解剖因素、创伤因素等有关。如神经衰弱等，可使下颌关节周围肌群过度兴奋或过度抑制，局部处于失衡状态，从而导致颞下颌关节紊乱症的发生。若颞下颌关节咬合关系紊乱，牙尖过高、牙齿过度磨损，可破坏关节内部结构间功能的平衡，而促使本病的发生。当颞下颌部受到外力撞击时，其冲击力经下颌小头传导至关节面导致关节软骨盘破裂，出现张口、闭口动作受限，伴弹响及疼痛不适等。此外，局部受寒、过食酸冷食物、精神紧张等也可诱发本病。中医学认为，本病属于"痹证"范畴，多为风、寒、湿邪痹阻经脉所致。

【临床表现与诊断】

（一）临床表现

1. 病史　部分患者有颞下颌关节撞击损伤史，或咬硬物史。

2. 主要症状　患者张口或咀嚼时出现颞下颌关节周围肌群持续性钝痛，可引起咀嚼痉挛和张口困难，常有压痛点和扳机点，可伴头痛、耳痛、颈肩痛和耳鸣等。全身性因素如精神紧张、急躁、易怒、失眠等，局部性因素如咬合关节紊乱、不良咀嚼习惯、夜间磨牙等可诱发或加重。

3. 体征　颞下颌关节区或关节周围有轻重不等的压痛，下颌运动异常，张口活动时可出现弹响和杂音，或张口过大时下颌偏斜。

（二）影像学检查

1. X 线检查　包括许勒位和髁突经咽侧位等多重体位，常提示关节间隙改变和骨质改变，如硬化、增生、囊样变或骨破坏等。

2. MRI 检查　可清楚显示颞下颌关节骨性结构、关节盘等附属结构及其周围组织的病变情况。

（三）鉴别诊断

本病应与上颌第 3 磨牙慢性牙周炎、鼻咽癌、颌面部肿瘤、急性化脓性颞下颌关节炎、强直性脊柱炎颞下颌关节病变、破伤风牙关紧闭等疾病相鉴别。

1. 上颌第 3 磨牙慢性牙周炎 磨牙后区胀痛不适，当进食咀嚼、吞咽，开口活动时疼痛加重。病情继续发展，局部可呈自发性跳痛或沿耳颞神经分布区产生放射性痛。口腔科检查上颌第 3 磨牙牙龈红肿，牙周袋溢脓，甚至有牙齿松动等牙科表现。

2. 鼻咽癌 发生于鼻咽腔顶部和侧壁的恶性肿瘤，鼻咽镜检查、CT、MRI 等检查可以明确诊断。除颞下颌部疼痛外，可有鼻塞、耳闷堵感、听力下降及头痛等临床症状。

【辨证与治疗】

由于该病病因复杂，临床分类分型较多，治疗多强调病因治疗与对症治疗相结合，多法联合，综合治疗。

（一）手法治疗

1. 摇法 以左侧颞下颌关节紊乱为例。医者以左手食指（无菌纱布包裹）伸入口腔内向下扣住下颌骨，右手拇指压在髁突部位，余下四指拿住下颌骨。助手双手固定住患者头顶部，左手带住下颌骨做摇晃手法，使两侧关节活动（图 5-2）。

2. 捻法 在摇晃的同时左手拇指在髁突部位做揉捻动作。

3. 按法 摇晃，揉捻数次后，从口腔内拿出食指，用左手掌托住下颌部向上推按。见图 5-3。

4. 挤按法 如有下颌骨向健侧偏歪者，医者站在患者身后，右手按住患者颞部，左手按在下颌部令患者张口，在闭口的同时，医者双手相对挤按（图 5-3）。

5. 理筋法 手法前后，均宜在颞下颌关节及其周围做轻柔点按、揉摩和弹拨等手法，以缓解咀嚼肌痉挛，促进局部血液循环。

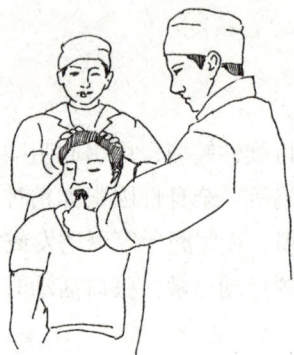

图 5-2 摇法

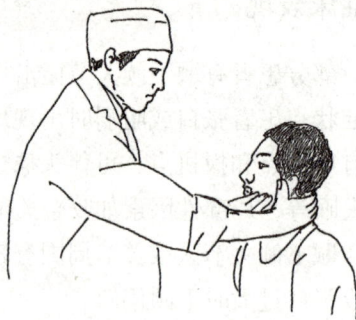

图 5-3 按法

（二）药物疗法

1. 中医辨证治疗

（1）内服药物 治宜益气活血，舒筋止痛。方用蠲痹汤加减。中成药可选用活血止痛胶囊、风湿骨痛胶囊等。

（2）外用药物 局部可用云南白药喷雾剂、正骨水喷雾剂等外搽。

2. 西药治疗 多选用非甾体抗炎药对症治疗。

（三）针灸疗法

取下关、听宫、颊车、合谷，配翳风、太阳等穴，进行针刺治疗，每日 1 次。

（四）其他疗法

1. 封闭疗法 可用得宝松 1mL 加 1% 利多卡因 2mL 做颞下颌关节腔封闭治疗。
2. 物理疗法 可选用激光、超短波、离子导入及磁疗等方法配合治疗。

（五）手术疗法

保守治疗无效时可考虑手术治疗，特别是内镜治疗。对于牙齿咬合关系不良者，应行牙齿矫形治疗。

【预防与调护】

新鲜脱位患者如及时复位，妥善固定，一般预后良好。老人因体质虚弱，咬肌及颞下颌韧带松弛，容易脱位。脱位后，又可因修复不良而形成习惯性脱位。另外，青壮年亦可因反复多次脱位而形成习惯性脱位。因此应加强健康宣教，消除不良的精神心理因素，改善患者的认知能力和行为方式。注意面部保暖，忌冷食和咬硬物，纠正不良的咀嚼习惯，避免张口过大造成关节损伤。

思考题

1. 颞下颌关节紊乱的手法治疗如何操作？
2. 简述颞下颌关节紊乱与颞下颌关节脱位的区别和关系。

第六节 肌筋膜炎

肌筋膜炎又称纤维组织炎、肌肉风湿病，是指由于外伤、劳损或经常遭受潮湿寒冷等原因，导致人体筋膜、肌肉、肌腱和韧带等软组织发生的一种非特异性炎症而引起慢性疼痛、活动受限等症状的疾病。常发生于颈项、肩背、腰臀等部位，其特点是急性或慢性反复发作的弥漫性疼痛，且缠绵难愈。本病属中医学"痹证"范畴。

【病因病机】

肌筋膜炎的确切病因尚不十分明了，通常认为本病与轻微外伤、劳累、潮湿寒冷等有关。颈项腰背部软组织急性损伤后，未能及时有效治疗，使肌肉、筋膜组织逐渐纤维化或瘢痕化形成过敏性病灶或纤维结节激痛点，轻微刺激可引起疼痛。长期慢性应力性积累损伤，使肌肉、筋膜组织中产生炎性水肿粘连，迁延日久造成局部软组织缺血性痉挛而发生慢性疼痛。经常处于潮湿寒冷的气候环境，因其可使颈项腰背部肌肉血管收缩、缺血、水肿引起局部纤维浆液渗出，最终形成纤维炎。另一多见的原因是精神因素，由于慢性疼痛常使患者焦虑、烦躁，进一步促使肌肉张力增加，甚至产生肌肉痉挛，加重了疼痛，形成恶性循环。此外，内分泌代谢失调、营养不良、慢性感染、风湿免疫性的肌肉变态反应等也是本病的易发和维持因素。

中医学认为，筋肉外伤与劳逸失度，或贪凉受冷、风寒湿邪客留筋肉，使肌筋中气血循行受阻,气郁血滞,日久痹阻经络,筋络失养,诱发筋肉或黏涩,或僵硬、松弛,故筋肉弥漫性疼痛、反复发作、缠绵难愈。本病为虚实夹杂、本虚标实,辨证分型有寒湿痹阻证、气虚血瘀证、肝肾亏虚证等。

【临床表现与诊断】

(一)临床表现

1. 病史　有急性或慢性颈项腰背部疼痛史,或有过慢性劳损病史,以及感受风、寒、湿病史。

2. 主要症状　颈项部或腰背部弥漫性疼痛,皮肤发凉或酸胀麻木,肌肉痉挛,活动受限等。疼痛特点是晨起或气候变化及受凉后症状加重,而活动和遇暖后则疼痛减轻,长时间不活动或活动过度均可诱发疼痛,常反复发作,病情缠绵。

3. 体征　检查局部可触及明显的扳机点或肌肉痉挛性痛性结节,用力压迫或捏挤受累肌肉时可引发疼痛和放射感,还可在该肌稍远区域引发疼痛和肌紧张。用0.5%利多卡因痛点注射后疼痛消失,针刺或注射痛点时,可出现局部抽搐反应。

(二)影像学检查

X线检查多无异常改变。

(三)其他辅助检查

血液生化检查,抗"O"或血沉正常或稍高,部分病例可有免疫因子偏高现象。

(四)鉴别诊断

本病在颈项部应与颈项部扭挫伤、颈椎病、前斜角肌综合征等疾病相鉴别,在腰背部应与强直性脊柱炎、腰椎间盘突出症、胸腰椎压缩性骨折、腰骶部扭挫伤等疾病相鉴别。

1. 颈椎病　见前述颈椎病一节,不同颈椎病类型有不同的临床表现。

2. 强直性脊柱炎　患者腰背疼痛,活动明显受限,检查HLA-B27阳性,中晚期X线与CT检查脊柱有明显竹节样改变。

【辨证与治疗】

本病的治疗方法较多,短期目标是解除或缓解急慢性疼痛,长期目标是恢复肌肉弹性、消除发病和维持因素、降低复发率。故应坚持内外兼治、预防为主、防治结合的治疗原则。以手法、药物治疗为主,配合练功、针灸、封闭等方法。

(一)手法治疗

1. 局部松解法　采用㨰法、按揉、推擦、拿捏、按摩、弹拨、叩击等方法施术于患部与督脉、膀胱经,以松解痉挛的肌肉及筋膜,理顺患部肌纤维。

2. 局部分理法　弹拨重点在弹拨肥厚的筋结条索物和按压激痛点。

手法每周3次,每次20分钟,临床上多与其他疗法相配合,以增强疗效。

（二）练功疗法

应加强颈项部、腰背部的练功锻炼。或积极参加体育运动，如做体操、打太极拳、练五禽戏等，以改善肌肉协调功能、增强局部的肌力与体质。

（三）药物疗法

1. 中药辨证治疗

（1）内服药物

寒湿痹阻证：治宜散寒除湿，通络止痛。方用独活寄生汤或葛根汤加减。

气虚血瘀证：治宜益气活血，舒筋活络。方用黄芪桂枝五物汤或当归补血汤加减。

肝肾亏虚证：治宜补益肝肾，舒筋活络。方用补肾壮筋汤或金匮肾气丸加减。

（2）外用药物　可采用局部中药热熨或熏蒸、药浴，方用上肢损伤洗方、下肢损伤洗方、骨科外洗一方等；或选用伤湿止痛膏、云南白药膏、骨通贴膏和各种贴膏等外贴，或用跌打万花油、正红花油等中药油剂局部涂搽。

2. 西药治疗　可选用非甾体类抗炎药、肌肉松弛药、抗抑郁药物配合使用治疗。

（四）针灸疗法

依病变部位可选用阿是穴（激痛点）、风池、肩井、肩髃、天宗、肺俞、心俞、膈俞，或肝俞、肾俞、膀胱俞、腰阳关、委中、承山等穴，每日1次，10次为1个疗程。或在局部行拔罐、游走罐治疗。

（五）针刀疗法

在病变部位有明确的激痛点或痛性筋结，可采用小针刀分离疏拨、松解或切断粘连的纤维组织和筋膜结节。此法对部分患者有确切疗效。

（六）其他疗法

1. 封闭疗法　可用复方倍他米松注射液1mL加1%利多卡因3mL在相应部位的压痛点与激痛点做痛点及其周围浸润注射。每周1次，2～3次为1个疗程。

2. 物理疗法　可用电疗、磁疗、蜡疗、频谱、超声波等方法配合治疗。

【预防与调护】

练功活动可预防本病的发生，并增强本病的治疗效果，应积极进行练功锻炼。注重劳逸结合，纠正不良的生活工作习惯。畅达情志，避免思虑过度，防范躯体外伤。改善居住条件，避免潮湿，注意防寒保暖。

思考题

肌筋膜炎的好发部位有哪些？如何治疗？

附录一　常用针刺穴位位置与主治表

常用针刺穴位位置与主治表

部位	穴位名称	位置	主治
头部	承浆	下唇下中央凹陷处	头项强痛、面神经麻痹
	人中	人中沟上 1/3 折点，或在 1/2 中间取	休克、晕厥、腰扭伤等
	印堂	与两眉中连线的中点的交点	头痛、头重等
	百会	后发际直上 7 寸，或耳尖直上头顶正中	头痛、目眩等
	风府	枕骨下，后发际上 1 寸	头痛、眩晕等
	太阳	眉梢与目外眦之间，向后约 1 寸处凹陷中	头痛、眩晕等
	风池	项后枕骨下，两侧凹陷中	头痛、眩晕、项痛等
	天柱	项后发际，斜方肌起点偏外侧	头项强痛等
肩臂部	肩井	大椎穴与肩峰连线中点	颈项强、肩背痛
	巨骨	锁骨肩峰端与肩胛冈之间凹陷中	肩臂痛不得屈伸
	肩髎	肩关节上举的凹陷中	肩关节痛、上肢疼痛、麻木、瘫痪等
	臂臑	三角肌尖端上	肩臂痛、上肢瘫痪
	肩髃	肩峰后下方、臂外展时凹陷处	肩关节痛、上肢疾病
	肩前	肩峰与腋前纹头之间，三角肌前方	同上
	肩中俞	大椎穴旁开 2 寸	肩背痛
	肩外俞	第一胸椎棘突旁 3 寸，肩胛骨之内上方	肩背部疼痛
	曲垣	肩胛冈上窝内侧凹陷中	同上
	天宗	肩胛冈下窝中	同上
	臑俞	腋后纹头直上肩胛冈下外侧凹陷处	肩关节痛、上肢疾病
上肢	肘髎	曲池穴外上下 1 寸	肱骨外上髁炎、肘关节痛
	曲池	屈肘时肘横纹外侧中端	上肢疼痛、麻木等
	手三里	曲池下 2 寸	上肢病证、腰背痛
	合谷	第一、二掌骨间、并指时隆起处	头痛等
	支沟	腕背横纹上 3 寸两骨间	胁痹、项强、肩背痛等
	内关	腕掌横纹上 2 寸两筋间	胸痹等
	外关	腕背横纹上 2 寸两骨间	头痛、胁痛、手指麻木
	养老	腕背向上，下桡尺关节骨缝中	风痹、落枕、肩臂痛、腰背痛等

部位	穴位名称	位置	主治
	列缺	桡骨茎突后，腕横纹上 1.5 寸	头痛、颈项痛
	大陵	腕掌横纹正中，两筋间	胸痛、手指麻木
	落枕	手背第二、三掌骨间的前 1/3 与后 2/3 交界处	落枕、颈项强痛、急性腰扭伤、手指麻木
	腰痛穴	第二、三掌骨，第四、五掌骨间掌骨中段	急性腰扭伤、手指麻木
	上八部	第一、二、三、四掌骨间各定一穴	肩背痛、手指麻木
	后溪	屈小指，第五掌骨小头后尺侧凹陷中	头痛项强、落枕等
	腕骨	第五掌骨后尺侧凹陷处	项痛、腰脊不利等
腰股部	命门	第二腰椎棘突下	腰痛等
	腰阳关	第四腰椎棘突下约与髂嵴相平	腰痛、坐骨神经痛
	风门	第二胸椎棘突下旁开 1.5 寸	头痛、项强、腰痛
	肝俞	第九胸椎棘突下旁开 1.5 寸	胸胁痛
	肾俞	第二腰椎棘突下旁开 1.5 寸	腰痛、肾虚
	气海俞	第三腰椎棘突下旁开 1.5 寸	腰痛、髋膝不利
	大肠俞	第四腰椎棘突下旁开 1.5 寸	腰痛、坐骨神经痛
	小肠俞	骶髂关节上方旁开 1.5 寸	腰骶痛、坐骨神经痛
	志室	第二腰椎棘突旁开 3 寸	腰痛虚证
	腰眼	腰上两旁凹陷处约第三、四腰椎棘突旁开 3 寸	腰腿痛等
	夹脊	脊椎棘突旁凹陷处，正中线旁开 5 分～1 寸	项背上肢痛、下肢痛等
	云门	前正中线旁开 6 寸，锁骨下缘	肩臂痛等
髋及 下肢部	居髎	髂前上棘突与大转子连线中点	腰腿痛
	环跳	大转子后上方凹陷中	下肢及坐骨神经痛、麻木
	秩边	第四骶椎棘突下旁开 3 寸骨孔中	同上
	殷门	臀横纹中点直下 2 寸	急性腰扭伤、坐骨神经痛
	委中	腘窝横纹中央	膝痛等
	承山	腓肠肌两肌腹之间凹陷的顶端	膝腿痛等
	昆仑	外踝后凹陷中	下肢病证、落枕、项强
	京骨	第五跖骨基底部下赤白肉际	颈项强、腰脊不利、头痛
	悬钟	外踝上 3 寸，腓骨后缘	落枕、项强、腰腿痛及足部损伤
	丘墟	外踝前下方凹陷中，距跟关节间	足部扭伤、胸胁痛
	伏兔	髂前上棘与髌骨外缘连线，膝上 6 寸	腿部麻木、髋膝关节屈伸不利
	梁丘	髌骨上缘外侧 2 寸	膝关节劳损等
	膝眼	屈膝，髌韧带两侧凹陷中	膝关节扭伤、劳损等
	足三里	犊鼻下 3 寸，胫骨前嵴外一横指	腰腿酸痛等虚证
	条口	外膝眼下 8 寸，小腿外侧中点	小腿病证、肩臂痛不能上举
	解溪	足跗上正中，十字韧带上	足部及踝关节伤痛
	太冲	第一、二跖骨间，缝上约二横指	足部扭伤等

附录二　方名录与索引

二画

二妙汤（《医学正传》）

组成：苍术 9g，黄柏 9g。

功效与适应证：清热利湿。治湿热下注之足膝腰痛。

制用法：水煎服。

十灰散（《十药神书》）

组成：大蓟、小蓟、荷叶、侧柏叶、白茅根、大黄、山栀、茜草根、棕榈皮、牡丹皮以上各药等量。

功效与适应证：凉血止血。治损伤所致创面渗血、吐血等。

制用法：各烧灰存性，研极细末保存待用。每服 10 ～ 15g，用鲜藕汁或鲜萝卜汁调服。

十全大补汤（《医学发明》）

组成：党参 10g，白术 12g，茯苓 12g，当归 10g，川芎 6g，熟地黄 12g，白芍 12g，黄芪 10g，炙甘草 5g，肉桂 0.6g（焗冲）。

功效与适应证：补益气血。治损伤后期气血衰弱，溃疡脓液清稀，倦怠气短，不思饮食。

制用法：水煎服，日 1 剂。

丁桂散（《中医伤科学讲义》）

组成：丁香、肉桂各等份。

功效与适应证：祛风散寒，温经通络。治阴证肿疡疼痛。

制用法：共研细末，撒在药膏上，烘热后贴患处。

七厘散（《良方集腋》）

组成：血竭 30g，麝香 0.36g，冰片 0.36g，乳香 4.5g，没药 4.5g，红花 4.5g，朱砂 3.6g，儿茶 7.2g。

功效与适应证：活血祛瘀，定痛止血。治跌打损伤、瘀滞作痛，筋伤骨折，创伤出血。

制用法：研细末。每用 0.2 ～ 0.3g，每日 1 ～ 2 次。米酒调服或酒调敷患处。

八仙逍遥汤（《医宗金鉴》）

组成：防风 3g，荆芥 3g，川芎 3g，甘草 3g，当归 6g，苍术 10g，牡丹皮 10g，川椒 10g，苦参 15g，黄柏 6g。

功效与适应证：祛风散寒，活血通络。治损伤后痰肿疼痛，或风寒湿邪浸注，筋骨酸痛。

制用法：煎水熏洗患处。

八珍汤（《正体类要》）

组成：党参 10g，白术 10g，茯苓 10g，炙甘草 5g，川芎 6g，当归 10g，熟地黄 10g，白芍 10g，生姜 5g，大枣 5g。

功效与适应证：补益气血。治损伤中、后期气血俱虚。

制用法：清水煎服，每日 1 剂。

九一丹（《医宗金鉴》）

组成：熟石膏 9 份，升丹 1 份。

功效与适应证：提脓祛腐。治各种溃疡流脓未尽者。

制用法：共研细末。掺于创面，或制成药条插入疮口，用凡士林制成软膏外敷亦可。

三画

三色敷药（《中医伤科学讲义》）

组成：黄荆子（去衣炒黑）8 份，紫荆皮（炒黑）8 份，全当归 2 份，木瓜 2 份，丹参 2 份，羌活 2 份，赤芍 2 份，白芷 2 份，片姜黄 2 份，独活 2 份，甘草 0.5 份，秦艽 1 份，天花粉 2 份，牛膝 2 份，川芎 1 份，连翘 1 份，威灵仙 2 份，木防己 2 份，防风 2 份，炙马钱子 2 份。

功效与适应证：消肿止痛，祛风湿，利关节。治损伤初、中期局部肿痛，亦治风寒湿痹痛。

制用法：共研细末，用蜜糖或饴糖调拌厚糊状，敷于患处。

三妙丸（《医学正传》）

组成：苍术 180g，黄柏 120g（酒炒），牛膝 60g。

功效与适应证：清热燥湿。治湿热下注之腰膝关节疼痛。

制用法：共研细末，面糊为丸，每服 9g，淡盐汤送下。

三痹汤（《妇人良方》）

组成：独活 6g，秦艽 12g，防风 6g，细辛 3g，川芎 6g，当归 12g，生地黄 15g，芍药 10g，茯苓 12g，肉桂 1g（焗冲），杜仲 12g，牛膝 6g，党参 12g，甘草 3g，黄芪 12g，续断 12g。

功效与适应证：补肝肾，祛风湿。治气血凝滞之手足拘挛、筋骨痿软、风湿痹痛等。

制用法：水煎服，每日 1 剂。

大成汤（《仙授理伤续断秘方》）

组成：大黄 20g，芒硝 10g（冲服），当归 10g，木通 10g，枳壳 20g，厚朴 10g，苏木 10g，陈皮 10g，甘草 10g，川红花 10g。

功效与适应证：攻下逐瘀。治跌扑损伤后瘀血内蓄、昏睡、二便秘结；或腰椎损伤后，伴肠麻痹，腹胀者。

制用法：水煎服，药后得下即停服。

大红丸（《仙授理伤续断秘方》）

组成：何首乌 500g，制川乌 710g，制南星 500g，芍药 500g，当归 300g，骨碎补 500g，牛膝 300g，细辛 250g，赤小豆 1000g，煅自然铜 120g，青桑炭 2500g。

功效与适应证：坚筋固骨，滋血生力。治筋断骨折，瘀血留滞，外肿内痛。

制用法：共研细末醋煮面糊为丸，如梧桐子大朱砂为衣。每次服 30 丸温酒下，醋汤送服亦可。

大补阴丸（《丹溪心法》）

组成：黄柏 120g，知母 120g，熟地黄 180g，龟板 180g。

功效与适应证：滋阴降火。治肝肾阴虚，虚火上炎者。

制用法：为末，猪脊髓蒸熟，炼蜜为丸，每服 6～9g，早晚各 1 次。

大活络丹（《圣济总录》）

组成：白花蛇 100g，乌梢蛇 100g，草乌 100g，威灵仙 100g，两头尖 100g，天麻 100g，全蝎 100g，何首乌 100g，龟板 100g，麻黄 100g，贯众 100g，炙甘草 100g，羌活 100g，肉桂 100g，藿香 100g，乌药 100g，黄连 100g，熟地黄 100g，大黄 100g，木香 100g，沉香 100g，细辛 50g，赤芍 50g，没药 50g，丁香 50g，乳香 50g，僵蚕 50g，天南星 50g，青皮 50g，白豆蔻 50g，骨碎补 50g，安息香 50g，黑附子 50g，黄芩 50g，茯苓 50g，香附 50g，玄参 50g，白术 50g，防风 125g，葛根 75g，豹骨 75g，当归 75g，血竭 25g，地龙 25g，犀角 25g，麝香 25g，松脂 25g，牛黄 7.5g，龙脑 7.5g，人参 150g，蜜糖适量。

功效与适应证：行气活血，通利经络。治跌打损伤后期筋肉挛痛及痿痹等。

制用法：共研细末，炼蜜为丸，每服 3g，每日 2 次陈酒送下。

万应膏（《中医伤科学讲义》）

组成：附子、红花、血竭、莪术、桂枝、羌活、独活、僵蚕、秦艽、麻黄、当归、川乌、防风、威灵仙、草乌、大黄、赤芍、山栀、桃仁、三棱、白芷、全蝎、五加皮、高良姜各 30g，生地、黄香附、乌药各 60g。

功效与适应证：活血祛瘀，温经通络。治跌打损伤，负重闪腰，筋骨疼痛，胸腹气痛，腹胀寒痛。

制用法：麻油 7500g，加丹 3000g，收膏后，再加肉桂粉 15g，苏合油 15g 及香料药 100g，摊贴。

万灵膏（《医宗金鉴》）

组成：伸筋草、透骨草、紫丁香根、当归、自然铜、没药、血竭各 30g，川芎 25g，半两钱 1 枚（醋淬），红花 30g，川牛膝、五加皮、石菖蒲、茅术各 25g，木香、秦艽、蛇床子、肉桂、附子、半夏、石斛、草薢、鹿茸各 10g，豹骨 30g，麝香 6g，麻油 5000g，黄丹 2500g。

功效与适应证：散瘀消毒，舒筋止痛，祛寒通络。治跌打损伤后期寒湿为患，局部麻木疼痛者。

制用法：血竭、没药、麝香分别研细末另包，余药先用麻油微火煨浸 3 日，然后熬黑为度，去渣，加入黄丹，再熬至滴水成珠，离火，俟少时药温，将血竭、没药、麝香末放入，搅匀取起，去火毒，制成膏药。用时烘热外贴患处。

小活络丹（《天平惠民和剂局方》）

组成：制南星 3 份，制川乌 3 份，制草乌 3 份，地龙 3 份，乳香 1 份，没药 1 份，蜜糖适量。

功效与适应证：温经散结，活血通络。治跌打损伤，瘀阻经络，风寒湿侵袭经络作痛，肢体麻木、不能屈伸，日久不愈等。

制用法：共为细末，炼蜜为丸，每丸重 3g，每日服 1～2 次。

小蓟饮子（《济生方》）

组成：小蓟 10g，生地黄 25g，滑石 15g，蒲黄（炒）6g，通草 6g，淡竹叶 10g，藕节 12 g，当归 12 g，栀子 10g，甘草 6g。

功效与适应证：凉血止血，利水通淋。治泌尿系挫伤，瘀热结于下焦血淋者。

制用法：水煎内服。

四画

云南白药（成药）

组成：略

功效与适应证：活血止血，祛瘀定痛。治损伤瘀滞肿痛。

制用法：内服，每次 0.5g，每隔 4 小时服 1 次。外伤创面出血，可直接撒在出血处，然后包扎，亦可调敷患处。

云香精（成药）

组成：略

功效与适应证：活血止血，祛风除湿，活血止痛。主治损伤瘀滞肿痛、风湿骨痛等。

制用法：外用取适量，搽患处，每日 2～3 次。

五虎丹（成方）

组成：红花、天南星、白芷、当归。

功效与适应证：活血化瘀，消肿止痛。治跌打损伤，闪腰岔气，伤筋动骨，皮肤青肿，瘀血不散，红肿疼痛。

制用法：温黄酒或温开水冲服，外用白酒调敷患处。

五味消毒饮（《医宗金鉴》）

组成：金银花 15g，野菊花 15g，蒲公英 15g，紫花地丁 15g，紫背天葵 10g。

功效与适应证：清热解毒，治创伤感染初期。

制用法：水煎服，每日 1～3 剂。

太乙膏（《外科正宗》）

组成：玄参、白芷、当归身、肉桂、赤芍、大黄、生地黄、土木鳖各 60g，阿魏 9g，轻粉 12g，柳槐枝各 100 段血竭 30g，东丹 1200g，乳香 15g，没药 9g，麻油 2500g。

功效与适应证：清热消肿，解毒生肌，治各种疮疡及创伤。

制用法：除东丹外，余药用油煎，熬至药枯，滤去渣滓，再加入东丹，充分搅匀成膏，隔火炖烊，摊于纸上，随疮口大小敷贴患处。

化坚膏（《中医伤科学讲义》）

组成：白芥子2份，甘遂2份，地龙肉2份，威灵仙2.5份，急性子2.5份，透骨草2.5份，麻黄根3份，细辛3份，乌梅肉4份，生山甲4份，血余1份，诃子1份，全蝎1份，防风1份，生草乌1份，紫硇砂0.5份（后），香油80份，东丹40份。

功效与适应证：祛风化瘀。治损伤后期软组织硬化或粘连等。

制用法：将香油熬药至枯，去渣，炼油滴水成珠时下东丹，将东丹搅匀后再下硇砂。外敷患处。

天和追风膏（成药）

组成：略

功效与适应证：温经散寒，祛风除湿，活血止痛。用于风寒湿闭阻、瘀血阻络所致的痹病，症见关节疼痛，局部畏风寒，腰背痛，屈伸不利，四肢麻木。

制用法：外用，贴患处，日1次。

天和骨通贴膏（成药）

组成：丁公藤、麻黄、当归、干姜、白芷、海风藤、乳香、三七、姜黄、辣椒、樟脑、肉桂油、薄荷脑。辅料为橡胶、氧化锌、松香、羊毛脂、黄凡士林、月桂氮卓酮等。

功效与适应证：祛风散寒，活血通络，消肿止痛。用于寒湿阻络兼血瘀证之局部关节疼痛、肿胀、麻木重着、屈伸不利或活动受限

制用法：外用，贴患处，日1次。

乌头汤（《金匮要略》）

组成：麻黄9g，芍药9g，黄芪9g，制川乌9g，炙甘草9g。

功效与适应证：温经通络，祛寒逐湿。治损伤后风寒湿邪乘虚入络者。

制用法：水煎服。

六味地黄（丸）汤（《小儿药证直诀》）

组成：熟地黄25g，淮山药12g，茯苓10g，泽泻10g，山萸肉12g，牡丹皮10g。

功效与适应证：滋水降火。治肾水不足，腰膝酸痛，头晕目眩，咽干耳鸣，潮热盗汗，骨折后期迟缓愈合等。

制用法：水煎服，每日1剂。作丸则将药研细末，蜜丸，每丸10g，每服1丸，每日3次。

双柏（散）膏（《中医伤科学讲义》）

组成：侧柏叶2份，黄柏1份，大黄2份，薄荷1份，泽兰1份。

功效与适应证：活血解毒，消肿止痛。治跌打损伤早期，疮疡初起，局部红肿热痛，或局部包块形成而无溃疡者。

制用法：共研细末，作散剂备用。用时以水、蜜糖煮热调成厚糊外敷患处。亦可加入少量米酒调敷，或用凡士林调煮成膏外敷。

五画

正骨水（成药）

组成：略

功效与适应证：活血祛瘀，消肿止痛。治跌打损伤，扭伤挫伤，风湿痹痛。

制用法：用时将药水涂擦患处，每日 2～3 次。

正骨紫金丹（《医宗金鉴》）

组成：丁香 1 份，木香 1 份，血竭 1 份，儿茶 1 份，熟大黄 1 份，红花 1 份，牡丹皮 0.5 份，甘草 0.5 份。

功效与适应证：活血祛瘀，行气止痛。治跌仆堕坠、闪挫伤之疼痛和瘀血凝聚等证。

制用法：共研细末，炼蜜为丸。每服 10g，黄酒送服。

正红花油（成药）

组成：人造桂油、白樟油、桂叶油、松节油、桂醛、水杨酸甲酯、血竭、液体石蜡。

功效与适应证：活血舒筋、通络止痛。主治四肢麻木、风湿骨痛、腰酸背痛、扭伤瘀肿、跌打损伤、烫火烧伤、蚊虫蜂咬、恶毒阴疽。

制用法：用时将药油涂擦患处，每日 2～3 次。

右归丸（《景岳全书》）

组成：熟地黄 4 份，淮山药 2 份，山茱萸 2 份，枸杞子 2 份，菟丝子 2 份，杜仲 2 份，鹿角胶 2 份，当归 1.5 份，附子 1 份，肉桂 1 份，蜜糖适量。

功效与适应证：补益肾阳。治骨及软组织伤患后期，肝肾不足、精血虚损而致神疲气乏，或肢冷酸软无力。

制用法：共研细末，炼蜜为小丸。每服 10g，每日 1～2 次。

左归丸（《景岳全书》）

组成：熟地黄 4 份，淮山药 2 份，山茱萸 2 份，枸杞子 2 份，菟丝子 2 份，鹿角胶 2 份，龟板 2 份，牛膝 2 份，蜜糖适量。

功效与适应证：补益肾阴。治损伤日久或骨疾病后，肾水不足，精髓内亏，腰膝酸软，头昏眼花，虚热盗汗等证。

制用法：药为细末，炼蜜为丸如豆大。每服 10g，每日 1～2 次，饭前服。

四生丸（《妇人良方》）

组成：生地黄 12g，生艾叶 10g，生荷叶 10g，生侧柏叶 10g。

功效与适应证：凉血止血。治损伤出血，血热妄行，或吐血，衄血。

制用法：水煎服，或将生药捣汁服，或等量为丸，每服 6～12g，每日 3 次。

四生散（《和剂局方》）

组成：生川乌 1 份，生南星 6 份，生白附子 4 份，生半夏 14 份。

功效与适应证：祛风逐痰，散寒解毒，通络止痛。治跌打损伤肿痛，关节痹痛。

制用法：共为细末存放待用。用时以蜜糖适量调成糊状外敷患处。

四君子汤（《和剂局方》）

组成：党参 10g，白术 12g，茯苓 12g，炙甘草 6g。

功效与适应证：补益中气，调养脾胃。治损伤后期中气不足，脾胃虚弱，肌肉消瘦者。

制用法：水煎服，每日 1 剂。

四物汤（《仙授理伤续断秘方》）

组成：川芎 6g，当归 10g，白芍 12g，熟地黄 12g。

功效与适应证：养血补血。治损伤后期血虚之证。

制用法：水煎服，每日 1 剂

四黄膏（经验方）

组成：黄连、黄柏、黄芩、大黄、乳香、没药各等量。

功效与适应证：清热解毒，活血消肿。治阳证疮疡。

制用法：共为细末，凡士林调膏外用。

仙方活命饮（《外科发挥》）

组成：炮山甲、天花粉、甘草节、乳香、白芷、赤芍、贝母、防风、没药、皂角刺（炒）、当归尾、陈皮各 3g，金银花 10g。

功效与适应证：清热解毒，消肿溃坚，活血止痛。治骨痈初期。

制用法：水煎服。

生血补髓汤（《外科补要》）

组成：生地黄 12g，芍药 9g，川芎 6g，黄芪 9g，杜仲 9g，五加皮 9g，牛膝 9g，红花 5g，当归 9g，续断 9g。

功效与适应证：调理气血，舒筋活络。治扭挫伤及中、后期脱位骨折，患处未愈合并有疼痛者。

制用法：水煎服，每日 1 剂。

生肌八宝丹（《中医伤科学讲义》）

组成：煅石膏 3 份，赤石脂 3 份，东丹 1 份，龙骨 1 份，轻粉 3 份，血竭 1 份，乳香 1 份，没药 1 份。

功效与适应证：生肌收敛。治各种创口。

制用法：共研极细末，外撒创口。

生肌玉红膏（《医宗金鉴》）

组成：当归 60g，白芷 15g，白蜡 60g，轻粉 12g，甘草 36g，紫草 6g，血竭 12g，麻油 500g。

功效与适应证：生肌。治各种溃疡。

制用法：将当归、白芷、紫草、甘草四味入油内浸 3 日，大杓内慢火热熬微枯色，细绢滤清，将油复入杓内煎滚，入血竭化尽；次下白蜡，微火化之。用茶盅 4 个，预防水中，将膏分成 4 处，倾入盅内，候片时方下研极细之轻粉各投 3g，搅匀，候至 1 日夜，外敷。

加味术附汤（《杂病源流犀烛》）

组成：白术 6g，附子 4.5g，甘草 4.5g，赤茯苓 4.5g，生姜 4g，大枣 2g。

功效与适应证：祛湿散寒。治寒湿腰痛偏于湿重者。

制用法：水煎服。

六画

地龙散（《医宗金鉴》）

组成：地龙、肉桂、苏木各 3g，麻黄 2g，黄柏、当归尾各 7.5g，桃仁 3g，甘草 10g。

功效与适应证：活血祛瘀，行气通络。治跌打损伤，瘀血留于太阳经引起腰脊疼痛。

制用法：水煎，饭前服。

当归四逆汤（《伤寒论》）

组成：当归 15g，桂枝 6g，芍药 9g，细辛 3g，甘草 3g，通草 3g，大枣 6g。

功效与适应证：活血通络，温经止痛。治素体血虚，阳气不足，血虚寒凝，四肢周身痹痛者。

制用法：水煎服，每日 1 剂。

当归鸡血藤汤（经验方）

组成：当归 15g，熟地黄 15g，龙眼肉 6g，白芍 9g，丹参 9g，鸡血藤 15g。

功效与适应证：补气补血。治骨伤患者后期气血虚弱者。

制用法：水煎服，每日 1 剂。

伤油膏（《中医伤科学讲义》）

组成：血竭 60g，红花 6g，乳香 6g，没药 6g，儿茶 6g，琥珀 3g，冰片 6g（后下），香油 1500g，黄蜡适量。

功效与适应证：活血止痛。治扭挫伤。

制用法：在施行理伤手法时，取少许涂搽患处。

伤湿止痛膏（成药）

组成：乳香、没药、冰片等。

功效与适应证：祛风湿止痛。治风湿痛、神经痛、扭伤和肌肉酸痛。

制用法：皮肤洗净后将药贴于患处。凡对橡皮膏过敏或皮肤糜烂有渗液、出血和化脓性感染者禁用。

血府逐瘀汤（《医林改错》）

组成：当归 10g，生地黄 10g，桃仁 12g，红花 10g，枳壳 6g，赤芍 6g，柴胡 3g，甘草 3g，桔梗 4.5g，川芎 4.5g，牛膝 10g。

功效与适应证：活血逐瘀，通络止痛。治瘀血内阻，血行不畅，经脉闭塞疼痛。

制用法：水煎服，每日 1 剂。

壮筋养血汤（《伤科补要》）

组成：当归 9g，川芎 6g，白芷 9g，续断 12g，红花 5g，生地黄 12g，牛膝 9g，牡丹皮 9g，杜仲 6g。

功效与适应证：活血壮筋。治筋络损伤。

制用法：水煎服。

壮筋续骨丹（《伤科大成》）

组成：当归 60g，川芎 30g，白芍 30g，熟地黄 120g，杜仲 30g，川续断 45g，五加皮 45g，骨碎补 90g，桂枝 30g，三七 30g，黄芪 90g，豹骨 30g，补骨脂 60g，菟丝子 60g，党参 60g，木瓜 30g，刘寄奴 60g，地鳖虫 90g。

功效与适应证：壮筋续骨。治骨折、脱位、伤筋中、后期。

制用法：共研细末，糖水泛丸。每服 12g，温酒下。

防风汤（《宣明论》）

组成：黄芩、人参、炙甘草、麦门冬（去心）各 15g，川芎 15g，防风 20g（去芦）。

功效与适应证：祛风通络，散寒除湿。治伤后行痹。

制用法：水煎服。

如圣金刀散（《外科正宗》）

组成：松香 210g，生矾 45g，枯矾 45g。

功效与适应证：止血燥湿。治金疮出血不止成溃烂流脓。

制用法：共研细末，敷于伤口包扎

七画

坎离砂（成药）

组成：麻黄、当归尾、附子、透骨草、红花、干姜、桂枝、牛膝、白芷、荆芥、防风、木瓜、羌活、生艾绒、独活各等份，醋适量。

功效与适应证：祛风，散寒，止痛。治腰腿疼痛，风湿性关节疼痛。

制用法：用醋水各半，将药熬成浓汁，再将铁砂炒红后搅拌制成。使用时加醋约 25g，装入布袋内，自然发热，敷于患处，如太热可来回移动。

花蕊石散（《本草纲目》引《和剂局方》）

组成：花蕊石 60g，硫黄 120g。

功效与适应证：化瘀而不伤气，止血生新，治跌仆重伤，死血瘀积患处或创伤出血者。

制用法：二味和匀，放入瓦罐煅研为细末，每服 3g，童便调下。或外用止血。

坚骨壮筋膏（《中医伤科学讲义》

组成：

第 1 组：骨碎补 90g，川续断 90g，马钱子 60g，白及 60g，硼砂 60g，生草乌 60g，生川乌 60g，牛膝 60g，苏木 60g，杜仲 60g，伸筋草 60g，透骨草 60g，羌活 30g，独活 30g，麻黄 30g，五加皮 30g，皂角核 30g，红花 30g，泽兰叶 30g，豹骨 24g，香油 5000g，黄丹 2500g。

第 2 组：血竭 30g，冰片 15g，丁香 30g，肉桂 60g，白芷 30g，甘松 60g，细辛 60g，乳香 30g，没药 30g，麝香 1.5g。

功效与适应证：强壮筋骨。治筋伤、骨折后期。

制用法：第 1 组药，熬成膏药后温焊摊贴。第 2 组药，共研为细末，临贴时撒于药面。

身痛逐瘀汤（《医林改错》）

组成：秦艽 9g，川芎 9g，桃仁 6g，红花 6g，甘草 3g，羌活 9g，没药 9g，五灵脂 9g，香附 9g，牛膝 9g，地龙 9g，当归 15g。

功效与适应证：活血行气，祛瘀通络，通痹止痛。治气血痹阻经络所致的肩、腰、腿或周身疼痛，经久不愈者。

制用法：水煎服。

补中益气汤（《东垣十书》）

组成：黄芪 15g，党参 12g，白术 12g，陈皮 3g，炙甘草 5g，当归 10g，升麻 5g，柴胡 5g。

功效与适应证：益气补中。治损伤后元气亏损，气血虚弱，中气不足。

制用法：水煎服。

补阳还五汤（《医林改错》）

组成：生黄芪 120g，当归尾 6g，赤芍 4.5g，地龙、川芎、桃仁、红花各 3g。

功效与适应证：补气活血，疏通经络。治气虚而血不行的半身不遂、口眼㖞斜，以及头部或脊柱督脉受伤而致的瘫痪。

补肾壮筋汤（《伤科补要》）

组成：当归、熟地黄、牛膝、山茱萸、茯神、续断、杜仲、白芍、青皮、五加皮各 9g。

功效与适应证：补益肝肾，强壮筋骨。治肾气虚损，习惯性关节脱位。

制用法：水煎服，每日 1 剂。或制成丸剂服。

补肾活血汤（《伤科大成》）

组成：熟地黄 10g，杜仲 3g，枸杞子 3g，补骨脂 10g，菟丝子 10g，当归尾 3g，没药 3g，山茱萸 3g，红花 2g，独活 3g，肉苁蓉 3g。

功效与适应证：补肾壮筋，活血止痛。治损伤后期各种筋骨酸痛、无力等，尤以腰部伤患更宜。

制用法：水煎服，每日 1 剂。

补筋丸（《医宗金鉴》）

组成：五加皮 50g，蛇床子 50g，沉香 50g，丁香 50g，川牛膝 50g，茯苓 50g，莲子心 50g，肉苁蓉 50g，菟丝子 50g，当归（酒洗）50g，熟地黄 50g，牡丹皮 50g，木瓜 50g，淮山药 40g，人参 25g，广木香 15g。

功效与适应证：活血祛瘀，舒筋止痛。治跌仆闪挫，筋翻筋挛，筋胀筋粗，筋聚骨错，血脉壅滞，青肿疼痛等。

制用法：共为细末，炼蜜为丸，如弹子大，每丸重 9g，每次服 1 丸，药酒送下。

陀僧膏（《伤科补要》）

组成：南陀僧 40 份，赤芍 1 份，当归 1 份，乳香 1 份，没药 1 份，赤石脂 0.5 份，百草霜 4 份，苦参 8 份，银黝 2 份，桐油 64 份，香油 32 份，血竭 1 份，儿茶 1 份，大黄 16 份。

功效与适应证：解毒止血。治创伤和局部感染、疼痛者。

制用法：陀僧研成细末，用香油把其他药煎熬，去渣后入陀僧末，制成膏，外用。

鸡鸣散（《伤科补要》）

组成：当归尾 12g，桃仁 12g，大黄 9g。

功效与适应证：攻下逐瘀。治胸腹部挫伤疼痛难忍，并见大便秘结者。

制用法：水煎服。

驳骨散（《外伤科学》）

组成：桃仁 1 份，黄连 1 份，金耳环 1 份，川红花 1 份，栀子 2 份，生地黄 2 份，黄柏 2 份，黄芩 2 份，防风 2 份，甘草 2 份，蒲公英 2 份，赤芍 2 份，自然铜 2 份，土鳖虫 2 份，侧柏叶 6 份，大黄 6 份，骨碎补 6 份，当归尾 4 份，　薄荷 4 份，毛麝香 4 份，牡丹皮 4 份，金银花 4 份，透骨消 4 份，鸡骨香 4 份。

功效与适应证：消肿止痛，散瘀接骨。治早中期骨折和软组织扭挫伤。

制用法：共研细末。水、酒、蜂蜜或凡士林煮外敷患处。

八画

青娥丸（《和剂局方》）

组成：杜仲 480g，补骨脂 240g，胡桃 20g，大蒜 120g。

功效与适应证：补肾壮腰。治伤病后肾气虚弱，风寒侵袭，气血相搏的腰痛。

制用法：共研细末，末糊为丸如豆大，每服 10g，淡盐汤或温酒送下，每日 1 ～ 3 次。

和营止痛汤（《伤科补要》）

组成：赤芍 9g，当归尾 9g，川芎 6g，苏木 6g，陈皮 6g，桃仁 6g，续断 12g，乌药 9g，乳香 6g，没药 6g，木通 6g，甘草 6g。

功效与适应证：活血止痛，祛瘀生新。治损伤积瘀肿痛。

制用法：水煎服。

和营通气散（《伤科学》）

组成：全当归、丹参、香附各 90g，川芎、延胡索、小青皮、生枳壳各 30g，川郁金、制半夏各 60g，广木香、大茴香各 15g。

功效与适应证：活血行气，治躯干内伤，气阻血滞之胸腹闷胀不舒，呼吸不利。

制用法：共研为末，每服 1.5g，每日 2 次，吞服。

知柏地黄丸（《医宗金鉴》）

组成：熟地黄、淮山药、茯苓、泽泻、山茱萸、牡丹皮、知母、黄柏。

功效与适应证：滋阴降火，清热除烦。治疮疡皮肤病属阴虚火旺者。

制用法：水煎服，或为丸服。

金铃子散（《圣惠方》）

组成：川楝子、延胡索各等量。

功效与适应证：理气止痛。治跌仆损伤后心腹胸胁疼痛，时发时止，或流窜不定者。

制用法：共为细末，每服 9 ～ 12g ，温开水或温酒送下，每日 2 ～ 4 次。

金黄（散）膏（《医宗金鉴》）

组成：大黄 5 份，黄柏 5 份，姜黄 5 份，白芷 5 份，制南星 1 份，陈皮 1 份，苍术 1 份，厚朴 1 份，甘草 1 份，天花粉 10 份。

功效与适应证：清热解毒，散瘀消肿。治跌打肿痛，感染而见阳证者。

制用法：共研细末，可用酒、油、花露、丝瓜叶或生葱捣汁调敷；或用凡士林 8 份，药散两份的比例调制成膏外敷。

金匮肾气丸（《金匮要略》）

组成：熟地黄 25g，淮山药 12g，山茱萸 12g，泽泻 10g，茯苓 10g，牡丹皮 10g，肉桂 3g（焗冲），熟附子 10g。

功效与适应证：温补肾阳。治伤后肾阳亏损。

制用法：水煎服。或制成丸剂，淡盐汤送服。

狗皮膏（《中药制剂手册》）

组成：枳壳、青皮、大枫子、赤石脂、赤芍、天麻、甘草、乌药、牛膝、羌活、黄柏、补骨脂、威灵仙、生川乌、木香、续断、白蔹、桃仁、生附子、川芎、生草乌、杜仲、远志、穿山甲、香附、白术、川楝子、僵蚕、小茴香、蛇床子、当归、细辛、菟丝子、肉桂、橘皮、青风藤各 30g，轻粉、儿茶、丁香、樟脑、没药、血竭、乳香各 15g。

功效与适应证：散寒止痛，舒筋活络。治跌打损伤和风寒湿痹痛。

制用法：先将枳壳等前三十五味碎断，取麻油 12000g ，置于铁锅内，将枳壳等倒入，加热炸枯，过滤取药油，将油微炼，待爆音停止，水气去尽，晾温加入后八味细粉搅匀，制成膏药分摊于狗皮、羊皮或布褙上。温热化开，贴患处。

肢伤二方（《外伤科学》）

组成：当归 12g，赤芍 12g，续断 12g，威灵仙 12g，生薏苡仁 30g，桑寄生 30g，骨碎补 12g，五加皮 12g。

功效与适应证：祛瘀生新，舒筋活络。治跌打损伤，筋络挛痛，用于四肢损伤的中、后期。

制用法：水煎服。

泽兰汤（《疡医大全》）

组成：泽兰叶、当归、牡丹皮各 9g，赤芍、青木香、桃仁各 6g，红花 3g。

功效与适应证：活血祛瘀，治跌打损伤，或损伤致肠中瘀血、二便秘结。如大便不通加炒大黄 9g。

制用法：水煎，热酒冲服。

定痛活血汤（《伤科补要》）

组成：当归、红花、乳香、没药、五灵脂、川续断、蒲黄、秦艽、桃仁

功效与适应证：活血止痛。治扭挫伤后瘀血不散。

制用法：按病情酌量，水酒各半煎服。

定痛膏（《证治准绳》）

组成：芙蓉叶 4 份，紫荆皮 1 份，独活 1 份，生南星 1 份，白芷 1 份。

功效与适应证：祛瘀，消肿，止痛。治跌仆损伤肿痛。

制用法：共研细末。用姜汁、水，酒调煮热敷，或用凡士林调煮成软膏外敷。

羌活灵仙方（经验方）

组成：羌活、威灵仙、香附、牛膝、木通、赤芍、鸡血藤、五加皮各 9g，薏苡仁 12g，乳香、没药、地龙、牡丹皮各 6g，千年健、土鳖虫、生姜、甘草各 4.5g。

功效与适应证：行气消瘀，活血止痛。治下肢损伤初期，伤处气滞血瘀肿痛者。

制用法：水煎服，每日 1 剂，连服 3 剂。

羌活胜湿汤（《内外伤辨惑论》）

组成：羌活 15g，独活 15g，藁本 15g，防风 15g，川芎 10g，蔓荆子 10g，甘草 6g。

功效与适应证：祛风除湿。治伤后风湿邪客者。

制用法：水煎服，药渣可煎水热洗患处。

九画

骨友灵（经验方）

组成：略

功效与适应证：活血化瘀，消肿止痛治骨质增生所引起的功能性障碍，软组织损伤及大骨节病所引起的肿胀、疼痛。

制用法：外用，涂于患处，热敷 20～30 分钟，每次 2～5mL，每日 2～3 次。

骨科外洗一方（《外伤科学》）

组成：宽筋藤 30g，钩藤 30g，金银花藤 30g，王不留行 30g，刘寄奴 15g，防风 15g，大黄 15g，荆芥 10g。

功效与适应证：活血通络，舒筋止痛。治损伤后筋肉拘挛，关节功能欠佳，酸痛麻木或外感风湿作痛等。

制用法：煎水熏洗。

骨科外洗二方（《外伤科学》）

组成：桂枝 15g，威灵仙 15g，防风 15g，五加皮 15g，细辛 10g，荆芥 10g，没药 10g。

功效与适应证：活血通络，祛风止痛。治损伤后期肢体冷痛，关节不利及风寒湿邪侵注，局部遇冷则痛增，得温稍适的痹证。

制用法：煎水熏洗，肢体可直接浸泡，躯干可用毛巾湿热敷搽。

骨科活络丸（成都中医药大学附属医院方）

组成：马钱子适量。

功效与适应证：通经活络。治损伤后期筋凝作痛，关节屈伸不利。

制用法：马钱子炮制后，研末蜜丸，开水冲服，每服 0.2～0.4g，每日 2 次。

复元活血汤（《医学发明》）

组成：柴胡15g，天花粉10g，当归尾10g，红花6g，穿山甲10g，酒浸大黄30g，酒浸桃仁12g。

功效与适应证：活血祛瘀，消肿止痛。治跌打损伤，血停积于胁下，肿痛不可忍者。

制用法：水煎，分2次服。如服完第1次后，泻下大便得利痛减，则停服；如6小时后仍无泻下者，则服下第2次，以利为度。

复元通气散（《伤科汇纂》）

组成：木香，炒茴香，青皮，炙山甲，陈皮，白芷，甘草，漏芦，贝母各等份。

功效与适应证：行气止痛，治打扑损伤作痛，或恼怒气滞，血凝作痛者。

制用法：共为末，每服3～6g，温酒调下。

顺气活血汤（《伤科大成》）

组成：紫苏梗　厚朴　砂仁　枳壳　当归尾　红花　木香　赤芍　桃仁　苏木　香附

功效与适应证：行气活血，祛瘀止痛，治胸腹挫伤，气滞胀满作痛。

制用法：按病情定剂量，水煎，可加少量米酒和服。

独活寄生汤（《千金方》）

组成：独活6g，防风6g，川芎6g，牛膝6g，秦艽12g，杜仲12g，当归12g，茯苓12g，桑寄生18g，党参12g，熟地黄15g，白芍10g，细辛3g，甘草3g，肉桂2g（焗冲）。

功效与适应证：补肝肾、壮筋骨，祛风湿，止痹痛。治腰脊损伤后期，肝肾两亏，风湿痛和腿足屈伸不利者。

制用法：水煎服，可复煎外洗患处。

活血丸（《中医伤科学》）

组成：土鳖虫5份，血竭3份，西红花1份，乳香3份，没药3份，牛膝2份，白芷2份，儿茶2份，骨碎补2份，杜仲3份，续断3份，苏木3份，当归5份，生地黄3份，川芎2份，自然铜2份，桃仁2份，大黄2份，马钱子2份，朱砂1份，冰片2份，蜜糖适量。

功效与适应证：活血祛瘀，消肿止痛。治跌打损伤，瘀肿疼痛。用于骨折及其他损伤的初中期。

制用法：共为细末，炼蜜为丸，每丸5g，每次1丸，每日2～3次。

活血止痛汤（《伤科大成》）

组成：当归12g，川芎6g，乳香6g，苏木5g，红花5g，没药6g，地鳖虫3g，三七3g，赤芍9g，陈皮5g，落得打6g，紫荆藤9g。

功效与适应证：活血止痛。治跌打损伤肿痛。

制用法：水煎服。

活血止痛散（《临床正骨学》）

组成：当归尾、红花、苏木、白芷、姜黄、威灵仙、羌活、五加皮、海桐皮、川楝子、牛膝、土茯苓各15g，乳香6g，花椒9g，透骨草30g。

功效与适应证：活血舒筋，通络止痛。治筋伤或骨折中、后期。

制用法：水煎趁热腾洗患处，每日 2 次。

活血祛瘀汤（《中医伤科学》）

组成：当归 25g，红花 10g，土鳖虫 15g，煅自然铜 15g，狗脊 15g，骨碎补 25g，没药 10g，乳香 10g，路路通 10g，桃仁 5g，三七粉 5g（分 3 次冲）。

功效与适应证：活血化瘀，通络消肿，续筋接骨。治软组织损伤及骨折的初期。

制用法：水煎服，每日 1 剂。

活血酒（《中医正骨经验概述》）

组成：活血散 15g，白酒 500g。

功效与适应证：通经活血。治陈旧性挫伤，寒湿偏胜之腰腿痛。

制用法：将药散泡于白酒中 7～10 日即成。内服。

活血散（《中医正骨经验概述》）

组成：乳香、没药、血竭、羌活、香附、穿山甲、煅自然铜、独活、续断、豹骨、川芎、木瓜各 15g，贝母、厚朴、炒茴香、肉桂各 9g，木香 6g，制川乌、制草乌各 3g，白芷 24g，麝香 1.5g，紫荆皮、当归各 24g。

功效与适应证：活血舒筋，理气止痛。治跌打损伤，瘀肿疼痛或久伤不愈。

制用法：共研细末，开水调成糊状外敷患处。

活血舒筋汤（《中医伤科学讲义》）

组成：当归尾、赤芍、片姜黄、伸筋草、松节、海桐皮、落得打、路路通、羌活、独活、防风、续断、甘草

加减：上肢加用川芎、桂枝，下肢加用牛膝、木香，痛甚者加乳香、没药。

功效与适应证：活血祛瘀，舒筋通络，治筋伤后关节肿痛，功能活动障碍者。

制用法：水煎服。

活络油膏（《伤科学》）

组成：红花、没药、白芷各 60g，当归、生地黄各 240g，白附子、白药子、黄药子各 30g，钩藤 120g，紫草、栀子、甘草、刘寄奴、牡丹皮、梅片、制乳膏、露蜂房各 60g，大黄 120g。

功效与适应证：活血消肿，舒筋活络。治损伤肿痛。

制用法：上药置大铁锅内，再放入麻油 4500g，梅片 60g，用木棍调和装盒，用手指蘸药擦患处，并配合理筋手法治疗。

宣痹汤（《林如高正骨经验》）

组成：防风 6g，苍术 6g，桂枝 6g，制川乌 3g，制草乌 3g，络石藤 9g，当归 9g，薏苡仁 30g。

加减：风胜加秦艽、羌活、独活，湿胜加防己、木瓜，寒胜加干姜、制附子，上肢为主加桑枝、桂枝，下肢为主加牛膝、木瓜，腰背痛加杜仲、桑寄生，疼痛加乳香、没药、桃仁、红花，气血虚弱加何首乌、黄芪、熟地黄。

功效与适应证：宣痹止痛。治筋痛，风湿性关节炎，类风湿性关节炎，肌肉风湿痛。

制用法：水煎服。

十画

桂枝汤（《伤科补要》）

组成：桂枝、赤芍、枳壳、香附、陈皮、红花生、地黄、当归尾、延胡索、防风、独活。

功效与适应证：祛风胜湿，和营止痛。治落枕，上肢损伤，风寒湿侵袭经络作痛等。

制用法：各等份，童便、陈酒煎服。

桂麝散（《药蒉启秘》）

组成：麻黄 15g，细辛 15g，肉桂 30g，牙皂 10g，半夏 25g，丁香 30g，生南星 25g，麝香 1.8g，冰片 1.2g。

功效与适应证：温化痰湿，消肿止痛。治疮疡阴证未溃者。

制用法：共研细末，掺于膏药上，贴患处。

桃仁承气汤（《伤寒论》）

组成：桃仁 10g，大黄 12g（后下），桂枝 6g，甘草 6g，芒硝 6g（冲服）。

功效与适应证：逐瘀泻下，治跌打损伤，瘀血停聚，疼痛拒按等里实热证。

制用法：水煎服。

桃红四物汤（《医宗金鉴》）

组成：当归、川芎、白芍、生地黄、桃仁、红花

功效与适应证：活血祛瘀。治损伤血瘀。

制用法：水煎服。

桃花散（《外科正宗》）

组成：白石灰 6 份，大黄 1 份。

功效与适应证：止血。治创伤出血。

制用法：大黄煎汁泼入白石灰内，为末，再炒，以石灰变成红色为度，将石灰过筛备用。用时掺撒患处，纱布紧扎。

损伤风湿膏（《中医伤科学讲义》）

组成：生川乌、生草乌、生南星、生半夏、当归、黄金子、紫荆皮、生地黄、苏木、桃仁、桂枝、僵蚕、青皮、甘松、木瓜、山奈、地龙、乳香各 4 份，没药、羌活、独活、川芎、白芷、苍术、木鳖子、山甲片、川续断、山栀子、地鳖虫、骨碎补、赤石脂、红花、牡丹皮、落得打、白芥子各 2 份，细辛 1 份，麻油 320 份，黄铅粉 60 份。

功效与适应证：祛风湿，行气血，消肿痛。治损伤肿痛或损伤后期并风湿痹痛。

制用法：用麻油将药浸泡 7～10 日后，以文火煎熬至色枯，去渣，再将油熬，2 小时左右，滴水成珠，离火，将黄铅粉徐徐筛入搅匀，成膏收贮，摊用。

柴胡疏肝散（《景岳全书》）

组成：柴胡、芍药、枳壳、甘草、川芎、香附。

功效与适应证：疏肝理气止痛。治胸胁损伤。

制用法：按病情拟定药量，酌情加减，水煎服。

健步虎潜丸（《伤科补要》）

组成：龟胶、鹿角胶、豹骨、何首乌、川牛膝、杜仲、锁阳、当归、熟地黄、威灵仙各2份，黄柏、人参、羌活、白芍、白术各1份，大川附子1.5份，蜜糖适量。

功效与适应证：补气血，壮筋骨。治跌打损伤，血虚气弱，筋骨痿弱无力，步履艰难。

制用法：共为细末，炼蜜丸如绿豆大。每服10g，空腹淡盐水送下，每日2～3次。

健脾除温汤（北京中医药大学经验方）

组成：炒苍术、炒白术、薏苡仁、茯苓、陈皮、汉防己、五加皮、关防风、羌活、独活、生甘草、生姜、大枣。

加减：上肢加嫩桂枝、升麻，下肢加宣木瓜、川牛膝。

功效与适应证：健脾除湿。治损伤后期，肢体肿胀。

制用法：水煎服，每日1剂。

消肿止痛膏（《外伤科学》）

组成：姜黄、羌活、干姜、栀子、乳香、没药。

功效与适应证：祛瘀，消肿，止痛。治损伤初期瘀肿、疼痛者。

制用法：共研细末。用凡士林调成60%软膏外敷患处。

消肿化瘀散（《刘寿山正骨经验方》）

组成：当归、赤芍、生地黄、延胡索、血竭、制乳香、红花、大黄、姜黄、鳖甲、茄根仁、曲赤小豆各等份。

功效与适应证：活血祛瘀，止痛消肿。治筋伤、脱位疾患而肿胀显著，瘀血作痛者。

制用法：共为细末，醋调敷伤处。

消肿散（《林如高正骨经验》）

组成：黄柏60g，侧柏叶150g，透骨草90g，穿山甲90g，骨碎补90g，芙蓉叶90g，天花粉90g，煅石膏240g，楠香180g，川黄连60g，紫荆皮90g，菊花叶90g。

功效与适应证：清热凉血，消肿定痛。治损伤初期局部肿痛者。

制用法：研成细末，用蜜水各半，调成糊状，每日敷贴1次，每次8小时。

消瘀止痛药膏（《中医伤科学讲义》）

组成：木瓜60g，栀子30g，大黄15g，蒲公英60g，地鳖虫30g，乳香30g，没药30g。

功效与适应证：消瘀，退肿，止痛。治骨折、筋伤初期肿胀、疼痛剧烈，一般无皮肤破损之局部损伤者。

制用法：共为细末，蜜糖或凡士林调敷。

消瘀膏（经验方）

组成：大黄50g，栀子100g，木瓜200g，蒲公英200g，姜黄200g，黄柏300g，蜜糖适量。

功效与适应证：祛瘀，消肿，止痛。治损伤瘀肿疼痛。

制用法：共为细末，水蜜各半调敷。

海桐皮汤（《医宗金鉴》）

组成：海桐皮6g，透骨草6g，乳香6g，没药6g，当归5g，川椒10g，川芎3g，红花3g，威灵仙 3g，甘草 3g，防风 3g，白芷 3g。

功效与适应证：活络止痛。治跌打损伤疼痛。

制用法：共为细末，布袋装。煎水熏洗患处。

十一画

黄芪桂枝五物汤（《金匮要略》）

组成：黄芪 12g，芍药 9g，桂枝 9g，生姜 12g，大枣 6g。

功效与适应证：益气温经，和营通痹。治血痹证而引起的肌肤麻木不仁。

制用法：水煎服。

象皮膏（《伤科补要》）

组成：

第 1 组：大黄 10 份，川芎、当归、生地黄各 5 份，红花、川连、荆芥、肉桂各 1.5 份，甘草 2.5 份，麻油 85 份。

第 2 组：黄占、白占各 25 份。

第 3 组：象皮、血竭、乳香、没药各 2.5 份，珍珠、人参各 1 份，冰片 0.5 份，地鳖虫 5 份，白及、白蔹、龙骨、海螵蛸 1.5 份，百草霜适量。

功效与适应证：活血生肌，接骨续损。治开放性损伤及各种溃疡腐肉已去，且已控制感染无明显脓性分泌物，期待其生长进而愈合者。

制用法：第 1 组药，用麻油煎熬至枯色，去渣取油入第 2 组药，炼制成膏。第 3 组药分别为细末，除百草霜外，混合后加入膏内搅拌，以百草霜调节稠度，密闭包装备用。用时直接摊在敷料上外敷。

麻桂温经汤（《伤科补要》）

组成：麻黄、桂枝、红花、白芷、细辛、桃仁、赤芍、甘草。

功效与适应证：通经，活络，祛瘀。治损伤之后风寒客注而痹痛。

制用法：按病情决定剂量，水煎服。

清心药（《证治准绳》）

组成：当归 20g，川芎 10g，生地黄 15g，赤芍 20g，桃仁 10g，牡丹皮 15g，黄连 15g，黄芩 15g，连翘 15g，栀子 15g，甘草 5g。

功效与适应证：化瘀消肿，清热解毒，治跌打损伤。

制用法：水煎服，每日 1 剂。

十二画

散瘀和伤汤（《医宗金鉴》）

组成：番木鳖 15g，红花 15g，生半夏 15g，骨碎补 9g，甘草 9g，葱须 30g，醋 60g（后下）。

功效与适应证：活血祛瘀，舒筋疗伤，治碰擦损伤，瘀血停聚，筋伤骨错，疼痛不止。

制用法：用水煎药，沸后，入醋再煎 5 ～ 10 分钟，露洗患处。每日 3 ～ 4 次，每次熏洗都把药液煎沸后用。

葛根汤（《伤寒论》）

组成：葛根15g，麻黄8g，桂枝15g，白芍15g，甘草5g，生姜3g，大枣5g。

功效与适应证：解肌散寒。治颈部损伤兼有风寒乘袭者。

制用法：水煎服。煎渣湿热敷颈部。

跌打万花油（成药）

组成：略

功效与适应证：消肿止痛，解毒消炎。治跌打损伤肿痛、烫伤等。

制用法：敷贴。将万花油装在消毒容器内，再把消毒纱布放到容器内浸泡片刻，然后直接敷贴患处。或将药直接涂擦在患处，亦可在施行按摩手法时配合使用。

跌打丸（《全国中医成药处方集》）

组成：当归30g，土鳖虫30g，川芎30g，血竭30g，没药30g，麻黄60g，自然铜60g，乳香60g。

功效与适应证：活血破瘀，接骨续筋。治跌打损伤，筋断骨折，瘀血攻心等证。

制用法：共为细末，为蜜丸，每丸3g。每服1～2丸，每日1～2次。

跌打膏（《林如高正骨经验》）

组成：乌药30g，白芷60g，何首乌60g，威灵仙30g，木通30g，苍耳叶30g，桂枝30g，木瓜30g，穿山龙60g，杜仲30g，生地黄90g，金银花30g，泽兰30g，当归60g，五加皮60g，郁金15g，大黄30g，地榆皮30g，川芎45g，五倍子30g，生川乌60g，生草乌60g，生半夏15g，怀牛膝90g，小茴香15g，补骨脂30g，炮山甲30g，血竭60g，三七60g，肉桂30g，沉香30g，朱砂60g，乳香45g，楠香60g，川连30g，白芥子30g，西红花15g，炒黄丹2000g。

功效与适应证：祛风通络，凉血消肿，化瘀止痛。治跌打损伤局部肿痛或风寒湿入络者。

制用法：前二十七味粗料用茶油3000g，桐油1375g，同入锅内熬炼，滤去药渣，再加入后十一味细料。同时将膏药摊在布上，温贴患处。

跌打膏（《中医伤科学讲义》）

组成：乳香150g，没药150g，血竭90g，香油10000g，三七17500g，冰片90g，樟脑90g，东丹5000g。

功效与适应证：活血祛瘀，消肿止痛。治跌打损伤，骨折筋伤，肿胀疼痛。

制用法：先将乳香没药、血竭、三七等药用香油浸，继用慢火煎2小时，改用急火煎药至枯去渣，用纱布过滤，取滤液再煎，达浓稠似蜜糖起白烟时，放入东丹，继续煎至滴水成珠为宜。离火后加入冰片、樟脑调匀，摊于膏药纸上即成，外贴患处。

舒筋丸（又称舒筋壮力丸，《刘寿山正骨经验》）

组成：麻黄、制马钱子各2份，制乳香、制没药、血竭、红花、自然铜（煅，醋淬）、羌活、独活、防风、钻地风、杜仲、木瓜、桂枝、怀牛膝、贝母、生甘草各1份，蜂蜜适量。

功效与适应证：散寒祛风，舒筋活络。治各种筋伤遇冷痹痛。

制用法：共为细末，炼蜜为丸，每丸重5g，每服1丸，每日1～3次。

舒筋止痛水（《林如高正骨经验》）

组成：三七粉 18g，三棱 18g，红花 30g，生川乌 12g，生草乌 12g，当归尾 18g，樟脑 30g，五加皮 12g，木瓜 12g，怀牛膝 12g。

功效与适应证：祛风止痛，舒筋活血。治跌打损伤局部肿痛者。

制用法：上药入 70% 乙醇 1500mL 或高粱酒 1000mL，浸泡备用。用药水涂擦患处，每日 2～3 次。

舒筋汤

组成：

1. 当归 10g，白芍 10g，姜黄 6g，宽筋藤 15g，松节 6g，海桐皮 12g，羌活 10g，防风 10g，续断 10g，甘草 6g。（《外伤科学》）

2. 当归 12g，陈皮 9g，羌活 9g，骨碎补 9g，伸筋草 15g，五加皮 9g，桑寄生 15g，木瓜 9g。（南京中医药大学经验方）

功效与适应证：祛风，舒筋，活络。治骨折及关节脱位后期，或筋伤所致筋络挛痛。

制用法：水煎服。

舒筋药水（《上海市药品标准》）

组成：生川乌、生草乌、生天南星、樟脑、山栀、大黄、木瓜、羌活、独活、路路通、花椒、苏木、蒲黄、香樟木、赤芍、红花。

功效与适应证：舒筋活络，祛风止痛。治扭伤、损伤，筋骨酸痛者。

制用法：制为酊剂，涂擦患处，每日 3 次。

舒筋活血汤（《伤科补要》）

组成：羌活 6g，防风 9g，荆芥 6g，独活 9g，当归 12g，续断 12g，青皮 5g，牛膝 9g，五加皮 9g，杜仲 9g，红花 6g，枳壳 6g。

功效与适应证：舒筋活络。治筋伤及骨折脱位后期筋肉挛痛者。

制用法：水煎服。

舒筋活血洗方（《伤科学》）

组成：伸筋草、海桐皮、独活、大秦艽、当归、钩藤各 9g，川红花、乳香、没药各 6g。

功效与适应证：活血消肿，舒筋止痛。治跌打损伤，肿硬疼痛和风湿痹痛诸证。

制用法：煎汤温洗患处。

舒筋活络膏（《林如高正骨经验》）

组成：当归 60g，松节 60g，豨莶草 60g，蓖麻仁 60g，木瓜 30g，蚕沙 30g，穿山甲 90g，钩藤 60g，海风藤 60g，五加皮 90g，乳香 30g，没药 30g，蚯蚓（干）30g，蛇蜕 15g，麝香 3g，炒黄丹 500g。

功效与适应证：祛风活络，行血止痛。治旧伤兼挟风湿而引起关节或软组织酸痛。

制用法：前十味粗料用净菜油 750g，桐油 250g 同入锅内熬炼，滤去药渣，再加入后六味细料将膏药摊在布上，温贴患处。

温经通络膏（《中医伤科学讲义》）

组成：乳香、没药、麻黄、马钱子各等量，饴糖或蜂蜜适量

功效与适应证：祛风止痛。治骨关节，软组织损伤肿痛，或风寒湿浸注，局部痹痛者。

制用法：共为细末，饴糖或蜂蜜调成软膏或凡士林调煮成膏外敷患处。

温胆汤（《备急千金要方》）

组成：半夏、竹茹、枳实、橘皮、生姜、茯苓、甘草。

功效与适应证：燥湿豁痰，行气开郁治一切痰厥。

制用法：水煎服。

<h2 align="center">十三画以上</h2>

新伤续断汤（《中医伤科学讲义》）

组成：当归尾 12g，地鳖虫 6g，乳香 3g，没药 3g，丹参 6g，自然铜 12g（醋煅），骨碎补 12g，泽兰叶 6g，延胡索 6g，苏木 10g，续断 10g，桑枝 12g，桃仁 6g。

功效与适应证：活血祛瘀，止痛接骨。治骨折筋伤初、中期。

制用法：水煎服。

膈下逐瘀汤（《医林改错》）

组成：当归 9g，川芎 6g，赤芍 9g，桃仁 9g，红花 6g，枳壳 5g，牡丹皮 9g，香附 9g，延胡索 12g，乌药 9g，甘草 5g，五灵脂 9g。

功效与适应证：活血祛瘀。治腹部损伤，蓄瘀疼痛。

制用法：水煎服。

黎洞丸（《医宗金鉴》）

组成：牛黄、冰片、麝香各 1 份，阿魏、雄黄各 5 份，大黄、儿茶、血竭、乳香、没药、田三七、天竺黄、藤黄（隔汤煮十数次，去浮珠，用山羊血拌晒，如无山羊血，以子羊血代之）各 10 份。

功效与适应证：祛瘀生新。治跌打损伤，瘀阻气滞，剧烈疼痛或瘀血内攻等证。

制用法：共研细末，将藤黄化开为丸，如芡实大，焙干，稍加白蜜，外用蜡皮封固。每次 1 丸开水或酒送服。外用时，用茶卤磨涂。

熨风散（《疡科选粹》）

组成：羌活、白芷、当归、细辛、芫花、白芍、吴茱萸、肉桂各等量，连须赤皮葱适量

功效与适应证：温经散寒，祛风止痛。治流痰，附骨疽及风寒痹证所致的筋骨疼痛。

制用法：共研细末，每次取适量药末与适量连须赤皮葱捣烂混合，醋炒热，布包，热熨患处。

橘术四物汤（《医宗金鉴》）

组成：当归 6g，川芎 6g，白芍 6g，生地黄 6g，陈皮 3g，白术 3g，红花 3g，桃仁 3g。

加减：骨节疼痛，加羌活、独活，痛不止，加乳香、没药。

功效与适应证：活血化瘀，行气止痛。治损伤肿痛。

制用法：水煎服。

薏苡仁汤（《类证治裁》）

组成：薏苡仁、川芎、当归、麻黄、桂枝、羌活、独活、防风、川乌、苍术、甘草、生姜。

功效与适应证：除湿运脾，祛风散寒。治伤后着（湿）痹。

制用法：水煎服，

麝香虎骨膏（成药）

组成：略

功效与适应证：祛风通络，舒筋止痛。治关节扭挫伤，风寒湿痹等证。

制用法：皮肤清洁后外贴患处。

麝香关节止痛膏（成药）

组成：略

功效与适应证：消肿止痛，活络舒筋。治关节痛，扭挫伤，肌肉酸痛等证。

制用法：皮肤清洁后外贴患处。

蠲痹汤（《百一选方》）

组成：羌活 6g，姜黄 6g，当归 12g，赤芍 9g，黄芪 12g，防风 6g，炙甘草 3g，生姜 3g。

功效与适应证：活血通络，祛风除湿。治损伤后风寒乘虚入络者。

制用法：水煎服。

主要参考书目

1. 孙树椿，孙之镐 . 中医筋伤学 [M]. 北京：人民卫生出版社，1989.

2. 韦贵康 . 中医筋伤学 [M]. 上海：上海科技出版社，1997.

3. 黄桂成 . 中医筋伤学 [M]. 北京：中国中医药出版社，2016.

4. 孙树椿，孙之镐 . 中医筋伤学 [M].2 版，北京：人民卫生出版社，2008.

5. 王衍全 . 中医筋伤学 [M]. 郑州：河南科学技术出版社，1987.

6. 詹红生，马勇 . 全国普通高等教育中医药类精编教材 . 中医筋伤学 [M]. 上海：上海科技出版社，2012.

7. 马勇 . 中医筋伤学 [M]. 北京：人民卫生出版社，2012.

8. Margareta Nordin, Victor H.Frankel 著，邝适存，郭霞主译 . 肌肉骨骼系统基础生物力学 [M]. 北京：人民卫生出版社，2008.

9. 陆爱云 . 运动生物力学 [M]. 北京：人民体育出版社，2010 版，2019.

10. 张琦 . 临床运动疗法 [M].2 版，北京：华夏出版社，2014.

11. S.TerryCanale. 坎贝尔骨科手术学 [M].12 版，北京：人民军医出版社，2013.

12. Cristian Blanco Moreno. 关节镜手术解剖图谱 [M]. 济南：山东科学技术出版社，2017.

13. 唐纳德·A. 诺伊曼著，刘颖，师玉涛，闫琪主译 . 骨骼肌肉功能解剖学 [M].2 版 . 北京：人民军医出版社，2016.

14. Alison Middleditch, Jean Oliver 著，赵宇，盛伟斌主译 . 脊柱功能解剖学 [M].2 版 . 北京：人民军医出版社，2013.

15. 陈小刚 . 小针刀治疗常见筋伤疾病 [M]. 南宁：广西科学技术出版社，2017.

16. 朱汉章，柳百智 . 针刀诊断与治疗 [M].2 版 . 北京：人民卫生出版社，2009.

17. 吕少杰 . 伤科疾病针灸疗法 [M].2 版 . 北京：人民卫生出版社，2006.

18. 张俐 . 骨伤科用药技术 [M]. 北京：人民卫生出版社，2009.

19. 李义凯，廖立青 . 汉英人体骨骼肌解剖图谱 [M]. 新加坡：玲子传媒出版社，2020.

20. 韦贵康，张志刚 . 中国手法诊治大全 [M]. 北京：中国中医药出版社，2001.

21. 韦贵康 . 实用骨关节与软组织伤病学 [M]. 北京：人民卫生出版社，2009.

22. 孙树椿 . 清宫正骨手法图谱 [M]. 北京：中国中医药出版社，2012.

全国中医药行业高等教育"十四五"规划教材
全国高等中医药院校规划教材（第十一版）

教材目录（第一批）

注：凡标☆号者为"核心示范教材"。

（一）中医学类专业

序号	书 名	主 编		主编所在单位	
1	中国医学史	郭宏伟	徐江雁	黑龙江中医药大学	河南中医药大学
2	医古文	王育林	李亚军	北京中医药大学	陕西中医药大学
3	大学语文	黄作阵		北京中医药大学	
4	中医基础理论☆	郑洪新	杨 柱	辽宁中医药大学	贵州中医药大学
5	中医诊断学☆	李灿东	方朝义	福建中医药大学	河北中医学院
6	中药学☆	钟赣生	杨柏灿	北京中医药大学	上海中医药大学
7	方剂学☆	李 冀	左铮云	黑龙江中医药大学	江西中医药大学
8	内经选读☆	翟双庆	黎敬波	北京中医药大学	广州中医药大学
9	伤寒论选读☆	王庆国	周春祥	北京中医药大学	南京中医药大学
10	金匮要略☆	范永升	姜德友	浙江中医药大学	黑龙江中医药大学
11	温病学☆	谷晓红	马 健	北京中医药大学	南京中医药大学
12	中医内科学☆	吴勉华	石 岩	南京中医药大学	辽宁中医药大学
13	中医外科学☆	陈红风		上海中医药大学	
14	中医妇科学☆	冯晓玲	张婷婷	黑龙江中医药大学	上海中医药大学
15	中医儿科学☆	赵 霞	李新民	南京中医药大学	天津中医药大学
16	中医骨伤科学☆	黄桂成	王拥军	南京中医药大学	上海中医药大学
17	中医眼科学	彭清华		湖南中医药大学	
18	中医耳鼻咽喉科学	刘 蓬		广州中医药大学	
19	中医急诊学☆	刘清泉	方邦江	首都医科大学	上海中医药大学
20	中医各家学说☆	尚 力	戴 铭	上海中医药大学	广西中医药大学
21	针灸学☆	梁繁荣	王 华	成都中医药大学	湖北中医药大学
22	推拿学☆	房 敏	王金贵	上海中医药大学	天津中医药大学
23	中医养生学	马烈光	章德林	成都中医药大学	江西中医药大学
24	中医药膳学	谢梦洲	朱天民	湖南中医药大学	成都中医药大学
25	中医食疗学	施洪飞	方 泓	南京中医药大学	上海中医药大学
26	中医气功学	章文春	魏玉龙	江西中医药大学	北京中医药大学
27	细胞生物学	赵宗江	高碧珍	北京中医药大学	福建中医药大学

序号	书 名	主 编		主编所在单位	
28	人体解剖学	邵水金		上海中医药大学	
29	组织学与胚胎学	周忠光	汪 涛	黑龙江中医药大学	天津中医药大学
30	生物化学	唐炳华		北京中医药大学	
31	生理学	赵铁建	朱大诚	广西中医药大学	江西中医药大学
32	病理学	刘春英	高维娟	辽宁中医药大学	河北中医学院
33	免疫学基础与病原生物学	袁嘉丽	刘永琦	云南中医药大学	甘肃中医药大学
34	预防医学	史周华		山东中医药大学	
35	药理学	张硕峰	方晓艳	北京中医药大学	河南中医药大学
36	诊断学	詹华奎		成都中医药大学	
37	医学影像学	侯 键	许茂盛	成都中医药大学	浙江中医药大学
38	内科学	潘 涛	戴爱国	南京中医药大学	湖南中医药大学
39	外科学	谢建兴		广州中医药大学	
40	中西医文献检索	林丹红	孙 玲	福建中医药大学	湖北中医药大学
41	中医疫病学	张伯礼	吕文亮	天津中医药大学	湖北中医药大学
42	中医文化学	张其成	臧守虎	北京中医药大学	山东中医药大学

（二）针灸推拿学专业

序号	书 名	主 编		主编所在单位	
43	局部解剖学	姜国华	李义凯	黑龙江中医药大学	南方医科大学
44	经络腧穴学☆	沈雪勇	刘存志	上海中医药大学	北京中医药大学
45	刺法灸法学☆	王富春	岳增辉	长春中医药大学	湖南中医药大学
46	针灸治疗学☆	高树中	冀来喜	山东中医药大学	山西中医药大学
47	各家针灸学说	高希言	王 威	河南中医药大学	辽宁中医药大学
48	针灸医籍选读	常小荣	张建斌	湖南中医药大学	南京中医药大学
49	实验针灸学	郭 义		天津中医药大学	
50	推拿手法学☆	周运峰		河南中医药大学	
51	推拿功法学☆	吕立江		浙江中医药大学	
52	推拿治疗学☆	井夫杰	杨永刚	山东中医药大学	长春中医药大学
53	小儿推拿学	刘明军	邰先桃	长春中医药大学	云南中医药大学

（三）中西医临床医学专业

序号	书 名	主 编		主编所在单位	
54	中外医学史	王振国	徐建云	山东中医药大学	南京中医药大学
55	中西医结合内科学	陈志强	杨文明	河北中医学院	安徽中医药大学
56	中西医结合外科学	何清湖		湖南中医药大学	
57	中西医结合妇产科学	杜惠兰		河北中医学院	
58	中西医结合儿科学	王雪峰	郑 健	辽宁中医药大学	福建中医药大学
59	中西医结合骨伤科学	詹红生	刘 军	上海中医药大学	广州中医药大学
60	中西医结合眼科学	段俊国	毕宏生	成都中医药大学	山东中医药大学
61	中西医结合耳鼻咽喉科学	张勤修	陈文勇	成都中医药大学	广州中医药大学
62	中西医结合口腔科学	谭 劲		湖南中医药大学	

（四）中药学类专业

序号	书 名	主 编	主编所在单位	
63	中医学基础	陈 晶　程海波	黑龙江中医药大学	南京中医药大学
64	高等数学	李秀昌　邵建华	长春中医药大学	上海中医药大学
65	中医药统计学	何 雁	江西中医药大学	
66	物理学	章新友　侯俊玲	江西中医药大学	北京中医药大学
67	无机化学	杨怀霞　吴培云	河南中医药大学	安徽中医药大学
68	有机化学	林 辉	广州中医药大学	
69	分析化学（上）（化学分析）	张 凌	江西中医药大学	
70	分析化学（下）（仪器分析）	王淑美	广东药科大学	
71	物理化学	刘 雄　王颖莉	甘肃中医药大学	山西中医药大学
72	临床中药学☆	周祯祥　唐德才	湖北中医药大学	南京中医药大学
73	方剂学	贾 波　许二平	成都中医药大学	河南中医药大学
74	中药药剂学☆	杨 明	江西中医药大学	
75	中药鉴定学☆	康廷国　闫永红	辽宁中医药大学	北京中医药大学
76	中药药理学☆	彭 成	成都中医药大学	
77	中药拉丁语	李 峰　马 琳	山东中医药大学	天津中医药大学
78	药用植物学☆	刘春生　谷 巍	北京中医药大学	南京中医药大学
79	中药炮制学☆	钟凌云	江西中医药大学	
80	中药分析学☆	梁生旺　张 彤	广东药科大学	上海中医药大学
81	中药化学☆	匡海学　冯卫生	黑龙江中医药大学	河南中医药大学
82	中药制药工程原理与设备	周长征	山东中医药大学	
83	药事管理学☆	刘红宁	江西中医药大学	
84	本草典籍选读	彭代银　陈仁寿	安徽中医药大学	南京中医药大学
85	中药制药分离工程	朱卫丰	江西中医药大学	
86	中药制药设备与车间设计	李 正	天津中医药大学	
87	药用植物栽培学	张永清	山东中医药大学	
88	中药资源学	马云桐	成都中医药大学	
89	中药产品与开发	孟宪生	辽宁中医药大学	
90	中药加工与炮制学	王秋红	广东药科大学	
91	人体形态学	武煜明　游言文	云南中医药大学	河南中医药大学
92	生理学基础	于远望	陕西中医药大学	
93	病理学基础	王 谦	北京中医药大学	

（五）护理学专业

序号	书 名	主 编	主编所在单位	
94	中医护理学基础	徐桂华　胡 慧	南京中医药大学	湖北中医药大学
95	护理学导论	穆 欣　马小琴	黑龙江中医药大学	浙江中医药大学
96	护理学基础	杨巧菊	河南中医药大学	
97	护理专业英语	刘红霞　刘 娅	北京中医药大学	湖北中医药大学
98	护理美学	余雨枫	成都中医药大学	
99	健康评估	阚丽君　张玉芳	黑龙江中医药大学	山东中医药大学

序号	书　名	主　编		主编所在单位	
100	护理心理学	郝玉芳		北京中医药大学	
101	护理伦理学	崔瑞兰		山东中医药大学	
102	内科护理学	陈　燕	孙志岭	湖南中医药大学	南京中医药大学
103	外科护理学	陆静波	蔡恩丽	上海中医药大学	云南中医药大学
104	妇产科护理学	冯　进	王丽芹	湖南中医药大学	黑龙江中医药大学
105	儿科护理学	肖洪玲	陈偶英	安徽中医药大学	湖南中医药大学
106	五官科护理学	喻京生		湖南中医药大学	
107	老年护理学	王　燕	高　静	天津中医药大学	成都中医药大学
108	急救护理学	吕　静	卢根娣	长春中医药大学	上海中医药大学
109	康复护理学	陈锦秀	汤继芹	福建中医药大学	山东中医药大学
110	社区护理学	沈翠珍	王诗源	浙江中医药大学	山东中医药大学
111	中医临床护理学	裘秀月	刘建军	浙江中医药大学	江西中医药大学
112	护理管理学	全小明	柏亚妹	广州中医药大学	南京中医药大学
113	医学营养学	聂　宏	李艳玲	黑龙江中医药大学	天津中医药大学

（六）公共课

序号	书　名	主　编		主编所在单位	
114	中医学概论	储全根	胡志希	安徽中医药大学	湖南中医药大学
115	传统体育	吴志坤	邵玉萍	上海中医药大学	湖北中医药大学
116	科研思路与方法	刘　涛	商洪才	南京中医药大学	北京中医药大学

（七）中医骨伤科学专业

序号	书　名	主　编		主编所在单位	
117	中医骨伤科学基础	李　楠	李　刚	福建中医药大学	山东中医药大学
118	骨伤解剖学	侯德才	姜国华	辽宁中医药大学	黑龙江中医药大学
119	骨伤影像学	栾金红	郭会利	黑龙江中医药大学	河南中医药大学洛阳平乐正骨学院
120	中医正骨学	冷向阳	马　勇	长春中医药大学	南京中医药大学
121	中医筋伤学	周红海	于　栋	广西中医药大学	北京中医药大学
122	中医骨病学	徐展望	郑福增	山东中医药大学	河南中医药大学
123	创伤急救学	毕荣修	李无阴	山东中医药大学	河南中医药大学洛阳平乐正骨学院
124	骨伤手术学	童培建	曾意荣	浙江中医药大学	广州中医药大学

（八）中医养生学专业

序号	书　名	主　编		主编所在单位	
125	中医养生文献学	蒋力生	王　平	江西中医药大学	湖北中医药大学
126	中医治未病学概论	陈涤平		南京中医药大学